DIAGNOSTIC ET TRAITEMENT

MALADIES DE L'ESTOMAC

DIAGNOSTIC ET TRAITEMENT

DES

MALADIES DE L'ESTOMAC

PAR LE

Dr GASTON LYON

ANCIEN CHEF DE CLINIQUE MÉDICALE DE LA FACULTÉ DE PARIS

AVEC 14 SCHÉMAS RADIOSCOPIQUES

PARIS

MASSON ET Cie ÉDITEURS

LIBRAIRES DE L'ACADÉMIE DE MÉDECINE

120, BOULEVARD SAINT-GERMAIN

1909

PREMIÈRE PARTIE

PROLÉGOMÈNES

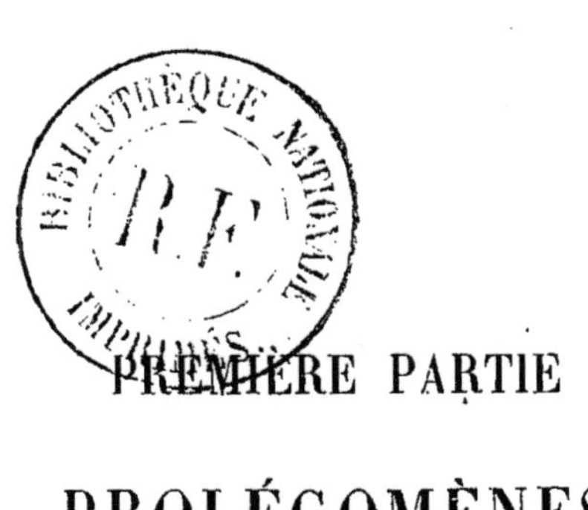

INTRODUCTION

« L'homme peut plus qu'il ne sait. »

:Claude Bernard.

Les affections de l'estomac sont peut-être celles qui ont suscité le plus de travaux. La richesse de la littérature médicale à cct égard est due, sans doute, à l'importance et à l'intérèt du sujet, car de tout temps les médecins ont reconnu le rôle capital joué par la « dyspepsie » dans la souffrance humaine; mais elle est due également pour une grande part aux difficultés que présente l'étude des gastropathies, difficultés qui ont stimulé le zèle des auteurs et les ont déterminés, en grand nombre, à mettre au jour le résultat de leurs recherches et de leur expérience clinique.

Cependant, malgré l'abondance des travaux publiés, et bien que l'on ne puisse contester les grands progrès réalisés, il est permis de constater que l'accord est loin de régner au sujet de la classification de ces maladies et de leur traitement. Aussi, pour la majeure partie des praticiens, le traitement des affections gastriques est-il l'un des problèmes les plus ardus de la pratique, et l'on conçoit aisément les hésitations, les tâtonnements de la masse si l'on considère la diversité des opinions en cours, si l'on constate que les théories émises dogmatiquement par certains maîtres sont contestées non moins énergiquement par d'autres. Il suffit d'ouvrir les traités généraux de pathologie interne et les ouvrages spéciaux, il suffit surtout d'observer quelques malades, de comparer les traitements qui leur ont été successivement conseillés par des médecins également autorisés, pour se rendre compte de l'incertitude qui règne encore sur la plupart des points de la pathologie et de la thérapeutique de l'estomac; l'histoire d'un seul dyspeptique peut donner un aperçu des variations subies par les doctrines!...

Comment l'incertitude ne régnerait-elle pas, alors qu'un criterium précis fait défaut pour l'édification d'une classification rationnelle! Il y a vingt ans environ, lorsque l'analyse du suc gastrique entra dans le domaine pratique, on crut avoir enfin trouvé le fil conducteur qui permettrait de se guider au milieu du dédale des dyspepsies; mais on ne tarda pas à reconnaître que si l'étude des *variations du chimisme* présente un grand intérêt, elle ne suffit pas à permettre de classer les dyspepsies. Comme beaucoup d'aphorismes, celui qu'émit notre maître Germain Sée : « Les dyspepsies sont chimiques ou ne sont pas », est sujet à caution. Comment se flatter d'ailleurs de trouver dans les déviations du chimisme stomacal des éléments suffisants de classification, alors que nos connaissances du processus de la digestion gastrique normale sont encore imparfaites et que d'ailleurs les procédés d'analyse du suc gastrique prêtent tous le flanc à la critique?

En fait, on a constaté que les déviations du chimisme sont souvent peu accusées et qu'il est difficile par conséquent, en maintes circonstances, d'affirmer que le chimisme est pathologique; on a constaté surtout que des causes diverses peuvent déterminer le même trouble du chimisme et que par conséquent la valeur des renseignements tirés de l'étude de ces troubles est très relative, si l'on ne tient compte en même temps des causes qui ont fait dévier le chimisme de son type normal. C'est donc un non sens que de rapporter tout au chimisme et de traiter les malades suivant la richesse plus ou moins grande de leur suc gastrique en acide chlorhydrique, comme si de ces troubles pouvaient être déduites toutes les indications thérapeutiques....

Certains, laissant le chimisme en second plan, ont accordé la prééminence aux *troubles de la motricité* ; les dyspeptiques ont été classés pendant plusieurs années en dilatés et non dilatés, et traités en conséquence. Très en faveur, il y a peu de temps encore, cette classification et la thérapeutique qui lui était attachée sont tombées en défaveur à juste titre et ne présentent plus qu'un intérêt historique. Parodiant le mot de Madame Roland, nous serions tentés de nous écrier : « ô dilatation, que de mal on a fait en ton nom! »

C'est qu'en effet la dilatation n'est pas une maladie autonome; comme les anomalies du chimisme elle n'a que la valeur d'un symptôme qui, suivant les cas, a une signification différente;

c'est à la cause de la dilatation qu'il faut remonter pour pouvoir combattre celle-ci efficacement. Peut-on avoir la prétention de traiter de la même façon une dilatation par atonie musculaire, une dilatation par troubles évolutifs, une dilatation par sténose?

La vieille théorie de la *gastrite* qui depuis Broussais a subi bien des vicissitudes et que de nos jours M. Leven et surtout le professeur Hayem ont rajeunie et soutenue avec autorité, n'échappe pas elle-même aux critiques sérieuses.

Pour Hayem, pas de dyspepsies sans lésions; la dyspepsie est synonyme de la gastrite, et il n'existe pour ainsi dire pas d'estomac qui soit exempt de lésions glandulaires; mais, s'il en est ainsi, puisque le nombre des dyspeptiques, c'est-à-dire des malades qui accusent des troubles digestifs, est inférieur à celui des sujets dont l'estomac est altéré dans sa structure, comment dépister la gastrite partout où elle existe, et par conséquent la traiter?

On a pensé mettre tout le monde d'accord en faisant intervenir un quatrième élément morbide, dont personne d'ailleurs ne conteste l'importance, nous voulons parler de l'*élément sensitif*, de l'élément nerveux. On avait fait maintes et maintes fois l'observation que certaines dyspepsies ou gastrites ne déterminent pour ainsi dire pas de troubles fonctionnels; que la fameuse dilatation peut être latente dans nombre de cas, que des modifications très importantes du chimisme peuvent être des « trouvailles » d'analyse, de telle sorte que beaucoup d'auteurs, se maintenant sur le terrain de la clinique, en vinrent, avec Lasègue, à définir simplement la dyspepsie : la réaction de l'estomac qui souffre.

La théorie des gastro-névroses a pris de l'extension; les neurologistes contemporains ont noté l'influence prépondérante du système nerveux, non seulement dans le syndrome clinique, mais, fait capital, dans la pathogénie des dyspepsies, de telle sorte qu'aujourd'hui 90 pour 100 des dyspeptiques sont considérés comme de purs nerveux, comme de « faux gastropathes ».

.   .   .   .

A notre avis aucune de ces théories ne peut prévaloir exclusivement, mais aucune d'entre elles non plus ne peut être écartée, car dans toute dyspepsie il existe des troubles chimiques, moteurs, sensitifs, et dans nombre d'entre elles des lésions. Seulement, la valeur relative de chacun de ces troubles, ainsi que les relations qui les unissent varient dans chaque cas, et, pour les déterminer, il faut toujours remonter à la cause : *la notion de cause est le seul élément rationnel de classification des dyspepsies :*

Voici un malade dont l'estomac est dilaté, chez qui l'on constate de l'hyperchlorhydrie, des troubles digestifs (douleurs tardives), des troubles nerveux divers tels que céphalée, insomnie, faiblesse générale, etc.

L'interrogatoire nous apprend que s'il n'a pas fait de grands écarts de régime, il s'est par contre surmené pendant de longues années, s'est livré à des excès de travail entraînant la veillée, qu'il a éprouvé des revers de fortune; qu'emporté par le tourbillon des affaires il faisait des repas précipités, à des heures irrégulières.... En somme ce sont surtout des causes générales qui ont créé chez lui la dyspepsie, et celle-ci n'est que l'un des éléments d'un état neurasthénique manifeste. Dès lors il est aisé de comprendre l'enchaînement des troubles gastriques : moteurs, chimiques, sensitifs.

Comme l'étiologie l'indique, c'est le trouble moteur qui est le premier en date; il y a asthénie du muscle gastrique, par épuisement nerveux, comme d'ailleurs asthénie musculaire générale; cette asthénie a pour conséquence une prolongation des digestions, un retard dans l'évacuation. Le séjour prolongé des aliments entraîne à son tour une irritation de la muqueuse et des modifications du chimisme.

L'hyperacidité enfin provoque le spasme du pylore et devient la cause des douleurs tardives. Quant aux troubles nerveux dont la plupart avaient précédé la dyspepsie, ils sont exagérés, développés par elle; ils sont à la fois cause et effet.

Voici donc un cas où le trouble moteur est le premier en date et tient les autres sous sa dépendance; mais suffira-t-il de le traiter pour guérir le malade? Non pas! Pour être prédominante l'insuffisance motrice ne constitue pas l'indication essentielle; il faut viser plus haut, et puisque des causes générales ont créé la dyspepsie, l'asthénie, c'est un traitement général qui devra être appliqué : suppression des causes, mise au repos du malade, emploi des moyens propres à stimuler le système nerveux : hydrothérapie, électricité, massage, etc. Sans doute on ne devra pas négliger complètement l'atonie gastrique; des moyens physiques locaux pourront être mis en œuvre, mais souvent le traitement général suffira. En tout cas on s'abstiendra de traiter l'hyperchlorhydrie, les différents troubles nerveux, de combattre la dilatation par un régime trop sévère ou insuffisant, écueil que n'évitent pas nombre de médecins…. Toute indication secondaire s'efface devant celle qui découle de la notion de cause, et le plus souvent, nous le répétons, le traitement général suffit.

Voici maintenant une jeune femme qui se plaint d'éprouver des malaises pénibles après ses repas : sensation d'étouffement, de ballonnement, suivies tardivement d'aigreurs, de brûlures, de douleurs ; outre les troubles digestifs elle accuse différents troubles nerveux : palpitations, céphalée, insomnie, etc. On constate que l'estomac clapote et l'examen chimique révèle un certain degré d'hyperpepsie. Ici encore troubles moteurs, chimiques, sensitifs, et le tableau clinique ne diffère pas sensiblement du précédent. Si nous ne recherchons la cause de ces troubles et le lien qui les relie les uns aux autres, nous serons réduits à instituer une thérapeutique purement symptomatique dont les résultats seront négatifs. Mais si, par un interrogatoire serré, nous remontons à l'origine de ces troubles, nous apprenons que l'on ne peut incriminer ni une alimentation défectueuse, ni l'influence d'une maladie générale ; nous apprenons à la vérité que la malade est un peu nerveuse, facilement impressionnable, mais l'élément névropathique est insuffisant, en raison de l'absence de tout choc moral, pour expliquer la gastropathie. De l'interrogatoire relatif à l'hygiène de la malade résulte seulement un fait, mais capital en l'espèce, c'est la fâcheuse habitude contractée par coquetterie, de serrer à l'excès le corset ; d'ailleurs l'examen révèle la déformation thoracique caractéristique ; la radioscopie montre l'estomac en état de dislocation verticale et de déformation biloculaire. Dès lors tout s'explique : la déformation de l'estomac entrave l'évacuation ; peu à peu le muscle gastrique a perdu de sa tonicité et s'est laissé distendre ; par suite de la dislocation il s'est formé une poche sous-pylorique où séjournent les aliments. Donc trouble moteur primitif comme dans le cas précédent, mais d'une autre nature, purement mécanique, tout au moins au début.

Ici encore troubles chimiques secondaires par gastrite irritative et troubles nerveux consécutifs ; mais la genèse des acci-

dents diffère et la notion de cause suggère des indications thérapeutiques essentiellement différentes. Il suffira d'un traitement purement local, c'est-à-dire de supprimer la constriction
du corset, de conseiller quelques massages pour amener une
amélioration presque immédiate, et cependant, à n'envisager
que les conséquences de la cause déterminante, on pouvait être
conduit à instituer un traitement complexe et inutile.

Voici un autre exemple de troubles gastriques déterminés
par une cause également locale et où l'examen révèle encore
l'association de troubles chimiques, moteurs et sensitifs; c'est
le cas classique du buveur qui après quelques mois ou quelques
années d'intoxication alcoolique présente tous les symptômes
d'une gastrite avec hyperchlorhydrie, dilatation de l'estomac
par troubles évolutifs, troubles nerveux locaux (crises douloureuses) et généraux. Dans ce cas ce sont les troubles chimiques et la gastrite qui sont les premiers désordres en date;
l'hyperchlorhydrie détermine secondairement la dilatation par
troubles évolutifs. Quant aux crises gastriques douloureuses,
elles sont moins le fait de la gastrite elle-même que d'une
exagération de la sensibilité nerveuse, d'une hyperesthésie
générale créée par l'alcool. Allons-nous, dans ce cas, traiter
l hyperchlorhydrie par les alcalins; la dilatation par les excito-
moteurs, les lavages; les troubles nerveux par les médicaments
nervins? Ici encore la notion de cause intervient essentiellement dans la direction du traitement et permet de négliger
dans une entière mesure les effets. Deux indications sont fournies par la cause : celle de la mise au repos de l'estomac par le
régime lacté qui permet à la gastrite de s'atténuer, qui combat
l'hyperchlorhydrie et par suite les troubles évolutifs; celle de
la désintoxication du malade par suppression de ses habitudes
alcooliques, et de la stimulation de son système nerveux par
l'hydrothérapie, les injections de sérum, de strychnine, etc.

Voici encore une autre malade chez qui on trouve un estomac à dimensions augmentées, un chimisme caractérisé par de
l'hyperpepsie chloro-organique; qui accuse des troubles
digestifs variables : ballonnement, plénitude, pyrosis, des
phénomènes douloureux. Comment interpréter ces troubles?
L'interrogatoire et l'examen mettent immédiatement sur la voie
du diagnostic : il s'agit d'une jeune fille âgée de 14 à 15 ans,

réglée depuis peu et mal réglée, qui, en plus des troubles digestifs précités, se plaint d'éprouver une lassitude continuelle, de
l'oppression qui met obstacle au moindre effort, des céphalalgies
fréquentes, une tristesse inexplicable, des bizarreries de caractère, etc. On constate un teint anémique manifeste; des souffles
cardio-vasculaires, etc. C'est un cas typique de chlorose; la guérison des troubles digestifs surviendra sous la seule influence de la
mise au repos et d'un traitement ferrugineux bien dirigé. Ici encore
peu importent les modifications du chimisme, celles de la motricité,
etc.; ce sont les altérations hématiques qui tiennent tous ces
troubles sous leur dépendance; ce sont elles qu'il faut traiter.

Voici enfin un dernier malade qui vient trouver son médecin
et lui exposer avec force détails — pour ne rien omettre il
a consigné par écrit le récit de ses doléances — qu'il est très
gravement malade de l'estomac; que chaque digestion est l'occasion de malaises des plus pénibles, de crampes, de brûlures, etc.,
à tel point que par crainte de souffrir il a fini par réduire son
alimentation à quelques verres de lait; et cependant malgré ce
régime restreint il continue à souffrir et même de façon plus
accentuée qu'auparavant; les traitements les plus variés ont
échoué, aussi est-il désespéré, car il voit bien que les médecins
ne comprennent rien à son mal et qu'il est incurable, etc.…
L'examen de l'estomac ne donne aucun renseignement précis
et l'interrogatoire du malade ne révèle aucune des causes habituelles de gastrite; par contre il corrobore les soupçons qu'avaient
fait naître dans l'esprit du médecin l'habitus du malade, sa
mentalité, en apprenant qu'il s'agit d'un nerveux héréditaire,
préoccupé de sa santé depuis l'enfance, atteint de phobies
diverses, etc. Ce malade est un pur psychopathe, un faux gastropathe; le seul traitement essentiel en pareil cas sera le traitement psychique qui détournera l'attention du malade de son
estomac, lui persuadera que les sensations pénibles éprouvées
par lui sont le fait d'une manière d'être spéciale du système
nerveux et non d'une gastrite.…

Jusqu'ici nous n'avons pris pour exemple que des cas simples,
c'est-à-dire des cas où une cause unique intervient dans la
genèse de la gastropathie; mais la sagacité du médecin est souvent mise à rude épreuve lorsqu'il se trouve en présence de
gastropathies qui relèvent de causes complexes; que de fois, aux

causes locales d'irritation de l'estomac (alimentation défectueuse, repas précipités, etc.), s'ajoutent des causes générales, telles qu'une maladie organique, une intoxication (tabagisme, par exemple), des chagrins, du surmenage; et de plus une influence héréditaire directe ou indirecte, c'est-à-dire nerveuse !

Voici un cas qui se présente fréquemment dans la pratique et qui montre jusqu'à quel degré peut être portée la complexité des causes et combien peut être délicate l'interprétation pathogénique des désordres qu'elles ont déterminés :

Une jeune femme de 20 à 30 ans, est atteinte de troubles digestifs variés : flatulence après les repas, sensations de brûlure, douleurs, parfois vomissements, constipation opiniâtre, etc. ; d'autre part elle présente toute une gamme de troubles nerveux : insomnie, céphalée, vertiges, asthénie, etc. ; de troubles de la nutrition (amaigrissement, phosphaturie, etc.). Cette femme est entachée d'hérédité nerveuse ou neuro-arthritique; elle-même a toujours été nerveuse dès son enfance; elle a eu plusieurs maladies infectieuses communes (grippe, fièvre typhoïde). Mariée, elle a eu plusieurs grossesses à intervalles rapprochés, qui ont laissé à leur suite de la métrite avec rétroversion et ont déterminé d'autre part un relâchement de la sangle abdominale. Son hygiène alimentaire est des plus défectueuses : dîners en ville fréquents, five o'clock quotidiens avec gâteaux et vins généreux, soupers, etc. Son hygiène générale est non moins mauvaise : veillées prolongées, séjour dans des salles surchauffées (bals, théâtres), abus des sports ou bien au contraire sédentarité exagérée. Si nous ajoutons à cela l'influence du port d'un corset trop serré, celle de causes morales déprimantes (perte d'un parent, d'un enfant, mariage mal assorti), celle enfin, non moins fréquente, de médications prolongées, irritantes pour l'estomac, on aura le tableau nullement chargé, absolument exact d'un cas qui se présente à l'observation journalière.

Ici se trouvent réunies toutes les causes qui, isolément, peuvent déterminer une gastrite d'ordre alimentaire et médicamenteux, une dyspepsie nervo-motrice, des désordres statiques. Comment interpréter tous ces troubles morbides, leur enchaînement et comment les traiter ? C'est ici qu'apparaît nettement l'insuffisance des classifications exclusives et la nécessité pour le médecin d'avoir un jalon, un fil conducteur, toujours le même.

Que devra-t-on faire en pareil cas? Traitera-t-on la malade comme étant atteinte de gastrite, de dilatation de l'estomac, de ptose, à l'aide de moyens exclusivement locaux? Toute thérapeutique de ce genre serait illusoire. Notre malade est avant tout une névropathe surmenée, c'est donc l'hygiène générale qui devra primer toute notre thérapeutique et c'est par la série des moyens propres à assurer le repos du système nerveux, à relever les forces que l'on parviendra peu à peu à assurer un nouveau fonctionnement des voies digestives. Sans doute d'autres indications se présentent, il convient de régler le régime, de traiter la dyspepsie, de supprimer les médications intempestives, le port du corset, etc., mais ce sont pour ainsi dire des indications accessoires comparativement à la première.

Par les considérations qui précèdent nous avons essayé de montrer que l'on ne peut faire entrer les affections gastriques dans des cadres préparés à l'avance, ni asservir les faits cliniques à des théories préconçues. Stoll l'a proclamé il y a longtemps : « On ne peut rien faire de grand ni d'utile avec des théories et des opinions! »

Gardons-nous donc de l'absolutisme doctrinal et ne nous laissons pas asservir par la tyrannie des théories; tenons-nous à l'observation des causes et de leurs effets; la théorie n'interviendra utilement que pour élucider le mécanisme de ces effets.

. . . .

Nous croyons avoir suffisamment établi que de l'observation d'un très grand nombre de dyspeptiques ressort pour nous la conviction qu'aucune théorie exclusive, basée sur un élément isolé : chimique, moteur, sensitif, de la gastropathie ne peut s'adapter aux faits cliniques. Le seul guide utile pour le diagnostic et par conséquent pour le traitement est l'étude raisonnée des circonstances étiologiques et la détermination de leurs effets au moyen des ressources perfectionnées que nous offre actuellement la clinique et le laboratoire dont personne ne songe à contester la féconde collaboration, à la condition que le laboratoire ne détourne pas de l'observation attentive du malade!

Seule la connaissance des circonstances étiologiques permet de comprendre la genèse des troubles qui constituent le syndrome dyspeptique, leur association, leur chronologie surtout, dans chaque cas en particulier ; ce sont elles encore qui doivent inspirer le thérapeute et maintenir sa thérapeutique dans l'axe pathogénique.

En effet les considérations précédentes trouvent leur application entière dans le domaine de la thérapeutique. Adapter celle-ci à une théorie exclusive, c'est la rendre stérile. S'imagine-t-on que l'on pourra traiter utilement un hyperchlorhydrique par l'emploi des alcalins, par exemple, si l'on ignore les raisons qui ont créé l'excitation sécrétoire, si l'on ne sait que suivant les cas cette hyperchlorhydrie peut être fonction d'une gastrite par irritation locale, d'un obstacle mécanique à l'évacuation, d'un trouble fonctionnel par déséquilibre de l'innervation et si l'on n'a déterminé celle de ces causes qui doit être incriminée ?

Ce que nous tenons à établir d'autre part c'est que la *thérapeutique des dyspepsies ne doit pas demeurer exclusivement locale*; les causes locales ne jouent qu'un rôle relativement restreint comparativement à l'importance des causes générales qui créent et entretiennent la dyspepsie; il est exceptionnel que chez un dyspeptique, à côté d'influences d'ordre alimentaire, médicamenteux, on ne trouve pas celle de troubles nerveux créés par une mauvaise hygiène générale, par les soucis, le surmenage et il ne nous semble pas trop paradoxal d'émettre cet aphorisme que *souvent, si la maladie siège dans l'estomac, sa cause réside dans le cerveau*! On guérira plus souvent un dyspeptique, qu'il soit hypo-ou hyperchlorhydrique, en le mettant au repos, en réglant son hygiène générale qu'en le soumettant à un régime trop sévère ou à des médications variées dont la complexité masque souvent l'impuissance: C'est là le secret du succès obtenu par nombre de médecins qui, à l'étranger, voient affluer les malades dans leurs cliniques et les guérissent rapidement, en les maintenant simplement au repos, en permettant à leur système nerveux de reprendre son équilibre, alors que ces malades pendant de longues années avaient épuisé inutilement toutes les ressources de la thérapeutique médicamenteuse et même physique. A ces malades manquait le traitement essentiel, le traitement hygiénique. Ce n'est pas au médecin nouveau, c'est aux conditions favorables de milieu qu'ils doivent leur guérison. Beaucoup l'ignorent et s'imaginent que le régime, les quelques médicaments prescrits ont modifié leur état, alors que seule intervient l'influence souveraine de la mise au repos ;

peu importe d'ailleurs qu'ils fassent de l'hygiène, comme M. Jourdain faisait de la prose, pourvu qu'ils en fassent !

Le traitement doit donc viser toujours et parfois exclusivement l'état général ; alors même que la dyspepsie est due à des causes exclusivement locales, elle finit par retentir sur l'ensemble de l'organisme et par devenir pour ainsi dire une maladie générale ; de là des symptômes surajoutés qui passeront, aux yeux du malade tout au moins, pour autant de maladies nouvelles et lui feront parfois oublier sa maladie d'estomac. Voltaire, qui était le type du dyspeptique neurasthénique, prétendait avoir vingt-quatre maladies ?

La difficulté pour le médecin qui se trouve en présence d'un dyspeptique nerveux est de l'amener à abandonner ses errements thérapeutiques, sa pharmacomanie, à guérir « la maladie des médecines », à régler simplement son hygiène défectueuse.

C'est là l'écueil devant lequel échouent souvent nombre de praticiens, s'ils n'ont recours à une psychothérapie intensive..., s'ils ne font partager à leur patient à la fois désabusé et crédule la foi thérapeutique qui les anime. Voltaire, que nous venons de citer, croyait que la sobriété sans la rhubarbe ne suffisait pas ; mais trop de rhubarbe est nuisible et quel est le dyspeptique nerveux qui n'ait abusé des médicaments et aggravé son hyperesthésie gastrique et son état névropathique par l'intoxication médicamenteuse ?

La thérapeutique de l'estomac pour être féconde doit viser l'état général, ainsi qu'il vient d'être dit, et *être très sobre dans l'emploi des médicaments*, second point qu'il convient de mettre en lumière. N'oublions pas que nos connaissances sur l'action locale des médicaments gastriques sont des plus limitées ; qu'en tous cas il nous est donné plus souvent de constater leurs effets nocifs que leurs effets utiles ; on pourrait aisément constituer le dossier criminel des naphtols, de la noix vomique, des purgatifs, des élixirs soi-disant « eupeptiques », etc.... Sans doute il est des médications utiles, l'alcalinothérapie, par exemple, mais c'est sans nul doute à son action générale sur les actes de la nutrition plutôt qu'à son action locale qu'il convient de rapporter ses bons effets....

Beaucoup plus féconde est la thérapeutique qui emprunte ses ressources à l'hygiène alimentaire et aux agents physiques :

Nul ne conteste l'influence salutaire du *régime*, soit que celui-ci vise à calmer l'irritation locale de l'estomac, soit à exercer une influence générale indirecte en modifiant les échanges nutritifs, en adaptant les recettes aux dépenses (régime végétarien, par exemple). Toutefois il ne faut pas se croire quitte envers le malade lorsqu'on lui a prescrit un régime sévère ; il faut encore se garder, dans certains cas, des régimes trop sévères, élaborés à la suite d'une conception fausse de la maladie. Que de dyspeptiques nerveux ont vu leur état s'aggraver à la suite d'un régime insuffisamment réparateur, et inversement que de malades de cette catégorie ont guéri à partir du jour où on les a encouragés à s'alimenter et à ne pas prêter une attention trop grande au choix de leurs aliments !

Il faut encore savoir que le même régime est applicable à la grande majorité des dyspeptiques, quel que soit le type chimique constaté chez eux, et que les variantes à lui apporter, suivant les capacités motrices de l'estomac, sont relativement peu importantes.

Quant aux *agents physiques* ils ont une utilité incontestable ; l'hydrothérapie, le massage, l'électricité, la gymnastique suédoise, les sports contribuent puissamment à l'amélioration de la plupart des dyspeptiques, à la condition de ne pas en faire abus, de ne pas surajouter à un surmenage antérieur le surmenage thérapeutique ; de ne pas les appliquer indifféremment au traitement de l'arthritique sédentaire et gros mangeur et à celui du neurasthénique inanitié et surmené. Leur utilisation de plus en plus répandue, au détriment de la thérapeutique décevante par les agents médicamenteux, constitue donc un grand progrès, mais elle ne doit pas faire perdre de vue l'*hygiène générale* dont la réglementation doit être la principale, la constante préoccupation du thérapeute. Supprimer le surmenage sous toutes ses formes, physique, intellectuel ; écarter, dans la mesure du possible, les influences morales déprimantes ; soustraire le malade à un milieu nuisible ; discipliner, en tous les cas, son mode d'existence, et, s'il y a lieu, lui imposer un repos absolu et prolongé, sont des indications à remplir, si l'on veut être réellement utile aux dyspeptiques. Pour leur imposer l'observation de cette hygiène à laquelle ils se montrent plus rebelles qu'à l'absorption des médicaments, le médecin doit user de toute son autorité morale, c'est-à-dire mettre en œuvre les ressources de la *pyschothérapie*, si fécondes lorsqu'elles sont utilisées judicieusement.

Est-il besoin de dire que le chirurgien apporte maintenant une collaboration précieuse à l'œuvre de l'hygiéniste; que nombre de maladies devant lesquelles le médecin était impuissant guérissent par une *intervention* pratiquée en temps opportun?

Mieux vaut mettre en garde les praticiens contre l'abus des interventions, leur rappeler que souvent celles-ci sont plus graves que la maladie elle-même et que par conséquent elles doivent être réservées exclusivement aux cas où il existe des obstacles mécaniques à l'évacuation, tels que sténoses, biloculation, etc...; que, d'autre part, lorsque l'indication d'une intervention est nettement posée, ils doivent proposer celle-ci sans délai pour que le patient puisse faire les frais de l'opération avec un minimum de risques, la mortalité opératoire étant d'autant plus grave que l'état général est plus précaire.

La thérapeutique a pour base un diagnostic précis. Les moyens de diagnostic actuels donnent au médecin des renseignements non seulement sur les fonctions chimiques (ce qui est d'une importance parfois secondaire), mais sur les troubles moteurs, sur le mode d'évacuation de l'estomac, sur les modification qu'il présente dans sa forme, sa situation. A cet égard l'application récente de la *radioscopie* au diagnostic des affections stomacales a marqué un progrès considérable et nous avons eu soin d'indiquer avec tous les détails désirables l'état actuel de nos connaissances sur ce sujet.

Conformément à l'exposé qui précède nous avons établi notre CLASSIFICATION des gastropathies, en tenant compte uniquement de l'étiologie; nous avons distingué des *gastropathies primitives de cause locale* déterminées par des irritations alimentaires, médicamenteuses, etc.; des *gastropathies d'origine mécanique et statique* (ptoses, biloculation, etc.); des *dyspepsies secondaires de cause générale*, c'est-à-dire provoquées par une maladie générale ou une maladie d'un organe, qui retentissent sur les fonctions gastriques par différents mécanismes; des *gastronévroses*, des *gastropathies liées à l'ulcère et au cancer* qui sont l'un et l'autre des lésions nettement différenciées, enfin nous terminons par l'étude des *dyspepsies infantiles*.

Avant de procéder à l'étude particulière de chacune de ces variétés de gastropathies, nous avons rappelé les *notions relatives à l'anatomie* et à la *physiologie de l'estomac* qu'il est indispensable de connaître, les *procédés de diagnostic*, et nous avons décrit les *différents symptômes et syndromes* que l'on peut observer chez les dyspeptiques ; à cette partie de notre ouvrage se rattache l'étude des troubles chimiques et moteurs que nous nous refusons d'élever au rang d'entité morbide et auxquels nous n'accordons qu'une valeur séméiologique ; dans cette partie également trouvent place les complications et retentissements à distance des dyspepsies.

Puis nous avons exposé la THÉRAPEUTIQUE GÉNÉRALE des dyspepsies : le *régime*, l'*hygiène*, les *moyens physiques, médicamenteux, psychiques*, les *indications des interventions chirurgicales*.

Un *formulaire magistral et diététique* est annexé à la fin de ce volume et pourra être consulté avec fruit.

Ce plan, dégagé de toute conception théorique préconçue, nous paraît devoir donner satisfaction à ceux qui demanderont à cet ouvrage le maximum d'utilité pratique ; peu de théories, beaucoup de faits apportant avec eux leur preuve... voilà ce que nous avons essayé de réaliser, nous rappelant cette pensée si juste qu'a exprimée J.-J. Rousseau : *Je sais que la vérité est dans les choses et non dans mon esprit qui la juge ; et que, moins je mets du mien dans les jugements que j'en porte, plus je suis sûr d'approcher de la vérité.*

Nous avons donc élagué toutes les discussions doctrinales dépourvues de sanction pratique, toutes les théories stériles.

Il est inutile de chercher dans cet ouvrage un exposé détaillé de toutes les opinions, un étalage d'érudition propre plutôt à embarrasser le lecteur qu'à l'éclairer.

A l'expérience des autres nous n'avons emprunté que ce que notre expérience déjà longue nous a permis de contrôler et ce sont surtout les enseignements tirés de notre pratique que nous avons mis en vedette. Quelques-uns peut-être nous adresseront le reproche d'avoir consacré plus de place à la clinique qu'à la chimie ; aucun reproche ne saurait nous être plus agréable, si le lecteur reconnaît que cet ouvrage a gagné en précision, en intérêt pratique d'être élagué de tout étalage scientifique décevant ; s'il reconnaît que nous avons atteint notre but d'être utile et de justifier la phrase de Claude Bernard inscrite au seuil de cette introduction !

L'homme peut plus qu'il ne sait.   8

ANATOMIE ET PHYSIOLOGIE

A. ANATOMIE

Les anatomistes et les chirurgiens sont en désaccord sur la forme et la situation de l'estomac; ce désaccord tient à ce que la forme et la situation sont différentes suivant qu'on les envisage sur le cadavre ou sur le vivant; l'application de la radioscopie à l'étude de la configuration de l'organe a permis récemment de préciser ses rapports sur le vivant, ce qui importe surtout au praticien, car les données anatomiques classiques ne sont pas d'un grand secours pour l'exploration de l'estomac normal ou pathologique.

EXAMEN CADAVÉRIQUE

SITUATION GÉNÉRALE. — La grosse tubérosité correspond à la région thoracique inférieure; la grande courbure, la région pylorique sont situées dans la région abdominale supérieure, à gauche de la ligne médiane. L'estomac tout entier est situé à gauche de cette ligne; parfois cependant le pylore est à droite de la colonne vertébrale.

On a beaucoup discuté sur la DIRECTION de l'estomac:

Pour Sabatier, Cruveilhier, Richet, Sappey, etc..., l'estomac est très obliquement situé de gauche à droite et d'avant en arrière, presque transversal. Pour Luschka, Burtz, Henle il est au contraire vertical et lorsqu'il se dilate ses parois ne changent pas d'orientation. Pour Reynier et Souligoux, l'estomac vide est oblique de haut en bas, de gauche à droite et d'arrière en avant. Quand il est plein sa petite courbure se redresse, il paraît alors vertical. Sa direction générale n'est toutefois pas sensiblement changée, car son grand axe ne varie que fort peu. Cloquet avait écrit que « lorsque le viscère est rempli, son obliquité augmente et l'estomac se rapproche de la direction verticale ». On admet en somme que le petit axe, celui qui relie les deux orifices, est presque vertical ; que le grand axe est oblique de gauche à droite et de haut en bas, son obliquité variant un peu suivant l'état de vacuité ou de distension. Chirurgicalement et physiologiquement on peut considérer l'estomac comme formé de deux parties, l'une à peu près verticale (ainsi que le montre l'image radioscopique) ; l'autre horizontale ; c'est la région prépylorique horizontale qui est le siège des phénomènes moteurs et chimiques essentiels.

Les rapports de l'estomac sont les suivants :

Les plus fixes sont ceux des orifices ;

Le *cardia* est situé sur le bord gauche du sternum à l'union des sixième et septième cartilages costaux et caché sous ceux-ci ; il correspond en arrière au corps de la dixième vertèbre dorsale.

Le *pylore* est situé au niveau du point le plus inférieur de la petite courbure qui correspond en arrière à la deuxième ou quatrième vertèbre lombaire. Il est caché sous le foie et son centre répond à la rencontre d'une ligne verticale passant par le bord droit du sternum, avec une ligne horizontale unissant les articulations des septième et huitième côtes gauches. Il dépasse la ligne médiane, à droite, de trois centimètres environ. Il convient de noter que sa situation est très sujette à variations, suivant les sujets et suivant le sexe.

L'examen radioscopique montre qu'à l'état de vacuité le pylore est fréquemment sur la ligne médiane même, et quelquefois un peu à gauche. C'est à l'état de réplétion qu'il dépasse la ligne médiane.

D'autre part cet examen démontre que normalement le pylore est le point le plus déclive de l'estomac (Holzknecht) ; cependant chez la plupart des adultes le point le plus déclive est situé sur la grande courbure, à une certaine distance du pylore, qui se trouve placé à un niveau un peu plus élevé, de telle sorte qu'il existe à la partie inférieure de l'estomac un petit cul-de-sac dont la profondeur mesurée jusqu'au bord inférieur du pylore est de 1 à 3 centimètres environ. Cette disposition constitue une déformation acquise de l'organe. L'estomac, dans ce cas, represente assez bien un bas vu de profil dont le pied serait forme par la région prépylorique. Au cours de l'examen radioscopique on peut constater parfois la formation de ce cul-de-sac sous l'influence de la pression exercée par la masse alimentaire ; on conçoit que la musculature puisse fléchir définitivement en ce point et qu'ainsi se produise une dilatation permanente.

La *grosse tubérosité* qui touche le diaphragme répond en avant au milieu du quatrième espace intercostal gauche, un peu en dedans de la ligne axillaire ; en arrière au bord supérieur de la huitième côte sur la verticale abaissée de la pointe de l'omoplate gauche.

La *petite courbure* dans ses deux tiers supérieurs est rectiligne et suit parallèlement le bord gauche du sternum ; puis, elle se porte transversalement vers la droite. La portion horizontale est située à trois travers de doigt au-dessous de l'appendice xiphoïde, un peu à gauche de la ligne qui relie cet appendice à l'ombilic.

La *grande courbure* se porte à gauche et un peu en haut, sur une étendue variant de 6 à 10 centimètres, puis elle descend sous le diaphragme en se portant insensiblement en dedans et elle atteint la paroi épigastrique au niveau de la partie moyenne du cartilage de la neuvième côte ; elle se dirige ensuite transversalement vers la droite.

Le point le plus déclive de la grande courbure, situé au voisinage du pylore, atteint l'ombilic (même le matin à jeun) et en arrière correspond à la troisième ou la cinquième vertèbre lombaire (la situation de l'ombilic étant variable suivant les sujets).

Les rapports de la *face antérieure* sont les plus importants à considérer pour le médecin et le chirurgien. Cette paroi est située, pour la majeure partie, derrière la cage thoracique.

Dans cette portion thoracique le fond de l'organe est en contact médiat avec le cœur et le péricarde, la plèvre et le poumon (dyspnée et palpitations après les repas copieux ; ouverture des abcès périgastriques après perforation du diaphragme et de la plèvre). Dans le reste de sa portion thoracique, la face antérieure est en contact, en haut avec la plèvre et le poumon, plus bas directement avec les côtes. Le sinus costo-diaphragmatique s'étend du quatrième espace intercostal au bord inférieur du cartilage de la huitième côte. Si l'on percute au niveau de la cage thoracique on constate une sonorité spéciale dans une zone que l'on désigne sous le nom de zone sonore ou espace semi-lunaire de Traube. Cette zone est limitée latéralement par la matité hépatique et cardiaque à droite, par la matité splénique à gauche ; en haut (bord convexe) par la voûte diaphragmatique ; sa limite inférieure s'étend en droite ligne de l'appendice xiphoïde jusqu'à l'extrémité antérieure de la onzième côte.

La portion abdominale de la face antérieure est en partie appliquée directement contre la paroi épigastrique ; en partie recouverte par le foie ; elle correspond à la partie transversale de la face antérieure de l'estomac. Le bord antérieur du foie partage en deux régions distinctes la face antérieure « abdominale » de l'estomac, dont l'une, sous-hépatique, est masquée par lui (dans son tiers inférieur environ) ; le foie recouvre une plus ou moins grande étendue de la face antérieure, suivant qu'il est augmenté de volume ou non, suivant sa forme et suivant aussi l'état de réplétion de l'estomac.

Quant à la partie directement accessible de la face antérieure, celle qui est appliquée contre la paroi, elle est représentée, d'après Labbé, par un petit triangle dont la base est une ligne reliant transversalement les cartilages des neuvièmes côtes, dont les deux autres côtés sont le foie à droite, le rebord costal à gauche.

Ces rapports anatomiques sont exacts, à ne considérer que les sujets sains ; mais il n'en est pas de même dans nombre de cas pathologiques. Dans les cas où, par suite d'une sténose œsophagienne par exemple, l'estomac est rétracté, il peut être placé haut sous le foie et à l'ouverture du ventre, c'est le côlon tranverse qui se présente. Pour trouver l'estomac, il faut prendre pour guide le bord inférieur du foie (Sédillot).

Les connexions du foie avec la région pylorique expliquent que les affections de l'un retentissent si fréquemment sur l'autre et réciproquement.

Le foie est facilement envahi par un cancer ou un ulcère de la région pylorique ; inversement le pylore peut être comprimé par une tumeur hépatique, par une vésicule biliaire remplie de calculs, etc...

La *partie postérieure* de l'estomac repose en bas sur le méso-côlon ; au-dessus de lui, le feuillet péritonéal qui constitue le fond de l'arrière-cavité des épiploons la sépare des organes couchés au-devant de la colonne vertébrale, séparation virtuelle, car en fait l'estomac est appliqué directement contre le pancréas, ce qui explique l'envahissemeut fréquent du pancréas par le cancer du pylore, par les ulcères. L'artère splénique qui naît derrière le bord supérieur du pancréas est souvent perforée par l'ulcère.

Il faut perforer le mésocôlon pour chercher la face postérieure de l'estomac et pratiquer la gastro-entérostomie postérieure.

EXAMEN RADIOSCOPIQUE

La grande supériorité de cet examen réside dans ce fait qu'il permet de surprendre l'estomac en état de travail physiologique.

Pour pratiquer cet examen, il est nécessaire d'avoir à sa disposition une ampoule réglable, mobilisable en tous sens, munie d'un indicateur d'incidence et d'un diaphragme d'ouverture variable.

Le sujet est examiné debout, tournant le dos au tube radiogène, son abdomen étant en contact avec la paroi postérieure de l'écran que l'on peut déplacer dans le sens vertical.

Si l'on examine le sujet à jeun, sans le secours du bismuth, l'épreuve radioscopique montre que toute la région abdominale présente une opacité sensiblement uniforme au milieu de laquelle la région gastrique ne peut être le plus souvent différenciée. Chez un petit nombre de sujets seulement on peut constater une zone plus claire, irrégulièrement sphérique, à sommet inférieur, qui correspond à la portion supérieure de l'estomac et qui est située immédiatement au-dessous de la moitié gauche du diaphragme. Elle n'est pas très nette chez le sujet à jeun; il est aisé au contraire d'en apprécier les contours quand l'estomac contient du liquide, même en quantité minime, parce qu'alors les gaz refoulés par le liquide vers cette zone claire en augmentent notablement la visibilité, tout en en modifiant la forme qui devient celle d'un dôme. En somme, la zone claire correspond au grand cul-de-sac qui, normalement, contient des gaz, comme le gros intestin.

Pour faire apparaître dans leur totalité les contours de l'estomac, pour apprécier sa situation, ses dimensions, il est nécessaire d'augmenter son opacité à l'égard des rayons X en y introduisant du sous-nitrate de bismuth.

Primitivement, on faisait absorber une pilule kératinisée contenant 0,50 gr. à 1 gramme de ce sel. La pilule projetant sur l'écran une tache arrondie, très nette, il est facile d'en suivre le passage dans l'estomac et de noter le point où elle s'arrête, qui est le point le plus déclive, le sujet étant debout. En faisant prendre ensuite au sujet différentes attitudes, en le faisant placer successivement dans le décubitus latéral gauche et le décubitus latéral droit, on obtient différents points que l'on peut réunir par un tracé sur l'écran; par ce moyen on peut obtenir *grosso modo* des indications sur la forme et les dimensions de l'estomac; mais, pour avoir des renseignements plus précis, il faut employer le bismuth sous d'autres formes, incorporé notamment à un véhicule qui le tienne en suspension. C'est Holzknecht (de Vienne) qui, le premier, a employé le bismuth pour le diagnostic des sténoses œsophagiennes.

On peut employer :

1° Des cônes de gélatine glycérinée avec 4 grammes de bismuth, suivant la formule des suppositoires glycérinés (Cerné et Delaforge).

2° Le lait de bismuth, qui tient le sel en suspension. Barret conseille de l'incorporer à une solution de gomme arabique à 20 pour 100 qui permet d'obtenir un lait de bismuth parfaitement homogène; la proportion de bismuth à employer varie de 5 à 10 grammes pour 100 centimètres cubes de véhicule.

MM. Leven et Barret emploient encore le bismuth sous une autre forme : additionné d'une certaine quantité de poudre de lycopode (10 grammes de lycopode pour 30 grammes de bismuth) mêlés intimement au mortier, ce qui permet de voir facilement le niveau supérieur du liquide contenu dans l'estomac.

On fait prendre à sec la poudre de bismuth lycopodé à l'aide d'une cuiller mouillée d'une goutte d'eau. La propriété que possède le bismuth mêlé à la poudre de lycopode de surnager à la surface d'un liquide permet de mettre en évidence la présence de liquide dans l'estomac en rendant bien visible la ligne de niveau.

D'autre part, si l'estomac est vide, on voit descendre lentement le mélange de bismuth et lycopode le long de ses parois, dont la forme à l'état de vacuité est ainsi rendue apparente.

3° Le mélange pâteux et alimentaire. Rieder fait absorber 400 grammes environ d'une bouillie de tapioca ou semoule au lait, ou une purée de pommes de terre ou pois à laquelle on mélange intimement 20 à 40 grammes de sous-nitrate de bismuth. Si le lait de bismuth permet d'explorer l'estomac à l'état

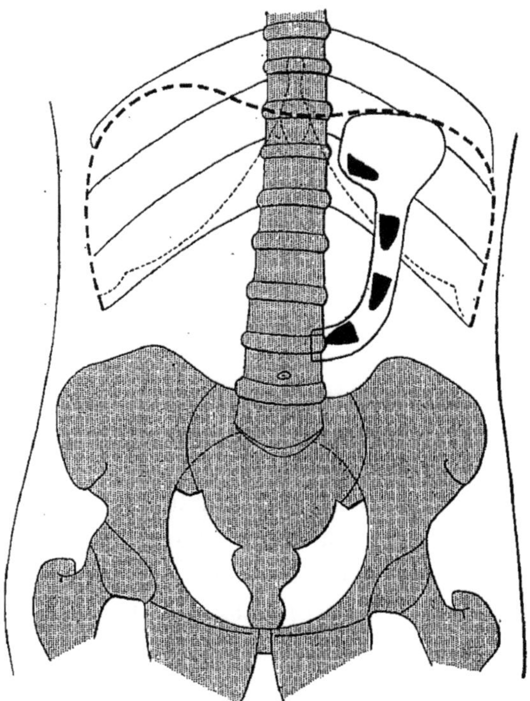

Fig. 1. — Forme et dimensions de l'estomac (descente de cônes bismuthés). D'après Cerné et Delaforge.

de vacuité pour ainsi dire et ne détermine aucune modification dans sa forme, l'avantage de la bouillie alimentaire est de bien dessiner l'organe, de renseigner sur sa tonicité et sur son mode d'évacuation.

L'examen radioscopique montre que la forme, la situation et les limites de l'estomac, que son mode d'évacuation même sont très différents chez l'adulte et le nourrisson.

Pour l'exploration complète chez l'adulte, il faut utiliser successivement les divers modes d'emploi du bismuth qui viennent d'être indiqués, c'est-à-dire à l'état solide et à l'état liquide.

Si l'on se sert des cônes glycérinés on constate les images suivantes (figure 1) :

Le cardia franchi, l'ombre du cône, qui descend la pointe en bas, apparaît à gauche de la colonne vertébrale, au niveau de

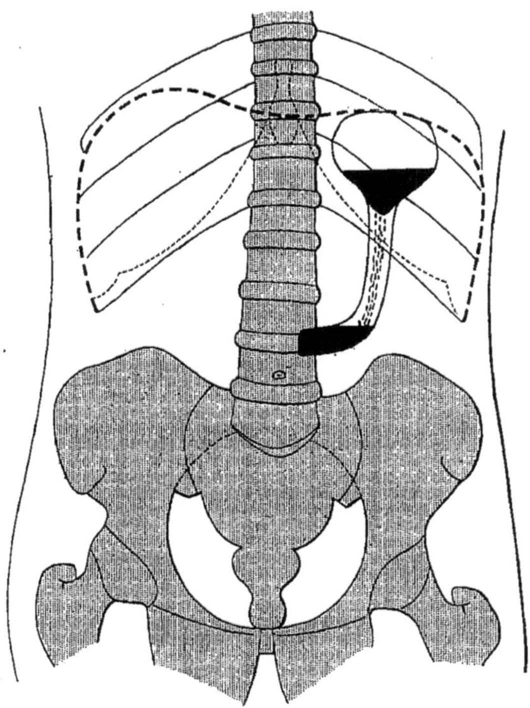

Fig. 2. — Formes et dimensions de l'estomac (descente d'un lait de bismuth).

la onzième côte et glisse en dehors et en bas, sur un plan incliné, un peu au-dessus du bord des fausses côtes ; puis le cône s'arrête en un point dont la situation varie peu, *habituellement* en dedans du milieu de la distance comprise entre la colonne vertébrale et la paroi costale externe (Cerné et Delaforge).

Au bout de quelques minutes, le cône qui était resté couché obliquement, son grand axe étant dans le plan transversal, devient vertical et descend lentement, verticalement ou un peu obliquement en dedans ; puis il s'arrête et prend une position presque horizontale si l'estomac n'a pas de cul-de-sac. S'il existe un cul-de-sac, la descente est plus verticale et se fait brusquement sans arrêt, jusqu'à ce que le cône devienne horizontal.

Si l'on se sert de la pilule on la voit, après son arrivée à la partie inférieure, subir des mouvements de translation vers la

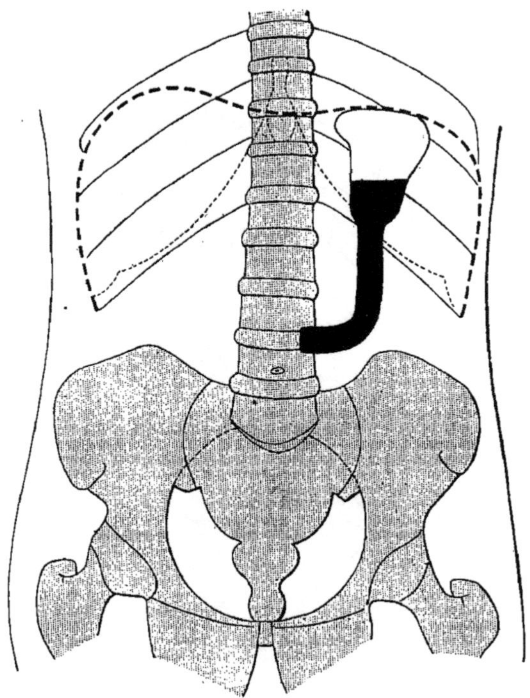

Fig. 3. — Formes et dimensions de l'estomac
(contenant 40cc de lait de bismuth gommé). D'après Leven et Barret.

droite et, s'il existe un cul-de-sac, elle remonte pour le franchir, puis retombe.

Vient-on à faire absorber « à sec » du bismuth lycopodé, on peut, en suivant les étapes de ce bismuth, apprécier aisément l'ensemble des contours de l'estomac. Le bismuth s'étale dans la portion inférieure de la zone claire et descend dans une portion tubulaire, sous-jacente à la zone élargie, claire. A l'union de la zone claire et de cette portion tubulaire le bismuth est arrêté un instant, comme le cône, parce qu'en raison de son faible poids, il éprouve quelques difficultés à écarter les parois de cette partie de l'estomac accolées l'une à l'autre.

« Cette technique montre très nettement la longueur et l'étroitesse de ce segment inférieur tubulaire; étroitesse telle qu'après l'ingestion de 40 centimètres cubes d'eau, on voit le niveau liquide s'étaler et onduler dans la zone claire supérieure : l'estomac paraît rempli par 40 centimètres cubes de liquide ! »

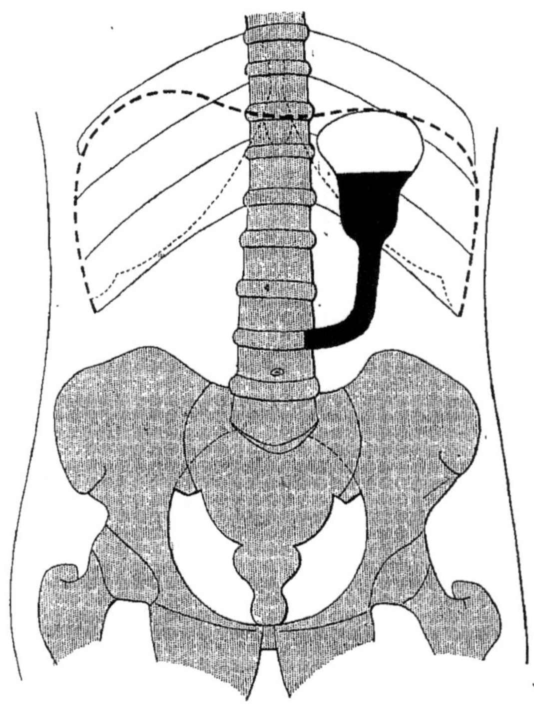

Fig. 4. — Formes et dimensions de l'estomac
(contenant 200ᶜᶜ de lait de bismuth gommé). D'après Leven et Barret.

(Barret); ceci est une preuve que l'estomac ne se laisse pas distendre passivement, mais que ses parois se contractent sur son contenu....

Si l'on fait avaler le lait de bismuth gommé le liquide s'arrête à l'extrémité inférieure de la zone claire, en dessinant un triangle à pointe inférieure. Après cet arrêt temporaire le bismuth tombe dans le segment tubulaire en filets minces et finalement se rassemble en bas dans un espace horizontal. Suivant les apparences de l'image, tantôt on constate que cette troisième portion est nettement horizontale et que le pylore est le point le plus déclive de l'estomac; tantôt qu'il existe un cul-de-sac....

Au bout de quelques minutes le bismuth, rassemblé à la partie inférieure, est brassé par des ondulations qui se produisent de

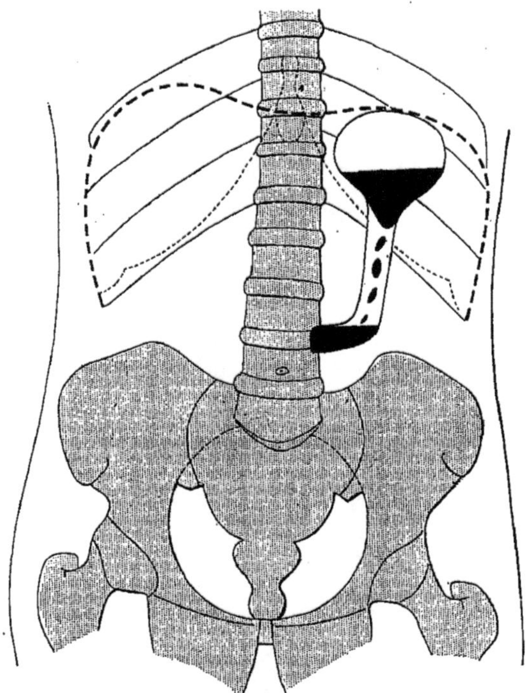

Fig. 5. — Formes et dimensions de l'estomac (descente de bouillie bismuthée).

gauche à droite, séparées par des intervalles de repos; mais on distingue mal l'évacuation pylorique.

En somme, après ingestion d'un lait de bismuth, l'estomac paraît constitué par trois segments :

1° La zone claire supérieure, sous-diaphragmatique, ovoïde, sphérique ou en dôme, selon les cas. La hauteur de cette zone varie selon l'état de vacuité ou de plénitude de l'estomac.

2° Un segment long, sous-jacent, vertical ou légèrement oblique à droite ; c'est le segment tubulaire déjà indiqué. Ses bords sont sensiblement parallèles : sa largeur s'accroît avec le contenu gastrique, mais sa forme ne change pas (si l'estomac n'a pas perdu sa tonicité). Cette seconde région se rétrécit graduellement jusqu'au pylore ; elle mesure d'une courbure à l'autre 5 à 6 centimètres et 4 centimètres environ à son union avec le segment suivant :

3° Un segment court, horizontal ou ascendant vers la droite. C'est le segment pylorique qui représente la partie la plus déclive de l'estomac (fig. 2, 3, 4).

Il résulte de ces images radioscopiques que l'estomac est habituellement vertical ; qu'il est tout entier contenu dans l'hypochondre gauche (le segment pylorique pouvant seul déborder la ligne médiane à droite, sur une petite étendue) : qu'enfin le point le plus déclive de l'estomac correspond à l'ombilic, chez un sujet sain,

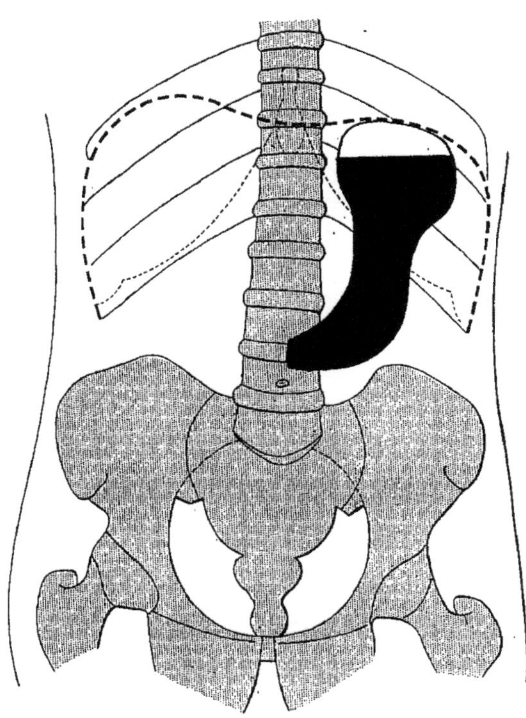

Fig. 6. — Forme et dimensions de l'estomac (rempli de 400ᶜᶜ de bouillie bismuthée ou repas de Rieder).

à jeun depuis quinze heures et en position debout (dans la position couchée le point déclive remonte de 1 à 2 centimètres seulement). Il existe cependant des variations dans la situation du point le plus déclive, par rapport à l'ombilic, chez les sujets sains.

En effet, dans quelques cas, ce point peut être situé à 1 ou 2 centimètres ou même plus haut, au-dessus de l'ombilic ; dans d'autres cas, au contraire, il peut se trouver à 3 ou 4 centimètres au-dessous. Cette constatation est de nature à modifier l'opinion classique d'après laquelle les estomacs qui descendent au-dessous de l'ombilic sont des estomacs dilatés. L'ombilic est d'ailleurs un point de repère défectueux en raison de sa position variable; il ne faut donc accorder qu'une valeur très relative à la notion du rapport de la limite inférieure de l'estomac avec l'ombilic.

Autre point mis en lumière par la radioscopie : la limite inférieure de l'estomac ne varie pas sensiblement; la vacuité ou la réplétion de l'organe sont sans influence notable sur la situation du point le plus déclive.

La hauteur de l'estomac, du diaphragme au point le plus déclive, est de 22 à 23 centimètres.

L'avantage de l'emploi de la bouillie bismuthée de Rieder est de permettre d'apprécier plus facilement la forme de l'estomac qu'avec celui du lait bismuthé, et de montrer l'estomac tel qu'il se comporte au cours d'un repas. Disons d'abord que l'estomac rempli par cette bouillie a la forme d'une corne de bœuf vue de profil (Holzknecht) (fig. 5 et 6).

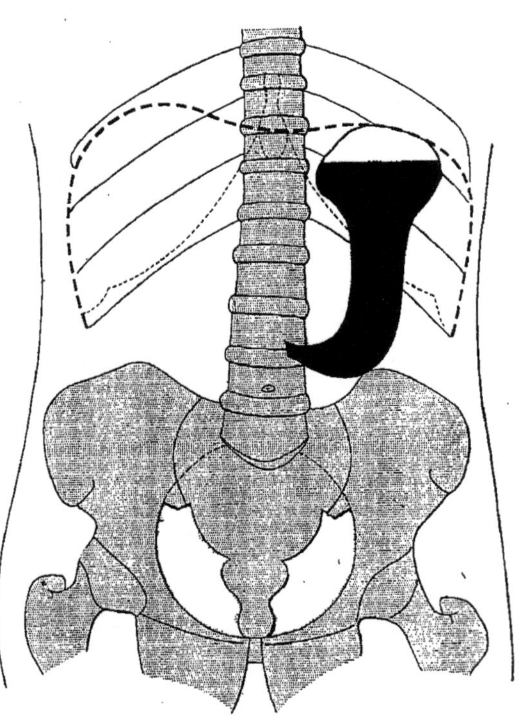

Fig. 7. — Formes et dimensions de l'estomac
(le même avec cul-de-sac inférieur).

La réplétion de l'organe amène un certain abaissement du fond (1 à 2 centimètres en moyenne); les parois de la région tubulaire s'écartent, tout en restant parallèles, mais en s'évasant un peu vers en haut; quant à la chambre à air, elle est refoulée vers le diaphragme. Enfin l'examen révèle souvent la formation d'un cul-de-sac inférieur pré-pylorique, correspondant à un certain degré de dilatation, de telle sorte que dans ces conditions le pylore n'est plus le point le plus déclive de l'estomac (fig. 7).

Les contractions commencent assez vite; près de l'extrémité droite de la partie inférieure, se produit un étranglement séparant un fragment de bouillie qui est projeté vers le duodénum; l'étranglement isole une petite portion pré-pylorique (et non uniquement le pylore), portion correspondant au canal pylorique décrit par Jonnesco....

Tout autre est l'aspect de l'estomac du nourrisson (fig. 8). Après ingestion de quelques centimètres cubes de liquide, il apparaît sous l'aspect d'une poche à direction transversale; son bord inférieur représenté par la grande courbure est presque horizontal. En somme l'estomac, chez lui, présente bien la forme dite « en cornemuse » que les anatomistes ont attribuée à tort à l'estomac de l'adulte.

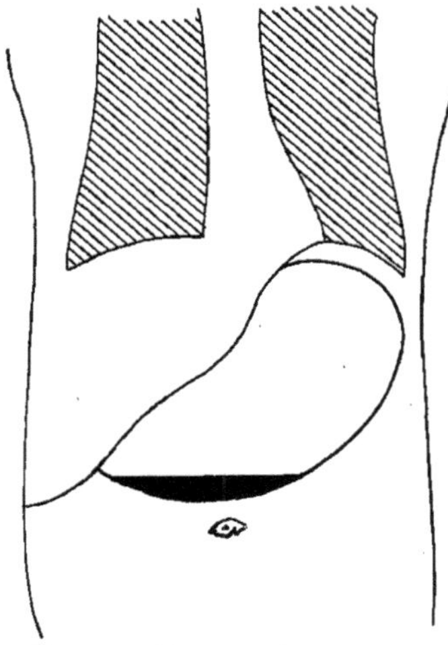

Fig. 8. — Estomac de nourrisson (rempli de 15 gr. de lait). D'après Leven et Barret.

Chez le nourrisson l'estomac déborde à droite, par sa portion pylorique, et chez lui le point le plus déclive de la cavité gastrique correspond à la partie moyenne de la portion horizontale de la grande courbure. Enfin ce point déclive, relativement fixe chez l'adulte, varie chez le nourrisson aux divers moments de la digestion.

B. PHYSIOLOGIE

La radioscopie nous permet d'obtenir de précieux renseignements sur le *mode de remplissage de l'estomac*. Dès que le corps étranger y pénètre l'estomac se contracte, et ses parois se moulent sur le contenu ; le corps étranger ne descend pas par le simple effet de la pesanteur, mais sous l'influence des contractions péristaltiques qui l'enserrent ; c'est ce qui explique pourquoi le cône glycériné « pique une tête » (Cerné et Delaforge) dans le canal tubulaire et n'y pénètre jamais couché ; pourquoi le lait de bismuth s'écoule en filet ténu et pourquoi la bouillie de Rieder descend souvent par bols séparés.

Si l'on fait absorber à un adulte normal une petite quantité d'eau, soit 40 ou 50 centimètres cubes, on voit le niveau du liquide s'élever très haut. Ce niveau ne sera pas plus élevé après l'ingestion de 250 à 300 centimètres cubes. Au delà de ce volume le niveau s'élève en même temps que le contour gastrique change d'aspect, par suite de l'élargissement du segment vertical. Il est à noter que le point déclive reste fixe. En somme, l'estomac normal, cavité virtuelle, adapte constamment ses parois à son contenu.

Nous verrons ultérieurement qu'il n'en est pas de même quand l'estomac est dilaté ; il faut alors plusieurs centaines de grammes de liquide pour atteindre le niveau qui, chez le sujet normal, est atteint avec 40 ou 50 grammes ; le remplissage de l'estomac dilaté n'est donc plus normal (Barret).

Chez le nourrisson, après ingestion de 10 à 15 centimètres cubes d'eau ou de lait, on voit apparaître aussitôt, dans toute son étendue, la cavité gastrique. Le liquide s'étale au point le plus déclive (comme chez l'adulte dont l'estomac est dilaté). La partie supérieure de l'estomac, remplie de gaz, apparaît sous la forme d'une zone claire, très visible. A mesure que la quantité de liquide ingéré augmente, on voit le niveau du liquide s'élever, en même temps que diminue l'espace clair, « la chambre à air » qui la surmonte, de plus le point inférieur s'abaisse un peu. En somme le contenant ne s'adapte pas au contenu comme chez l'adulte (fig 9).

Toutefois l'inertie du contenant n'a qu'une durée passagère (Barret). Lorsque l'estomac a reçu une quantité suffisante de lait, on assiste au bout de quelques minutes à une contraction instantanée, en masse, de la totalité de l'estomac (fig. 10). « On a parfois

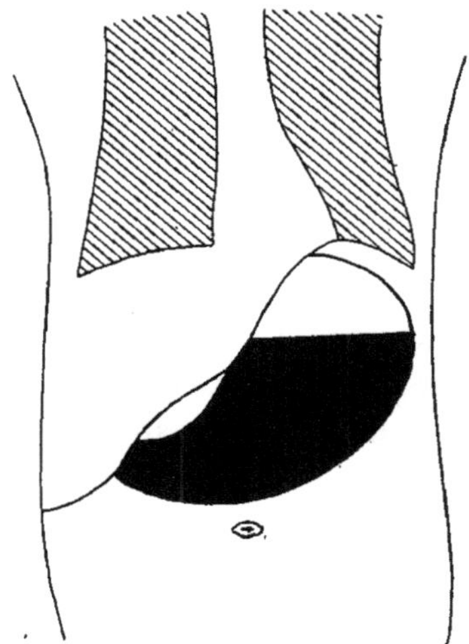

Fig. 9. — Estomac de nourrisson
(rempli de 100 gr. de lait).
D'après Leven et Barret.

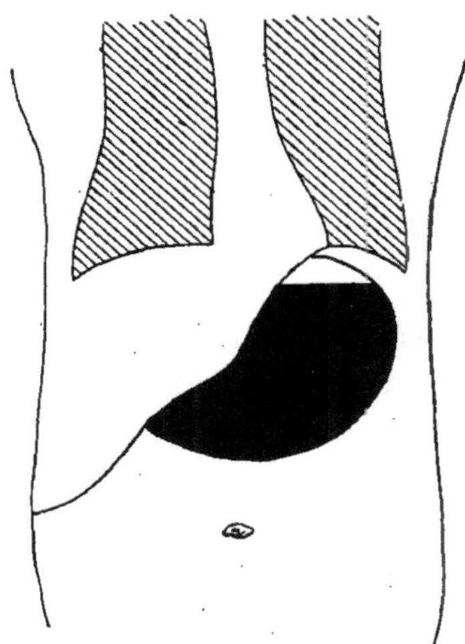

Fig. 10. — Estomac de nourrisson
(en état de contraction).
D'après Leven et Barret.

l'impression que la contraction ne s'opérerait pas plus brusquement s'il s'agissait d'un vomissement. » (Barret, *Archives des maladies de l'appareil digestif*, mars 1907).

Sur la *durée du séjour des aliments et des boissons dans l'estomac* nous ne possédons que des données très imparfaites, malgré les nombreux travaux qui ont tenté d'élucider la question. Il est difficile, pour ne pas dire impossible, de faire des tubages en série, pour constater à quel moment précis a lieu l'évacuation de tel ou tel aliment. Ici encore la radioscopie a donné d'utiles renseignements : Il y a lieu de distinguer la durée de séjour des liquides et des solides.

Lorsque le sujet absorbe uniquement un liquide, de l'eau par exemple, l'évacuation commence aussitôt après l'ingestion; l'estomac paraît se vider comme un vase qui fuit (Leven). L'évacuation de 200 grammes d'eau froide se fait chez l'adulte en 10 minutes environ (Barret). L'eau chaude est évacuée plus vite que l'eau froide. D'après Carnot (expériences sur le chien), le sphincter s'entr'ouvre et chasse l'eau par jets successifs, par un mécanisme analogue au phénomène de l'éjaculation.

Si l'on fait absorber la même quantité d'eau en même temps que des aliments solides (quelques bouchées de pain), la totalité du liquide se trouve encore dans l'estomac après trente minutes (Barret). On peut en conclure qu'il y a avantage pour les dyspeptiques à s'abstenir de boire au cours des repas, ainsi d'ailleurs que l'observation clinique l'a démontré depuis long-temps.

L'évacuation du lait ne se fait pas de la même façon que celle de l'eau. Dès l'ingestion le pylore s'ouvre et une partie du lait passe en nature dans le duodénum; mais, dès que la caséine s'est coagulée, le petit-lait seul passe à travers le pylore, tandis que la caséine est retenue pour subir dans l'estomac la digestion peptique (Carnot). Ceci prouve bien que la durée du séjour des aliments dans l'estomac est subordonnée à l'importance et à la complexité des transformations qu'ils doivent y subir.

L'ovo-albumine crue, d'après Cannon, passe aussi vite que l'eau.

En ce qui concerne les aliments solides administrés isolément, Cannon (1907), au moyen de la méthode radioscopique, a constaté ce qui suit :

Les hydrates de carbone passent très rapidement en quelques minutes. Les albuminoïdes ne commencent à franchir le pylore qu'après un minimum de trente à trente-cinq minutes et toujours lentement, par étapes successives.

Enfin les graisses sont évacuées encore plus lentement et l'addition de la graisse à la viande retarde l'évacuation de celle-ci. En ce qui concerne l'évacuation d'un repas mixte, Tobler (1905) a constaté chez des chiens porteurs de fistule duodénale que l'estomac se vide complètement en trois heures à trois heures et demie et que 48 à 61 pour 100 de la quantité totale des albumines introduites le quittent à l'état d'albumine dissoute et 18 à 26 pour 100 à l'état d'albumine non dissoute.

Chez l'homme normal, après un repas mixte moyen, l'estomac se vide au bout d'un temps qui varie de cinq à sept heures.

Au sujet de l'*évacuation de l'estomac* voici ce que l'on sait :

En mélangeant du bismuth aux aliments, on peut constater qu'au bout de quatre heures et demie à cinq heures après le repas de midi, l'estomac n'est pas encore vide; mais au bout de ce temps on peut voir le bismuth franchir le pylore, ce qui permet de saisir sur le fait l'évacuation.

On admet que le pylore s'ouvre seulement pour livrer passage aux aliments qui ont subi suffisamment l'action du suc gastrique et sont réduits à l'état de bouillie fluide.

La radioscopie montre que dans la région cardiaque se produit une rétraction lente qui chasse les aliments vers l'antre pylorique. Le véritable organe moteur est le pylore; on constate que des ondes péristaltiques se forment à son niveau, indice des contractions qui chassent les aliments vers le duodénum (J.-Ch. Roux et Balthazard); au niveau du pylore se forme un sillon qui isole du reste de l'estomac une petite région remplie de bismuth; presque aussitôt après son apparition on voit cette région s'amoindrir, puis disparaître; son contenu est alors évacué dans le duodénum. La succession des mêmes phénomènes : ondes, isolement de l'antre pylorique du reste de l'estomac, contraction du pylore, se produit jusqu'à évacuation complète du contenu de l'estomac.

Les mouvements de l'estomac se produisent sous l'influence de son contenu, mais sont régis par le système nerveux; l'excitation nerveuse est transmise par le pneumogastrique (Pflüger).

Chez le nourrisson l'estomac paraît se contracter en masse sur le lait ingéré, peu de temps après l'absorption, et l'évacuation se produit progressivement dans un délai de une heure quarante-cinq minutes à deux heures, pour une tétée proportionnée à l'âge (80 à 175 grammes), le délai étant le même pour le lait maternel et pour le lait de vache coupé d'eau (Barrèt).

On sait que les émotions « arrêtent la digestion ». Carnot dans ses expériences sur le chien a donné la confirmation expérimentale des influences psychiques sur l'évacuation. Le chien, qui vient d'ingérer de l'eau salée, éprouve-t-il une émotion, aussitôt le sphincter pylorique se ferme et l'élimination s'arrête pour ne reprendre qu'au bout d'un temps plus ou moins long.

Les excitations physiques réflexes (compression des testicules, du rein, etc.) suspendent également l'évacuation; il en est de même de l'excitation mécanique de l'estomac, du duodénum, du rectum. Nous verrons que les ulcérations de l'estomac et du duodénum déterminent une contraction spasmodique du pylore.

Le suc gastrique est le produit de la sécrétion des glandes de l'estomac. Celles-ci se distinguent en glandes en tube et en glandes pyloriques; les unes et les autres occupent des régions différentes. Les *glandes en tube* siègent dans la partie verticale de l'estomac; chacune d'entre elles est constituée par deux ou trois tubes, débouchant par un canal commun où se continue l'épithélium de la surface; à l'entonnoir succède le tube dont il est séparé par une partie rétrécie, collet de la glande. A partir du collet jusqu'au fond du cul-de-sac glandulaire se trouvent deux sortes de cellules :

a) Les unes claires, peu colorables, pressées les unes contre les autres, appliquées sur la membrane basale et limitant par leur extrémité interne la lumière du conduit; ce sont les cellules principales auxquelles on attribue la propriété de sécréter la pepsine;

b) Les autres, obscures, granuleuses, fortement colorables, et surtout nombreuses au niveau du collet; soulevant la membrane basale et la refoulant en dehors; parvenant par leur autre extrémité jusqu'au canal central de la glande; ce sont les cellules bordantes ou de revêtement auxquelles on attribue la production de l'acide chlorhydrique.

Les *glandes pyloriques* siègent dans la région du pylore; elles sont également constituées par un canal excréteur tapissé par l'épithélium superficiel et se divisent en 6 à 8 ramifications.

L'épithélium de la portion glandulaire est formé de cellules prismatiques et claires qui ne diffèrent guère des cellules principales des glandes du grand cul-de-sac; elles auraient la même fonction que les précédentes, tout en sécrétant une plus grande quantité de mucus.

Le suc gastrique normal contient du mucus, de l'acide chlorhydrique et du chlorure de sodium, de la pepsine, de la présure (ferment lab).

Le *mucus* est sécrété par les glandes muqueuses du revêtement épithélial et aussi par les glandes pyloriques, riches en cellules à mucus.

L'acide chlorhydrique, qui existe dans la proportion moyenne de 2 pour 1000, se forme dans la profondeur des glandes, aussi bien dans la région pylorique que dans la région fundique (les cellules de revêtement n'ont pas dans sa production le rôle exclusif que l'on disait leur être dévolu, puisque ces glandes n'existent pas dans la région pylorique).

L'*acide chlorhydrique* est en partie libre, en partie combiné avec des matières albuminoïdes, lorsque l'estomac contient des aliments. Il peut même être complètement combiné (Arthus); cependant Pawlow a démontré que le suc gastrique recueilli de l'estomac isolé contient de l'acide libre.

L'acide chlorhydrique se produit aux dépens du chlorure de sodium du sang, qui est la seule substance chlorée de l'organisme : si l'on soumet un animal à une alimentation par des substances privées de chlorures, on constate que le suc gastrique perd son acidité, au bout d'un temps assez long d'ailleurs; cette acidité reparaît lorsqu'on rend à l'animal du chlorure de sodium. On tient compte de cette donnée, en prescrivant une alimentation pauvre en chlorures chez les malades dont le suc gastrique contient de l'acide chlorhydrique en excès (hyperchlorhydriques).

On trouve souvent, mais non toujours, dans l'estomac un autre acide, l'acide lactique. On admet qu'il est apporté par les aliments.

Comme l'acide chlorhydrique, la *pepsine* se forme aussi bien dans les glandes pyloriques que dans les glandes fundiques. Il est démontré de façon certaine que les cellules principales des glandes fundiques et celles des glandes pyloriques (très semblables aux précédentes) sécrètent la pepsine, mais rien ne prouve que les cellules de revêtement ne concourent pas à sa production.

Les cellules gastriques contiennent d'ailleurs non de la pepsine, mais un ferment, la pro-pepsine, facilement transformable en pepsine par les acides dilués. La sécrétion de la pepsine, pas plus que celle de l'acide chlorhydrique, n'est continue. Elle se produit sous l'influence des aliments. Même sous cette influence, la sécrétion peptique s'épuise après un repas copieux, pendant plusieurs heures. Le suc gastrique retiré après ce repas n'est pas capable de dissoudre l'albumine de l'œuf. Certaines substances peptogènes ont la propriété de rendre à l'estomac la faculté de sécréter de la pepsine (substances peptogènes de Schiff); ces substances sont par ordre d'efficacité décroissante : la dextrine, le bouillon de viande, le jus de viande crue, l'extrait aqueux de viande, l'extrait aqueux ou la décoction de pain, etc.

Ces différentes substances peptogènes agissent, non pas par leur contact direct avec la muqueuse en provoquant un réflexe sécrétoire, mais par l'intermédiaire du sang; en effet, elles conservent toute leur action quand on les fait pénétrer par le rectum ou bien quand on les injecte sous la peau ou dans les veines.

La pepsine convertit les albuminoïdes en albumoses et en peptones; elle n'agit qu'en milieu acide, et la température la plus favorable à son activité varie de 35° à 50°. Parmi les substances qui entravent et retardent la sécrétion de la pepsine, il faut mentionner l'alcool. La bile qui reflue dans l'estomac diminue également l'action de la pepsine.

Glässner a décrit récemment un autre ferment, la pseudo-pepsine, qui agit également bien dans les milieux neutres, légèrement acides ou légèrement alcalins. Il est par conséquent plus voisin de la trypsine que de la pepsine. Ce ferment est produit par les glandes de la région pylorique; il compléterait l'œuvre digestive du suc gastrique (?).

Des recherches récentes d'Iscovesco, il résulte qu'un excès d'acide chlorhydrique retarde la digestion peptique; c'est entre 2 et 3 pour 1000 d'acidité que se trouve le point optimum pour cette digestion. D'autre part, MM. Roger et Garnier ont confirmé qu'un excès d'acide chlorhydrique gêne la digestion peptique et que de plus un excès de pepsine entrave la digestion.

La *présure ou ferment lab* provoque dans le lait la coagulation de la caséine; comme la pepsine, elle est active en milieu acide et à une température de 35 à 45°. Le lait introduit dans l'estomac est caséifié au bout de quelques minutes et le lactosérum contient de la présure. Au lait seul est dévolue la propriété de faire sécréter ce ferment. Il existe dans tous les estomacs un proferment (pro lab) capable de donner naissance au lab sous l'influence des acides et en particulier de l'acide chlorhydrique. Pawlow nie l'autonomie du ferment lab et l'identifie à la pepsine.

Récemment on a admis l'existence d'un *ferment saccharifiant*, sécrété par des glandes de la région cardiaque (Ellenberger et Hofmeister, Edelmann), etc., et un ferment lipolytique (Volhard, Falloise) sécrété par les glandes du grand cul-de-sac (?).

La *sécrétion* de l'estomac est intermittente; à jeun l'estomac est vide, et ne contient qu'une quantité infime de liquide muqueux neutre ou alcalin, dépourvu de toute action sur les aliments. L'existence de liquide, en quantité appréciable, dans l'estomac, 12 à 14 heures après le dernier repas, révèle toujours un état morbide.

L'influence des aliments est donc nécessaire pour exciter la sécrétion du suc gastrique (les excitations mécaniques restent sans action) ; mais cette influence peut s'exercer directement par le contact au niveau de la muqueuse ; indirectement, par voie réflexe ; on distingue donc la sécrétion chimique et la sécrétion psychique, bien mise en lumière par les remarquables recherches expérimentales de Pawlow.

Toutes les substances introduites directement dans l'estomac ne provoquent pas la sécrétion chimique. Le pain, l'amidon, les graisses ne la provoquent pas ; par contre la viande crue ou cuite possède au maximum la faculté de provoquer la sécrétion ; dans la viande ce sont les substances extractives qui jouissent de cette propriété ; aussi l'extrait de viande Liebig, presque exclusivement constitué par ces matières extractives, est-il le plus parfait excitant connu de la sécrétion chimique. Les acides, les alcalis, les sels neutres ne provoquent pas de sécrétion chimique.

L'influence psychique joue un rôle constant dans la sécrétion. Déjà Blondlot en 1843 avait observé que plusieurs substances sapides provoquent une sécrétion, parce que « l'impression produite sur l'organe du goût stimule sympathiquement la membrane interne de l'estomac » ; mais c'est à Pawlow que revient le mérite d'avoir démontré expérimentalement l'importance de la sécrétion psychique.

Rappelons son expérience fondamentale : l'œsophage est sectionné sur un chien et celui-ci est muni d'une fistule œsophagienne de telle sorte que les aliments déglutis sont rejetés au fur et à mesure par la fistule. L'estomac est également pourvu d'une fistule de façon qu'on puisse recueillir le suc gastrique produit. On donne à l'animal un repas fictif, puisque les aliments ne parviennent pas au contact de la muqueuse gastrique et ressortent par la fistule œsophagienne ; cependant, pendant ce repas fictif, il s'écoule de l'estomac une quantité appréciable de suc gastrique actif. Cette sécrétion est plus ou moins abondante suivant que l'appétence pour les aliments est plus ou moins marquée. Si l'animal est soumis à un jeûne de deux ou trois jours, on obtient toujours une sécrétion très abondante, quels que soient les aliments. Si le chien n'a pas été soumis préalablement au jeûne, il distingue parmi les aliments ceux dont il est très avide, ceux qui sont moins appétissants et ceux qui le laissent indifférent ; parallèlement la qualité et la quantité du suc sécrété présentent des oscillations considérables.

On peut obtenir une sécrétion abondante, sans repas fictif, en faisant assister l'animal à la préparation de son repas.

L'influence excitante de la sécrétion chimique comme celle de la sécrétion psychique a lieu par l'intermédiaire du système nerveux (pneumogastrique et splanchnique). Il existe des filets sécrétoires et aussi des filets fréno-sécrétoires : la graisse introduite dans l'estomac diminue la sécrétion produite par une autre cause.

Telles sont les données définitivement acquises que nous possédons sur la composition du suc gastrique et sur les conditions qui régissent sa production. Nous devons examiner maintenant ce que deviennent les aliments au contact du suc gastrique, c'est-à-dire les transformations chimiques qu'ils présentent, et déterminer le processus évolutif de la digestion.

La *digestion gastrique* est-elle nécessaire? La question peut sembler étrange, cependant elle a été soulevée. Il est certain qu'après la résection plus ou moins étendue de l'estomac, chez l'homme ; qu'après sa résection totale chez les animaux, la santé peut se maintenir satisfaisante et l'équilibre nutritif ne présenter aucune modification sensible. Ceci prouve simplement que le suc gastrique peut être suppléé dans son rôle par les autres sucs digestifs. (Nombre de physiologistes admettent que l'estomac a surtout pour fonction de brasser les aliments, de dissoudre le tissu conjonctif et de rendre le chyme plus apte à être attaqué par les sucs pancréatique et intestinal.)

Le suc gastrique a pour rôle essentiel de peptoniser, au moins partiellement, les substances albuminoïdes et de caséifier le lait ; il a d'ailleurs des propriétés microbicides.

La pepsine transforme les albuminoïdes en peptones. La transformation se fait par étapes dont les stades sont mal connus. On désigne sous le nom de propeptones ou d'albumoses tous les intermédiaires qui existent entre la peptone, dernier terme de la transformation, et l'albuminoïde dont elle provient.

D'après Arthus la présure dédouble la caséine en deux substances : l'une, la substance caséogène, qui donne avec les sels de chaux un précipité insoluble : le caséum, substance fondamentale du caillot; l'autre, la lacto-sérum-protéose. Les sels alcalino-terreux favorisent la précipitation de la caséine.

Que deviennent les hydrates de carbone? On sait que l'action saccharifiante de la salive, commencée dans la cavité buccale, continue à s'exercer dans l'estomac. Cette action est entravée par l'hyperacidité du suc gastrique, d'où l'intolérance des hyperchlorhydriques pour les farineux.

Quant aux graisses, on ignore encore les transformations qu'elles subissent dans l'estomac. Tandis que, d'après Cash, Ogata, Muller, Klemperer, Scheuerlen, etc., les graisses neutres abandonnent leur acide gras sous l'influence d'une lipase, pour Klug et Contejean, les graisses ne subiraient de transformation dans l'estomac que s'il y a reflux de suc pancréatique.

Récemment Volhard a émis l'opinion que les glandes du grand cul-de-sac sécrètent un ferment qui dédouble les graisses émulsionnées. En expérimentant avec une émulsion de jaunes d'œufs, cet auteur a constaté qu'au bout de trois à quatre heures 78 pour 100 des graisses étaient hydrolysées.

L'estomac contient de nombreux *microbes* qui peuvent se développer dans sa cavité, en dépit du rôle antiseptique attribué à l'acide chlorhydrique.

Chez les nourrissons la flore bactérienne est relativement pauvre; on trouve surtout le bacterium lactis ærogenes, le bacterium butyricus, le bacterium flavescens liquefaciens; le bacterium subtilis, le staphylococcus pyogenes aureus, etc. Chez l'adulte la flore est très variée et l'on a isolé plus de 70 espèces. Parmi les espèces les plus communes, mentionnons le Bacillus ærogenes (Miller), le bacterium lactis ærogenes (Escherich), le colibacille (Escherich), le bacterium perfringens (Veillon), le bacterium gracilis ethylogenes (Achalme et Rosenthal), les staphylocoques, des leptothrix, des sarcines, des levures, etc.

Le rôle isolé de chacune des nombreuses espèces trouvées dans l'estomac est encore indéterminé. On sait cependant que certaines d'entre elles sécrètent des zymases qui agissent sur divers aliments. Ainsi le bacillus mesentericus produit une trypsine, une amylase, une sucrase ; d'autres espèces produisent de la trypsine ; certaines précipitent et liquéfient la caséine, intervertissent le sucre. Il semble donc prouvé qu'à la digestion chimique s'associe une digestion microbienne.... Le rôle des bactéries s'affirme surtout dans les cas pathologiques, notamment quand il existe de la stase ; alors s'accumulent dans l'estomac différents alcools, de l'aldéhyde, de l'acétone, de nombreux acides : lactique, acétique, butyrique, succinique, formique ; de la tyrosine, de l'ammoniaque, de la triméthylamine, des composés aromatiques tels qu'indol et phénol et enfin des gaz : acide carbonique, hydrogène sulfuré, hydrogènes carbonés qui s'ajoutent aux gaz atmosphériques déglutis.

Les gaz provenant de la fermentation des hydrates de carbone sont peu odorants ; ceux qui proviennent de la fermentation des albuminoïdes dégagent au contraire une odeur repoussante due aux acides gras volatils : acide butyrique, valérianique ; à l'ammoniaque, aux composés phosphorés volatils, à l'hydrogène sulfuré.

Les différents microbes donnent-ils naissance à des toxines et celles-ci sont-elles responsables de l'auto-intoxication à laquelle, il y a quelques années, on faisait jouer un si grand rôle dans la pathogénie des troubles à distance observés chez les dyspeptiques ? La question reste entière, car l'expérimentation n'a pu encore isoler ces toxines ni par conséquent en déterminer le pouvoir nocif.

Nous avons indiqué que le suc gastrique se formait aux dépens des chlorures du sang ; il nous faudrait maintenant passer en revue les *réactions chimiques* dont l'estomac est le théâtre et l'*évolution de la digestion*, telles que les démontre l'analyse du suc gastrique faite après un repas d'épreuve déterminé ; mais cette étude nous paraît devoir être mieux placée en tête du chapitre où nous traiterons de la séméiologie des troubles de la fonction chimique.

L'estomac a-t-il un pouvoir d'*absorption* ? La question a été discutée ; les uns le nient, les autres l'admettent pour les liquides ; mais, si tant est qu'il existe, il est négligeable, car les sténosés meurent de soif, alors que leur estomac est rempli d'eau

L'estomac n'est pas seulement un organe susceptible de se contracter et de sécréter ; c'est aussi un organe sensible. A

l'état normal les fonctions de l'estomac s'accomplissent en silence et ne se traduisent par aucune sensation ; il n'existe pas de
sensibilité consciente. Par contre il existe une sensibilité réflexe
que l'on peut mettre en lumière par diverses excitations.

La sensibilité au contact est peu développée ; habituellement
le contact de la sonde passe inaperçu. Il en est de même, dans
une certaine mesure, de l'excitation déterminée par les agents
chimiques ; on peut porter dans l'estomac au moyen de la
sonde une solution d'acide chlorhydrique sans déterminer de
malaise pénible.

Par contre la sensibilité thermique est assez développée,
ainsi que chacun peut s'en assurer journellement.

La sensibilité à la distension est également marquée ; l'insufflation détermine rapidement des sensations douloureuses
qui obligent à la suspendre. Il est certain que dans nombre de
cas les malaises pénibles accusés par les malades sont dus à
la distension de l'estomac par les gaz.

Enfin le tiraillement de l'estomac donne des sensations des
plus pénibles, ainsi qu'on l'a vérifié expérimentalement et qu'on
peut le constater journellement en clinique. Le tiraillement de
l'estomac dans le cas de ptose, d'adhérence, détermine des douleurs vives.

INTERROGATOIRE

L'interrogatoire est de première importance pour le diagnostic; il permet le plus souvent de remonter à la cause ou aux causes des troubles digestifs, l'examen physique et chimique ne faisant que confirmer les renseignements obtenus par son intermédiaire.

Il est inutile d'insister sur ce fait que l'interrogatoire ne doit laisser aucun point dans l'ombre, c'est-à-dire qu'il doit être *complet*; que, de plus, il doit être *méthodique*, la méthode étant la condition essentielle permettant d'éliminer les détails accessoires et de retenir seulement ceux dont il faudra tenir compte dans l'appréciation des causes de la dyspepsie et aussi du terrain sur lequel elle s'est greffée. C'est dire que l'interrogatoire du dyspeptique exige toutes les qualités qui sont les attributs du clinicien : le savoir, l'esprit critique, « le flair ».

Avant de procéder à l'interrogatoire, il est bon de laisser parler les malades et de leur laisser exposer à leur guise les symptômes qu'ils éprouvent, énumérer les causes auxquelles ils les rattachent. Sans doute on perdra plus de temps en procédant ainsi, mais on pourra aussi tirer quelques déductions utiles de la narration du malade. Au bout de quelques instants, on saura si l'on se trouve ou non en présence d'un alcoolique, d'un simple névropathe, d'un neurasthénique. Si le malade, dès le début, tire de sa poche un papier où sont longuement enregistrés les questions à poser, les malaises à décrire, on est fixé sur son état psychique, on peut porter sans hésitation le diagnostic de neurasthénie. Sa narration peut être émaillée de récits contradictoires, d'exagérations manifestes, empreinte d'un optimisme contrastant avec l'état physique (anorexie) et mettre sur la piste de l'hystérie....

Lorsqu'on a tiré du récit fait par le malade une somme de renseignements suffisante, on procède alors à l'interrogatoire en adoptant une méthode qui est d'application générale et ne laisse dans l'ombre aucun point important.

Avant de s'enquérir du mode de début des troubles digestifs, de leurs différentes phases, il est indispensable de connaître les *conditions d'existence* du malade. Le rôle du surmenage physique et intellectuel, des chagrins, des émotions, de tous les chocs moraux en général, est tel que l'on ne doit jamais négliger d'en rechercher les traces dans son passé. Il ne faut pas craindre, à cet égard, d'entrer dans le détail, car nombre de malades sont des surmenés « sans le savoir » et croient de très bonne foi avoir une existence régulière, alors qu'en réalité leur genre de vie est anti-hygiénique au premier chef. L'abus des sports, le travail intellectuel prolongé et inauguré dès la fin du repas, les veillées, les émotions du jeu, sont des causes d'épuisement nerveux et par suite de dyspepsie auxquelles on doit toujours songer et qui peuvent, en tous cas, imprimer à une gastrite des allures cliniques spéciales. Nous en dirons autant des excès vénériens qui créent un état d'anémie et d'épuisement nerveux très propice au développement de troubles digestifs. Les occupations sédentaires prédisposent à l'arthritisme et à la dyspepsie.

On ne doit jamais négliger de s'enquérir de la *profession* du malade, car la notion de profession donne, à elle seule, des renseignements utiles : les médecins, les avocats, les savants, les financiers surtout, sont particulièrement prédisposés aux troubles digestifs en raison du surmenage à la fois physique et intellectuel, ou exclusivement moral auxquels ils sont voués. Quand un malade vous déclare qu'il s'occupe de finances, le diagnostic de neurasthénie peut être immédiatement posé. Chez un courtier de commerce, un marchand de vin, etc..., il est permis de soupçonner l'origine alcoolique des troubles digestifs ; chez un peintre en bâtiments l'origine saturnine de ces troubles est à rechercher, il en est de même de l'influence de l'intoxication oxycarbonée chez les cuisiniers.

Il est rare que chez les dyspeptiques et notamment les surmenés qui usent, abusent des excitants n'existent pas en même temps des *intoxications* diverses qui viennent ajouter leur influence nocive à celle des causes précitées. L'abus du thé, du café, du tabac surtout, de tous ces excitants auxquels ils ont recours pour tenir en éveil l'activité cérébrale, constitue en effet une puissante cause de dyspepsie. La morphinomanie est rarement avouée; il faut penser à cette intoxication chez les femmes nerveuses, chez les déclassés qui cherchent dans ce poison l'oubli de leurs déboires.

Si l'alcoolisme est habituellement facile à dépister de par l'habitus du malade, son langage, la connaissance que l'on a de la profession exercée par lui, il est des cas au contraire où sa recherche est difficile; nous faisons allusion à l'alcoolisme des gens du monde qui se dissimule et revêt les formes les plus anormales (nombre de femmes boivent de l'alcool de mélisse).

La notion *d'âge* a son importance, quoique relative. Il est certain que chez un sujet jeune, chez une femme en particulier, anémique, émotif, les troubles digestifs sont fréquemment d'origine nerveuse; que chez un sujet ayant dépassé la quarantaine l'apparition de douleurs, de vomissements, d'une rénitence au niveau de la région épigastrique doit faire penser au cancer, mais que d'exceptions nombreuses viennent infirmer ces règles et entretenir le doute dans l'esprit du clinicien!

Les renseignements préliminaires obtenus, on procède à une enquête minutieuse sur les *conditions d'alimentation* du malade. Déjà la notion de la profession donne à cet égard quelques présomptions : les « intellectuels » font des repas précipités, à intervalles irréguliers, troublés par des préoccupations diverses; les mondains, les jeunes femmes désœuvrées abusent des five o' clock, des soupers; leur alimentation, faite de mets cuisinés, compliqués, agrémentés de sauces, est l'antipode de l'alimentation physiologique; les négociants, les industriels obligés de faire honneur à ces repas plantureux où se brassent les affaires, les voyageurs de commerce voués à l'alcoolisme professionnel sont autant de victimes que guette la dyspepsie.

Les questions à poser concernant l'alimentation doivent être multiples et précises :

a) Combien de repas faites-vous? Avez-vous l'habitude de goûter, de souper?

b) Quel est le nombre de plats servis à chacun de ces repas, la composition habituelle de chacun de ces repas?

c) De quelles boissons faites-vous usage aux repas? Quelle en est la quantité? Avez-vous l'habitude de boire à distance des repas?

d) Êtes-vous gros mangeur? Avez-vous été amené à diminuer votre alimentation? A quel repas mangez-vous le plus?

e) Êtes-vous surtout carnivore, végétarien? Avez-vous des habitudes alimentaires spéciales (abus des hors-d'œuvres, des condiments, tics alimentaires, etc...)?

f) Mangez-vous lentement et mastiquez-vous avec soin? Avez-vous l'habitude de lire au cours du repas? Celui-ci est-il fréquemment interrompu? (Repas en « coup de vent » des commis, des petits commerçants, obligés de répondre sans cesse à la clientèle.)

Il est inutile d'insister sur l'importance des ANTÉCÉDENTS HÉRÉDITAIRES. On doit les relever avec soin, même dans les cas où la gastropathie paraît purement accidentelle et dépourvue de gravité.

L'hérédité gastropathique que peu de médecins admettent, ou tout au moins qui n'a jamais été formulée très nettement dans les différents traités spéciaux, est indiscutable.... Certains sujets digèrent mal depuis leur enfance, uniquement parce que leurs parents étaient dyspeptiques; beaucoup d'entre eux sont atteints de dystrophie plus ou moins généralisée, d'une tendance à l'atonie des tissus qui se traduit par la fréquente coïncidence d'une laxité particulière de la peau, d'un relâchement des orifices, de varices, de varicocèle, etc..., et du côté de l'estomac par une dilatation due à un état de faiblesse congénitale de la tunique musculaire, ainsi que l'admet M. Bouchard.

Chez cette même catégorie de prédisposés, les affections générales, les causes nerveuses retentissent sur l'estomac avec une facilité, une persistance plus grandes que chez les autres sujets. On peut invoquer, non sans raison, l'intervention du « locus minoris resistentiæ ».

A côté de l'hérédité directe, à côté de la prédisposition créée par une dystrophie native, il faut connaître et rechercher l'influence de l'arthritisme et du nervosisme des parents, celle enfin de l'alcoolisme. Les fils de goutteux, de diabétiques, d'obèses, deviennent dyspeptiques au moindre écart de régime; les fils de nerveux le deviennent plutôt sous l'influence de causes générales d'ordre moral ou de surmenage que sous l'influence d'écarts de régime. Les fils d'alcooliques sont le plus souvent des nerveux éminemment impressionnables et des dyspeptiques prédisposés par l'état congénital défectueux de leur foie, de leur estomac.

La recherche des ANTÉCÉDENTS PERSONNELS doit suivre celle des antécédents héréditaires. Il faut faire le bilan exact de toutes les maladies du sujet antérieures à la gastropathie, celle-ci pouvant dans nombre de cas être la conséquence directe (altérations de l'estomac) ou indirecte (asthénie nerveuse, altérations sanguines, affections d'organes voisins) de l'une de ces maladies. Il faut tenir grand compte notamment de l'existence des maladies aiguës de longue durée comme la fièvre typhoïde, les grippes graves, etc. ; du paludisme, de la chlorose, des affections utéro- ovariennes; de la syphilis, de la blennorragie. La connaissance d'accès antérieurs de coliques hépatiques est importante, les troubles digestifs pouvant être la conséquence réflexe de la lithiase biliaire. Celle des antécédents personnels d'arthritisme, de goutte, peut être un indice révélateur.

Il n'est pas indifférent de savoir que le malade a pris pendant longtemps, pour différentes maladies, des *médicaments* dont l'influence sur les fonctions de l'estomac peut entrer en ligne de compte dans l'appréciation des causes de la dyspepsie. L'influence nocive de certains médicaments, méconnue autrefois, a peut-être été exagérée de nos jours, mais il n'est pas douteux que l'usage prolongé de certains d'entre eux, notamment du fer, de l'arsenic, des iodures, des bromures, du mercure, du salicylate de soude, puisse entraîner des lésions de gastrite et des réactions dyspeptiques diverses.

Le bilan du malade ayant été établi, son tempérament, étant connu, sa susceptibilité nerveuse déterminée, les tares de son hygiène, de son alimentation mises au jour, le terrain étant pour ainsi dire déblayé, on peut rechercher le MODE DE DÉBUT de la gastropathie et se rendre compte de la marche des accidents.

Le début peut être lent ou brusque. Le début lent est de beaucoup le plus fréquent : il est l'apanage des gastrites chroniques primitives, des gastropathies du type moteur, de certaines dyspepsies nerveuses, du cancer et de l'ulcère, dans la majorité des cas. En raison du peu d'acuité des symptômes, les malades ne se préoccupent en général de l'état de l'estomac qu'après un délai plus ou moins éloigné du début et se trouvent dans l'impossibilité de préciser la date de ce début. Aussi est-on souvent obligé dans l'interrogatoire de venir en aide à la mémoire défaillante du malade, de lui rappeler certains malaises qu'il a dû éprouver et dont le souvenir s'était effacé, parce que l'élément douleur ne faisait pas partie du syndrome initial. Au point de vue fonctionnel, un sujet peut être considéré comme dyspeptique lorsqu'il « sent » son estomac pendant la phase digestive, lorsqu'il éprouve, soit une légère sensation de pesanteur, soit des éructations; lorsque son estomac se ballonne; quand se produisent certains malaises à distance, tels que congestion du visage, tendance au sommeil, palpitations, etc.... Très souvent la dyspepsie ne s'extériorise que quand elle se complique de troubles nerveux.

En ce qui concerne l'époque de la vie où se manifestent les premiers troubles digestifs, il est bien évident, *a priori*, que l'on peut constater les plus grandes variétés. Tel malade déclare avoir toujours eu de mauvaises digestions et avoir été toujours obligé de surveiller son régime. Appartiennent à cette catégorie tous ceux dont l'estomac est frappé d'une sorte de débilité congénitale, les héréditaires (hérédité directe, hérédité neuro-arthritique).

En outre du début précoce, la caractéristique de cette variété de gastropathies est l'absence de causes nettes et suffisantes, bien que dans certains cas on puisse incriminer l'allaitement défectueux, notamment l'allaitement au biberon, particulièrement mal supporté par les prédisposés.

Le début dans l'adolescence est l'apanage des collégiens surmenés, privés de grand air, d'exercice, soumis à l'alimentation souvent grossière des collèges et des pensionnats ou bien à une alimentation trop riche en viandes, en matériaux albuminoïdes, en vins réconfortants, dans le but de combattre une anémie, une fatigue qui sont elles-mêmes des signes révélateurs de la mauvaise digestion et de la mauvaise assimilation. Il ne faut pas oublier l'influence nocive de la masturbation que l'on soupçonnera chez les adolescents aux yeux cernés, au regard fuyant, au teint anémique, qui se plaignent d'essoufflement, de palpitations, de douleurs vertébrales.

Le début à l'âge moyen de la vie de vingt à quarante ans,

ne donne au médecin aucune indication, car c'est à cet âge que toutes les causes de dyspepsie primitive ou secondaire peuvent indistinctement exercer leur influence. C'est à cette période que s'observent le plus communément les gastrites, les dyspepsies nerveuses, les ptoses, l'ulcère. Chez la mère de famille on songera avant tout à la ptose d'origine gravidique, une erreur de diagnostic pouvant avoir l'influence la plus désastreuse sur le traitement.

A partir de quarante ans, le cercle se restreint et il y a lieu de tenir compte de nouveau de l'âge. C'est à partir de ce moment que le cancer devient fréquent, qu'il ait ou non été précédé d'une phase dyspeptique. C'est aussi le moment où les gastrites anciennes, négligées ou entretenues par les causes qui les avaient provoquées, se compliquent de désordres locaux plus ou moins graves, de troubles nerveux intenses, etc.

Le début brusque est l'apanage de certaines dyspepsies nerveuses survenant à la suite de grands chocs moraux, ou d'affections abdominales douloureuses, de certains ulcères et surtout des manifestations gastriques (crises) liées aux altérations du système nerveux central. Il faut toujours songer à ces dernières, lorsque, chez un malade n'ayant jamais éprouvé de symptômes dyspeptiques, surviennent brusquement des vomissements incoercibles accompagnés de vives douleurs. Alors même que rien jusqu'alors n'avait attiré l'attention du côté du système nerveux, il faudra rechercher avec soin l'état des réflexes, des réactions pupillaires, le signe de Romberg, etc..., sinon on s'exposerait à des erreurs de diagnostic qui ont été souvent commises. L'erreur est plus facile encore si le malade, tabétique latent, était depuis un certain temps devenu dyspeptique sous l'influence de causes diverses.

La connaissance de l'ÉVOLUTION DE LA DYSPEPSIE peut donner des renseignements utiles. Dans toute gastrite on relève des rémissions, des aggravations sous l'influence du repos, d'une bonne hygiène générale et alimentaire ou inversement en cas d'inobservance de tout traitement ; mais les bizarreries d'évolution, les allures déconcertantes de la maladie sont le propre des dyspepsies nerveuses. On constate que les malades qui en sont atteints subissent bien plus l'influence des causes morales, dépressives, que celle des causes habituelles aggravantes : les rémissions surviennent brusquement; tel qui se déclarait atteint d'une anorexie absolue, de douleurs intolérables, etc.... fait honneur le lendemain à de plantureux repas sans éprouver le moindre malaise. Il a suffit, pour amener ce changement à vue d'une nouvelle heureuse, d'une disposition optimiste.

Il est essentiel de rechercher si les troubles gastriques procèdent par crises dans l'intervalle desquelles le sujet est en apparence normal.

La durée de la maladie est un élément de diagnostic. Une dyspepsie vieille de plusieurs années éloigne de l'idée du cancer.

Il est essentiel de demander au malade si l'affection dont il est atteint a toujours présenté les mêmes caractères, ou bien si les symptômes se sont modifiés aux différentes phases de la maladie.

Tel malade a souffert pendant de longues années dont l'estomac est devenu tolérant; il s'agit dans ce cas d'un hyperpeptique dont la gastrite a subi peu à peu la transformation atrophique. Chez tel autre surviennent des vomissements après une période de tolérance; en pareil cas on doit songer à la sténose du pylore.

Une dernière question à poser, avant de s'enquérir de l'état actuel, est relative aux *traitements suivis*. On peut apprendre que le malade est un pharmacomane, ce qui est la signature d'un état neurasthénique; qu'il a abusé de certains médicaments, enfin qu'il a consulté nombre de médecins, ce qui est encore un indice de psychopathie !

La détermination de l'ÉTAT ACTUEL exige à elle seul des questions nombreuses et précises; mais l'habitude, l'esprit de méthode permettent de procéder rapidement à cette partie de l'interrogatoire, sans fatiguer le malade.

Il faut s'enquérir des troubles fonctionnels de l'estomac, de ceux de l'intestin, enfin des troubles à distance, si nombreux parfois, qui peuvent les accompagner.

Il importe tout d'abord de s'enquérir si le malade éprouve des malaises à tout moment de la journée, ou seulement pendant les périodes de digestion. Afin de ne rien omettre, le procédé le plus simple est de lui demander l'exposé chronologique de ses malaises depuis le réveil jusqu'au lendemain, en le guidant dans ses réponses.

Quel est l'état au réveil? Existe-t-il des nausées, des vomissements pituiteux, des éructations, une sensibilité douloureuse de l'estomac; la langue est-elle sèche, amère, saburrale, etc.... ou bien n'existe-il aucun malaise?

D'autre part, ces troubles locaux s'accompagnent-ils ou non de troubles nerveux : abattement, sensation de fatigue, vertiges, etc. ?

Les malaises du réveil sont habituellement caractéristiques de la dyspepsie nervo-motrice des neurasthéniques....

Tous les repas sont-ils suivis de malaises ou bien ceux-ci se produisent-ils exclusivement ou avec une prédominance marquée après l'un d'eux? Les malaises sont-ils précoces ou tardifs? Existe-t-il des malaises nocturnes?

On reprend ensuite l'interrogatoire pour préciser la nature des troubles digestifs....

La première question à poser est relative à l'*appétit*.

Celui-ci est-il normal, exagéré ou diminué? Si l'appétit existe, il importe de déterminer si cet appétit se manifeste avec la sensation habituelle agréable qui l'accompagne ou bien s'il revêt la forme d'une sensation anxieuse (faim angoissante); il faut encore chercher si l'appétit est de suite apaisé.

Certains malades sont pris, soit immédiatement après le repas, soit à une certaine distance, de véritable fringale, comme si leur repas avait été insuffisant; ce sont soit de purs nerveux, soit des hyperchlorhydriques.

L'anorexie peut être absolue, ou bien au contraire ne se manifester que pour certaines catégories d'aliments; le dégoût pour la viande est souvent signalé comme caractéristique du cancer.

L'inappétence habituelle s'observe dans les dyspepsies du type hypochlorhydrique; quand elle est absolue, progressive, elle doit faire soupçonner l'existence d'un cancer.

Les caprices de l'appétit, les alternatives d'anorexie et de faim, les perversions de l'appétit, qui reflètent surtout les modifications dans l'état psychique du sujet, sont caractéristiques des gastro-névroses.

Il importe de questionner le malade non seulement sur les modifications de son appétit, mais encore sur celles de ses *sensations gustatives*. Certains dyspeptiques ont des sensations d'amertume, d'acidité, un goût de sel.

Existe-t-il du *ptyalisme*? Celui-ci est fréquent dans les dyspepsies nerveuses.

La *soif* est-elle modérée, exagérée? Le malade est-il obligé de boire dans l'intervalle des repas? Autant de questions qui ne doivent pas être négligées ; la soif est exagérée chez les hypersécréteurs, dans le cas de gastrite alcoolique.

On doit s'enquérir de la façon dont se fait la *déglutition*; demander au malade s'il a la sensation que le bol alimentaire s'arrête en un point quelconque du trajet œsophagien.

Après le repas peuvent se produire des troubles de la sensibilité, des troubles moteurs.

Il est peu de dyspeptiques qui n'éprouvent, à un degré quelconque ,des troubles de la sensibilité, lesquels peuvent être immédiats ou tardifs.

Il faut donc demander si le matin à jeun le malade éprouve des sensations de brûlure, qui sont l'indice d'une évacuation très ralentie, d'une grande dilatation avec hypersécrétion.

Immédiatement après le repas peut se produire une sensation de plénitude, suivie de ballonnement avec pesanteur, rougeur du visage.

Dans d'autres cas ce sont de véritables douleurs qui, calmées momentanément par l'ingestion des aliments, se reproduisent dès le début de la digestion.

Certains malades ressentent au contraire après le repas une sensation de bien-être qui peut persister plus ou moins longtemps, puis faire place à une crise douloureuse, avec ou sans vomissement acide. La douleur tardive est l'apanage de l'hyperchlorhydrie, avec ou sans ulcère, ou bien de sténose pylorique; elle indique en tout cas un obstacle spasmodique ou organique à l'évacuation. Il importe de savoir s'il existe des crises douloureuses nocturnes.

Il faut faire préciser les caractères de la douleur. Celle-ci est-elle limitée, circonscrite ou bien étendue à toute la région épigastrique? Existe-t-il des irradiations douloureuses dans le dos, entre les omoplates, sur les côtés du thorax? Est-elle calmée par certaines attitudes (ulcère, ptoses, hernies épigastriques, etc.), par l'ingestion d'aliments, d'un verre de lait, par exemple ; se termine-t-elle par des vomissements alimentaires ou de liquide acide (ulcère)?

Après la recherche des troubles sensitifs, vient celle des troubles moteurs : éructations, régurgitations, nausées, vomissements.

Les *éructations* surviennent-elles dès les premières bouchées, ce qui est l'indice soit d'une ancienne dyspepsie, soit de troubles nerveux, ou bien sont-elles tardives et s'accompagnent-elles alors de sensations de brûlures, d'acidité (fermentations)?

Sont-elles très fréquentes? L'éructation continuelle peut être un stigmate d'hystérie.

Ont-elles de l'odeur? Les renvois qui sentent les œufs pourris (acide sulfhydrique), le beurre rance (acide butyrique) sont habituellement l'indice de dilatation avec stase, par sténose.

Le malade est-il atteint de *pyrosis* (sensation de brûlure rétro-sternales)? Éprouve-t-il des *régurgitations*? Celles-ci sont-elles acides (hyperchlorhydrie avec hypersécrétion)? amères? Existe-t-il des *nausées*? Le matin seulement ou après chaque repas ?

Lorsque le malade accuse des *vomissements* on lui en fera préciser la nature, l'abondance, la fréquence, le moment d'apparition.

Les vomissements peuvent être alimentaires, muqueux, acides, composés ou mélangés de bile.

Le vomissement alimentaire, lorsqu'il est épisodique, peut n'avoir aucune signification grave. Il peut être le fait d'un repas composé d'aliments indigestes, ou d'une gastrite subaiguë provoquée par des médicaments irritants. Lorsqu'il se répète tous les jours, à chaque repas, il est symptomatique de l'hystérie, surtout lorsqu'il se produit sans nausées, sans effort; les vomissements qui se produisent par crises, pendant lesquelles ils sont pour ainsi dire incoercibles, sont habituellement l'apanage d'une lésion du système nerveux central (tabes).

Les vomissements intermittents, se produisant tous les trois ou quatre jours ou même à des intervalles plus éloignés, sont symptomatiques d'une sténose ou d'une dilatation considérable et ancienne; ils sont, dans l'un et l'autre cas, très abondants et, lorsqu'il existe une sténose, contiennent des débris d'aliments provenant des repas précédents.

Les vomissements alimentaires intermittents, précédés et accompagnés de vives douleurs, de sensations de brûlure, appartiennent à l'ulcère.

Le vomissement est-il composé uniquement de mucus? Dans ce cas, il se produit habituellement le matin à jeun et traduit l'existence d'une gastrite éthylique.

Le vomissement de liquide âcre, brûlant est symptomatique d'hypersécrétion, avec ou sans sténose.

Le vomissement de sang appartient à l'ulcère ou au cancer. Le vomissement de sang pur, rutilant est surtout symptomatique de l'ulcère ; celui de sang mélangé à des débris alimentaires et présentant l'aspect de la suie délayée, du marc de café, est l'indice d'un cancer (cependant dans l'ulcère chronique on peut observer des hématémèses de sang noir). Le vomissement de bile n'a pas de signification précise.

Le moment d'apparition du vomissement a une grande importance. Survient-il le matin à jeun? Il est symptomatique de stase, il est alimentaire ou acide ; de gastrite muqueuse, s'il est composé de mucus.

Le vomissement survenant presque immédiatement après le repas est habituellement un vomissement nerveux; le caractère nerveux du vomissement se précise, si le vomissement se reproduit à chaque repas dans les mêmes conditions et s'il survient sans effort.

Le vomissement tardif, survenant plusieurs heures après le repas, est symptomatique, soit de spasme du pylore (hyperchlorhydrie, ulcère), soit de sténose vraie.

L'abondance des vomissements a une signification séméiologique très précise. Des vomissements alimentaires ou de liquide acide très abondants dénotent la stase.

Nous avons déjà indiqué que les vomissements très fréquents, quotidiens, étaient le plus souvent d'ordre nerveux; quant aux vomissements intermittents ils peuvent être dus à des causes diverses déjà indiquées incidemment.

Après avoir interrogé le malade sur les troubles gastriques d'ordre divers qu'il peut présenter, il faut s'enquérir de l'état des *fonctions intestinales*. Existe-t-il de la constipation, de la diarrhée, des alternatives de diarrhée et de constipation? Les selles contiennent-elles des débris d'aliments (lienterie), des parasites, dont la présence peut expliquer des troubles gastriques d'interprétation obscure. des muco-membranes, du sang? La constipation existe dans un grand nombre d'états dyspeptiques; quant à la diarrhée, quand elle est continuelle, elle doit appeler l'attention sur l'existence d'une gastrite hypopeptique. Il faut encore rechercher s'il existe des douleurs abdominales qui peuvent amener à rechercher l'appendicite. On doit ensuite s'enquérir des *troubles nerveux*, si fréquents au cours des dyspepsies. Le sommeil est-il troublé par des rêves, des cauchemars, ou bien interrompu à heure fixe par une crise douloureuse, par des fringales? Est-il lourd, non réparateur, suivi au réveil d'une sensation d'accablement, de fatigue? Existe-t-il de la céphalée, des vertiges, de l'inaptitude au travail, des modifications de la mémoire, du caractère, etc? Autant de questions à poser, si toutefois le malade, dans l'exposé de ses malaises, n'a pas déjà appelé l'attention du médecin sur ces différents troubles nerveux. Dans l'interrogatoire relatif au système nerveux on ne doit pas négliger de rechercher les symptômes qui peuvent déceler le tabes ou l'hystérie; ceux qui dénotent l'existence d'un état psychasthénique.

Il faut enfin s'enquérir du fonctionnement des différents organes, autant pour rechercher si la dyspepsie a retenti sur eux que pour déterminer si une affection des poumons, du foie, du cœur, des reins, des voies urinaires (prostate, vessie, etc.) n'est pas la cause des troubles digestifs.

Le dernier terme de l'interrogatoire est la recherche de la *cause* des troubles digestifs. De la connaissance des conditions d'existence du malade, de son mode d'alimentation, de sa profession, des maladies antérieures, des médications suivies, de la marche de la maladie, on peut déjà tirer d'utiles renseignements; ceux que l'on obtient par l'interrogatoire portant sur l'état actuel permettent souvent de fixer le diagnostic avant tout examen; on peut fréquemment dépister une gastronévrose en constatant la multiplicité des troubles digestifs accusés par le malade, leur coexistence avec des désordres nerveux divers, etc....

EXAMEN

Si les renseignements fournis par l'interrogatoire mettent souvent sur la voie du diagnostic, il n'est pas moins nécessaire, dans tous les cas, de procéder à un examen méthodique, portant non seulement sur l'estomac, mais sur l'ensemble des organes.

Inspection. — Le malade doit être examiné couché et debout. Couché, il doit être placé dans le décubitus dorsal, les jambes étendues.

L'inspection donne un aperçu de l'état de tension ou d'atonie des organes abdominaux en général, de l'amaigrissement du sujet (cancer, dyspepsie nerveuse grave),elle permet de constater les modifications de forme de la région sus-ombilicale du ventre.

Il peut y avoir exagération de la dépression épigastrique normale, ou bien au contraire diminution ou disparition même du creux épigastrique.

La *rétraction du creux épigastrique* s'observe chez les malades inanitiés, chez ceux qui sont atteints de ptose ou bien au cours des crises douloureuses.

Quant à la *voussure* elle est habituellement déterminée par la distension de l'estomac et s'observe chez les gros mangeurs, chez les sujets atteints de flatulence.

Habituellement les limites de la voussure sont imprécises ; ce n'est que chez les sujets amaigris que cette voussure peut présenter des contours assez nets dessinant la configuration de la grande courbure.

Dans certains cas (dilatation atonique avec ptose) il existe une *rétraction simultanée du creux épigastrique et une voussure sus et sous-ombilicale.*

Il est exceptionnel que par la simple inspection on puisse constater la saillie d'une *tumeur* stomacale. Ces tumeurs sont assez souvent soulevées par les battements de l'aorte; normalement elles devraient ne pas suivre les mouvements de la respiration; mais, en raison de leurs adhérences fréquentes avec le foie ou le diaphragme, elles peuvent suivre les mouvements.

Il n'est pas rare d'observer des *pulsations de l'aorte abdominale au creux épigastrique*; ces pulsations s'observent chez les névropathes en général et particulièrement chez les malades atteints d'entéroptose. On distingue ces pulsations des battements de l'anévrisme de l'aorte abdominale, d'ailleurs très rare, qui s'accompagnent de mouvements d'expansion.

Les *ondulations péristaltiques* (Kussmaul) constituent un signe de la plus haute importance pour le diagnostic des sténoses du pylore; elles consistent en ondes que l'on voit se propager du grand cul-de-sac vers le pylore. Ces contractions ne sont pas douloureuses et ne s'accompagnent pas de bruits hydro-aériques, ce qui les distingue des contractions péristaltiques de l'intestin; celles-ci d'ailleurs ont lieu dans tout le ventre, pour ce qui concerne l'intestin grêle, et de bas en haut, de droite à gauche pour celles du gros intestin.

Bien que les ondulations péristaltiques soient, dans l'immense majorité des cas, le témoignage de la lutte des parois de l'estomac contre un obstacle pylorique, elles peuvent s'observer exceptionnellement chez de grands névropathes sans lésion du pylore.

La tension intermittente de l'épigastre (Bouveret) est un phénomène de même ordre que les ondulations péristaltiques; c'est la manifestation de l'exagération de la motilité, un spasme tonique, tandis que l'ondulation représente le spasme clonique. Comme celle-ci elle est symptomatique d'une sténose du pylore. Elle consiste en un gonflement en masse de l'estomac qui se relâche au bout de peu de temps.

Cette contraction est due à un spasme tonique du muscle gastrique; la main appliquée sur la région de l'estomac sent l'organe se durcir au moment de la contraction.

On peut même observer un *spasme continu de l'estomac* (*rigidité permanente de Boas*) qui se produit dans les sténoses très serrées, à marche rapide. L'ingestion des aliments produit immédiatement cette contracture de l'estomac. Vient-on à introduire la sonde dans un estomac ainsi contracté, le contenu gastrique est évacué immédiatement et projeté avec force.

L'examen du thorax complète celui de la région abdominale ; la déformation du thorax produite par le corset doit appeler l'attention sur les troubles mécaniques de la digestion qui en sont la conséquence.

On peut inspecter l'estomac soit à l'aide d'instruments spéciaux, soit par le moyen des rayons X.

Diaphanoscopie ou gastrodiaphanie. — On désigne sous ces noms un procédé qui consiste à porter jusque dans l'estomac une source lumineuse assez intense pour que la lumière traverse la paroi abdominale et permette de reconnaître par transparence la situation et les contours de l'estomac. C'est Einhorn qui, en 1889, en fit la première application clinique.

L'appareil se compose d'un tube creux de la dimension d'une sonde ordinaire, à l'extrémité duquel est une petite lampe Edison et à travers lequel passent deux fils reliant le tube à une pile ou à un accumulateur.

L'examen se pratique dans une chambre obscure. On fait boire au malade un demi-litre d'eau et on fait passer le courant ; on voit alors apparaître sur la paroi du ventre une zone lumineuse rougeâtre d'étendue variable. Quand il existe une tumeur, on constate une tache obscure dans la zone lumineuse. Nous devons reconnaître que ce procédé d'un emploi un peu délicat est surtout très imparfait, qu'il comporte des causes nombreuses d'erreurs. La principale est que la lumière diffuse hors des limites de l'estomac, lorsque les intestins, et surtout le gros intestin, sont remplis de gaz ; d'autre part, chez les sujets obèses, la transillumination est faible.

La gastrodiaphanoscopie, qui n'a été que peu employée en France, est remplacée avantageusement aujourd'hui par la radioscopie.

Radioscopie. — La méthode d'examen de l'estomac par les rayons X est basée sur l'emploi du sous-nitrate de bismuth, qui possède un grand pouvoir d'absorption vis-à-vis de ces rayons.

Nous avons déjà mentionné, dans un chapitre précédent, les différents modes d'emploi du bismuth : celui de la pilule, qui permet de déterminer les dimensions et les contours de l'estomac ; celui du bismuth lycopodé, qui donne un aperçu plus précis de la forme de l'organe ; enfin celui du lait de bismuth et du repas de Rieder, qui ont l'avantage de renseigner sur l'existence de la dilatation, sur le mode d'évacuation de l'estomac, etc.

Constatons que la radioscopie est utilisée aujourd'hui de préférence à la radiographie que Rieder avait employée ; en effet les images radiographiques, par suite de la forme conique du faisceau de rayons X émis par l'ampoule, ne sont que des images déformées, agrandies par rapport à la réalité ; au contraire, grâce à l'ampoule mobile au cours de l'examen radioscopique, on peut obtenir des images exactes que l'on peut d'ailleurs calquer sur l'écran. La grande supériorité de la radioscopie est de faire voir l'estomac en pleine activité, de le montrer se contractant, évacuant son contenu.

La radioscopie remplace avantageusement d'autres modes d'exploration de l'estomac compliqués ou pénibles pour les malades ; elle permet notamment de renoncer à la gastrodiaphanie, qui d'ailleurs n'a été employée en France que très rarement ; à l'insufflation, qui est parfois pénible et qui en tout cas ne donne que des renseignements très approximatifs sur la forme et les dimensions de l'estomac. Enfin elle permet de reconnaître la stase sans avoir recours au cathétérisme évacuateur qui peut être également pénible pour le patient.

Un examen radioscopique négatif n'est pas sans valeur pour le diagnostic, car il permet de chercher ailleurs que dans un changement de forme ou de situation de l'estomac la cause des troubles digestifs.

La *radioscopie permet la mensuration gastrique* ; placé debout, derrière l'écran, le sujet avale une pilule dure renfermant 0 gr. 50 à 1 gramme de sous-nitrate de bismuth. La pilule tombe au point le plus déclive de la cavité gastrique. On déplace alors l'ampoule, de façon à faire passer le rayon normal par le centre de l'ombre arrondie, très noire, projetée par la pilule et l'on note sur la peau de l'abdomen le point qui indique le point le plus déclive de l'estomac dans la position verticale.

On dessine également sur la peau la ligne qui correspond à la coupole diaphragmatique.

Puis le sujet est couché sur un lit étroit, successivement dans le décubitus latéral gauche et dans le décubitus latéral droit, la paroi antérieure du corps regardant l'écran et demeurant parallèle au plan dans lequel se déplace l'ampoule.

Dans chacune de ces positions on repère, à l'aide du rayon normal donné par l'indicateur d'incidence, l'ombre de la pilule de bismuth qui a roulé le long du bord de l'estomac pour venir occuper le point le plus déclive. On obtient, ainsi, sur la peau, deux points qui correspondent aux limites latérales, droite et gauche, de l'estomac. Grâce à la mobilité du lit en son milieu on peut élever ou abaisser l'une ou l'autre de ses extrémités pour provoquer des déplacements de la pilule et noter des positions intermédiaires aux trois points principaux, inférieur, droit et gauche.

Ces points, réunis entre eux par une ligne qui rejoint le tracé de la coupole diaphragmatique donnent une courbe reproduisant les dimensions de l'estomac.

Les points notés sur la peau sont reportés sur le papier à l'aide du compas; on mesure d'abord la distance qui les sépare de l'appendice xiphoïde, du pubis, des rebords costaux, des épines iliaques antéro-supérieures; l'ombilic n'est pas un point de repère suffisamment fixe, à cause de ses variations de position.

La *radioscopie permet de reconnaître la dilatation de l'estomac* et de déceler des estomacs dilatés qui ne clapotent pas. Nous avons, en étudiant le mode de remplissage de l'estomac, montré comment on pouvait affirmer ou nier l'existence de la dilatation.

Dans le cas de dilatation la poche gazeuse sous-diaphragmatique est généralement plus volumineuse qu'à l'état normal et plus développée dans le sens vertical (forme de montgolfière), le grand cul-de-sac se termine plus bas que normalement; le liquide bismuthé descend rapidement le long de la petite courbure, plus ou moins bas; enfin le fond de l'estomac est très élargi.

Elle permet d'autre part de distinguer la dilatation de l'estomac des dilatations du côlon transverse ou d'autres segments de l'intestin et de la dilatation œsophagienne. Si l'estomac est normal et que cependant on constate des signes de dilatation, c'est l'intestin qui est en cause. On peut de la même façon dis-

tinguer la dilatation de l'estomac de la dilatation de l'œsophage.

Grâce à la radioscopie *on peut différencier la ptose de la dilatation*; en effet l'examen radioscopique donne des résultats
différents dans les deux cas. S'il y a dilatation, dans le décubitus
latéral droit, cn voit l'ombre du liquide contenu dans l'estomac
venir en contact immédiat avec la coupole diaphragmatique et,
dans cette attitude, pendant les périodes de contraction de l'estomac, l'estomac se présente sous la forme d'une masse noire
moulée exactement dans la concavité du diaphragme. S'il y a
ptose, dans le décubitus latéral droit, l'ombre du liquide reste
distante de la courbe diaphragmatique pendant les contractions
de l'estomac, qui ne vient plus se mouler dans le diaphragme
(Leven et Barret). Ajoutons qu'il n'y a pas lieu d'établir une distinction trop absolue entre la dilatation et la ptose; le pylore
est toujours ptosé dans le cas de dilatation (l'insuffisance du
muscle gastrique ou celle des moyens de fixité concourent au
même résultat).

En examinant l'estomac à jeun on peut constater s'il est vide
ou non, c'est-à-dire faire le *diagnostic de la stase*.

Il est également facile, en faisant absorber un lait de bismuth
gommé, de déceler la forme en sablier de l'*estomac biloculaire*;
on sait combien ce diagnostic est malaisé avec les moyens
habituels. Au-dessus et au-dessous du point rétréci s'étalent
les deux segments de la cavité gastrique qui augmentent en
même temps que le contenu liquide. « Pour être assuré de
l'existence réelle de la malformation, il faut que la pression du
lait de bismuth, refoulé par la compression abdominale de la
poche inférieure, ne puisse provoquer l'élargissement du segment
rétréci. » (Leven et Barret.)

On peut faire le diagnostic de *sténose* (spasmodique ou organique) : l'estomac contient à jeun, une grande quantité de
liquide et l'on peut surprendre sur le fait les contractions douloureuses de l'estomac qui essaye de se vider. Si l'on a fait
prendre du bismuth la veille au soir, on le trouve dans
l'estomac.

*On peut enfin déterminer la localisation extragastrique de
tumeurs qui paraissent siéger dans l'estomac et, d'autre part,
reconnaître les tumeurs de l'estomac.* Les tumeurs qui siègent

dans la cavité de l'estomac intéressent souvent cette cavité, de telle sorte que le lait de bismuth est, sous une faible épaisseur au niveau du néoplasme et sous une épaisseur, beaucoup plus considérable au-dessus et au-dessous de lui (Holzknecht). A ces variations d'épaisseur correspondent sur l'écran des images de teinte différente, noires ou claires. A la tumeur répond l'image claire ; au reste de l'estomac appartient l'image noire.

Leven et Barret signalent encore d'autres particularités radioscopiques appartenant surtout aux estomacs cancéreux : l'opacité généralisée de l'estomac ; la non-visibilité de la chambre à air, la faible augmentation de son volume après ingestion d'un mélange effervescent, tendant à démontrer la rigidité des parois et une diminution de l'extensibilité de l'organe.

Lorsqu'une tumeur paraît siéger dans l'estomac, l'examen radioscopique peut montrer qu'en réalité elle ne présente aucune connexion avec cet organe.

On peut enfin déterminer l'existence d'*adhérences* en invitant le sujet à pousser son ventre en avant, puis à le rétracter pendant l'examen radioscopique. Normalement on provoque ainsi l'ascension, puis la descente du bas-fond de l'estomac, il n'en est pas de même lorsqu'il existe des adhérences.

PALPATION. — Ce mode d'examen permet d'apprécier le degré de résistance de la paroi abdominale, de rechercher la sensibilité de l'estomac à la pression, de constater la résistance de ses parois et l'existence de tumeurs gastriques, enfin celle du clapotage.

Le sujet à examiner doit être placé dans le décubitus dorsal, la tête et la partie supérieure du corps soulevées légèrement par un oreiller, les jambes étendues ou un peu fléchies et en abduction, de façon à relâcher les muscles de la paroi antérieure.

La palpation est parfois très difficile chez les sujets nerveux ; dès que la main qui palpe s'applique sur la peau, une contraction réflexe se produit, le ventre se durcit.

Il faut, dans la mesure du possible, éviter de provoquer ce réflexe, en ayant soin que la main qui palpe ne soit pas froide ; en appuyant doucement et progressivement sur la paroi abdominale ; en engageant le sujet à respirer régulièrement ; en détournant son attention de l'examen auquel on va procéder.

Malgré toutes les précautions, il est des cas où tout palper utile est impossible.

On doit noter tout d'abord le *degré de résistance de la paroi*. On peut constater chez un certain nombre de sujets une mollesse particulière de la paroi, un état flasque qui constitue l'un des signes essentiels de la ptose. Chez les sujets inanitiés la paroi peut être amincie, au point que l'on sent à travers elle avec une extrême facilité les anses intestinales et que l'on peut même entrevoir les mouvements péristaltiques normaux de l'intestin.

En même temps que la vue, la main permet de reconnaître l'*éventration*. Si le malade se soulève au-dessus du plan du lit les anses intestinales sont refoulées à travers les muscles droits écartés et la main introduite entre ces muscles pénètre dans l'abdomen.

La palpation donne des renseignements sur le degré d'*amaigrissement* ; en faisant un pli à la peau on peut déterminer l'épaisseur du pannicule adipeux.

Les troubles de la sensibilité sont reconnus par la palpation.

La sensibilité cutanée est anormale dans certains cas : on constate soit l'anesthésie, soit l'hyperesthésie ; ce sont là des stigmates d'hystérie.

Il existe plus souvent une sensibilité provoquée par la palpation profonde.

Cette sensibilité est diffuse ou localisée.

On constate la sensibilité diffuse, souvent étendue à toute la face antérieure de l'estomac, au moyen de la main appliquée à plat. Cette sensibilité diffuse s'observe presque uniquement dans le cancer et dans l'ulcère, et probablement dans les cas seulement où il y a complication de périgastrite, c'est-à-dire de péritonite. Cependant on peut observer une sensibilité diffuse chez les hystériques et chez les alcooliques ; en tout cas elle fait défaut dans les gastrites aiguës, ulcéreuses ou non, et dans les gastrites chroniques.

Plus fréquente est la sensibilité localisée sous forme de point épigastrique. Cruveilhier avait considéré ce point comme un signe pathognomonique de l'ulcère ; mais il manque chez nombre d'ulcéreux et, en revanche, il existe chez une foule de dyspeptiques. Ce point est situé un peu à droite de la ligne qui relie l'appendice xiphoïde à l'ombilic, immédiatement au-dessus de la ligne qui réunit l'extrémité antérieure des dixièmes côtes droite et gauche. Ce point est le siège d'une douleur à la fois subjective et objective et, contrairement à ce que prétend le professeur Berhneim, il n'est pas créé par la suggestion du médecin, puisque les malades l'accusent avant tout interrogatoire ou examen.

Il est fort important de constater qu'il ne correspond pas à l'estomac. Les recherches de J.-Ch. Roux sur le cadavre de sujets pendant la vie desquels le point douloureux épigastrique avait été marqué sur la peau avec un crayon de nitrate d'argent, ces recherches ont montré que ce point correspond d'une façon constante au tronc cœliaque et aux plexus nerveux qui l'entourent, formés par les nerfs qui viennent des splanchniques et des ganglions semi-lunaires.

On a cherché à apprécier le degré de sensibilité à la pression du plexus solaire au moyen d'un esthésiomètre. Celui de MM. J.-Ch. Roux et Muller se compose d'un ressort à boudin sur lequel on agit par extension ; il peut développer une pression de 1 à 5 kilos.

Boas admet qu'à l'état normal le plexus solaire n'est sensible qu'à une pression de 10 kilos et qu'à l'état pathologique le malade réagit à une pression inférieure, en moyenne 5 kilos. M. J.-Ch. Roux conseille de ne pas dépasser une pression de 3 kilos environ.

Le malade étant étendu sur le dos et dans le relâchement musculaire aussi complet que possible, on abaisse graduellement le tube extérieur de l'appareil ; on agit ainsi sur un ressort à boudin qui s'étend ; une graduation latérale marquée sur l'appareil indique le degré de pression exercée.

Il existe une cause d'erreur fort importante qui est due à la résistance réflexe de la paroi. Tandis que chez les sujets à paroi abdominale dépourvue de toute tonicité, chez ceux par exemple qui sont atteints de ptose, on peut agir directement sur le plexus solaire, chez d'autres, à paroi abdominale résistante, la compression s'exerce plus difficilement sur le plexus, de telle sorte que d'un sujet à l'autre on peut constater des différences considérables. L'emploi de l'esthésiomètre est surtout instructif lorsque l'on veut étudier la sensibilité à la pression, chez le même sujet, à des intervalles variables. Les variations de cette sensibilité sont parfois très accusées, suivant que l'état du malade s'aggrave ou s'améliore ; on peut apprécier ainsi l'action des influences nerveuses, celle des irritations de la muqueuse gastrique, voire même celle des excitations réflexes de voisinage ; ainsi dans le cas de lithiase biliaire, chaque fois qu'un calcul s'engage dans le canal cystique ou le cholédoque, la sensibilité du plexus solaire s'élève brusquement (J.-Ch. Roux).

Nous avons indiqué plus haut que la sensibilité épigastrique n'était nullement l'apanage des ulcéreux. Elle existe chez un grand nombre de gastropathes, près de la moitié.

Les malades chez qui elle manque ne se plaignent pas de malaises douloureux. Parmi ceux qui éprouvent cette sensibilité presque tous sont de grands névropathes qui se plaignent beaucoup ; leur sensibilité épigastrique est proportionnelle à leur état nerveux et à l'intensité de leurs douleurs. D'autres ne sont pas nerveux, mais ont une affection hépatique, intestinale (appendicite chronique, ptose), utérine, etc., qui, par voie réflexe, retentit sur le plexus solaire. Enfin un certain nombre éprouvent le syndrome : douleur tardive (sténose, gastrite ulcéreuse, médicamenteuse, etc.). Tandis que la sensibilité épigastrique est permanente chez les névropathes, alors que le malade ne souffre pas, elle varie considérablement chez les malades qui éprouvent des douleurs tardives, suivant que le sujet est en état de crise ou non ; au moment de la crise une pression de 500 à 1000 grammes provoque de vives douleurs.

Ajoutons que chez les névropathes les causes morales, dépressives, ont une influence bien nette sur la sensibilité du plexus solaire ; cette sensibilité s'accroît avec ces causes. Chez ceux d'entre eux qui sont inanitiés l'amélioration de l'état général sous l'influence de la réalimentation, l'atténuation des symptômes neurasthéniques amène la diminution de la sensibilité. Enfin lorsque le malade guérit, la sensibilité du plexus solaire persiste encore pendant quelque temps, après la disparition des douleurs spontanées.

On peut encore constater la persistance de cette sensibilité pendant un certain temps après la disparition de la cause qui l'entretenait par voie réflexe, par exemple après l'ablation de l'appendice malade.

La sensibilité est nettement et rapidement influencée par l'ingestion de sous-nitrate de bismuth chez les malades atteints d'ulcère ; il n'en est pas de même dans la dyspepsie nerveuse.

Chez les malades atteints de ptose les moyens· de contention qui empêchent le tiraillement des filets nerveux diminuent la sensibilité à la pression.

Pour en terminer avec ce qui a trait aux modifications de la sensibilité chez les névropathes, signalons que chez les hystériques le point épigastrique, provoqué par un état dyspeptique ou une cause réflexe, peut se transformer en zone hystérogène. La pression en ce point détermine non seulement de la douleur, mais encore la constriction de la gorge, une crise d'hystérie ébauchée.

Au moyen de la palpation on peut rechercher les *indurations et les tumeurs de l'estomac*; le principal obstacle à leur détermination est la résistance opposée par la rigidité des muscles droits.

La tumeur est profonde; elle n'apparaît comme superficielle que quand elle a envahi le péritoine; elle ne suit pas les mouvements respiratoires (à moins d'adhérences au foie) et ce signe a une grande valeur pour la localisation de la tumeur; elle change de position suivant l'état de réplétion ou de vacuité de l'estomac; enfin elle est généralement mobile transversalement, mais immobile dans le sens vertical.

La sensibilité à la pression est nulle ou très médiocre; une tumeur sensible est une tumeur qui s'accompagne de péritonite localisée. Quant à l'étendue de la tumeur il est impossible de l'apprécier nettement; d'ailleurs les dimensions réelles de la tumeur sont toujours supérieures aux dimensions qu'indique la palpation.

On ne peut percevoir par le palper les tumeurs strictement localisées à la petite courbure; celles de la grande courbure sont facilement accessibles; il en est de même des tumeurs de la face antérieure. L'insufflation rapproche celles-ci de la paroi; elle éloigne les tumeurs qui siègent à la face postérieure.

On peut parfois reconnaître les tumeurs du pylore quand elles débordent les fausses côtes, imédiatement à droite de la ligne médiane.

On distingue les tumeurs du foie de celles de l'estomac par le fait qu'elles sont mates à la percussion, que la matité se continue avec la région hépatique et qu'elles suivent les mouvements respiratoires.

Les tumeurs du côlon transverse siègent au-dessous de l'épigastre; elles s'abaissent quand l'estomac est distendu.

Celles du rein sont mobiles et arrondies; elles sont réductibles dans la fosse lombaire.

Les tumeurs de la paroi sont mobiles quand le muscle est flasque et mobiles seulement dans le sens transversal; elles s'immobilisent dans la contraction musculaire.

On doit éviter de confondre la sensation que donne la contraction des muscles droits avec celle des tumeurs gastriques; cependant la confusion a été faite maintes fois. Caractère essentiel : la contracture peut céder brusquement. Il est à remarquer d'ailleurs que, si la contracture peut exister chez de simples névropathes, elle peut indiquer une lésion sous-jacente : ulcère ou cancer.

La palpation permet de constater les *battements épigastriques* (battements de l'aorte) qui existent chez les malades atteints de ptose, chez les neurasthéniques et les hystériques, chez tous les déprimés.

Dans certains cas, on peut observer un soulèvement en masse de la région épigastrique.

Le *clapotage* est un bruit dû au conflit des liquides et des gaz dans l'estomac. Chomel le connaissait et l'avait décrit sous le nom de succussion digitale. De nos jours, le Pr Bouchard a indiqué sa fréquence et en a fait un signe d'ectasie gastrique.

Ce bruit, qui est analogue à celui que l'on produit en secouant une bouteille incomplètement pleine, s'obtient en déprimant la paroi de la région épigastrique par une série de secousses brusques et répétées faites au moyen des pulpes des quatre derniers doigts réunis ou du bord cubital de la main.

En prenant le tronc à pleines mains et en lui imprimant une secousse on fait naître un bruit analogue, dit bruit de succussion, qui se produit toujours quand il existe du clapotage.

Le bruit de clapotage indique que l'estomac contient du liquide; toutefois on ne le perçoit pas dans tous les cas. Tout d'abord, il importe que les parois abdominales soient en état de relâchement, sinon il ne peut être constaté. La condition essentielle pour sa production est la diminution de la tonicité musculaire; c'est avant tout le signe de l'atonie de l'estomac. Encore faut-il pour qu'on le perçoive que la tension intra-stomacale soit insuffisante. Ainsi, dans certains cas de sténose, on ne peut produire le clapotage, bien que le cathétérisme permette d'évacuer une grande quantité de liquide; cela tient à l'existence d'une tension stomacale faite par suite de la présence de gaz en abondance ou bien encore à l'hypertrophie des parois gastriques qui luttent contre l'obstacle pylorique; dans ce cas, le clapotage apparaît si l'on évacue une partie des gaz et des liquides contenus dans l'estomac sténosé.

Le clapotage ne doit pas être confondu avec les bruits que fait naître la palpation de l'intestin. Les borborygmes sont des bruits purement gazeux dus au passage des gaz d'une anse dans une autre; quant aux gargouillements, ils paraissent dus à l'explosion de bulles gazeuses au sein d'un liquide intestinal. D'ailleurs, en déprimant la paroi abdominale, on peut faire apparaître dans l'intestin un bruit de clapotage, analogue au clapotage stomacal; mais le clapotage n'est pas limité au côlon transverse, il s'étend au cæcum, ce qui permet de le distinguer du clapotage stomacal. Il est surtout marqué dans les cas de dilatation intestinale par sténose; toutefois nous l'avons fréquemment constaté chez des sujets dont l'intestin est atone et qui abusent des lavages d'intestin.

Il existe encore une cause d'erreur à éviter, c'est celle qui consiste à croire que le clapotage stomacal existe dans une plus grande étendue qu'il n'existe en réalité; l'erreur est due à ce que le bruit est transmis en dehors des limites de l'estomac par la pression des anses intestinales remplies de gaz, pression qui se transmet à l'estomac et y détermine le clapotage. Pour l'éviter, il suffit de déprimer la paroi abdominale avec le bord cubital de la main gauche pendant que l'on palpe avec l'autre main immédiatement au-dessous de la région comprimée.

Le clapotage doit être cherché après les repas et à jeun. Si on le constate une ou deux heures après le repas et s'il ne dépasse pas la ligne qui unit l'ombilic aux fausses côtes gauches, il n'a pas de signification pathologique bien précise; il n'en est pas de même si on le constate au-dessous de cette limite ou plusieurs heures après le repas; dans ce cas, il indique que l'estomac est atone et se vide lentement.

Plus grande encore est la valeur séméiologique du clapotage recherché le matin à jeun. Si on le perçoit après ingestion d'un demi-verre d'eau on peut affirmer que l'estomac est dilaté; si on le constate, sans ingestion préalable de liquide, on doit conclure à l'existence de dilatation avec stase.

PERCUSSION. — La percussion isolée de l'estomac ne donne pas de renseignements importants pour le diagnostic. S'il est facile de constater la sonorité de l'espace de Traube auquel correspond la partie thoracique de l'estomac, il est plus malaisé de déterminer par la percussion les *limites de la partie abdominale*. La sonorité stomacale a un timbre assez spécial qui la distingue de la sonorité intestinale; toutefois la distinction n'est pas toujours aussi nette qu'on pourrait l'admettre *a priori*; la percussion est surtout utile quand elle est combinée à l'insufflation (voir plus loin).

AUSCULTATION. — Celle-ci permet de constater les *borborygmes sonores* qui prennent naissance dans l'estomac et qui ont pour caractère d'être rythmés et de suivre les mouvements respiratoires. Chez certains dyspeptiques nerveux ils revêtent l'allure d'un tic. Ces borborygmes ne s'entendent que le matin à jeun et sont peut-être dus à une biloculation de l'estomac; les gaz passant de la poche supérieure dans la poche inférieure par un orifice étroit donnent naissance à ces bruits; ce qui semble confirmer cette hypothèse c'est qu'ils sont fréquents chez la femme à la suite de la compression du corset.

L'auscultation permet encore, dans certains cas, de constater un *bruit de glouglou* qui est un signe de biloculation; ce bruit est dû au déplacement des gaz et des liquides qui passent d'une poche dans l'autre à chaque mouvement respiratoire du diaphragme.

On a proposé de pratiquer l'auscultation directe de l'estomac au moyen d'un appareil qui renforce le son; le plus usité est le phonendoscope. L'auscultation à l'aide de cet instrument donne quelques indications sur les dimensions de l'estomac. Le phonendoscope de Bazzi et Bianchi se compose d'un tambour qui porte à sa partie inférieure une tige amovible et à sa partie supérieure deux tubes de caoutchouc avec embout en verre, destinés à être introduits dans le conduit auditif. On appuie la tige sur la région de l'estomac et on exerce avec le pouce de l'autre main des frictions dirigées de gauche à droite et suivant des lignes concentriques s'éloignant du point où est appliqué le bouton. On perçoit un bruit très marqué tant que ces frictions s'exercent sur la région correspondant à l'estomac. En marquant sur la peau avec un crayon dermographique les différents points où la friction de la paroi cesse de produire un bruit intense, on peut obtenir avec une certaine précision les dimensions de l'estomac.

Nous devous constater que si l'emploi de cet instrument est facile, les renseignements qu'il donne ne sont pas supérieurs à ceux de la percussion combinée à l'insufflation ; aussi en avons-nous abandonné l'usage.

INSUFFLATION. — Préconisée par Runeberg l'insufflation perd aujourd'hui le terrain que gagne la radioscopie ; c'est néanmoins un moyen de diagnostic d'un emploi facile et qui donne de précieux renseignements, notamment en ce qui concerne la forme, les dimensions, la situation de l'estomac, soit qu'on l'emploie seule, soit qu'on la combine avec la percussion, la palpation …

On peut insuffler l'estomac de deux façons : en faisant absorber des poudres effervescentes qui dégagent de l'acide carbonique dans l'estomac ; en refoulant l'air atmosphérique au moyen d'une soufflerie, par l'intermédiaire d'une sonde introduite par l'estomac.

Pour insuffler à l'aide de poudres effervescentes on fait dissoudre dans un quart de verre d'eau une certaine quantité d'acide tartrique et dans un autre verre contenant même quantité d'eau une dose de bicarbonate de soude égale à celle d'acide tartrique. Le sujet à examiner avale successivement le contenu des deux verres.

La dose de poudres à employer varie suivant les auteurs ou pour mieux dire suivant les renseignements que l'on veut obtenir. Les doses faibles sont celles d'un à deux grammes ; les doses moyennes, celles de trois à quatre grammes ; les doses fortes, celles de six à sept grammes. L'emploi de ces dernières n'est pas sans inconvénients, en raison de la brusque et forte distension qui se produit ; d'ailleurs les renseignements obtenus ne sont pas plus précis que ceux donnés par les doses moyennes ; il vaut donc mieux s'en tenir à ces dernières. Tout au plus dans quelques cas exceptionnels (estomac biloculaire, estomacs extrêmement dilatés) pourra-t-on en faire usage.

Quand on se sert de la sonde, on pratique l'insufflation en adaptant à la sonde la double poire du pulvérisateur de Richardson ; l'insufflation doit se faire lentement, sans à-coups et ne doit pas dépasser certaines limites, sinon elle deviendrait pénible pour le sujet.

L'insufflation directe par la bouche appliquée à l'orifice de la sonde n'est pas recommandable.

De ces deux procédés : insufflation par les poudres effervescentes, insufflation par la sonde, quel est le meilleur?

En ce qui concerne l'emploi des poudres effervescentes, on a objecté qu'il était impossible par ce procédé de graduer la distension, de la faire cesser ou de la maintenir à volonté ; qu'enfin l'acide carbonique, excitant de la muqueuse, déterminait la contraction de l'estomac. Ces critiques sont fondées dans une certaine mesure ; mais elles perdent de leur valeur si l'on s'en tient à l'emploi des doses faibles ou moyennes de poudre. D'autre part, l'emploi de la sonde n'est pas sans inconvénients, car l'introduction et le maintien de la sonde pendant un temps suffisant pour l'exploration sont parfois pénibles pour certains sujets. On peut, il est vrai, mesurer le volume d'air introduit et obtenir ainsi des indications sur la capacité de l'estomac, mais de tous les renseignements que peut donner l'insufflation, ceux relatifs à la capacité sont les moins exacts, car on ignore les limites de distension que peut supporter l'estomac et ces limites sont essentiellement variables suivant le degré de tonicité de la musculature. En somme, on peut employer l'un et l'autre procédé ; mais le premier, d'un emploi plus pratique, peut être adopté dans la majorité des cas.

Il peut se faire que l'insufflation ne détermine pas de distension de l'estomac. Ce résultat négatif, d'ailleurs rare, peut à lui seul donner certaines indications : en effet on peut songer à une insuffisance du pylore (l'air insufflé passe directement dans l'intestin par le pylore incontinent) ; mais, dans ce cas, se produit un tympanisme intestinal immédiat ; on peut soupçonner une périgastrite antérieure généralisée ; enfin parfois une hypertrophie du muscle gastrique avec contracture, qui oppose une résistance invincible à la distension.

Habituellement l'estomac se distend et l'on voit se dessiner ses contours. Suivant que l'estomac se laisse distendre plus ou moins facilement, on peut présumer du degré de résistance ou d'atonie de l'organe.

Avec les doses faibles de poudres effervescentes (1 à 2 grammes) l'épigastre devient saillant et la grande courbure descendue devient apparente, mais la forme générale de l'estomac ne se dessine pas très nettement, sauf chez les sujets émaciés et dont l'estomac a perdu sa tonicité. L'apparition nette de la forme de l'estomac dans ces conditions est donc un signe d'atonie prononcée. La distension par des doses faibles facilite surtout la percussion, sans trop modifier les dimensions de l'organe, quand cette percussion est gênée par une paroi abdominale trop épaisse, quand il est difficile, ce qui se produit fréquemment, de distinguer la sonorité stomacale de la sonorité intestinale.

L'insufflation obtenue à l'aide des doses moyennes de poudres effervescentes facilite l'emploi des autres procédés d'investigation : inspection, palpation, percussion.

L'inspection d'un estomac insufflé permet de se faire une idée assez précise de sa forme et de sa limite inférieure ; elle donne des renseignements utiles dans les cas de dilatation, de dislocation verticale, de biloculation.

La palpation permet de reconnaître une tumeur qui n'était pas accessible avant l'insufflation et de constater sa mobilité.

Quant à la percussion elle permet de diagnostiquer la périgastrite.

L'insufflation détermine parfois une douleur vive au moment où l'estomac se distend : c'est là une présomption de l'existence d'adhérences, rendant l'expansion douloureuse.

Chez tous les sujets il existe d'ailleurs une limite à laquelle l'ampliation stomacale devient douloureuse et qui peut servir à mesurer la capacité de l'estomac. Cette limite est mieux appréciée quand on insuffle de l'air atmosphérique, car l'on peut, connaissant la capacité de la poire, mesurer la capacité gastrique par le nombre de coups donnés avec la poire.

CATHÉTÉRISME DE L'ESTOMAC. — Le cathétérisme appliqué au diagnostic a pour but d'évacuer le contenu de l'estomac pour en apprécier l'aspect, la nature, la quantité et le soumettre, s'il y a lieu, à l'analyse; il doit donc être évacuateur.

Les *instruments* dont on se sert sont : le tube de Faucher, le tube de Debove qui évacuent l'estomac par le procédé du siphon, et la poire aspiratrice de Frémont.

Le tube de Faucher est constitué par une sonde en caoutchouc rouge de 1 m. 50 de longueur; de 8 à 12 millimètres de diamètre extérieur; le bout gastrique est percé d'un orifice central d'un diamètre égal au diamètre intérieur du tube et d'un œil latéral situé à 2 centimètres au-dessus. L'autre est légèrement évasé pour permettre d'y adapter un entonnoir. A 50 centimètres de l'extrémité gastrique une marque noire indique le point de la sonde qui doit correspondre pendant le cathétérisme aux arcades dentaires.

L'inconvénient du tube Faucher est sa souplesse qui en rend l'introduction dificile chez nombre de malades; le tube ne peut vaincre la résistance spasmodique opposée par l'œsophage et s'enroule dans la bouche.

Pour cette raison lui préfère-t-on généralement le tube de Debove, plus rigide. Cet instrument se compose d'une sonde rigide qui se visse sur un tube relié à l'entonnoir.

Pour l'extraction du repas d'épreuve il est préférable d'adopter la poire aspiratrice de Frémont. L'instrument se compose d'un tube en caoutchouc portant à son milieu une poire qu'on adapte à l'aide de deux tubes de verre.

Au-dessous de cette poire est un fermoir à pression. Pour se servir de l'instrument, le fermoir étant ouvert, on fait comprimer par un aide la partie du tube située au-dessus de la poire, en même temps que l'on comprime la poire pour y faire le vide. Puis l'aide ferme le fermoir pour intercepter la communication entre l'air et le tube, on cesse de comprimer le tube et la main de l'opérateur lâche la poire; il se produit une légère aspiration qui permet aux liquides de l'estomac de pénétrer dans le tube. En recommençant cette manœuvre plusieurs fois on amorce le siphon et on amène les liquides de l'estomac dans la poire, d'où il est facile ensuite de les chasser vers un récipient à travers le tube inférieur.

Le cathétérisme est une opération désagréable, mais qui ne présente aucun danger dans la grande majorité des cas. Il faut toutefois éviter de le pratiquer chez un malade qui vient d'avoir une hémorragie gastrique, chez les cardiaques, les artérioscléreux, ou les tuberculeux avancés, chez les femmes enceintes, chez les malades atteints d'emphysème prononcé, de lithiase biliaire (en raison des efforts violents qui peuvent se produire).

On a parfois eu à déplorer la déchirure de l'œsophage au niveau d'un néoplasme, une hémorragie gastrique. Il est facile de remédier à la pénétration dans le larynx qu'indiquent la toux, la cyanose, l'angoisse respiratoire, en retirant immédiatement le tube.

La *technique du cathétérisme* est simple et l'introduction de la sonde est toujours possible, même chez les nerveux : le malade est assis sur une chaise, le corps légèrement penché en avant ; on attache une serviette autour de son cou ou bien on l'enroule dans une couverture de toile qui enveloppe les bras et enlève ainsi au patient la possibilité d'enlever la sonde. On doit s'assurer que le malade n'a pas d'appareil dentaire ; s'il en a un, on le lui fait enlever.

Il est bon d'expliquer au malade ce qu'il devra faire pour faciliter la pénétration du tube ; on lui recommande, dès que la sonde sera à l'entrée du pharynx, de faire des mouvements de déglutition pour aider son passage dans l'œsophage et, quand la sonde y aura pénétré, de faire des respirations amples et profondes, qui mettent obstacle aux efforts de vomissement et atténuent la sensation d'étouffement.

Ces conseils étant donnés on prend la sonde qui a été soumise à l'ébullition et on la trempe dans l'eau pour en faciliter le glissement. On l'introduit dans la bouche et on la dirige rapidement vers la paroi postérieure du pharynx ; c'est à ce moment que le malade doit faire effort pour l'avaler en la saisissant avec les lèvres et sans serrer les dents. On pousse alors lentement la sonde et on est averti de sa pénétration dans l'œsophage par l'émission bruyante de gaz ; à partir de ce moment la résistance est vaincue, il ne reste plus qu'à pousser le tube jusque dans l'estomac.

Le sujet doit toujours maintenir la tête légèrement inclinée en avant, et s'abstenir de tout mouvement de déglutition.

Chez les grands nerveux l'exagération des réflexes provoqués par le passage du tube peut rendre très difficile le cathétérisme ;

il est exceptionnel cependant que l'on ne puisse réussir à le pratiquer ; le badigeonnage du pharynx avec une solution de cocaïne est parfois indiqué.

La sonde introduite, on conseille au sujet de faire effort et de contracter ses muscles du ventre ; souvent cet effort suffit pour ramener une quantité suffisante de contenu gastrique, ou bien il faut enfoncer la sonde, puis la retirer de quelques centimètres pour amorcer le siphon. Parfois dans les cas d'hypersécrétion le liquide afflue sans que le malade ait besoin de tousser. Dans d'autres circonstances, il est nécessaire de pratiquer l'expression (Ewald), c'est-à-dire de masser et de faire contracter l'estomac par la main appliquée au niveau de la région épigastrique. Quand l'estomac est atone et que l'on ne peut obtenir de suc gastrique, il est nécessaire de pratiquer l'aspiration au moyen de la poire de Frémont.

Le cathétérisme est usité pour l'étude des fonctions motrices et des fonctions sécrétoires de l'estomac.

En ce qui concerne les fonctions motrices, on peut pratiquer le cathétérisme, soit plusieurs heures après le repas d'épreuve, soit le matin à jeun.

L'estomac se vide normalement une heure et demie après le repas d'épreuve d'Ewald qui est le repas généralement adopté en France ; si donc la sonde introduite plusieurs heures après ce repas ramène du liquide, on peut en conclure que l'évacuation de l'estomac est retardée ; le tubage, pratiqué le matin à jeun, permet seul d'affirmer la stase, quand il ramène un liquide trouble contenant des résidus alimentaires.

A l'état normal, le matin à jeun, l'estomac ne contient que quelques centimètres cubes de liquide muqueux provenant de la salive ou de la sécrétion œsophagienne dégluties. Dans certains cas, on peut en retirer une certaine quantité de liquide (50 à 100 centimètres cubes) ; tantôt ce liquide contient de la pepsine, de l'acide chlorhydrique ; il présente tous les caractères du suc gastrique actif ; il y a donc gastro-succorrhée ; tantôt le liquide, muqueux, traduit l'existence d'une gastrorrhée muqueuse.

La présence de bile dans le liquide retiré de l'estomac n'a pas habituellement de signification pathologique ; le reflux de la bile est dû aux efforts de vomissement provoqués par l'introduction de la sonde. Parfois elle indique l'existence d'un rétrécissement intestinal au-dessous de l'ampoule de Vater.

Ajoutons, pour terminer ce qui a trait au cathétérisme, que lorsqu'on a constaté l'existence de liquide de stase avec ou sans résidus alimentaires, et que l'on veut donner un repas d'épreuve, il est nécessaire au préalable de laver l'estomac.

Le cathétérisme ne renseigne pas uniquement sur le mode d'évacuation de l'estomac; il permet de reconnaître une affection de l'œsophage susceptible d'avoir été confondue avec une affection de l'estomac; lorsque le tube est arrêté en un point quelconque de l'œsophage, on peut en conclure qu'il existe un obstacle à ce niveau. Il est facile d'en préciser le siège, en se rappelant que chez l'adulte l'œsophage est long de 25 centimètres, et aussi qu'une distance de 15 centimètres sépare les incisives de son orifice supérieur.

Analyse chimique du contenu gastrique. — On peut analyser les liquides de stase contenus dans l'estomac à jeun, ou bien la sécrétion gastrique obtenue après repas d'épreuve.

Il existe deux types de liquides de stase :

a) *Type chlorhydrique.* — Le liquide est abondant, fluide, contient peu de mucus; des débris alimentaires peu abondants; son aspect est en général jaune verdâtre, son odeur piquante, légèrement acétique. L'acidité totale varie entre 2,50 et 3,50 pour 1000; la réaction de l'HCl est prédominante, la chlorhydrie (voir le chapitre qui traite de la séméiologie des troubles chimiques) se confond presque avec l'acidité totale.

Ce type s'observe dans les cas de sténose de cause extrinsèque et dans la sténose due à l'ulcère.

b) *Type achlorhydrique.* — Le liquide est épais, peu fluide, riche en mucus et contient des débris alimentaires très abondants; il est de couleur jaunâtre ou brun chocolat (sang); son odeur, repoussante, est celle de l'acide butyrique. L'acidité de ce liquide est très élevée, mais presque uniquement représentée par les acides de fermentation et notamment l'acide lactique; l'acidité chlorhydrique est nulle ou presque nulle.

Ce type s'observe dans les sténoses cancéreuses; on ne saurait cependant toujours conclure de la nature chimique des liquides de stase à la nature de la maladie; en effet dans les cas d'ulcéro-cancer, c'est-à-dire de cancer succédant à l'ulcère, ou dans les sténoses à marche rapide avec tumeur limitée, le liquide de stase peut avoir les caractères chimiques du type chlorhydrique.

SÉCRÉTION GASTRIQUE OBTENUE APRÈS REPAS D'ÉPREUVE

Repas d'épreuve. — On a proposé de nombreux repas d'épreuve ; nous nous bornerons à indiquer la composition de celui de Boas et d'Ewald qui est adopté généralement. Ce repas se compose de 60 grammes de pain blanc légèrement rassis, de 250 grammes de thé sans sucre.

Ainsi que nous l'indiquerons avec détails dans le chapitre consacré à la séméiologie des troubles chimiques, la sécrétion gastrique qui se produit à la suite de ce repas augmente graduellement (en quantité et qualité), atteint son acmé au bout de la première heure et décroît de telle sorte qu'au bout d'une heure et demie l'estomac est vide, tout au moins dans les conditions normales. C'est donc au bout d'une heure qu'il faut retirer le suc gastrique, pour le surprendre en pleine activité. (Ce temps est compté à partir du commencement du repas.)

Toutefois le maximum d'activité sécrétoire, dans les cas pathologiques, ne correspond toujours pas à la première heure. Les valeurs maxima, peuvent être atteintes plus tôt, soit au bout d'une demi-heure ou de trois quarts d'heure ; soit plus tard, au bout d'une heure et demie ou deux heures. Dans ces cas qui correspondent aux troubles évolutifs de la digestion, il peut être nécessaire de faire des tubages en série, c'est-à-dire de pratiquer le tubage soit plusieurs fois après le même repas d'épreuve, soit à des heures différentes au cours de plusieurs repas d'épreuve.

La *quantité de suc gastrique* que l'on peut obtenir à l'état normal varie entre 60 et 120 centimètres cubes. Si la quantité est inférieure au premier chiffre il est probable que l'évacuation de l'estomac s'est faite rapidement ; une quantité supérieure à 150 centimètres cubes indique un retard dans l'évacuation, ou la stase.

Avant de procéder à la filtration, on note les *caractères physiques de la bouillie* retirée ; on y retrouve les débris du repas d'épreuve, c'est-à-dire des fragments de pain, et, dans les cas de stase, si l'estomac n'a pas été lavé la veille au soir du tubage, des débris d'aliments ingérés plusieurs jours avant (pépins, enveloppes de fruits) ; on constate le degré d'abondance du mucus. La coloration est jaunâtre ou d'un gris sale, parfois verdâtre. Normalement l'odeur est fade, rappelle celle de la macération du pain. A l'état pathologique la bouillie peut exhaler soit l'odeur de vin tourné, soit celle de beurre rance. Par le repos elle se divise en deux couches, l'une supérieure, liquide ; l'autre inférieure, presque pâteuse.

L'examen microscopique y révèle la présence de nombreux grains d'amidon qui se colorent en bleu par l'iode et celle de levures, de sarcines (forme de ballots cubiques), de nombreux micro-organismes. On peut encore y déceler des cellules épithéliales desquamées, des hématies.

La bouillie doit être filtrée le plus tôt possible après l'extraction ; la filtration se fait plus ou moins vite.

Elle est lente s'il existe beaucoup de mucus ou de peptones. Le liquide filtré est clair comme de l'eau, ou louche, opalescent s'il contient beaucoup de peptones.

L'analyse chimique doit être faite immédiatement après la filtration.

On peut procéder à l'analyse qualitative, qui donne parfois des renseignements suffisants, et à l'analyse quantitative.

ANALYSE QUALITATIVE

L'analyse qualitative comporte la recherche de l'acidité totale, celle de l'acide chlorhydrique libre, des acides organiques et des produits de la digestion; celle de la bile et du sang. Le titrage de l'acidité équivaut au dosage des éléments chlorhydriques, quand il n'existe pas de stase, car les acides de fermentation n'existent qu'à l'état de traces et les faibles quantités d'acide lactique dû à la fermentation du pain sont négligeables.

On utilise, pour la *détermination de l'acidité totale*, la méthode acidimétrique ordinaire. On se sert de la solution décinormale de soude qui contient 4 grammes de soude par litre, soit 4 milligrammes par centimètre cube ; cette solution sature par centimètre cube 0 gr. 00365 d'acide chlorhydrique (l'estimation se faisant toujours en HCl). On remplit de la solution décinormale de soude une burette graduée de Mohr et on verse goutte à goutte cette solution dans un verre à pied contenant dix centimètres cubes de suc gastrique filtré, que l'on a additionné de quelques gouttes d'une solution alcoolique de phénolphtaléine ; ce réactif, incolore en milieu acide, devient rose dès que le milieu devient alcalin ; il est plus sensible que la teinture de tournesol, car il est sensible aux phosphates acides, aux peptones, etc.

Dès que le suc gastrique prend cette teinte rose, on suspend l'addition de la solution de soude et il suffit de multiplier le chiffre obtenu par le coefficient 0,00365 pour obtenir le titre de l'acidité. Comme on a opéré sur 10 centimètres cubes de liquide, en multipliant le produit par 100 on aura la proportion d'acide pour 1000 centimètres cubes.

L'acidité totale étant connue, on peut rechercher les principaux facteurs de cette acidité, c'est-à-dire l'acide chlorhydrique libre, l'acide chlorhydrique combiné, les acides organiques.

Il existe de nombreux *réactifs sensibles à l'acide chlorhydrique libre* ; celui que l'on emploie communément est le réactif de Günzburg, qui n'est pas influencé par les acides organiques et dont voici la composition :

Phloroglucine	2 grammes.
Vanilline	1 gramme.
Alcool absolu	30 grammes.

Dans une capsule de porcelaine on verse quatre à cinq gouttes de suc gastrique et quantité égale du réactif. On agite de façon à enduire toute la surface de la capsule et on chauffe doucement en inclinant la capsule ; on voit apparaître une coloration rouge vif d'autant plus intense que le suc gastrique est plus riche en acide chlorhydrique libre. Ce réactif très sensible décèle l'acide en dilution à 0,05 pour 1000 (Krukenberg.)

Boas a proposé le réactif suivant, présentant la même sensibilité :

Résorcine	$0^{gr},50$
Sucre blanc	$1^{gr},50$
Alcool à 90°	$50^{gr}.$

On mélange V gouttes de ce réactif à X gouttes de suc gastrique filtré et l'on chauffe. Il se produit une coloration rouge vif qui disparaît par le refroidissement.

Le réactif de Günzburg est uniquement sensible à l'acide chlorhydrique libre, ce qui lui confère une supériorité sur les autres réactifs.

On a encore utilisé d'autres réactifs qui subissent des changements de coloration en présence de solutions faibles d'HCl; les acides organiques en modifient également la coloration, mais seulement en solution très concentrée : le rouge du Congo (passe du rouge au bleu sombre) ; le diamidoazobènzol en solution alcoolique à 1 pour 100 (coloration rouge groseille) ; le violet de méthyle (coloration bleue) ; le vert brillant. Ce dernier est encore employé.

On utilise une solution de 0 gr. 20 pour 1000. Dans un tube à essai on verse 2 à 3 centimètres cubes de cette solution et on ajoute 2 centimètres cubes de suc gastrique ; il se produit une coloration qui varie du vert au jaune. D'après M. Laboulais les variations de teinte immédiate et les décolorations ultérieures peuvent être résumées dans le tableau suivant :

Solution à $0^{gr},05$ p. 1000. Teinte verte immédiate. Aucune décoloration ultérieure.
— $0^{gr},30$ —   Teinte jaune vert immédiate. Décoloration en 48 heures.
— $1^{gr},00$ —   Teinte jaune immédiate. Décoloration en 2 heures.

Les acides organiques peuvent donner une teinte verte, mais jamais ne font virer au jaune. De plus, la décoloration est toujours très tardive, même avec des solutions très concentrées de ces acides.

Il n'existe pas de réactifs permettant de déceler l'acide chlorhydrique combiné aux matières albuminoïdes.

On décèle l'*acide lactique* au moyen du réactif d'Uffelmann, qu'il convient de préparer au moment de l'examen, en mêlant :

10 centimètres cubes d'une solution aqueuse d'acide phénique à 4 p. 100.
20   —   d'eau distillée.
1 goutte de perchlorure de fer.

ou simplement en ajoutant à 10 centimètres cubes d'eau distillée I goutte de perchlorure de fer (Boas).

Le réactif d'Uffelmann, de couleur améthyste, prend une coloration jaune serin au contact d'un liquide renfermant au moins 0 gr. 10 d'acide lactique ; une certaine quantité de réactif versée dans un tube témoin permettra d'apprécier facilement le changement de coloration. Les peptones et les acides gras font également virer le réactif d'Uffelmann.

Pour rechercher l'*acide butyrique* que son odeur caractéristique suffirait d'ailleurs à déceler, on agite 10 centimètres cubes de suc gastrique avec 50 centimètres cubes d'éther ; on décante et on fait évaporer dans un verre de montre. On ajoute une petite quantité d'eau distillée au résidu, puis quelques fragments de chlorure de calcium ; on voit monter à la surface des gouttelettes huileuses d'acide butyrique.

On peut reconnaître l'*acide acétique* par la même réaction ; en chauffant il se dégage une odeur de pomme de reinette due à l'éther acétique.

Le réactif d'Uffelmann au contact de l'acide acétique prend une teinte jaune rougeâtre qui disparaît par l'addition d'acide chlorhydrique.

On ne peut le rechercher par ce procédé qu'après avoir saturé le suc gastrique acide par la soude.

Les produits de la digestion que l'on peut déterminer qualitativement sont les peptones et les produits de transformation des hydrates de carbone.

Pour déceler les *peptones* et les autres matières albuminoïdes en voie de digestion (syntonine, propeptones), on utilise la réaction du biuret. Dans un tube à essai on verse 1 à 2 centimètres cubes de suc gastrique et on ajoute quelques gouttes de liqueur de Fehling ; il se produit une coloration d'un beau rose.

La recherche des *produits de la digestion des hydrates de carbone* s'effectue au moyen de la solution d'iode iodurée :

Iode	1 gramme.
Iodure de potassium	2 grammes.
Eau distillée	100 —

On sait que dans l'estomac l'amidon se transforme en différents états intermédiaires : amylodextrine, érythro-dextrine, achroodextrine avant d'aboutir au dernier terme de transformation qui est le sucre.

Au contact de la solution d'iode iodurée l'amylo-dextrine prend une coloration bleue ; l'érythrodextrine, une coloration rouge ; l'achroodextrine reste incolore.

Quant au sucre, il prend la coloration rouge brun caractéristique par addition de partie égale de liqueur de Fehling à une quantité déterminée de suc gastrique, le mélange étant soumis à l'ébullition.

Une bonne digestion des féculents se traduit par l'absence de coloration, en présence de la solution d'iode ioduré ; la coloration rouge indique une digestion moins parfaite, enfin la coloration bleue de l'amylodextrine, une digestion très ralentie.

On décèle la *bile* au moyen de la réaction de Gmelin.

Quant au *sang*, à supposer que la coloration du liquide n'en révèle pas la présence on le caractérise en ajoutant au suc gastrique quelques gouttes d'acide acétique, puis quelques centimètres cubes d'éther ; puis on agite, l'éther s'empare de l'hématine et prend une coloration rose ou brune.

ANALYSE QUANTITATIVE

L'acidité totale du suc gastrique est due à plusieurs éléments dont les proportions sont très variables suivant les cas ; ces éléments sont :

1° L'acide chlorhydrique { libre. / combiné { aux albumines. / aux substances basiques.

2° Les acides organiques.

3° Les phosphates acides.

Il importe surtout de doser l'acide chlorhydrique libre et combiné et les acides organiques.

Pour le *dosage de l'acide chlorhydrique libre* il existe plusieurs procédés ; l'un d'eux, le procédé de Mintz, est d'une exactitude suffisante et d'une application facile ; il repose sur l'emploi du réactif de Günzburg et est fondé sur ce principe que, dans un suc gastrique contenant divers éléments acides, la solution alcaline sature d'abord l'acide chlorhydrique libre avant de saturer les autres éléments acides.

Dans un verre à expériences contenant 10 centimètres cubes de suc gastrique, on verse goutte à goutte une solution diluée de soude contenue dans une burette de Mohr ; de temps en temps on prend une goutte de liquide et dans une capsule de porcelaine on la mélange au réactif de Günzburg ; puis on chauffe lentement. Tant que l'acide libre n'est pas saturé, on obtient la teinte rouge vermillon caractéristique ; la coloration devient rose pâle lorsqu'on approche du point de saturation, et brune lorsque l'acide est saturé.

La *méthode chlorométrique de Hayem et Winter*, qui est la seule usitée en France, à l'heure actuelle, permet de doser le chlore contenu dans le suc gastrique sous les différentes formes qu'il peut présenter : chlore libre, chlore combiné aux matières albuminoïdes, chlore combiné à une base minérale, ou chlore fixe. Le chlore libre peut être chassé par une évaporation prolongée à 100° ; le chlore combiné aux albuminoïdes est détruit par la calcination ; enfin le chlore fixe résiste à une calcination modérée (rouge sombre). Voici les détails de la technique à employer, dont nous empruntons la description à M. Hayem.

« Dans trois petites capsules de porcelaine que nous désignerons par les lettres *a*, *b*, *c*, on met 5 centimètres cubes de liquide gastrique filtré.

« Dans la capsule *a*, on verse un excès de carbonate de soude, puis on porte à l'étuve à 100°, ou au bain-marie, les trois capsules jusqu'à dessiccation complète.

« On reprend la capsule *a*. Par suite de l'addition d'un excès de carbonate de soude, cette capsule renferme tout le chlore à l'état de chlorures fixes, elle servira donc à doser le chlore total (T). Dans ce but, on la porte progressivement et avec précaution au rouge sombre naissant, en évitant les projections. On hâte la destruction des matières organiques et on diminue l'action de la chaleur en agitant fréquemment avec une baguette de verre. Dès que la masse ne présente plus de points en ignition et qu'elle devient pâteuse par un commencement de fusion du carbonate de soude, la calcination est suffisante. L'opération ne doit durer que quelques minutes, et le résidu repris par l'eau doit fournir une solution incolore.

Après refroidissement, on ajoute de l'eau distillée et un léger excès d'acide nitrique pur; on fait bouillir pour chasser l'excès d'acide carbonique; on ramène alors la solution à la neutralité ou même à une très légère alcalinité par addition de carbonate de soude pur.

« On chauffe, et on est averti que cette dernière limite est atteinte par une abondante précipitation de sels calcaires entraînant tout le charbon.

« Après filtration sur papier Berzélius, et lavage du résidu à l'eau bouillante, on réunit toutes les liqueurs, et l'on dose le chlore à l'aide de la solution décinormale de nitrate d'argent, en présence du chromate neutre de potasse. Cette réaction est extrêmement sensible. La quantité de chlore total est exprimée en HCl, afin que toutes les valeurs trouvées soient comparables entre elles.

« Les capsules b et c exposées à une évaporation prolongée à 100° sont privées, par le fait même de cette évaporation de tout l'HCl libre. Si dans la capsule b nous ajoutons alors un excès de carbonate de soude, nous fixons tout le chlore restant, c'est-à-dire tout le chlore du contenu stomacal moins l'HCl libre. Il suffira, pour doser cette partie du chlore, de procéder comme nous l'avons indiqué à propos du chlore total (capsule a).

« La valeur obtenue, soustraite de celle qui représente le chlore total, donnera la quantité d'HCl libre. Autrement dit,

$$a - b = HCl \text{ libre } (H).$$

« La capsule c, la troisième, une fois desséchée, est soumise à la calcination directe sans addition de carbonate de soude. L'opération doit être faite rapidement, en évitant toute surchauffe. A cet effet la capsule chauffée par son fond est garantie latéralement à l'aide d'une toile métallique, et l'on écrase le charbon avec un agitateur de manière à hâter la calcination. On s'arrête dès lors que le charbon est sec et friable. On détruit ainsi les combinaisons organiques du chlore et l'on obtient un résidu qui ne contient plus que des chlorures fixes. Ceux-ci sont dosés toujours par la même méthode, c'est-à-dire qu'après le refroidissement de la capsule on achève la manipulation, comme pour les capsules précédentes.

« Connaissant le chiffre des chlorures fixes (F), il suffit de retrancher ce chiffre de la valeur fournie par b (chlore moins H Cl libre) pour obtenir la quantité de chlore combinée aux matières organiques et à l'ammoniaque. En d'autres termes, $b - c =$ H Cl combiné aux matières organiques (C). » (M. Hayem, *Médication antidyspeptique*, p. 25, 1892.)

Par ce procédé, on obtient quatre valeurs qui représentent :

Le *chlore total* (T), fourni par la capsule a.

Le *chlore à l'état d'acide chlorhydrique libre* (H), fourni par la différence a-b.

Le *chlore à l'état de chlorures fixes* (F), fourni par la capsule c et enfin le *chlore combiné aux matières albuminoïdes* (C), fourni par la différence b-c.

A ces valeurs on ajoute l'*acidité totale* (A) déterminée ainsi qu'il a été indiqué précédemment.

Le procédé d'Hayem et de Winter est une méthode de laboratoire qui ne peut être utilisée que par un chimiste de profession; mais, en plus des difficultés relatives de son application, diverses critiques lui ont été adressées : une partie de l'acide chlorhydrique libre se fixe pendant la distillation aux matières albuminoïdes, de sorte que le chiffre donné par le procédé d'Hayem et Winter est moins élevé qu'il n'est en réalité et que ne le démontre la recherche comparative de l'acide chlorhydrique libre par le procédé de Mintz; d'autre part, la calcination amène une volatilisation partielle du chlore des chlorures et cette perte de chlore est attribuée par différence au chlore organique combiné; il en résulte que le chiffre c du chlore combiné est toujours trop élevé. Ces deux causes d'erreur agissent dans le même sens, elles exagèrent le chiffre du chlore combiné; seule la valeur **T**, du chlore total, est rigoureusement exacte; on pourrait donc sans inconvénients supprimer la capsule b. C'est ce que faisait Soupault, qui se bornait à doser le chlore total (capsule a) et le chlore fixe (capsule c) ; par différence il obtenait la valeur H + C, c'est-à-dire la chlorhydrie, sans chercher à doser séparément les deux éléments de cette chlorhydrie, le chlore libre et le chlore combiné, au dosage respectif desquels M. Hayem attache une grande importance. (Voir le chapitre consacré à la séméiologie des troubles chimiques.)

Nous croyons devoir passer sous silence d'autres procédés de dosage de la chlorhydrie et des acides organiques, notamment ceux de M. Armand Cautier, de Hehner et Seemann, qui ne présentent pas d'avantages marqués sur le procédé chlorométrique qui vient d'être exposé.

Le dosage des ferments digestifs est rarement employé car il ne donne que des indications fort approximatives.

Pour apprécier la richesse en *pepsine* d'un suc gastrique, on a recours à la digestion artificielle : dans un tube à essai contenant 20 centimètres cubes de suc gastrique on suspend un cube d'albumine (blanc d'œuf) de 5 centigrammes et on porte le tube à l'étuve à 38°; on admet qu'à l'état normal la digestion de ce cube d'albumine doit être complète au bout de trois heures.

On a proposé différents procédés permettant de doser la pepsine; les plus connus sont ceux d'Hammerschlag et de Mette; nous ne les décrirons pas, car ils comportent de nombreuses causes d'erreur. D'ailleurs les indications que l'on en peut tirer n'ont pas d'intérêt pratique ni de sanction thérapeutique.

Les mêmes considérations sont applicables aux procédés de dosage du *ferment lab*. Il est facile de constater la présence du lab dans un suc gastrique en ajoutant à 5 ou 10 centimètres cubes de lait 3 à 5 gouttes de suc gastrique et en portant le tout à l'étuve; au bout de dix à quinze minutes la coagulation du lait est effectuée à 38°. Quant au dosage (procédé de Léon Meunier), il ne donne aucun renseignement pratique.

Examen des autres organes. — L'examen de l'estomac doit toujours être complété par celui des autres organes et par l'appréciation de l'état général.

Souvent cet examen donne la clef de troubles digestifs que l'on aurait pu rattacher indûment à une affection primitive de l'estomac.

L'état de la *langue* ne doit être négligé en aucun cas.

Lorsqu'elle est nette et qu'il existe cependant des troubles digestifs accentués, notamment des phénomènes douloureux, on est conduit à incriminer l'hyperchlorhydrie, la gastronévrose. Une langue rouge vif vernissée doit attirer l'attention sur les voies urinaires, surtout chez un vieillard au teint jaunâtre. Une langue étalée, couverte d'un enduit jaunâtre épais, conservant l'empreinte des dents, est l'indice d'un embarras gastrique aigu ; quant à l'enduit saburral ordinaire gris blanchâtre, plus marqué sur le milieu, il s'observe dans les dyspepsies chroniques compliquées de gastrite médicamenteuse, dans les dyspepsies avec insuffisance de sécrétion chlorhydrique et fermentations anormales, dans toutes les poussées subaiguës de gastrite au cours d'un état chronique.

Outre l'état de la langue, il faut constater celui de la *bouche*, *du rhino-pharynx*. Souvent l'insuffisance du nombre des dents, leur carie sont des causes de dyspepsie; il en est de même des rhino-pharyngites, des végétations adénoïdes dont le pus est dégluti et provoque des troubles digestifs caractérisés par l'anorexie, un état nauséeux, etc....

L'inspection du cou et notamment du creux sus-claviculaire révèle parfois une adénopathie symptomatique du cancer de l'estomac.

L'exploration de l'*œsophage* n'est utile que dans les cas où il existe une gêne de la déglutition dont il convient de déterminer le point de départ et la nature (un cancer de l'estomac peut déterminer par voie réflexe du spasme œsophagien).

L'exploration de l'*intestin* donne des renseignements précieux. On peut constater d'abord par la palpation si l'intestin est atone, météorisé, ou bien s'il est contracturé (dans ce cas le ventre est aplati, déprimé). La contracture s'observe surtout chez les malades inanitiés, dans les formes graves de la dyspepsie nerveuse. Pour constater la contracture de l'un des segments du gros intestin, on saisit le segment intestinal que l'on veut examiner entre les extrémités digitales des deux mains rapprochées l'une de l'autre; on sent ainsi une partie cylindrique dure, douloureuse à la pression, une sorte de corde. La contracture peut être étendue au gros intestin tout entier ou limitée à l'un de ses segments (boudin cæcal, corde colique transverse, cordon sigmoïdal). Il ne faut pas oublier que ces contractures localisées peuvent en imposer parfois pour une tumeur.

La palpation révèle parfois des points douloureux sur le trajet du gros intestin, points qui sont très fréquents chez les névropathes. Les lieux d'élection de ces points sont : à l'angle droit du côlon; sur la ligne médiane, au-dessus et près de l'ombilic (point de Burckart); au niveau de l'angle gauche du côlon; au niveau de l'anse sigmoïdienne. Leur existence est caractéristique de la dyspepsie nerveuse.

La fosse iliaque doit être explorée avec le plus grand soin dans les cas où le sujet éprouve des troubles gastriques de cause obscure; très souvent la constatation d'une sensibilité anormale au point de Mac Burney, celle d'un cordon dur, roulant sous le doigt à ce niveau, vient donner la clef du diagnostic et permettre d'attribuer les troubles digestifs à une appendicite chronique. Il faut se garder toutefois de rattacher à l'appendicite toutes les douleurs que l'on peut provoquer en explorant la fosse iliaque. Les points douloureux peuvent être dus à la contracture du cæcum ou bien à une lésion ovarienne, etc.

On sent aisément au niveau du cæcum les accumulations de matières dures, arrondies, constituées par les scybales.

Il est important de pouvoir reconnaître la ptose de l'intestin. Quand le sujet est dans le décubitus dorsal on constate en général, outre le défaut de résistance de la paroi abdominale, l'étalement du ventre sur les flancs; quand il est examiné debout on constate que le ventre pend en besace sur les cuisses, tandis que la région épigastrique se creuse; le changement d'attitude est souvent accompagné de malaise. L'épreuve de la sangle est caractéristique : le médecin placé en arrière applique ses deux mains sur le ventre au-dessus du pubis et remonte la masse intestinale. Le retour de l'intestin dans sa position normale est immédiatement suivi d'une sensation de soulagement.

La déformation en saillie du ventre signalée plus haut n'existe pas dans tous les cas de ptose. Quand la ptose est survenue à la suite d'un amaigrissement considérable, la ptose se fait pour ainsi dire en dedans et l'épreuve de la sangle n'apporte pas aux malades un soulagement que le décubitus horizontal seul peut leur procurer.

L'examen du *foie* comprend la recherche de sa sensibilité, de son volume, de sa configuration, de sa situation.

Pour explorer la sensibilité du foie, on promène les doigts

tout le long du rebord costal droit. On peut constater ainsi une sensibilité diffuse qui peut exister dans tous les cas où le foie est congestionné (congestion des alcooliques, des gros mangeurs etc...), ou localisée dans la région de la vésicule biliaire. Cette sensibilité localisée, en appelant l'attention sur la vésicule, peut donner la clef de troubles gastriques, dus en réalité à la lithiase vésiculaire.

Pour palper le foie et apprécier son volume et sa configuration, le médecin, tournant le dos au malade, se place à sa droite et à la hauteur de sa tête; ses mains dépassant le rebord costal droit vont ainsi à une certaine distance de ce rebord déprimer la paroi abdominale et en remontant accrocher le bord inférieur du foie avec l'extrémité des doigts infléchie en crochet.

Autre variante : le médecin est dans la même attitude, mais les doigts restent immobiles, « à l'affût », et c'est le foie qui mobilisé par les mouvements de la respiration vient au-devant des doigts.

M. Glénard a encore préconisé un autre procédé d'exploration du foie, dit procédé du pouce....

On distingue l'abaissement du foie de son hypertrophie, en recherchant la limite supérieure de l'organe par la percussion, tandis que la palpation renseigne sur la situation du bord inférieur.

Rappelons sommairement qu'il ne faut pas négliger d'explorer le *rein* dont l'ectopie est si fréquente, au moyen de la palpation bimanuelle; que chez certains sujets jeunes ou vieux, ayant un passé urinaire (suspects d'hypertrophie prostatique, de rétrécissement urétral, de cystite), il est nécessaire de procéder à un examen méthodique des *voies urinaires*, car la rétention incomplète d'urine, l'infection chronique sont des causes efficientes de troubles digestifs.

Chez la femme l'examen de *l'utérus et des annexes* est également indispensable dans nombre de cas : une métrite chronique, une rétroversion, une salpingite sont des causes réflexes fréquentes de dyspepsie.

On ne doit enfin négliger en aucun cas l'exploration des *orifices herniaires* ; il faut rechercher les petites hernies de la ligne blanche qui sont des causes de dyspepsie assez fréquentes et habituellement méconnues.

L'examen de l'*appareil respiratoire* est indispensable. On sait combien sont fréquents les troubles digestifs au début de la tuberculose, avant même que celle-ci ne se traduise par la toux ou d'autres troubles fonctionnels; l'exploration attentive des sommets peut donner la clef de certaines dyspepsies de cause indéterminée, se traduisant par l'anorexie, la lenteur des digestions, la flatulence, etc.... La faiblesse du murmure vésiculaire, l'inspiration rude, l'expiration prolongée, la submatité localisée à l'un des sommets seront la signature de la dyspepsie initiale.... Il importe encore d'examiner avec soin le *cœur et l'appareil vasculaire*. Certains troubles digestifs sont l'indice de l'hyposystolie, de la stase veineuse au niveau de l'abdomen comme des autres viscères. D'autre part, chez un sujet ayant dépassé l'âge moyen, au teint pâle, aux artères sinueuses, l'existence de phénomènes dyspeptiques doit appeler l'attention sur l'artério-sclérose. Il faut donc explorer les artères périphériques, noter la tension artérielle, rechercher au niveau du cœur le bruit de galop, le retentissement clangoreux du second bruit aortique, etc.

On terminera l'examen des organes et appareils par celui du *système nerveux*; il est à peine utile d'indiquer combien cet examen peut donner d'utiles renseignements. Chez un malade atteint de douleurs gastriques paroxystiques, si l'on hésite entre une dyspepsie hyperchlorhydrique, un ulcère ou une crise gastrique tabétique, la constatation de l'état des réflexes, des pupilles, etc..., permettra de trancher le différend.

En présence de vomissements se répétant sans cause appréciable, il importe de dépister soit une méningite au début (ponction lombaire), soit une tumeur cérébrale, soit l'hystérie et dans ce cas d'explorer avec soin les différents modes de la sensibilité cutanée, des muqueuses; sensorielle, de chercher les différents stigmates de l'hystérie.

Chez un sujet dont l'alcoolisme est soupçonné mais non avéré, la recherche des troubles de la sensibilité cutanée (zones d'anesthésie, hyperesthésie à la pression des mucles), celle du tremblement de la langue et des mains permettront de trancher la question douteuse, sans que l'on soit obligé de procéder à un interrogatoire trop pressant.

L'examen général du *facies*, de l'*habitus*, donne des renseignements dont l'importance n'a pas besoin d'être commentée.

Les dyspeptiques peuvent présenter un teint jaunâtre plus ou moins accusé fréquent chez ceux qui sont malades depuis longtemps et atteints de constipation chronique. Beaucoup d'entre eux se rattachent à la famille des « cholémiques », c'est-à-dire des individus dont on disait autrefois qu'ils avaient le tempérament bilieux.

Cette coloration ne doit pas être confondue avec la teinte jaune paille des cancéreux, moins fréquente que ne l'indiquent les classiques.

La teinte anémique, avec décoloration des muqueuses, s'observe chez les malades qui ont eu des hémorragies abondantes ou répétées, par conséquent chez ceux qui sont atteints d'ulcère récent ou chronique.

L'aspect congestif, avec coloration rouge accusée et varicosités des pommettes, est commun aux gros mangeurs, aux alcooliques ; ces derniers ont de plus l'œil brillant. Les neurasthéniques se présentent avec le regard triste, l'air préoccupé qui mettent immédiatement le médecin sur la piste du diagnostic.

L'examen en permettant d'apprécier le degré d'amaigrissement ou d'embonpoint du malade donne de suite quelques indications sur le maintien d'un bon état général ou la déchéance de l'organisme. En général, la conservation d'un teint normal, celle d'un embonpoint moyen, sont des indices qui permettent *a priori* d'éliminer une affection grave ; par contre, on ne peut toujours conclure de l'aspect misérable des malades à l'existence d'un cancer. Nombre de vieux dyspeptiques ou de malades atteints de gastro-névrose grave peuvent avoir l'aspect cachectique et cependant être susceptibles de guérison complète.

L'examen doit toujours être complété par une *analyse d'urine* et parfois par une analyse du sang, des selles.

Un examen sommaire permet de constater si l'urine contient ou non du sucre, de l'albumine, de l'indican. Encore faut-il interpréter les résultats de cet examen. On peut se demander, en effet, si la présence du sucre, de l'albumine, est la cause ou l'effet des troubles digestifs.

L'analyse complète de l'urine permet de faire le bilan exact des échanges nutritifs; elle permet de déterminer si l'alimentation est suffisante; chez les inanitiés (sténosés, gastropathes nerveux) il y a diminution sensible de l'urée, des chlorures, etc...; contrairement à l'opinion de Rommelaere, la diminution de l'urée ne constitue pas un signe du cancer de l'estomac; chez les cancéreux qui peuvent s'alimenter d'une façon suffisante le taux de l'urine reste élevé.

La phosphaturie est un élément fréquent du syndrome de la dyspepsie nerveuse.

La médication alcaline intensive peut déterminer la précipitation de phosphates.

La peptonurie est fréquente dans le cancer ulcéré; l'indicanurie est également fréquente dans le cancer, mais existe également dans un certain nombre de gastropathies qui s'accompagnent de fermentations intestinales.

L'acétonurie s'observe dans le cancer, chez les inanitiés; ou bien, au contraire, à la suite de l'alimentation carnée exagérée; l'acétone n'est pas, en tout cas, un produit toxique formé dans l'estomac.

L'*examen du sang* trouve son indication dans les cas où la déchéance de l'état général, l'amaigrissement, etc., portent à soupçonner un cancer qui échappe à la palpation. La constatation d'une leucocytose modérée constitue un signe de présomption.

L'examen des *selles* doit surtout être fait au point de vue de la recherche des hémorragies microscopiques dont la détermination est si importante pour le diagnostic des cas douteux de cancer et d'ulcère.

Depuis l'étude approfondie qu'a faite Boas en 1901 des « hémorragies occultes », on a eu l'idée de rechercher systématiquement le sang dans les selles dans les affections gastriques de nature douteuse et cette recherche apparaît comme un appoint précieux pour le diagnostic. Il est en effet des cas nombreux où l'examen macroscopique des fèces ne révèle pas la présence de sang et où cependant cette présence peut être décelée par une réaction chimique.

On utilise le procédé de Weber : on dilue un centimètre cube environ de matières fécales (si elles sont dures) dans un verre à essai contenant de l'eau distillée et l'on ajoute environ un centimètre cube d'acide acétique glacial; puis on verse 6 à 8 centimètres cubes d'éther que l'on mélange intimement aux matières. Par le repos l'éther, acidifié par l'acide acétique, surnage en vertu de sa moindre densité, ayant dissous toute l'hématine du sang contenu dans les fèces et on le sépare par décantation.

On prépare d'autre part de la teinture de gaïac fraîche (dissoudre au moment de l'emploi un fragment de résine de gaïac pulvérisée dans quelques centimètres cubes d'alcool absolu) et dans un tube à essai on verse 1 à 2 centimètres cubes de l'extrait éthéré, 1 centimètre cube de teinture de gaïac fraîche et un demi-centimètre cube environ d'eau oxygénée ou XX à XXX gouttes de térébenthine ozonisée (on la rend ozonisée en laissant le flacon qui la contient débouché pendant quelques semaines).

S'il existe du sang dans les selles, le liquide prend une couleur bleue foncée qui persiste pendant quelque temps; là présence d'hématine a fait passer l'oxygène sur la teinture de gaïac qui prend une teinte bleue en s'oxydant.

On a remplacé parfois la teinture de gaïac par celle d'aloïne qui donne une coloration rouge cerise dans les mêmes conditions. O. et R. Adler ont préconisé le procédé de la benzidine : Une petite quantité de matière fécale est délayée avec de l'eau distillée; 4 ou 5 centimètres cubes. de la dilution sont versés dans un tube à essai et additionnés d'environ 1 centimètre cube d'acide acétique glacial; on agite le tube et on y verse 2 centimètres cubes de solution de benzidine fraîchement préparée et un égal volume d'eau oxygénée. Les traces les plus minimes de sang produisent une coloration vert foncé très intense qui passe au bleu vert sombre quand la quantité de sang est sensible.

Par les mêmes procédés on peut rechercher des traces de sang dans le suc gastrique. En les appliquant systématiquement Boas, a précisé les circonstances dans lesquelles on trouve ou ne trouve pas les gastrorragies frustes.

Il est à noter que la réaction de Weber peut être positive dans le cancer de l'intestin, l'entérite tuberculeuse, les cirrhoses; elle ne conserve toute sa valeur que s'il existe des signes indéniables d'une localisation gastrique....

L'examen des fèces ne permet pas seulement de déceler les gastrorragies latentes; il permet encore d'apprécier la digestion gastrique par la recherche du tissu conjonctif cru (Ogata). Sa présence dans les selles indique une sécrétion gastrique insuffisante ou bien une évacuation hâtive de l'estomac. Pour faire cette recherche on ajoute à chacun des repas de la journée 50 grammes de viande crue hachée. On prélève un échantillon des fèces que l'on écrase dans une petite quantité d'eau et l'on verse ce mélange dans un plat à fond blanc; les résidus de tissu conjonctif se présentent sous la forme de filaments blanchâtres résistants.

Nous croyons devoir passer sous silence l'analyse coprologique totale proposée par M. René Gaultier pour la détermination du degré d'utilisation des différents éléments hydrocarbonés, gras, albuminoïdes.... Très compliquée, cette méthode ne donne, pour les affections gastriques, que des renseignements d'une utilité pratique contestable.

DEUXIÈME PARTIE

SÉMÉIOLOGIE

SÉMÉIOLOGIE DES TROUBLES CHIMIQUES

Dans un chapitre précédent nous avons indiqué comment on peut extraire du suc gastrique de l'estomac après un repas d'épreuve et en doser les différents éléments constitutifs.

Nous devons chercher maintenant à interpréter les chiffres obtenus et à déterminer la valeur exacte qu'il convient d'attribuer aux variations du chimisme stomacal dans les différentes gastropathies. Peut-on édifier une classification rationnelle des dyspepsies, en prenant uniquement en considération les variations du chimisme ; celles-ci indiquent-elles simplement l'existence de troubles sécrétoires, *sine materia*, ou bien sont-elles pour ainsi dire toujours, ainsi que l'admet le professeur Hayem, l'indice de la gastrite dont elles traduisent la nature et l'intensité ? Autant de questions difficiles à résoudre, mais qui dominent toute la pathologie gastrique et qu'il importe, par conséquent, d'élucider.

Depuis les travaux de Schmidt, l'acide chlorhydrique était reconnu comme étant l'acide normal, physiologique du suc gastrique ; on admettait que l'acide est secrété, à l'état de liberté, par la muqueuse gastrique. Lorsque Leube eut l'idée de soumettre à l'analyse le liquide obtenu par la sonde, et qu'il avait d'abord extrait dans le but de déterminer la durée du travail digestif, il s'attacha uniquement à rechercher la présence d'acide chlorhydrique et à en déterminer sa teneur ; d'ailleurs les procédés employés par lui, c'est-à-dire les réactifs colorants, ne permettaient de déceler que l'acide libre et ne donnaient qu'un aperçu très approximatif de sa proportion. Quoi qu'il en soit, il constata que tantôt l'acide faisait totalement défaut, que tantôt il existait soit en excès, soit en quantité normale, d'où une première classification, très séduisante en apparence, des gastropathies en dyspepsies par insuffisance ou par excès d'acide.

Les dyspepsies ou le chimisme était normal devaient être considérées comme étant de nature nerveuse. On ne tarda pas à reconnaître (Van den Velden) que dans le cancer l'acide libre fait habituellement défaut; qu'il existe au contraire en excès dans l'ulcère de l'estomac; on constata encore que dans certains cas l'acidité est surtout représentée par des acides organiques, d'où une nouvelle classe de dyspepsie chimique : les dyspepsies par fermentations. On se crut dès lors en possession d'une méthode infaillible d'analyse.

En réalité la question des variations du chimisme est infiniment plus complexe ; en effet, l'acide chlorhydrique libre ne peut être considéré comme donnant la mesure de l'intensité du processus digestif; c'est ce qu'ont démontré MM. Hayem et Winter dont les travaux ont modifié radicalement les opinions en cours sur le travail digestif et ses anomalies :

Tandis que pour les premiers auteurs, qui ont fait des analyses de suc gastrique, la richesse de ce suc en HCl libre est le criterium de l'activité sécrétoire de l'estomac, pour MM. Hayem et Winter on ne peut mesurer le travail digestif de cet organe qu'en déterminant les proportions relatives des diverses combinaisons du chlore : chlorures fixes, combinaisons chloro-organiques, et d'autre part celles de l'acide libre. Ces combinaisons, et non l'acide libre, constituent l'élément chloré principal. Elles ne jouissent pas des propriétés de HCl libre à l'égard des réactifs colorants ; ceux-ci, ne décelant que l'HCl libre, ne peuvent donc donner d'indications suffisantes sur la sécrétion chlorée.

Pour MM. Hayem et Winter il importe surtout de déterminer la chlorhydrie, c'est-à-dire la somme du chlore libre et du chlore à l'état de combinaisons, tandis que les premiers auteurs s'attachaient exclusivement à déterminer l'acidité totale et ses divers facteurs : chlorhydrique, organique.

Voici d'ailleurs la conception qu'ont du chimisme stomacal normal MM. Hayem et Winter. Son exposé est le préambule nécessaire de celui de leurs opinions sur le chimisme à l'état pathologique.

A. CHIMISME STOMACAL NORMAL

Rappelons d'abord les notations qui représentent les différents éléments constitutifs de la sécrétion gastrique, dans la méthode de MM. Hayem et Winter, qui dosent, ainsi que nous l'avons indiqué dans un chapitre précédent, l'acidité totale et les différents composés chlorés :

A = l'acidité totale.
T = le chlore total (chlore fixe, chlore à l'état de combinaison organique, chlore de l'acide chlorhydrique libre).
H = l'acide chlorhydrique libre.
F = le chlore fixe ou chlorure de sodium.
C = le chlore combiné.
$A + C$ = la somme de l'acide libre et de l'acide combiné ou chlorhydrie.
$\dfrac{T}{F}$ = le rapport du chlore total au chlore du chlorure du sodium.
$\dfrac{A - H}{C}$ ou α = indique le rapport qui existe entre les divers facteurs de l'acidité.

Une heure après le repas d'épreuve d'Ewald, l'analyse donne les chiffres suivants pour les différentes valeurs mentionnées ci-dessus.

$$A = 189$$
$$H = 44$$
$$C = 168$$
$$H + C = 212$$
$$T = 321$$
$$F = 109$$
$$\frac{T}{F} = 3$$
$$\frac{A - H}{C} \text{ ou } \alpha = 0{,}86$$

Ces chiffres sont exprimés en milligrammes pour 100 centimètres cubes de liquide gastrique.

Ces chiffres, obtenus par l'analyse du liquide extrait au bout d'une heure, correspondent à l'acmé de la digestion.

Si l'on fait l'extraction, au bout d'une demi-heure on obtient des chiffres notablement inférieurs :

$$A = 75$$
$$H = 0$$
$$C = 73$$
$$A + C = 73$$
$$T = 255$$
$$F = 182$$
$$\frac{T}{F} = 1,4$$
$$\frac{A - H}{C} \text{ ou } \alpha = 1,02$$

Enfin si l'on retire le liquide gastrique une heure et demie après le repas d'épreuve, c'est-à-dire à la fin de la digestion de ce repas, on obtient les chiffres suivants :

$$A = 126$$
$$H = 14$$
$$C = 106$$
$$H + C = 120$$
$$F = 164$$
$$T = 284$$
$$\frac{T}{F} = 1,7$$
$$\frac{A - H}{C} \text{ ou } \alpha = 1,05$$

Ceci posé, entrons dans le détail et cherchons à interpréter les chiffres et les rapports qui viennent d'être mentionnés.

Pour **MM.** Hayem et Winter le *produit de la sécrétion de l'estomac est non pas l'acide libre, mais une sécrétion chlorurée saline* : si l'on fait ingérer de l'eau distillée à un chien porteur d'une fistule gastrique, on voit, sous l'influence de l'excitation produite par l'eau distillée, la valeur T (chlore total) subir un accroissement rapide et tripler au bout d'une heure. C (le chlore combiné aux matières organiques) et **H** (l'acide chlorhydrique libre s'élèvent à peine et restent bientôt stationnaires ; F (le chlore fixé à l'élément minéral) s'accroît au contraire rapidement ; sa courbe est parallèle à celle de T ; F représente, à lui seul, la plus grande partie du chlore total. Or, l'eau distillée n'ayant introduit dans l'estomac aucun élément capable de donner naissance à des chlorures fixes, il faut en conclure que

F est le produit exclusif de la sécrétion gastrique. Sous l'influence de l'excitation produite par l'eau distillée, l'estomac secrète un liquide contenant presque exclusivement des chlorures fixes. Donc la sécrétion stomacale est une sécrétion chlorurée saline.

Dans la digestion d'un repas mixte, comprenant des matériaux albuminoïdes, la sécrétion chlorurée saline est utilisée par ces matériaux.

T représente naturellement, sur le graphique, l'ensemble du processus digestif. Sa courbe atteint son apogée au bout d'une heure après le repas d'épreuve et décroît ensuite. Pendant la phase d'augmentation de T, F, qui représentait au début la plus grande partie du chlore total, s'abaisse rapidement ; au contraire C s'élève presque parallèlement à l'abaissement de F. Pendant la phase de déclin, un phénomène inverse se produit, c'est-à-dire que C diminue, tandis que F augmente.

Ces diverses variations sont représentées sur le graphique suivant :

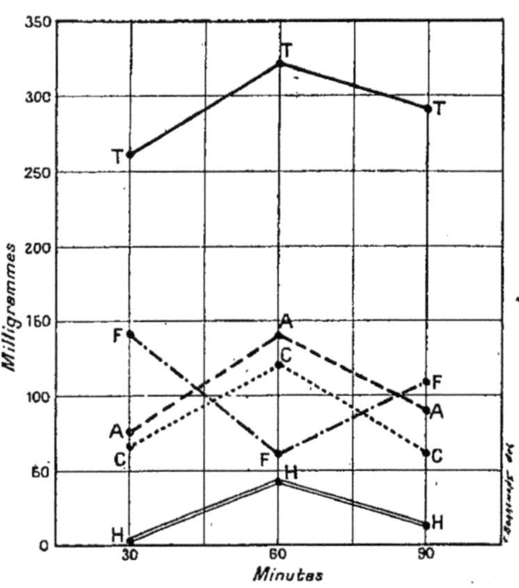

Que peut-on conclure de ces variations, si ce n'est que les combinaisons organiques du chlore pendant la période d'activité digestive se font aux dépens des chlorures fixes et que la fixation à nouveau de l'acide chlorhydrique sur les bases minérales est l'indice du retour de l'organe à l'état de repos?

H, l'acide chlorhydrique libre, reste très faible pendant le cours de la digestion et très inférieur à C; ce n'est donc pas l'élément principal du processus digestif. D'ailleurs la courbe de A évolue parallèlement à la ligne de C qu'elle dépasse très peu ; l'acidité totale est donc due en majeure partie aux combinaisons organiques du chlore.

De ce qui vient d'être exposé, il résulte que la digestion comprend deux séries d'actes distincts : l'acte sécrétoire qui consiste dans la sécrétion chlorurée saline et qui se produit sous l'influence des phénomènes vaso-moteurs amenant la vascularisation de la muqueuse ; l'acte fermentatif qui consiste dans la transformation des matières albuminoïdes et dont le premier terme est la décomposition des chlorures fixes, le terme intermédiaire, les combinaisons chloro-organiques, et le dernier, la formation des peptones.

Normalement on ne doit pas trouver d'HCl libre au début de la digestion ; cet acide n'apparaît que plus tard lorsque les combinaisons chloro-organiques se sont décomposées à leur tour, donnant lieu à la production de peptones ; l'acide libre représente un excès de chlore, reliquat de la peptonisation.

Les différentes phases de la digestion du repas d'épreuve d'Ewald s'accomplissent en une heure et demie ; son acmé est atteint en une heure.

A ce moment la valeur $H + C$ (chlorhydrie) atteint son plus haut chiffre ; elle représente l'utilisation maxima du chlore secrété. Cette valeur est en rapport constant avec la valeur T qui représente la richesse chlorée.

L'acidité totale est constituée par quatre facteurs :

1° L'HCl libre (qui peut d'ailleurs faire défaut) ;

2° L'HCl combiné aux matières albuminoïdes ;

3° Les acides organiques et leurs dérivés acides ;

4° Les phosphates acides.

A l'état normal l'acide chlorhydrique libre, les acides organiques et les phosphates acides ne représentent qu'une très faible partie de l'acidité totale. Ce sont les combinaisons organiques du chlore qui représentent la majeure partie de cette acidité. Donc si l'on néglige les acides organiques et les phosphates acides on peut admettre que l'acidité totale est sensiblement égale à la somme de l'acide libre H et des combinaisons chloro-organiques C :

$$A = H + C \text{ ou } A - H = C$$

Ou encore :

$$\frac{A - H}{C} = 1$$

Ce rapport, M. Hayem le désigne par α. En réalité, il est un peu inférieur à l'unité et il atteint une valeur moyenne de 0, 86 au bout d'une heure.

A l'état pathologique ce rapport sera plus grand que 1, toutes les fois qu'il y aura des facteurs acides autres que H et C (notamment des acides organiques de fermentation) ; plus petit au contraire que 1, lorsque C sera constitué, non plus par les combinaisons chloro-organiques normales (que l'on suppose être des chlorhydrates d'acides amidés), mais par d'autres combinaisons. Le processus chimique est vicié lorsque le chlore se trouve lié aux substances organiques sous forme de combinaisons neutres ou alcalines, les combinaisons chloro-organiques dues à l'action directe de l'HCl sur les substances albuminoïdes étant toujours acides.

En somme la détermination du rapport α pourrait permettre d'apprécier les DÉVIATIONS QUALITATIVES du processus chimique de la digestion, soit qu'il s'agisse de l'addition aux facteurs acides normaux de produits acides organiques, soit d'une modification dans la constitution normale des composés chloro-organiques.

La somme des valeurs H + C donne les mesures de L'INTENSITÉ des phénomènes chimiques à un moment donné. M. Hayem lui donne le nom de *chlorhydrie*, tandis qu'il réserve le nom de *chlorurie* à la sécrétion chlorurée qui est le premier acte de la digestion.

Une chlorurie faible (représentée par une faible valeur T) est l'indice de l'atrophie de la muqueuse ou bien d'un état anémique ; une forte chlorurie correspond à un état congestif.

Les valeurs H et C sont très importantes à considérer puisqu'elles représentent en somme le travail digestif ; si ces valeurs sont faibles ou nulles on peut en conclure que ce travail est insuffisant ou nul. Leur exagération indique au contraire que la réaction stomacale est intense ; les variations de la chlorhydrie renseignent donc bien sur les altérations quantitatives du processus fermentatif. Il faut d'ailleurs, non seulement tenir compte de la valeur H + C, mais encore envisager séparément chacun des facteurs qui la composent, car leur rapport, constant à l'état normal, peut varier dans de grandes proportions à l'état pathologique ; ainsi, H, qui normalement est peu élevé, peut devenir égal et même supérieur à C qui représente, ainsi que nous l'avons indiqué, la peptonisation normale.

Si les variations de A et de α renseignent sur les altérations qualitatives, celles de la chlorhydrie sur les altérations quantitatives, celles de T et de F servent à déterminer l'ÉVOLUTION de la digestion. A l'état normal la digestion du repas d'épreuve atteint son acmé en une heure. Cet acmé se caractérise par un degré maximum de concentration chlorée et par la haute valeur de $H + C$, c'est-à-dire par l'utilisation maxima du chlore sécrété. A ce moment les valeurs T et $H + C$ sont entre elles dans un rapport constant, que l'on peut remplacer par le rapport $\frac{T}{F}$. Ce dernier se déduit aisément du précédent, puisque F représente le chlore résiduel non utilisé et qu'il varie proportionnellement à $H + C$, mais en sens inverse.

Au bout d'une heure $\frac{T}{F} = 3$ à l'état normal.

Au début ou à la fin de la digestion, la proportion d'acide chlorhydrique libre ou combiné diminue par rapport à celle du chlorure de sodium et le rapport $\frac{T}{F}$ n'est plus que de 1,4 ou 1,7.

A l'état pathologique le rapport $\frac{T}{F}$ est inférieur à 3, si la digestion est précipitée et supérieur à 3 si la digestion est ralentie ; donc la simple constatation de la valeur $\frac{T}{F}$ donne une indication précieuse sur l'évolution de la digestion.

En possession de ces données physiologiques nous pouvons aborder utilement l'étude séméiologique du chimisme stomacal à l'état pathologique.

B. CHIMISME STOMACAL PATHOLOGIQUE

ALTÉRATIONS QUANTITATIVES. — Il existe deux grandes variétés d'altérations quantitatives désignées par M. Hayem sous le nom d'hyperpepsie et d'hypopepsie.

Les variations de la chlorhydrie et celles du rapport qui existe entre ses deux facteurs H et C (qui normalement est constant) permettent de distinguer ces divers états. La chlorhydrie varie en effet en plus ou en moins, et, d'autre part, H et C affectent entre eux des rapports différents suivant qu'ils varient tous deux dans le même sens ou qu'ils varient en sens inverse.

L'HYPERPEPSIE est caractérisée par l'exagération dans l'intensité des phénomènes de réaction de l'estomac excité, l'hypopepsie par leur diminution, qui peut aller jusqu'à leur absence totale.

L'hyperpepsie a pour notice chimique l'augmentation de la chlorhydrie ; mais elle comprend plusieurs variétés : lorsque C et H sont l'un et l'autre exagérés, elle est dite *générale* ; quand C est seul augmenté, elle est dite *chloro-organique* ; elle est dite *chlorhydrique* au contraire quand C est diminué et que H est supérieur à la normale ; cette dernière subdivision correspond à l'hyperchlorhydrie proprement dite.

L'HYPOPEPSIE a pour notice chimique la diminution de la chlorhydrie. Le plus souvent H est très faible ou nul et le degré de l'hypopepsie est proportionnel à l'abaissement de C. M. Hayem distingue trois degrés dans l'hypopepsie : dans le premier, le moins accentué, A est supérieur à 100 ; dans le deuxième, il est inférieur à 100 ; il est nul, enfin, dans le troisième que M. Hayem désigne sous le nom d'*apepsie*, parce que dans ce degré la fonction de l'estomac est réduite à néant.

Il ne suffit pas de déterminer les altérations quantitatives du chimisme, il faut encore tenir compte de ses déviations qualitatives.

ALTÉRATIONS QUALITATIVES. — C'est l'évaluation de la valeur α qui permet de les apprécier. Nous avons indiqué qu'à l'état normal ce rapport est inférieur à 1 et qu'il est égal à 0,86. Lorsque α est notablement supérieur à ce chiffre, lorsqu'il égale 1 par exemple, on peut être certain que d'autres facteurs que H et C prennent part à la constitution de l'acidité totale A ; il existe alors des *fermentations acides anormales*.

Ces fermentations peuvent compliquer indifféremment les cas d'hyperpepsie et ceux d'hypopepsie.

La diminution du rapport α indique une altération qualitative des produits chlorés ; en effet, la valeur C, dans le cas où le coefficient α est inférieur à la normale, ne représente plus les combinaisons chloro-organiques normales ; elle est constituée en partie par des combinaisons neutres formées de chlorhydrates d'ammoniaque.

Dans ces cas, qui caractérisent l'hypopepsie accentuée et l'apepsie, la valeur de A est très faible, bien que le chiffre C puisse être élevé.

TROUBLES ÉVOLUTIFS. — Il faut enfin déterminer les troubles évolutifs, c'est-à-dire les irrégularités du processus digestif. A cet effet il faut pratiquer des examens en série, c'est-à-dire extraire, au cours d'une même digestion, le suc gastrique à différents intervalles, ou bien faire cette extraction en série interrompue, c'est-à-dire le premier jour au bout d'une demi-heure, le second au bout d'une heure, le troisième au bout d'une heure et demie.

Par ce moyen on constate d'abord que l'estomac peut être vide au bout d'une heure, que chez d'autres au contraire on peut ramener des liquides plusieurs heures après le repas d'épreuve.

D'autre part, au bout d'une heure, on peut constater un chimisme normal chez un sujet manifestement dyspeptique, alors que l'analyse du liquide, extrait tardivement, décèle au contraire des modifications importantes du chimisme.

Les deux principaux troubles évolutifs sont l'*accélération* et le *ralentissement* de la digestion.

Il y a accélération quand, au bout d'une demi-heure ou à peu près, le processus digestif est arrivé au même point qu'au bout d'une heure à l'état normal, et quand le liquide retiré au bout d'une heure présente les caractères d'un liquide de fin de digestion. L'accélération de la digestion peut souvent se reconnaître à l'élévation de la valeur F.

Dans le ralentissement de la digestion « les divers temps de la digestion traînent en longueur, tantôt depuis le début du processus jusqu'à la fin, tantôt seulement après une période qui a évolué normalement ou même d'une manière exagérée ». (M. Hayem.)

Bien que, chez certains hyperpeptiques, le processus digestif puisse atteindre son acmé dans un délai inférieur à la normale, l'hyperpepsie coïncide habituellement avec le ralentissement de la digestion. « C'est dans l'hyperchlorhydrie avec hypersécrétion qu'on observe la plus grande prolongation du travail digestif. »

L'hypopepsie très intense et l'apepsie s'accompagnent toujours d'une évolution hâtive.

Les troubles évolutifs entraînent des conséquences dont l'importance pratique est évidente : dans le cas de digestion accélérée, l'évacuation de l'estomac est précoce ; au bout d'une heure il est souvent impossible de retirer du liquide de l'estomac (apepsie).

Quand au contraire la digestion est ralentie, l'évacuation du contenu stomacal est tardive. Certains estomacs même, arrivés au paroxysme de l'excitation, continuent à sécréter à jeun.

La dilatation de l'estomac est la conséquence du **ralentissement** de la digestion, ce qui explique pourquoi elle est la règle dans l'hyperchlorhydrie.

L'estomac ne se vide en somme que quand le travail digestif est terminé ; ce travail étant très faible dans le cas d'hypopepsie, on conçoit que l'évacuation soit rapide dans l'hypopepsie ; très intense et de longue durée dans l'hyperpepsie, il devra forcément retarder l'évacuation du liquide. Il y a toutefois des exceptions à cette règle ; certains états hypopeptiques prononcés et aussi certains états apeptiques peuvent s'accompagner d'un retard plus ou moins considérable dans l'évacuation de l'estomac. Ajoutons que la prolongation de la digestion n'est pas la seule cause de la dilatation ; celle-ci est due aussi à un spasme du pylore dont l'intestin est le point de départ. Le duodénum, irrité par l'arrivée d'un chyme hyperacide, se défend contre cette invasion et ne laisse pénétrer que peu à peu, au fur et à mesure qu'il peut le neutraliser, le chyme hyperacide, d'où la contracture réflexe du pylore.

Il est nécessaire de commenter avec quelques détails les phénomènes qui caractérisent le ralentissement de la digestion :

Ce ralentissement peut n'avoir qu'une durée limitée, c'est-à-dire que l'évacuation du contenu stomacal est seulement retardée ; on trouve encore du liquide dans l'estomac deux heures ou même trois heures après le repas d'épreuve.

Mais, dans d'autres circonstances, le processus digestif n'a pour ainsi dire pas de limite ; on trouve dans l'estomac à jeun un liquide résiduel qui est la conséquence de l'excitation ininterrompue de la muqueuse.

Occupons-nous d'abord des digestions simplement retardées.

Le ralentissement peut ne pas s'accompagner de modifications dans la forme de l'évolution digestive ; les phases d'augment, d'acmé et de décroissance restent ce qu'elles sont à l'état normal, mais chacune offre une plus longue durée. Souvent, au contraire, le processus digestif est modifié dans son évolution ; ainsi les deux premières phases peuvent être prolongées et la dernière être très courte.

C'est dans l'hyperpepsie que l'on observe ces troubles évolutifs ; il peut se faire que l'hyperchlorhydrie soit primitive ou bien se produise seulement à une période tardive, l'hyperpepsie étant générale dans la première. C'est l'*hyperchlorhydrie secondaire ou tardive* de M. Hayem. Il peut y avoir, dans certains cas, apparition tardive des fermentations anormales : c'est la *fermentation tardive.*

On peut également observer la prolongation de la digestion dans certaines formes d'hypopepsie ; mais, dans les formes intenses et dans l'apepsie, il y a toujours, ainsi que nous l'avons indiqué précédemment, évolution hâtive.

La seconde éventualité qui peut se présenter est celle des digestions à durée pour ainsi dire illimitée.

L'estomac n'est jamais vide ; le matin à jeun il contient une quantité variable de liquide que M. Hayem appelle *liquide résiduel*; ce liquide est tantôt hyperchlorhydrique, tantôt fermentatif.

Bien que l'existence de liquide résiduel coïncide habituellement avec l'hyperchlorydrie, on peut aussi trouver du liquide résiduel chlorurique dans l'hypopepsie.

La présence du liquide dans l'estomac à jeun peut tenir à des causes bien différentes : tantôt elle est bien la conséquence d'une suractivité de l'appareil glandulaire et mérite le nom d'hypersécrétion ou de gastro-succhorrhée qu'on lui donne indifféremment ; tantôt la présence du liquide résiduel est la conséquence d'un obstacle mécanique à l'évacuation de l'estomac et doit alors être considérée comme un signe de rétention ; dans ce cas (stase) le liquide contient des débris alimentaires.

Les caractères essentiels des *liquides résiduels* sont les suivants :

Les uns contiennent des débris alimentaires reconnaissables à l'œil nu et constituent une bouillie qui, dans un verre, donne lieu à un dépôt de détritus de pain, de viande et qui, suivant la prédominance de l'un ou de l'autre, présente l'aspect d'une bouillie véritable ou d'une masse brunâtre. Les autres ne contiennent pas de débris alimentaires reconnaissables; abandonnés dans un verre, ils laissent déposer un résidu solide composé de fines particules d'aspect blanchâtre.

Les uns et les autres de ces liquides résiduels contiennent habituellement des mucosités; le mucus peut être très abondant et le liquide est alors filant; sinon il est fluide. L'aspect avant la filtration est variable : les liquides sont parfois colorés par la bile (liquides duodénaux); ils exhalent soit une odeur de fermentation (odeur aigrelette d'acide acétique, odeur de beurre rance, d'acide butyrique), soit une odeur de putréfaction.

Au microscope on retrouve les débris alimentaires avec leurs caractères histologiques (fibres musculaires et végétales, grains de fécule, etc.); on constate la présence d'éléments épithéliaux, de globules blancs, de globules rouges, même quand le liquide n'a pas à l'œil nu les caractères d'un liquide hématique; on rencontre aussi parfois sous le champ du microscope des cellules polymorphes, des noyaux multiples, qui ne sont autres que des cellules cancéreuses; enfin d'innombrables levures, sarcines et bâtonnets.

Au point de vue chimique les liquides sont hyperchlorururiques, hyperchlorhydriques ou surtout constitués par des acides de fermentation. Quand ils contiennent de la bile, ils donnent la réaction de Gmelin. Les liquides de coloration verdâtre qui ne présentent pas cette réaction doivent leur coloration à des pigments d'origine microbienne.

L'étude des troubles évolutifs de la digestion permet de donner l'interprétation suivante des liquides résiduels :

A l'état normal, l'estomac, dont la fonction sécrétoire est sollicitée par le contact des aliments, réagit dans la mesure de l'excitation qu'il reçoit, c'est-à-dire que, pour une excitation donnée, les différents actes de la digestion se déroulent avec une intensité sensiblement égale et l'évolution de la digestion a lieu dans un délai déterminé, toujours le même pour la même excitation. De plus, l'estomac se vide quand le travail digestif est terminé; la fonction motrice est en rapport étroit avec la fonction glandulaire.

A l'état pathologique, l'évolution digestive est troublée, soit du fait des anomalies de la fonction glandulaire, soit du fait des anomalies de la fonction motrice.

S'il y a suractivité de la fonction glandulaire, le suc gastrique est hyperpeptique ; la digestion est alors rapide si le suc est peu abondant ; elle est au contraire retardée et le processus digestif prolongé, s'il y a en même temps hypersécrétion.

Dans les cas extrêmes l'évacuation peut être indéfiniment retardée ; c'est alors que l'on trouve du liquide dans l'estomac à jeun et ce liquide est peu abondant, chlorurique, même s'il y a hyperchlorhydrie.

Existe-t-il une dépression de l'activité glandulaire? le processus digestif peut être assez long si l'hypopepsie est peu prononcée, si le suc gastrique sécrété est assez abondant ; mais si l'hypopepsie est très marquée, s'il existe de l'apepsie, avec une sécrétion très amoindrie par suite de l'atrophie glandulaire, le travail de l'estomac est à peu près nul et l'évacuation est hâtive ; c'est dans ces cas que l'on ne trouve pas de liquide, parfois au bout d'une demi-heure.

Mais la prolongation de la digestion n'est pas toujours la résultante d'une anomalie sécrétoire ; elle peut dépendre de modifications de la fonction motrice.

On a fait jouer un rôle considérable à l'atonie gastrique ; en réalité, cette atonie, qui est indéniable, est souvent secondaire à des troubles sécrétoires remontant à une date reculée. Ainsi, chez des hypopeptiques, on peut trouver un estomac dilaté et évacuant tardivement son contenu, ce qui semble infirmer ce qui vient d'être indiqué relativement à la rapidité habituelle de l'évacuation chez les hypopeptiques ; mais, chez les malades de ce genre qui ont pu être suivis pendant longtemps, on trouve toujours à l'origine une hyperchlorhydrie qui a été la cause réelle de la dilatation. Quand, par suite de l'atrophie glandulaire, l'hypopepsie succède à l'hyperchlorhydrie, l'estomac, dont la tonicité était compromise, dont les muscles lisses étaient atrophiés, ne peut plus adapter ses facultés motrices à son pouvoir sécrétoire ; il continue à se vider tardivement malgré la diminution du travail digestif.

La fonction motrice est surtout compromise quand il y a obstacle mécanique à l'évacuation, quand il y a sténose. C'est dans ces cas que l'on trouve du liquide résiduel en grande quantité dans l'estomac, liquide contenant de nombreux débris alimentaires et provenant parfois d'aliments ingérés depuis plusieurs jours ; ce liquide résiduel est habituellement hyperpeptique ou fermentatif.

Ainsi donc, d'après M. Hayem qui a été le parrain de cette théorie, la dilatation de l'estomac doit être considérée comme un syndrome lié le plus souvent aux troubles sécrétoires, la dilatation par obstacle mécanique, par sténose, étant mise à part. Cette notion donne à la thérapeutique de la dilatation une orientation particulière.

Dans les cas très anciens, le trouble moteur devient, il est vrai, prédominant ; à la suite de la gastrite les fonctions motrices sont irrémédiablement compromises ; la notion de cause n'intervient plus comme indication essentielle et c'est moins aux troubles sécrétoires qu'il faut s'adresser qu'à la dilatation elle-même, qu'à l'atonie musculaire dont on atténuera les conséquences par les moyens appropriés.

De ce que la dilatation par troubles évolutifs prend une importance insoupçonnée avant les travaux de M. Hayem, il ne faut pas en conclure à la non-existence de la dilatation primitive avec insuffisance motrice, dilatation qui a servi de type à la description de la dilatation de l'estomac en général par le professeur Bouchard. Cette dilatation est sous la dépendance d'un état asthénique que des causes héréditaires et acquises concourent habituellement à déterminer.

Nous reviendrons sur ces différents points en traitant des troubles moteurs.

De cet exposé, qui est le résumé aussi fidèle que possible des travaux de M. Hayem sur les troubles chimiques de la digestion, on peut tirer les conclusions suivantes :

1° Les troubles chimiques de la digestion se distinguent par l'intensité des processus digestifs qui peuvent être exagérés ou amoindris.

2° Quelle que soit l'intensité de ces processus, il peut exister des altérations qualitatives se traduisant par l'existence de fermentations anormales et de troubles évolutifs divers.

3° Bien qu'il n'existe pas de rapport étroit entre l'intensité du travail digestif et sa durée, il est établi cependant qu'à un travail digestif intense correspond en général un ralentissement de la digestion, tandis que le travail est très rapide quand les réactions digestives sont faibles ou nulles.

4° Le principal élément d'appréciation de la valeur du travail chimique est la détermination de la valeur quantitative et qualitative des combinaisons chloro-organiques, tandis que dans les premières classifications l'unique base adoptée était l'évaluation de la valeur quantitative de l'acide chlorhydrique libre.

5° La dilatation de l'estomac, lorsqu'elle n'est pas la conséquence d'un obstacle mécanique à l'évacuation, est subordonnée presque toujours à des troubles évolutifs.

C. VALEUR SÉMÉIOLOGIQUE DES VARIATIONS DU CHIMISME STOMACAL

Quelle valeur exacte doit-on attribuer aux variations du chimisme stomacal? C'est là une question capitale que nous devons poser maintenant et qui a été résolue diversement. Pour les uns, les variations du chimisme ont une importance prépondérante; elles seules permettent un diagnostic exact; elles seules permettent d'opposer aux troubles gastriques un traitement efficace; ajoutons que pour M. Hayem les variations du chimisme sont subordonnées aux altérations de la muqueuse, aux différentes variétés de gastrite, dont elles mesurent la nature, l'intensité. Pour les autres, et c'est l'opinion qui tend généralement à prévaloir, que nous adoptons sans réserves, d'après les résultats de notre expérience personnelle, les variations du chimisme, si intéressantes qu'elles soient, n'ont que la valeur d'un symptôme qui, rapproché d'autres signes, pourra confirmer un diagnostic déjà formulé en partie, mais qui ne suffit pas à renseigner sur la nature de la maladie, si l'on ne tient compte que de ce seul symptôme.

En d'autres termes on ne peut prétendre à faire un diagnostic complet, et partant exact, que si l'on prend en considération la notion de cause, les renseignements tirés de l'étude des désordres moteurs, des troubles sensitifs, etc.

Voici par exemple un malade chez qui, après repas d'épreuve, on note une hyperchlorhydrie accentuée. Ce renseignement seul suffit-il ? Non, certes, car l'hyperchlorhydrie n'a que la valeur d'un symptôme qui peut exister dans des circonstances diverses ; à ne prendre en considération que ce trouble chimique, on pourrait croire à l'existence d'une gastrite hyperpeptique ou d'un simple trouble sécrétoire ; mais l'hyperchlorhydrie peut n'être aussi qu'un trouble chimique lié à une sténose incomplète du pylore chez un sujet atteint d'ulcère ; comment parvenir à ce diagnostic si l'on ne tient compte à la fois des commémoratifs qui renseignent sur l'existence antérieure de douleurs, d'hématémèses ; des résultats de l'examen objectif qui démontre l'existence d'une grande dilatation de l'estomac avec stase, de celle d'ondulations de la paroi ; des résultats de l'examen radioscopique qui montre la lutte contre l'obstacle et l'évacuation tardive de la bouillie de bismuth, etc. Ce n'est pas à dire que la constatation de l'hyperchlorhydrie soit négligeable, car en cas de doute entre une sténose cancéreuse et celle consécutive à un ulcère en activité ou cicatrisé, la constatation de l'hyperchlorhydrie permet d'éliminer la sténose cancéreuse.

Voici les raisons qui autorisent à réduire à leur juste valeur les déviations du chimisme stomacal : tout d'abord il est très difficile de déterminer les limites de la sécrétion normale. Nous avons indiqué précédemment les chiffres admis comme représentant le chimisme normal ; mais ces chiffres ne représentent qu'une moyenne fictive, théorique ; en deçà et au delà de cette limite le chimisme peut osciller, sans que l'on soit autorisé à le considérer comme pathologique ; ainsi que le dit **M. Mathieu** avec raison, « il n'est pas rare de constater des variations considérables autour de cette moyenne, chez des personnes qui n'ont jamais présenté et ne présentent encore aucun phénomène appréciable de dyspepsie, aucun trouble de la santé générale ». Viendra-t-il à l'esprit d'un médecin de traiter un sujet qui n'accuse aucun trouble morbide, si l'examen du chimisme pratiqué pour ainsi dire fortuitement vient à révéler des chiffres s'écartant sensiblement de la moyenne admise ?

Boas, dont on ne saurait contester la compétence, exprime une opinion analogue : « ... Une anomalie dans la sécrétion chlorhydrique ne permet pas de conclure à l'existence d'une maladie de l'estomac. Lorsqu'on réfléchit sur le peu de précision des limites entre une sécrétion chlorhydrique normale ou anormale, on ne pourra tirer de cet examen chimique quelques conclusions qu'avec la plus grande prudence et la plus minutieuse étude des autres résultats de l'examen chimique.... » On ne saurait mieux dire.

Donc, de l'aveu de la plupart des médecins qui ont fait des affections de l'estomac l'objet d'études spéciales et approfondies, *on peut observer des variations accentuées du chimisme chez des sujets parfaitement normaux*, c'est-à-dire ne présentant aucun trouble de la digestion ni aucune altération de la santé générale, chez des sujets dont l'hygiène alimentaire est irréprochable et qui n'abusent pas des médicaments irritants.

M. Hayem admet, il est vrai, que dans ces cas où manquent des troubles fonctionnels et où cependant on constate des variations du chimisme, il existe une gastrite chronique qui demeure latente et peut demeurer ainsi pendant toute l'existence, à moins qu'une cause occasionnelle, qu'un état neurasthénique par exemple ne vienne la mettre en évidence. Mais que conclure si ce n'est qu'une lésion de la muqueuse peut ne se traduire par aucun trouble fonctionnel et que la dyspepsie commence seulement à partir du moment où le sujet souffre. La définition de la dyspepsie donnée par Lasègue ne comporte donc pas de restriction.

Un deuxième argument non moins convaincant en ce qui concerne la valeur relative des renseignements à tirer du chimisme stomacal est l'*extrême variabilité des résultats de l'analyse chimique chez le même sujet*. Pour quiconque a traité des dyspeptiques nerveux et les a soumis, à différents intervalles, à l'exploration par la sonde, cette variabilité est l'évidence même. Sans que l'on puisse invoquer les raisons données d'habitude pour expliquer l'aggravation, la modification du type de gastrite (influences alimentaires, médicamenteuses, etc.), on peut constater chez les nerveux devenus dyspeptiques à la suite de surmenage, de chocs moraux, de très grandes variétés dans le chimisme, à différentes étapes de leur maladie. Il serait donc peu rationnel d'attacher une importance quelconque aux résultats fournis par l'analyse chez cette catégorie de malades. L'expérience journalière démontre que toute thérapeutique basée sur ces données est décevante et que l'on obtient au contraire la guérison chez les gastropathes nerveux, si l'on se borne à mettre en œuvre les moyens propres à rectifier leur « psychisme » anormal, à combattre les effets du surmenage par l'hygiène générale, à modifier leur dépression par la mise en œuvre des différents moyens physiques : hydrothérapie, massage, électricité, etc.

Que reste-t-il à l'actif du chimisme? Ceci, c'est que l'absence ou l'excès d'acide chlorhydrique libre ou combiné constitue un élément de diagnostic important de certaines gastropathies, lorsque interviennent d'autres éléments de diagnostic tirés de l'interrogatoire et de l'examen complet, méthodique du malade.

Si ces derniers paraissent suffisants pour assurer le diagnostic, il n'est pas nécessaire de soumettre le malade à l'épreuve de la sonde. Celle-ci ne devient indispensable que dans les cas obscurs, douteux. En cas de doute, par exemple, entre un cancer au début et une dyspepsie banale, l'analyse, en démontrant dans le suc gastrique l'absence d'acide libre, permettra de s'arrêter au diagnostic du cancer....

Ces considérations générales étant formulées, nous devons préciser maintenant la valeur séméiologique des différents troubles chimiques précédemment étudiés.

VALEUR SÉMÉIOLOGIQUE DES VARIATIONS DE LA SÉCRÉTION CHLORHYDRIQUE

1° *Diminution de l'acidité totale, de l'acide chlorhydrique libre ou combiné.* — Constatons d'abord que *cette diminution peut être constatée chez des sujets normaux*, ce qui prouve que la digestion intestinale peut suppléer la digestion gastrique.

D'ailleurs, après ablation totale de l'estomac on peut observer une santé en apparence parfaite. (Cas de Schlatter, 1897.)

L'hypochlorhydrie peut s'observer chez nombre de névropathes, notamment de neurasthéniques, mais cette hypochlorhydrie est peu accentuée, n'atteint guère des chiffres inférieurs à 1 pour 1000 ; de plus, caractère essentiel, elle n'est pas constante ; par des analyses régulières du suc gastrique, faites chez cette catégorie de malades, on constate les plus grandes variations dans la formule chimique.

Il est des cas cependant où la constatation de la diminution de l'acide chlorhydrique acquiert une grande valeur et permet soit de diagnostiquer une affection organique de l'estomac (gastrite atrophique, cancer), soit de donner l'explication des troubles à distance, tels que la diarrhée chronique des hypopeptiques.

Lorsque l'hypochlorhydrie est très accentuée, qu'elle coïncide avec une hypersécrétion muqueuse, qu'elle demeure invariable, on peut conclure à l'existence d'une *gastrite atrophique*.

Dès 1879, Van der Velden, en se servant uniquement des réactifs colorants, avait signalé l'*absence d'acide chlorhydrique libre dans le cancer de l'estomac*.

Les analyses ultérieures faites avec le procédé d'Hayem et Winter ont confirmé ce fait. Mais l'absence d'acide chlorhydrique libre ne suffit pas à caractériser le cancer, car l'acide peut faire défaut dans certains cas de dyspepsie nerveuse et, d'autre part, il existe des exceptions : l'acide peut persister dans certains cas de cancer et même exister en quantité assez considérable (ulcéro-cancer). En réalité l'anachlorhydrie est liée à l'atrophie de la muqueuse gastrique qui se produit conjointement au développement du cancer, de sorte qu'elle ne doit éveiller l'idée du cancer que si elle est constatée chez un sujet atteint d'amaigrissement rapide, de cachexie progressive, ou s'il existe des signes de sténose du pylore. En l'absence de ces signes ou de tumeur perceptible, la constatation simultanée de traces de sang dans les fèces et celle d'anachlorhydrie permettent de poser le diagnostic de cancer.

L'existence d'une diarrhée chronique dont la cause échappe doit attirer l'attention sur le fonctionnement de l'estomac. Maintes fois nous avons constaté que des *diarrhées chroniques rebelles au régime, aux agents médicamenteux étaient la conséquence de l'hypopepsie*. Que cette hypopepsie soit due à une gastrite ou à des troubles nerveux, elle détermine des troubles gastriques vagues tels que diminution ou perte de l'appétit, asthénie, mauvais état général.

La médication acide ou képhirique, en assurant la guérison de diarrhées rebelles, en démontre la pathogénie.

Les *douleurs tardives* ne sont pas toujours dues, il s'en faut, à l'hyperchlorhydrie. On peut les observer chez certains hypopeptiques (fermentations ?), d'où l'indication de procéder à une analyse du suc gastrique chez les malades dont les douleurs ne sont pas calmées par les alcalins ou le bismuth. Dans ces cas la gastérine (à la dose de 50 à 150 grammes par repas) fait disparaître les douleurs tardives.

2° *Augmentation de l'acide chlorhydrique libre ou combiné.* — L'augmentation de l'acide libre ne suffit pas plus que sa diminution à caractériser un type de dyspepsie, car on peut l'observer dans des conditions pathologiques très diverses et aussi *chez des sujets normaux* (ce qui prouve que la douleur n'est pas la résultante constante ou unique de l'hyperchlorhydrie).

Est-elle toujours symptomatique d'une *gastrite du type hyperpeptique*, comme l'admet M. Hayem?

Le fait est discutable. Il est probable qu'il peut y avoir exagération de la sécrétion, sous des influences déterminées, sans altérations notables de la muqueuse. Les *gros mangeurs de viande sont presque toujours hyperchlorhydriques*, ce qui ne signifie pas que tous sont atteints de gastrite hyperpeptique; le sel détermine l'hyperchlorhydrie, non par action locale, mais par l'intermédiaire de la circulation sanguine. Il n'est pas douteux, d'autre part, que les *influences nerveuses ne puissent déterminer une hyperchlorhydrie passagère* (influences fonctionnelles ou maladies du système nerveux central, comme le tabes). Lorsque l'hyperchlorhydrie est liée à la gastrite, le type chimique demeure invariable, même après guérison « clinique ». On peut guérir les hyperchlorhydriques, mais non l'hyperchlorhydrie.

Il n'est pas contestable que les *douleurs tardives sont, dans la majorité des cas, liées à un excès de sécrétion chlorhydrique qui s'accompagne de spasme du pylore.* — Les malades chez qui la douleur se produit régulièrement, deux ou trois heures après les repas, et la nuit vers minuit ou une heure du matin, sécrètent un suc gastrique qui contient un excès d'acide chlorhydrique libre ou combiné. Le fait que cette douleur est habituellement calmée par l'emploi des alcalins qui saturent l'acide libre, confirme, dans une certaine mesure, l'interprétation que l'on donne de ses causes. Toutefois l'augmentation de l'acidité n'est pas la cause unique et suffisante des douleurs tardives ; chez certains malades ces douleurs existent sans que l'acidité soit manifestement augmentée et il faut faire intervenir le spasme du pylore dû lui-même à une excitabilité anormale de la muqueuse ; d'autre part les alcalins, ainsi qu'il a été dit, calment habituellement les douleurs tardives, quel que soit le chimisme.

L'hyperchlorhydrie est pour ainsi dire constante dans l'ulcère de l'estomac. Sur ce point tous les auteurs sont d'accord.

3° *Hypersécrétion.* — L'hypersécrétion peut être *digestive* et elle est alors liée à l'hyperchlorhydrie ; la bouillie stomacale extraite au bout d'une heure est abondante et fluide. L'hypersécrétion peut exister *à jeun*. Dans ce cas elle peut aussi être liée à l'hyperchlorhydrie ; mais le fait n'est pas constant ; le liquide retiré à jeun peut être à peu près normal ou même hypochlorhydrique. L'hypersécrétion digestive et à jeun existe dans les sténoses et dans l'ulcère de la région pylorique ; elle cesse après gastro-entérostomie, ce qui démontre bien qu'elle est due à la stase, alors que l'hyperchlorhydrie peut persister. Peut-être, sans obstacle pylorique et sans lésion ulcéreuse, existe-t-il une hypersécrétion à jeun (gastro-succhorrée) d'origine nerveuse? Le fait est probable, mais a été discuté. Le liquide retiré de l'estomac à jeun, quand il n'y a pas rétention, ne contient pas de débris alimentaires et n'est pas abondant (40 à 60 ou 80 centimètres cubes) comme le liquide de stase qui peut dépasser plusieurs centaines de centimètres cubes.

VALEUR SÉMÉIOLOGIQUE DES ACIDES DE FERMENTATION
(LACTIQUE ET AUTRES)

A l'état normal l'estomac ne contient que des traces d'acide lactique.

L'acide lactique existe en proportions plus ou moins considérables quand il y a stase et absence d'acide chlorhydrique libre.

Ces deux conditions se trouvant souvent réalisées dans le cancer, il s'ensuit que la présence de fortes quantités d'acide lactique est fréquente dans le cancer ; toutefois ce signe n'est nullement pathognomonique, car l'acide lactique fait défaut dans d'assez nombreux cas de cancer(dans la moitié des cas environ d'après Wagner) et, d'autre part, il peut exister dans certaines gastropathies où il n'existe ni stase ni cancer. On a décrit un type spécial de dyspepsie caractérisé par l'exagération des fermentations lactiques butyrique, acétique, etc., qui serait l'apanage des gros mangeurs, et notamment des sujets qui mangent gloutonnement, sans mastiquer suffisamment les aliments.

VALEUR SÉMÉIOLOGIQUE DES VARIATIONS DE LA PEPSINE ET DU FERMENT LAB

Nos connaissances sur ce sujet sont bien limitées. On admet que la pepsine et le ferment lab ne diminuent notablement que dans les cas de gastrite atrophique. Dans le cancer où il existe habituellement une atrophie plus ou moins généralisée de la muqueuse, pepsine et ferment lab peuvent disparaître, mais ce fait s'observe également dans certaines gastrites chroniques.

VALEUR SÉMÉIOLOGIQUE DU MUCUS

Tandis que les auteurs allemands attachent une grande importance à la constatation d'une grande quantité de mucus dans le suc gastrique et considèrent l'hypersécrétion muqueuse comme un signe de gastrite « catarrhale », en France on est moins affirmatif sur la valeur séméiologique de l'hypersécrétion de mucus. D'ailleurs il est bien difficile de constater cette hypersécrétion ; en effet le mucus provient de sources différentes : de la salive, de l'œsophage et de l'estomac, et nous n'avons aucun moyen de reconnaître d'où provient le mucus obtenu après repas d'épreuve.

Il ne suffit pas de constater que la bouillie alimentaire est visqueuse ; la viscosité dépend surtout, d'après Schmidt, du degré d'acidité. Si l'acidité est faible, le mucus reste aggloméré en masses volumineuses ; s'il y a au contraire excès d'acide chlorhydrique le mucus est précipité en flocons hyalins, très ténus.

On a décrit, dans ces derniers temps, des gastromyxorrhées continues (Kuttner), ou gastrosucorrhées muqueuses continues (Dauber) et des gastromyxorrhées intermittentes, caractérisées par la présence, dans l'estomac vide, de quantités de mucus plus ou moins considérables.

Normalement l'estomac, vide d'aliments, ne contient qu'une quantité insignifiante de mucus ; d'après Kuttner, la gastro-myxorrhée ne commence que quand on retire de l'estomac plus de 25 centimètres cubes ; il est inutile d'insister sur ce qu'a d'arbitraire et de fantaisiste le chiffre indiqué comme dénotant un état pathologique.

La gastromyxorrhée intermittente se traduit par des vomissements brusques et violents, se produisant le matin au réveil, de liquide visqueux mêlé de bile et de suc duodénal ; ces vomissements se reproduisent à chaque tentative d'alimentation et même d'ingestion de liquides et revêtent ainsi le caractère de vomissements incoercibles. Les accès peuvent durer plusieurs jours, jusqu'à douze jours (Kuttner) ; il en résulte un affaiblissement accentué du malade, dont la langue se sèche, les urines se suppriment, etc.

L'accès cesse brusquement, de même qu'il était apparu, et le malade peut s'alimenter normalement, dès la cessation des vomissements.

Les crises d'hypersécrétion intermittentes ressemblent donc par leur évolution aux crises gastriques tabétiques.

Quant à l'hypersécrétion continue de mucus elle ne se traduit par aucun symptôme propre ; ce qui domine ce sont les manifestations de la maladie causale.

D'après Kuttner la gastromyxorrhée continue s'observe dans certaines gastrites chroniques, ce que l'on sait depuis longtemps et, d'autre part, dans certaines névroses ; et de même qu'il existe une myxonévrose intestinale (Ewald) ou entéro-névrose (Lyon) avec hypersécrétion muqueuse, de même il existerait une myxonévrose gastrique, encore que l'on ne doive pas rejeter l'hypothèse d'un substratum anatomique caractérisé par un certain degré de gastrite.

Les causes de la gastromyxorrhée intermittente décrite par Kuttner sont obscures, et l'auteur ne paraît pas très fixé sur la signification réelle de ce syndrome qui a été observé surtout chez des sujets nerveux ? Il semble, dans quelques cas, que l'on puisse invoquer une irritation intense de l'estomac par de copieuses libations ; ce ne serait donc qu'un incident banal, qu'un épisode aigu d'une gastrite chronique ?

SÉMÉIOLOGIE DES TROUBLES MOTEURS

Si la valeur séméiologique des variations de la sécrétion est souvent douteuse et négligeable, il n'en est pas de même de celle des variations de la motricité. Celles-ci se traduisent toujours par des troubles fonctionnels qui, dans le syndrome de la dyspepsie, prennent parfois une place prépondérante.

A l'état pathologique, le contenu stomacal peut être évacué plus lentement ou plus rapidement que dans les conditions normales. Le retard à l'évacuation est surtout important; c'est, d'ailleurs, l'anomalie de beaucoup la plus fréquente et la mieux connue.

A. RETARD A L'ÉVACUATION DE L'ESTOMAC

A priori on peut concevoir que le retard peut être dû à deux causes distinctes : soit à un obstacle siégeant au pylore, soit à un affaiblissement du muscle gastrique, à l'atonie. Effectivement, l'une ou l'autre de ces conditions se trouve réalisée dans la pratique, dans les cas où l'estomac se vide tardivement ou même ne se vide pas. Il existe donc deux grandes variétés de digestion retardée, l'une qui est la conséquence d'un trouble dans les fonctions du pylore, l'autre qui est due à l'insuffisance musculaire....

Le trouble dans les fonctions du pylore n'est pas toujours dû à un obstacle organique : tumeur, rétrécissement cicatriciel, compression de cause extérieure, adhérences. Il peut être la conséquence d'un simple spasme que déterminent d'ailleurs des causes diverses.

Nous venons d'indiquer les causes « mécaniques » du retard dans l'évacuation de l'estomac; mais il en est d'autres encore, connues seulement depuis quelques années, grâce aux travaux du professeur Hayem : ce sont les digestions retardées par troubles évolutifs, c'est-à-dire de cause « chimique ».

Certaines modalités de la sécrétion gastrique ont pour conséquence une prolongation des digestions et l'évolution de celles-ci ne peut être ramenée à son type normal que si l'on traite exclusivement le trouble chimique qui est le point de départ du retard à l'évacuation.

Ajoutons encore que, si l'on constate parfois des troubles chimiques primitifs, il existe toujours des troubles chimiques secondaires comme effet du retard à l'évacuation ; il est aisé de concevoir que le séjour prolongé des aliments dans l'estomac peut et doit entraîner des modifications dans le chimisme, qui se traduisent par l'hypersécrétion, par l'exagération fréquente de la sécrétion chlorhydrique, par des fermentations anormales, etc....

Donc, de même qu'il n'existe pas de dyspepsie chimique, au sens strict du mot, de même il n'existe pas de syndrome dyspeptique qui soit caractérisé exclusivement par des troubles de motricité.

Pour établir que les troubles moteurs sont primitifs ou secondaires, il faudra remonter à l'étude des causes.... Toute la difficulté du diagnostic et du traitement consiste, pour chaque cas en particulier, dans l'appréciation exacte du trouble initial. La thérapeutique des troubles moteurs, comme celle des troubles chimiques, doit s'adapter étroitement à la pathogénie.

Le retard à l'évacuation entraîne nécessairement, lorsqu'il est habituel, la dilatation de l'estomac ; mais on peut concevoir que le retard puisse exister sans que l'estomac soit dilaté au point que son augmentation de volume et son insuffisance de rétractilité puissent être constatées ; ces deux termes : digestions retardées et dilatation ne sont pas forcément synonymes.

Nous étudierons donc la dilatation comme un syndrome qui peut être la conséquence, soit des troubles de la motricité d'origine pylorique, soit de la myasthénie, soit encore des troubles chimiques, c'est-à-dire des troubles évolutifs.

Méthodes cliniques permettant de constater le retard a l'évacuation. — Nous avons déjà indiqué les principaux moyens d'exploration de l'estomac dans le chapitre consacré au diagnostic; nous avons exposé comment on recherchait le clapotage, comment on pratiquait le cathétérisme, la radioscopie, etc.; il est nécessaire d'y revenir pour établir leur valeur séméiologique.

A l'état physiologique l'estomac se débarrasse de son contenu en un temps qui ne peut être rigoureusement déterminé, parce qu'il est subordonné à la nature et à la quantité des aliments ingérés. Il est probable d'ailleurs que, même chez les sujets en apparence non dyspeptiques, l'estomac n'est pas absolument normal aussi bien sous le rapport des fonctions motrices que sous le rapport de la sécrétion, tant sont nombreuses les influences qui peuvent le faire dévier passagèrement du type normal et idéal. On admet, avec Leube, qu'après un repas mixte, composé par exemple d'un potage, de viande et de pain, l'estomac se vide dans un délai de six à sept heures. Passé ce délai, il est vraisemblable que l'évacuation présente un retard dû à un état pathologique.

En tout cas, l'estomac, même quand l'évacuation est retardée, ne doit contenir aucun débris alimentaire, le matin à jeun, c'est-à-dire onze à douze heures après le repas du soir.

Clapotage. — Le clapotage, c'est-à-dire le bruit hydro-æérique qui indique la présence de liquide dans l'estomac et le plus souvent la stagnation des liquides, est exceptionnel à l'état normal, à moins que le sujet n'ait absorbé une quantité relativement considérable de boisson. Nous avons indiqué qu'on pouvait le mettre en évidence soit par des pressions rapides et répétées exercées avec les doigts fléchis au niveau de la région gastrique, soit en secouant latéralement le malade saisi au préalable par les hanches. On ne doit pas négliger ce dernier procédé, car il est parfois difficile de provoquer le bruit de clapotage par la succussion qu'exerce la main, quand les muscles droits sont contracturés.

Le bruit de clapotage acquiert toute sa valeur séméiologique quand il est recherché le matin à jeun, l'estomac étant vide. Si, dans ces conditions, on fait absorber au sujet une petite quantité d'eau, soit 50 grammes environ, en lui recommandant d'avaler cette eau par petites gorgées, de façon à faire pénétrer une certaine quantité d'air à chaque déglutition, on provoque le clapotage dans certains cas pathologiques, alors qu'à l'état normal, et dans les mêmes conditions, ce bruit n'est pas perçu.

Il est aisé de ne pas confondre le clapotage gastrique avec les bruits hydro-aériques qui peuvent se produire dans l'intestin sténosé, au-dessus du point rétréci. La persistance du clapotage après évacuation de l'estomac lèverait tous les doutes.

Le clapotage gastrique, obtenu le matin à jeun, après ingestion d'une petite quantité de liquide, est un signe incontestable d'atonie.

Le clapotage existe chez tous les inanitiés parce que chez eux la tunique musculaire de l'estomac a perdu sa contractilité et que parfois même elle est atrophiée; au fur et à mesure que les malades se réalimentent, on constate la disparition du bruit de clapotage.

Le bruit de clapotage n'indique pas seulement l'atonie; il permet, dans une certaine mesure, de déterminer le degré de l'atonie ou, pour mieux dire, de déterminer approximativement le temps exigé par l'estomac pour évacuer son contenu, puisque le clapotage indique la présence de liquide dans l'estomac.

Si, au bout de six heures environ après le repas, le clapotage n'est plus perçu, c'est que l'estomac peut se vider et que son atonie est peu prononcée. Si le matin, à jeun, c'est-à-dire douze heures environ après le dernier repas, le clapotage existe encore, sans que le sujet ait absorbé de liquide, c'est que l'estomac ne se vide qu'incomplètement et l'on peut conclure à l'existence d'une sténose du pylore.

Cathétérisme. — Le cathétérisme est un moyen plus précis, sinon plus pratique, de constater le retard à l'évacuation. La sonde introduite dans l'estomac sept heures après un repas moyen ne doit pas ramener de débris alimentaires si l'évacuation se fait dans le délai normal; après le repas d'Ewald l'estomac doit être vide au bout de deux heures.

Si la sonde ramène des débris au bout de sept heures, on peut l'introduire à nouveau, à plusieurs reprises, soit de deux en deux heures, à la suite du même repas, pour déterminer à quel moment il est vide; c'est le cathétérisme en série continue qu'il est d'ailleurs bien difficile de faire accepter aux malades.

M. Bourget a recommandé de faire absorber au repas qui doit être suivi de cathétérisme des raisins de Corinthe ou des pruneaux ; l'enveloppe de ces fruits ne subissant aucune digestion, leur évacuation est lente ; aussi leur présence dans l'estomac permet-elle de constater des atonies peu prononcées, incapables de provoquer la rétention d'aliments tels que le pain, la viande.

Quel que soit le repas ingéré, l'estomac exploré le matin à jeun doit être vide. La présence dans l'estomac, le matin, à jeun, de liquide contenant ou non des débris alimentaires est un symptôme pathologique dont nous aurons à préciser les causes. Dès maintenant, nous pouvons indiquer que, dans l'immense majorité des cas, la *stase alimentaire* est un signe de sténose pylorique.

Le liquide trouvé dans l'estomac à jeun peut contenir des débris alimentaires abondants, en suspension dans une grande quantité de liquide ; ou bien c'est un liquide trouble où les débris sont reconnaissables seulement après examen microscopique, mais donnent la réaction du biuret, ce qui indique la présence d'albumine en voie de digestion.

Beaucoup plus rarement on peut trouver dans l'estomac un liquide peu abondant et ne renfermant aucun vestige d'aliments (sténose incomplète ou hypersécrétion fonctionnelle?)

La stase est plus évidente encore si l'on a eu soin de faire ingérer un jour ou deux avant le cathétérisme certains légumes ou fruits : carottes, lentilles, raisins, pruneaux laissant une enveloppe facilement reconnaissable.

Quelle est la valeur séméiologique de ces diverses variétés de liquides résiduels?

a) LIQUIDE RICHE EN DÉBRIS ALIMENTAIRES

La présence, dans l'estomac, le matin à jeun, d'un liquide abondant renfermant de nombreux débris alimentaires est pathognomonique de la sténose du pylore.

On a cependant constaté la stase dans quelques cas de paralysie passagère et grave de l'estomac, que l'on a désignés sous le nom de *paralysie aiguë*; mais ces cas sont exceptionnels.

Cette stase surviendrait à la suite d'ingestion de grandes quantités d'aliments avalés gloutonnement, sans mastication suffisante, particulièrement chez les enfants. Pour notre part, nous n'avons jamais eu l'occasion d'observer des faits de ce genre, qui sont d'ailleurs exceptionnels.

La stase est donc un signe de rétrécissement du pylore.

Des liquides résiduels les uns sont très riches en acide libre ou combiné; les autres hypochloruriques. Ces variations dans la teneur en acide chlorhydrique sont dues à l'état de la muqueuse; quand les cellules sont atrophiées la sécrétion chlorurée est appauvrie. Quelle que soit la composition du liquide, on peut, ainsi qu'il vient d'être indiqué, affirmer l'existence d'une sténose, si ce liquide est riche en débris alimentaires.

b) LIQUIDE CONTENANT DES DÉBRIS D'ALIMENTS MICROSCOPIQUES

Pour rechercher les débris alimentaires il est nécessaire de centrifuger le liquide et d'examiner le dépôt qui occupe le fond du culot. On y trouve des débris de fibres musculaires, des fragments d'amidon que l'iode décèle, etc....

D'autre part, la réaction du biuret permet de déceler la présence d'albumine en voie de digestion.

Le liquide contient de l'acide chlorhydrique, de la pepsine; c'est donc un liquide de sécrétion gastrique. On a diversement interprété sa valeur séméiologique.

Pour M. Hayem il est l'indice d'une sténose sous-pylorique; pour Soupault — et nous partageons cette opinion -- il traduit l'existence d'un spasme pylorique lié à un ulcère du pylore ou du duodénum.

L'ulcère provoque la stase et en même temps une hypersécrétion réflexe.

c) LIQUIDE RÉSIDUEL SANS DÉBRIS ALIMENTAIRES

On peut trouver dans l'estomac un liquide muqueux dont la quantité peut être de 100 centimètres cubes et même plus; cette hypersécrétion muqueuse s'observe dans la gastrite alcoolique et dans la gastrite urémique.

On peut encore trouver une quantité variable (50 — 200 centimètres cubes) d'un liquide qui contient une certaine proportion d'acide chlorhydrique libre et de la pepsine. On a diversement interprété la signification de ce liquide de sécrétion gastrique. Tandis que les uns le considèrent comme le produit d'une hypersécrétion réflexe de cause nerveuse ou bien due à différentes affections : rénale, hépatique, etc..., d'autres considèrent que cette hypersécrétion est toujours liée à un ulcère en activité (Soupault). Ajoutons que l'on trouve rarement ces liquides résiduels.

Radioscopie. — La radioscopie permet de constater, dans une certaine mesure, l'atonie de l'estomac, en donnant des renseignements sur le mode de remplissage de cet organe. On sait que l'estomac ne se laisse pas distendre passivement par les ingesta, mais qu'il se contracte et se moule pour ainsi dire sur son contenu, en sorte que les liquides, loin de s'accumuler dans la partie inférieure, comme ils feraient dans un sac à parois flasques, remplissent tout l'estomac et atteignent un niveau supérieur élevé. La cavité gastrique est remplie, quelle que soit la quantité de liquide ingéré; le même niveau est atteint, que l'on ait introduit 50 ou 200 centimètres cubes de liquide....

C'est là du moins ce que l'on constate à l'état normal; mais si l'estomac est frappé d'atonie, soit par épuisement fonctionnel de la tonicité musculaire, soit par suite d'altération de la tunique musculaire, le mode de remplissage de l'estomac est différent. Cet organe se remplit comme une poche et le niveau du liquide s'élève proportionnellement à la quantité qui a été ingérée. Il faudra par exemple une quantité relativement considérable de liquide, soit 500 à 600 centimètres cubes, pour atteindre le niveau qui normalement était atteint avec 200 centimètres cubes.

La radioscopie ne permet pas seulement de constater que l'estomac se laisse distendre passivement; elle renseigne encore sur la nature de l'atonie, car, dans les cas de sténose organique du pylore, on peut soupçonner l'existence d'une tumeur si l'on reconnaît l'amoindrissement ou l'absence de l'ombre pylorique.

Procédés divers. — On a proposé encore différents procédés pour arriver à déterminer l'état des fonctions motrices de l'estomac.

Ces procédés sont ou inexacts ou d'un emploi trop compliqué pour pouvoir être utilisés dans la pratique courante. Parmi les premiers citons l'épreuve du salol (procédé d'Ewald et Siewers). On sait que le salol se décompose seulement dans l'intestin en phénol et en acide salicylique ; ce dernier est rapidement absorbé et éliminé par les urines sous forme d'acide salicylurique qui donne une réaction violette après addition de perchlorure de fer. Partant de cette donnée on s'est proposé de déterminer le retard à l'évacuation en recherchant le moment de l'apparition de la réaction au perchlorure de fer dans les urines. Ce procédé est entaché de nombreuses causes d'erreur ; en effet il faudrait tenir compte de l'état des sucs intestinaux qui décomposent le salol plus ou moins vite, de la rapidité de l'absorption intestinale, de la perméabilité rénale, etc....

La méthode imaginée par M. Mathieu et par M. Rémond (de Metz) permet d'évaluer le volume total du liquide contenu dans l'estomac à un moment donné, mais ne renseigne pas sur la rapidité de l'évacuation, ce qui est le point essentiel à connaître.

Séméiologie des troubles moteurs qui entrainent le retard a l'évacuation. — Ainsi qu'il a été indiqué plus haut le retard à l'évacuation dépend de trois ordres de causes : obstacle pylorique, organique ou spasmodique ou encore adhérences gênant les contractions ; insuffisance de la contraction musculaire (insuffisance motrice, atonie) ; troubles évolutifs.

La dilatation de l'estomac est la conséquence habituelle de tout obstacle pylorique et aussi des troubles évolutifs ; d'autre part, elle peut être primitive dans les cas où le retard à l'évacuation est lié à l'atonie.

L'estomac est *dilaté* et se vide difficilement, lentement, parce que sa musculature est insuffisante ou parce qu'il lutte contre un obstacle ; la dilatation est donc un syndrome lié indifféremment à l'altération des fonctions du pylore ou à l'asthénie gastrique, mais qui ne peut être confondu avec ces différents troubles de motricité, car il peut y avoir sténose, même très serrée, sans dilatation, et même insuffisance motrice simple sans que l'on puisse déceler la dilatation par les moyens cliniques ordinaires ; la dilatation peut encore être la conséquence non plus de troubles de la motricité, mais de troubles sécrétoires, ce qui justifie sa description séparée.

TROUBLES DE LA MOTRICITÉ D'ORIGINE PYLORIQUE

a) Spasme du pylore.

Bien que l'on ait parfois attribué à un trouble purement fonctionnel, à un spasme, des symptômes relevant en réalité d'un rétrécissement organique, il n'est pas douteux que le spasme, à lui seul, ne puisse, dans certains cas, déterminer un syndrome rappelant dans son expression clinique celui de la sténose organique. D'ailleurs, et c'est là un point sur lequel on ne saurait trop insister, le spasme accompagne habituellement les lésions organiques du pylore; il exagère les phénomènes de stricture, à telle enseigne que par le repos de l'estomac et l'emploi des alcalins, du bismuth, etc., qui font disparaître momentanément le spasme, on peut constater l'atténuation de ces phénomènes. Un ulcère de peu d'étendue peut déterminer une sténose très prononcée, avec toutes ses conséquences, si le spasme vient s'y associer. Donc le spasme complique, aggrave les lésions organiques du pylore et notamment l'ulcère; à cet égard il ne peut subsister aucun doute.

Au spasme sont dues les douleurs tardives que l'on observe dans l'ulcère et les sténoses en général, ainsi que parfois les vomissements. Soupault, sous le nom de syndrome pylorique, a englobé tous les cas où l'existence de douleurs tardives, de vomissements indique l'intervention du spasme, qu'il y ait ou non hyperchlorhydrie; déjà Kussmaul avait insisté sur le rôle important que joue le spasme en pathologie gastrique.

Sans qu'il y ait lésion organique, le spasme peut se manifester au cours d'une dyspepsie, soit sous l'influence d'une excitation passagère de l'estomac par des ingesta ou médicaments irritants, soit sous une influence nerveuse générale. Il fait partie du syndrome de la dyspepsie nerveuse; nous avons souvent constaté chez des gastropathes nerveux l'existence du spasme qui s'accompagne fréquemment d'une contracture réflexe des muscles droits de l'abdomen. De ce fait on peut être induit à admettre l'existence d'une tumeur, d'autant que la palpation exercée au niveau de la région pylorique provoque habituellement une vive sensibilité à ce niveau.

Contrairement à ce que l'on croyait, il y a quelques années, le spasme n'est pas lié nécessairement et uniquement à l'hyperchlorhydrie, dans les dyspepsies au cours desquelles il survient. Il est vrai qu'il complique surtout la dyspepsie avec hyperchlorhydrie; mais il peut exister dans toute gastropathie, quel qu'en soit le type chimique, ce qui démontre bien qu'il n'est pas subordonné étroitement aux troubles de la sécrétion. Dans les sténoses organiques elles-mêmes l'hyperchlorhydrie n'est d'ailleurs pas constante....

Dans les sténoses comme dans les dyspepsies, le spasme n'est pas continu; il affecte un type intermittent.

Pour Germain Sée, qui rapportait à la crampe du pylore un certain nombre de cas de gastralgie, il peut exister dans la « dyspepsie nervo-motrice » des alternatives de spasme et d'atonie, soit simultanément sur divers segments du tube digestif, soit successivement sur le même point. Au cours de la constipation habituelle on peut observer ces alternatives de spasme et d'atonie.

Le spasme a donc pour caractères essentiels la douleur tardive, c'est-à-dire survenant, en général, trois ou quatre heures après le repas, et parfois les vomissements. Il détermine de plus la dilatation intermittente de l'estomac, dilatation qui, même dans les sténoses où elle est permanente, est beaucoup plus marquée pendant les périodes où le spasme intervient.

Peut-il, à lui seul, sans lésion organique concomitante, déterminer l'hypersécrétion et la stase alimentaire, ainsi que certains médecins (Robin, Debove, Linossier, etc.) l'ont admis?

M. Doyen affirme avoir constaté, au cours de laparotomies, que l'hypersécrétion ou gastrosuccorrhée peut être déterminée par un spasme pur et simple du pylore. S'il en était ainsi, il serait impossible de faire le diagnostic différentiel entre le spasme et la sténose organique. Mais, en réalité, ce n'est rien moins que démontré. On sait combien il est difficile d'explorer complètement la région pylorique, et l'ulcère peut exister sans que l'on puisse en trouver la manifestation à la face externe de l'estomac, sous forme d'épaississement limité à l'anneau pylorique.

La majorité des médecins, et nous sommes du nombre, admet aujourd'hui que si l'existence passagère de spasme au cours de dyspepsie simple ou de gastro-névrose est réelle, ce spasme est incapable de déterminer l'hypersécrétion et la stase. Le plus souvent le spasme est la conséquence d'une irritation réflexe ayant pour point de départ un ulcère en activité situé au voisinage du pylore, une simple érosion (Carle et Fantino) ou une sténose cicatricielle. Il existe habituellement pour le spasme pylorique une cause provocatrice organique comme pour la sphinctéralgie, le vaginisme, la contracture des masséters, etc...

b) Sténose du pylore.

Les sténoses sont étudiées dans un chapitre spécial.

MYASTHÉNIE GASTRIQUE

La myasthénie a pour conséquence l'insuffisance, l'atonie fonctionnelle; elle a pour corollaire physique la dilatation.

C'est cette myasthénie qui a servi de type au professeur Bouchard pour sa description de la dilatation de l'estomac, autour de laquelle il a fait graviter pour ainsi dire toute la pathologie stomacale et dont il a exagéré quelque peu les conséquences, le retentissement sur l'état général, sur la nutrition.

La myasthénie reconnaît des causes congénitales et des causes acquises.

La cause la plus fréquente réside dans une débilité congénitale du tissu musculaire à fibres lisses et d'une façon générale de tous les tissus à fibres lisses (ligaments et méso-suspenseurs des organes abdominaux, fibres lisses de la peau, des veines).

Les sujets qui présentent cette myasthénie sont en même temps prédisposés à la splanchnoptose, aux hernies, aux varices, etc...; leur peau est flasque, leur paroi abdominale est dépourvue de sa résistance habituelle, etc....

Les causes acquises peuvent aboutir au même résultat; toutes les causes de dépression nerveuse (surmenage physique et intellectuel, chagrins) sont susceptibles de déterminer l'asthénie ou de l'exagérer en cas de prédisposition native. Il en est de même des maladies générales telles que la chlorose et les diverses anémies, la tuberculose, la cachexie de misère et des maladies aiguës prolongées comme la fièvre typhoïde, la grippe.

On admet encore l'influence réflexe (?) de certaines affections abdominales et surtout des péritonites chroniques.

Quant à la paralysie aiguë de l'estomac, la gastroplégie, elle ne rentre pas dans le cadre des myasthénies à évolution essentiellement chronique et sous la dépendance d'un état constitutionnel, que nous étudions. Cette affection, très rare, sera mentionnée à la suite de la dilatation.

L'influence des causes locales sur la production de la myasthénie est bien moins évidente que celle des causes précédentes. Invoquant la fameuse loi de Stokes qui veut que dans tous les cas où une muqueuse est altérée, la tunique musculeuse sous-jacente le soit également, on a émis l'opinion que les gastrites pouvaient entraîner la myasthénie.

La démonstration de la validité de cette loi, en ce qui concerne l'estomac, est encore à faire.

En tout cas, trop de causes interviennent concurremment, pour que l'on puisse mettre la myasthénie sur le compte de la gastrite.

On a incriminé la surcharge alimentaire, les repas précipités, avec mastication insuffisante, et les boissons trop abondantes. Il nous semble que cette cause a été exagérée. Ne voit-on pas journellement certains sujets, les diabétiques par exemple, faire des repas extrêmement copieux sans que leur estomac soit atteint d'asthénie? On ne peut nier cependant que chez quelques individus, probablement prédisposés, la surcharge alimentaire habituelle n'entraîne une prolongation des digestions, une distension excessive de l'estomac et à la longue un affaiblissement de sa musculature.

Par contre, il est une cause qui nous paraît entraîner plus fréquemment la myasthénie, c'est l'inanition, à laquelle tant de malades neurasthéniques ou psychasténiques aboutissent.

L'affaiblissement général, l'asthénie nerveuse que crée l'alimentation insuffisante, ont la myasthénie gastrique et la dilatation pour conséquences; l'une et l'autre disparaissent lorsque sous l'influence de la réalimentation et d'un traitement général reconstituant l'état général s'améliore. On constate dans cette variété de myasthénie la diminution de la matité hépatique.

Les troubles statiques, c'est-à-dire la dislocation verticale de l'estomac, peuvent encore être une cause de myasthénie par l'obstacle permanent qu'ils apportent aux fonctions motrices.

Les troubles chimiques, c'est-à-dire les troubles évolutifs auxquels le professeur Hayem accorde une grande importance pathogénique, peuvent-ils créer la myasthénie? On sait que chez les hyperchlorhydriques la prolongation des digestions impose à l'estomac un travail qui peut à la longue amener l'atonie. Nous reviendrons sur ce point en traitant de la dilatation par troubles évolutifs.

Les signes de la myasthénie sont ceux que nous avons rappelés précédemment en indiquant les moyens de reconnaître le retard à l'évacuation : citons tout d'abord le clapotage à distance des repas, d'autant plus facile à déterminer que l'atonie est plus prononcée et d'autant plus longtemps après le repas que l'insuffisance motrice est plus accentuée. Le clapotage peut se percevoir plus ou moins bas au-dessous de l'ombilic suivant le degré de la dilatation, qui varie d'ailleurs selon l'état général, le traitement suivi, etc.

Le cathétérisme de l'estomac permet de constater la prolongation des digestions, mais on l'emploie bien rarement à la la suite d'un repas ordinaire. On se borne à le pratiquer le matin, à jeun.

Dans ces conditions, s'il est possible de retirer parfois quelques centimètres cubes de liquide résiduel présentant les caractères du suc gastrique, il est exceptionnel de constater la stase. En tout cas celle-ci est peu marquée et cède facilement à quelques lavages ainsi qu'à un traitement rationnel.

La myasthénie n'a pas de caractéristique chimique. On peut constater indifféremment un chimisme voisin de la normale, ou bien l'hyperpepsie ; l'hypopepsie et tant de causes interviennent pour modifier le chimisme qu'il est impossible d'attacher une importance quelconque aux indications fournies par le chimisme dans les cas où la myasthénie apparaît comme étant nettement primitive. On ne saurait en tirer aucune déduction en ce qui concerne le traitement.

Il est très malaisé de décrire les troubles fonctionnels qui caractérisent la myasthénie; il faut se garder de rattacher à celle-ci toutes les manifestations morbides que l'on constate chez les malades; bien souvent celles-ci ne sont en effet que la conséquence de l'état constitutionnel qui a créé la myasthénie.

La prolongation des digestions détermine certains malaises après les repas : sensation de gêne, de tension, de ballonnement, l'estomac se laissant distendre passivement par l'air dégluti. Les malades sont obligés de se desserrer ; ils éprouvent de la torpeur, une tendance invincible au sommeil, de l'inaptitude au travail, de la céphalée. A ces malaises s'en ajoutent souvent de plus pénibles tels que les aigreurs, les éructations répétées, les douleurs.

La constipation est habituelle; elle revêt fréquemment la forme de « colite » muco-membraneuse.

Chez les sujets prédisposés apparaissent tous les symptômes nerveux de la neurasthénie : fatigue générale, céphalée, algies multiples, insomnie, modifications du caractère etc..., mais il ne faut pas perdre de vue que si la dyspepsie peut, par suite de l'élaboration vicieuse des aliments, déterminer des troubles nerveux, bien souvent aussi ceux-ci ne sont que la cause et non l'effet de la myasthénie et de son retentissement sur l'évolution digestive.

Le professeur Bouchard a fait une très grande part à l'auto-intoxication dans la pathogénie des troubles à distance chez les malades atteints de myasthénie, de dilatation atonique. Dans l'estomac dilaté se produiraient des fermentations anormales, des poisons qui, résorbés, détermineraient des troubles nerveux, des manifestations cutanées (eczéma, urticaire, etc.), des arthropathies (nodosités digitales), des troubles généraux de la nutrition, etc.... Certains malades atteints de dilatation atonique présentent en effet un teint jaunâtre indiquant que leur foie est altéré dans son fonctionnement; des urines riches en principes aromatiques etc... un ensemble de troubles qui rendent vraisemblable l'hypothèse d'une auto-intoxication; toutefois il est à remarquer que l'on n'a pu isoler les poisons qui détermineraient ces différents troubles. Raison plus probante encore et d'ordre clinique : chez les malades atteints de sténose avec stase, c'est-à-dire dans les cas où les fermentations sont le plus intenses, l'auto-intoxication est loin d'être évidente ; chez les cancéreux avec sténose les symptômes de toxémie apparaissent plutôt comme la conséquence du cancer que comme celle de la stase, et chez les ulcéreux la sténose, même très prononcée, n'amène d'autres troubles que ceux qui résultent de l'insuffisance de la nutrition.

Suivant ses causes la myasthénie a une évolution variable. Lorsqu'elle dépend surtout d'un état constitutionnel, il est bien difficile de la faire disparaître. On ne peut qu'améliorer les troubles fonctionnels par les moyens que nous passerons en revue. Est-elle la conséquence d'une des causes acquises énumérées précédemment, on a plus de prise sur la myasthénie, si sa cause peut être combattue efficacement.

ADHÉRENCES

Le retard à l'évacuation peut être déterminé par les adhérences périgastriques qui entraînent le jeu normal de la musculature.

Les adhérences pourraient être étudiées avec l'ulcère car elles sont habituellement déterminées par lui ; toutefois elles peuvent être dues à d'autres causes, notamment à la cholécystite. Dans certains cas on constate que l'estomac est relié à la paroi abdominale, au côlon, à l'intestin grêle, sans que l'on puisse préciser la cause qui a déterminé la périgastrite adhésive.

Les adhérences peuvent siéger en tous les points de la surface de l'estomac et être plus ou moins étendues, mais elles sont habituellement localisées à la région pylorique, lieu d'élection de l'ulcère, et aussi en raison de la proximité de la vésicule biliaire.

Après les adhérences de la région pylorique viennent par ordre de fréquence les adhérences de la région de la petite courbure qui avoisine la cardia, où siège fréquemment l'ulcère. Ces adhérences relient l'estomac en arrière au pancréas ou en avant au lobe gauche du foie. Les adhérences de la face antérieure sont rares, parce que l'ulcère siège rarement à son niveau ; celles de la grande courbure le sont également, en raison des déplacements qu'elle subit suivant que l'estomac est vide ou rempli, particularité qui rend difficile la formation des adhérences.

Il est exceptionnel de rencontrer une symphyse généralisée. Les signes et symptômes des adhérences sont assez imprécis, car ils varient quelque peu suivant le siège de la lésion.

La palpation ne donne guère de renseignements ; elle peut même induire en erreur en permettant de constater l'épaississement de l'estomac qui conduit au diagnostic erroné de tumeur.

L'estomac étant peu dilaté ou même souvent rétracté on ne peut obtenir le bruit de clapotage.

L'insufflation donne au contraire des indications précises en montrant que l'estomac est immobilisé, que la grande courbure ne subit pas de déplacement.

La radioscopie pourra parfois être d'un grand secours pour le diagnostic ; elle montre l'existence de stase sans dilatation.

Le cathétérisme fait souvent reconnaître la stase, quand les adhérences siègent au niveau de la région pylorique.

Les troubles fonctionnels n'ont rien de pathognomonique ; les douleurs ne font jamais défaut, mais sont variables dans leur intensité ; parfois ce sont plutôt des sensations de pesanteur plus ou moins pénibles que des douleurs véritables. Elles sont déterminées par l'ingestion des aliments et indépendantes de la nature de l'alimentation, ce qui peut constituer une présomption en ce qui concerne leur cause, surtout si l'on constate en même temps qu'elles sont provoquées par les mouvements et notamment par ceux qui intéressent l'abdomen et par la station debout.

Les vomissements sont très variables. Ils sont fréquents dans le cas d'adhérences pyloriques entraînant la sténose. Il existe fréquemment une douleur à la pression au-dessous des fausses côtes gauches ; cette localisation est assez significative. Parfois des accès fébriles surviennent, en cas de poussées inflammatoires. Ajoutons pour compléter ce tableau que l'on peut observer les conséquences habituelles de toute gastropathie douloureuse et entraînant l'élaboration vicieuse des aliments, c'est-à-dire le retentissement sur le système nerveux, d'où des erreurs possibles de diagnostic, car l'on peut être enclin, si l'on ne procède à un examen très méthodique et si l'on ne tient pas compte des antécédents d'ulcère, à mettre tous les troubles fonctionnels observés sur le compte d'une gastro-névrose.

Lorsque les adhérences sont déterminées par une cholécystite, l'ictère peut exister.

Les adhérences pyloriques sont les plus aisées à reconnaître ; ce sont celles qu'il faut souhaiter au malade, car elles déterminent des signes de sténose et le médecin est vite amené à proposer l'intervention qui mettra un terme à ses souffrances.

Dans le cas d'adhérences de la petite courbure, de la région précardiaque, ce sont les douleurs qui constituent le symptôme dominant ; elles s'irradient vers l'épaule gauche, elles s'exagèrent lorsque le malade est debout. Le diagnostic est facilité, si l'on tient compte des signes antérieurs et actuels d'ulcère chronique.

Il est inutile d'énumérer les causes possibles d'erreur ; la principale est celle consistant à prendre pour un cancer la plaque indurée que l'on peut constater parfois à la palpation.

DILATATION

Jusqu'à Duplay père (1833) la dilatation n'eut pas d'histoire clinique ; c'était une simple trouvaille d'autopsie. Dans le mémoire de Duplay publié dans les *Archives de médecine* se trouvent exposés magistralement certains signes de la dilatation : la fluctuation, le bruit de succussion, les renseignements donnés par la percussion, etc. Ultérieurement on distingua les dilatations avec sténose et les dilatations sans sténose (Widman et Lieutaud, 1843 et 1852). Les travaux de Cruveilhier, de Chomel eurent surtout pour résultat de vulgariser les signes de la dilatation ; Chomel fit du clapotage un signe pathognomonique. Jusqu'à une époque récente les questions relatives aux causes de la dilatation sans sténose avaient été laissées dans l'ombre ; en 1884 le professeur Bouchard fit à la Société Médicale des Hôpitaux une communication retentissante.

Il insista sur la fréquence de la *dilatation* qu'il avait retrouvée chez 30 pour 100 de la totalité des malades et lui attribua la plupart des manifestations à distance que l'on observe chez les gastropathes ; il fit de ces manifestations des symptômes d'ordre toxique....

Aujourd'hui la théorie de l'auto-intoxication a perdu de sa faveur et l'on sait que les troubles nerveux, que les troubles de la nutrition peuvent s'observer chez la plupart des gastropathes, qu'ils présentent ou non de la dilatation. On ne reconnaît plus à la dilatation le rôle pathogénique qui lui a été attribué; elle est reléguée au rang de syndrome dont les causes peuvent être variables et dont la cause doit être traitée.

Pour M. Bouchard, l'estomac est dilaté quand il ne peut plus se rétracter alors qu'il est vide; le seul signe pathognomonique admis par cet auteur est le bruit de clapotage. « Il faut, dit M. Bouchard, que le clapotage soit perçu chez une personne à jeun. Si vous ne l'entendez pas du premier coup, vous ne devez pas affirmer que l'estomac n'est pas dilaté pour cela. Il peut être aplati et tomber flasque derrière la paroi abdominale comme un tablier; mais, si vous introduisez un tiers de verre d'eau dans un estomac dilaté, vous entendrez immédiatement le clapotage dans une région infiniment plus étendue qu'à l'état normal. Jamais chez l'homme sain le clapotage n'est perceptible quinze heures après un repas. J'accepte encore par courtoisie qu'il faille percevoir le clapotage au-dessous d'une ligne tirée de l'ombilic sur le point le plus proche du bord costal gauche, mais, en réalité, cette ligne importe peu.

« Tout estomac qui ne se rétracte pas quand il est vide est un estomac dilaté. La dilatation n'est pas la distension. Un estomac dilaté est un estomac forcé, dont la cavité n'est que virtuelle quand il est vide, parce que ses parois s'accolent, mais qui n'est plus capable de s'amoindrir en se rétractant. »

Ajoutons que le bruit de clapotage constaté, non plus le matin à jeun, à longue distance du repas du soir, mais six heures encore après un repas, est déjà un indice d'atonie.

On voit que pour M. Bouchard le bruit du clapotage est un indice qui suffit à caractériser la dilatation; cette opinion n'est plus admise aujourd'hui. Il est acquis en effet que les bruits hydro-aériques qui constituent le bruit de clapotage peuvent se produire dans un estomac de volume normal; d'autre part, le bruit de clapotage est également perçu dans la dislocation verticale qui se complique souvent de dilatation, mais non nécessairement. A jeun, sans introduction préalable de liquide dans l'estomac, le bruit de clapotage est l'indice certain d'une sténose, car tout estomac, en l'absence d'un obstacle mécanique, est vide, le matin au réveil. Après introduction d'eau, le bruit de clapotage, perçu également le matin à jeun, est un indice d'atonie.

Des considérations qui précèdent on peut inférer qu'il ne suffit pas de constater le clapotage pour affirmer la dilatation: on ne doit considérer comme dilaté qu'un estomac qui est augmenté de volume et pour constater cette augmentation il faut avoir recours à d'autres moyens d'exploration.

On doit rechercher la limite inférieure de l'estomac et aussi sa limite supérieure, car il ne suffit pas de constater l'abaissement de sa limite inférieure, l'estomac pouvant être abaissé en cas de ptose, sans être pour cela dilaté. A cet effet, on utilise la percussion aidée de l'insufflation; celle-ci est le plus souvent indispensable, car il peut être difficile de distinguer la sonorité stomacale d'un estomac atone de la sonorité intestinale; il importe seulement de ne pas distendre trop violemment l'estomac par une insufflation excessive, car l'estomac dont la musculature est affaiblie se laisse distendre très facilement et l'on pourrait croire indûment à l'existence d'une dilatation beaucoup plus considérable que celle qui existe en réalité. Dans le chapitre qui traite des moyens d'exploration de l'estomac a déjà été exposée la technique de la percussion et de l'insufflation.

Avant de procéder à la percussion et à l'insufflation, il est nécessaire d'inspecter la paroi abdominale et de la palper; on peut ainsi apprécier le degré de résistance de la paroi abdominale et surtout constater les contractions toniques ou les ondulations péristaltiques qui existent dans le cas de sténose.

La morphologie de l'estomac dilaté, qui devient apparent à la suite de l'insufflation est assez variable suivant le degré de la dilatation, suivant que l'estomac est en état de dislocation verticale en même temps que ptosé, suivant encore que des adhérences périgastriques l'immobilisent dans une certaine étendue ou bien encore que l'estomac est biloculaire.

Après avoir recherché la succussion, le clapotage, palpé, percuté et insufflé l'estomac, il faut pratiquer le cathétérisme qui permet de rechercher la stase.

On doit encore utiliser les renseignements que donne la radioscopie; l'étude du remplissage de l'estomac donne en effet le moyen d'affirmer si un estomac est dilaté ou non et devient une ressource précieuse dans le cas où l'ectasie n'est pas considérable et où, par conséquent, les procédés usuels du diagnostic peuvent être mis en défaut (Leven et Barret). Lorsqu'on fait ingérer 40 à 50 centimètres cubes d'eau à un sujet normal, on voit le niveau du liquide s'élever très haut. Ce niveau ne sera pas plus élevé après l'ingestion de 250 à 300 centimètres cubes.

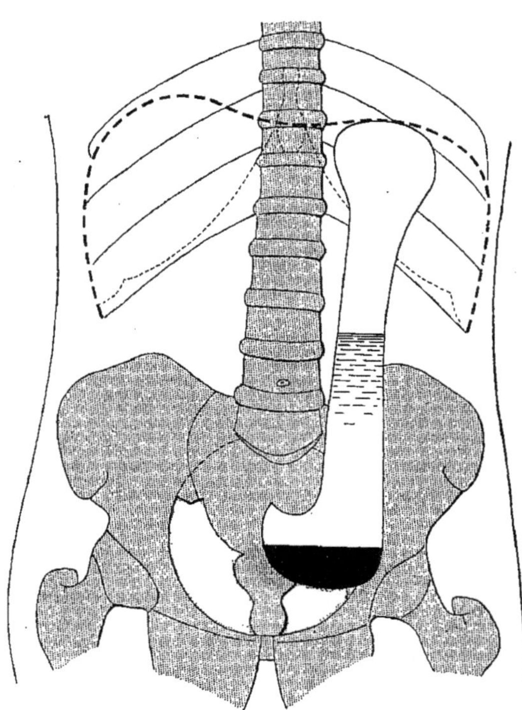

Fig. 11. — Dilatation myasthénique.

Quand l'estomac est dilaté, le liquide s'accumule dans le fond de l'estomac et il faut plusieurs centaines de grammes pour atteindre le niveau auquel 40 centimètres cubes de liquide s'élèvent dans un estomac normal ; dans l'estomac dilaté, le niveau s'élève proportionnellement à la quantité absorbée. Il en est ainsi parce que normalement, pendant toute la durée du remplissage, l'estomac adapte constamment ses parois à son contenu, alors que cette adaptation cesse quand il est atone et dilaté (ou distendu artificiellement par des gaz). Au point de vue radioscopique G. Leven et G. Barret considèrent que l'estomac dilaté est celui dont le remplissage n'est plus normal ; on ne doit, suivant eux, tenir aucun compte du volume de l'estomac, du clapotage pour la détermination de la dilatation ; en effet de très grands estomacs descendant sous l'ombilic peuvent ne pas être dilatés, tandis que des estomacs courts, mais atones, peuvent l'être. D'autre part, certains estomacs dilatés ne clapotent pas, alors que des estomacs clapotent sans être dilatés. La radioscopie montre encore l'abaissement de la limite inférieure, l'élargissement du fond de l'estomac, etc. (fig. 11). Ajoutons, pour terminer ce qui a trait aux renseignements donnés par la radioscopie, que, sur certains estomacs dilatés, elle montre un rétrécissement qui donne l'aspect de l'estomac biloculaire. Il est facile de donner l'explication de cette image radioscopique : « l'estomac s'applique au diaphragme dans sa partie supérieure, sur une surface assez étendue ; le poids du contenu gastrique exerce une traction sur la partie inférieure distendue de l'estomac ; c'est sous l'influence de cette traction que s'étrangle, sur une certaine longueur, le segment supérieur vertical de l'estomac.

Il est facile de vérifier l'exactitude de cette explication en soulevant la partie inférieure de l'estomac, en refoulant du bas en haut avec la main son contenu qui passe à travers ce rétrécissement temporaire, en lui rendant sa largeur réelle, primitive.

« Il en est tout autrement dans l'estomac biloculaire vrai où le calibre du trajet rétréci n'est pas modifié par la même manœuvre. » (G. Leven et G. Barret.)

Nous venons d'indiquer les moyens de reconnaître que l'estomac est dilaté ; nous devons rechercher maintenant pourquoi il est dilaté et comment on peut distinguer les diverses variétés de dilatation envisagées suivant leurs causes.

Nous admettons trois variétés de dilatation :

a) La dilatation par obstacle mécanique siégant au pylore ;

b) La dilatation par affaiblissement de la paroi musculaire, par myasthénie.

c) La dilatation par troubles évolutifs.

a) La *dilatation due aux sténoses pyloriques* est décrite dans un chapitre spécial, justifié par l'importance qu'ont prise les sténoses, surtout depuis qu'on a appris à mieux les diagnostiquer et à les traiter chirurgicalement ; afin d'éviter des répétitions nous ne pouvons, à cette place, que résumer en peu de mots les traits distinctifs des dilatations par sténose.

Ce qui caractérise essentiellement ces dilatations c'est l'existence de la stase gastrique démontrée par le cathétérisme ; l'estomac contient généralement, le matin à jeun, une bouillie très abondante. A ce signe capital il convient d'en ajouter un autre, tout autant pathognomonique : ce sont les ondulations et les contractions en masse de l'estomac. Quant à la dilatation elle peut être considérable, modérée ou même nulle (dans les cas de sténose très serrées et à marche rapide où l'estomac expulse son contenu dès l'ingestion des aliments) ; on ne peut donc conclure de l'étendue de la dilatation à la cause de la dilatation.

Des troubles fonctionnels, les plus saillants sont les douleurs tardives (syndrome pylorique) et surtout les vomissements espacés, abondants, contenant des débris d'aliments, ingérés parfois depuis plusieurs jours....

b) La *dilatation myasthénique* a été déjà décrite dans la partie de ce chapitre qui traite de la myasthénie gastrique. C'est cette variété de dilatation qui a été décrite par G. Sée et Mathieu sous le nom de dilatation nervo-motrice

Quel que soit le degré de l'atonie gastrique, et l'étendue de la dilatation, il n'existe pas de stase alimentaire ; mais on peut parfois retirer quelques centimètres cubes de suc gastrique actif.

La paroi épigastrique est en général déprimée, flasque ; il est impossible de réveiller la contraction tonique de l'estomac en excitant la paroi à l'aide de la percussion ; on obtient difficilement du liquide après le repas d'épreuve, par le cathétérisme, si l'on n'a recours à l'aspiration. Quant au chimisme stomacal, bien que variable il présente fréquemment le type hypopeptique dans les cas anciens.

La dilatation atonique est encore caractérisée par des causes que nous avons mentionnées en traitant de la myasthénie ; elle est l'apanage des débilités congénitaux ou par maladie acquise, des inanitiés, des neurasthéniques.

M. Hayem n'admet guère la dilatation atonique primitive ; pour cet auteur, dans la plupart des cas classés sous cette étiquette, c'est la gastrite qui est le point de départ de la dilatation.

La prolongation des digestions due à cette gastrite, puis leur subintrance déterminent un excès de travail de l'estomac d'où une dilatation hypertrophique à laquelle succède ultérieurement l'atrophie de la tunique musculaire et l'atonie irrémédiable.

Cette explication est peut-être applicable à un certain nombre de cas de dilatation atonique, mais elle ne peut être, suivant nous, étendue à la généralité d'entre eux. L'existence de la dilatation atonique primitive par myasthénie est démontrée par la pratique journalière. Ne l'observe-t-on pas chez les débiles, les neurasthéniques, etc., et ne la voit-on pas disparaître sous l'influence des moyens qui combattent l'asthénie ?

c) Nous venons de voir que la *dilatation par troubles évolutifs* comprend pour M. Hayem l'immense majorité des cas de dilatation.

On admet que l'estomac se vide seulement quand il a accompli tout le travail digestif qu'il est susceptible d'effectuer et que le jeu du pylore est sous la dépendance du fonctionnement de la sécrétion glandulaire. Or la prolongation des digestions est la conséquence des gastrites hyperpeptiques avec hypersécrétion ; ce sont donc ces gastrites qui conduisent à la dilatation.

Toutefois celle-ci n'est pas la conséquence inéluctable de cette variété de gastrite ; il faut encore, pour que la dilatation puisse se produire, qu'il y ait surcharge alimentaire ; or celle-ci n'est possible que si les malades s'alimentent suffisamment ou avec excès, de telle sorte que les digestions deviennent subintrantes. Or cette condition ne se trouve réalisée que dans les formes de gastrite hyperpeptique qui évoluent sans douleur. Dans les formes douloureuses les malades sont conduits à restreindre leur alimentation ou bien sont pris de vomissements s'ils mangent trop ou ne s'astreignent à aucun régime, de sorte que la subintrance des digestions ne se produit pas chez eux.

Dans le premier cas l'estomac n'est vide à aucun moment de la journée ; il ne parvient péniblement à se débarrasser de son contenu que vers le matin ; il en résulte une surcharge de l'estomac qui, à la longue, amène un affaiblissement de la tunique musculaire et l'atonie ; toutefois cette phase myasthénique n'est pas primitive. Elle est précédée, d'après M. Hayem, d'une phase de dilatation avec hypertrophie de l'organe. D'ailleurs lorsqu'à la longue la gastrite hyperpeptique se transforme en gastrite atrophique avec diminution de la sécrétion, la digestion stomacale devient pour ainsi dire nulle, l'estomac peut se vider plus rapidement et se rétracter ; cette éventualité s'observe surtout dans les formes de gastrite hyperpeptique à évolution rapide; la dilatation ne persiste et ne devient atonique que quand la phase d'atrophie a été précédée d'une très longue période de digestions subintrantes…. On observe alors cet état paradoxal de faible pouvoir digestif, de sécrétion glandulaire amoindrie et de dilatation persistante.

La dilatation par troubles évolutifs est surtout appréciable deux ou trois heures après les repas, parce qu'à ce moment l'estomac s'est laissé distendre et qu'on y détermine aisément le bruit de clapotage, le bruit de succussion.

On peut parfois chez les malades amaigris voir l'estomac se dessiner derrière la paroi abdominale.

A une période plus avancée de la digestion, par exemple six heures après le repas de midi, l'estomac tend à remonter et le bruit de clapotage disparaît, à moins que la dilatation ne soit très prononcée et très ancienne.

En tout cas l'estomac se vide pendant la nuit; il n'existe pas de stase, mais le clapotage apparaît le matin, à jeun, si l'on fait absorber au malade un tiers de verre d'eau.

L'examen du chimisme démontre l'existence de l'hyperpepsie avec hyperchlorhydrie. Deux ou trois heures après le repas d'épreuve on peut encore obtenir du liquide, dans certains cas. Ce liquide est obtenu sans difficulté, par simple expression, sans que l'on ait besoin d'avoir recours à l'aspiration.

Ce qui caractérise encore la dilatation par troubles évolutifs, ce sont les variations qu'elle présente d'un moment à l'autre. Pour peu que l'on réduise l'alimentation, qu'on règle sévèrement le régime, on peut constater la disparition rapide de la dilatation; celle-ci est au contraire exagérée, à la suite de repas trop copieux.

Le traitement qui vise directement la sécrétion glandulaire a la même influence sur la dilatation, ce qui démontre le bien fondé de la théorie de la dilatation par troubles évolutifs.

Tels sont les signes de la dilatation en général et les caractères distinctifs des différentes variétés de dilatation. Il importe de distinguer celle-ci de la ptose et de la dislocation verticale. Le diagnostic de la ptose n'est guère possible que par la radioscopie; quant à celui de la dislocation verticale, il nécessite le concours de l'insufflation qui démontre l'abaissement de la petite courbure. La dilatation complique d'ailleurs souvent la dislocation verticale, de telle sorte qu'il faut tenir compte surtout des circonstances étiologiques pour apprécier l'enchaînement des troubles morbides.

GASTROPLÉGIE

La paralysie aiguë de l'estomac ne peut rentrer dans le cadre des dilatations qui viennent d'être étudiées.

Accident fort rare, elle s'observe soit chez les hystériques, soit à la suite d'un traumatisme ayant porté sur l'abdomen, soit surtout à la suite d'une laparotomie. Il est probable qu'elle est sous la dépendance d'une altération du sympathique abdominal.

On constate un ballonnement souvent considérable de toute la partie sus-ombilicale de l'abdomen, ballonnement dû à la distension par les gaz de l'estomac paralysé.

Les aliments, les liquides s'accumulent dans l'estomac et ne sont évacués que par regorgement. L'énorme distension de l'estomac a pour conséquence une gêne épigastrique considérable, une dyspnée excessive, des palpitations, etc.

De plus des phénomènes généraux de collapsus avec pouls filiforme, accéléré, abaissement de la température se produisent.

La mort est une terminaison fréquente de la gastroplégie.

B. ACCÉLÉRATION DE L'ÉVACUATION
DE L'ESTOMAC

L'accélération de l'évacuation de l'estomac est beaucoup moins fréquente que le retard à l'évacuation.

Elle peut être la conséquence de troubles évolutifs, c'est-à-dire qu'elle s'observe dans la gastrite atrophique avec digestions à peu près nulles, sécrétion appauvrie ; elle peut être encore la conséquence de troubles exclusivement moteurs, dans les cas où il existe une incontinence du pylore.

Incontinence du pylore. — Celle-ci est due à une lésion organique, à un cancer ayant détruit le pylore par le mécanisme de l'ulcération ou bien déterminant une infiltration de ses parois qui empêchent le jeu normal du sphincter.

On peut constater assez facilement l'incontinence du pylore au moyen de l'insufflation ; en effet les gaz passent de l'estomac dans l'intestin et tout l'abdomen se météorise (Ebstein) ; la radioscopie démontre également le passage rapide des aliments à travers le pylore. D'autre part la lientérie est un phénomène habituel.

Lorsque l'évacuation se fait plus rapidement qu'à l'état normal, sans qu'il y ait incontinence du pylore, la diarrhée chronique avec lientérie est également le principal trouble fonctionnel. Le traitement de la gastrite par les moyens appropriés, notamment par le képhir, provoque la guérison de cette diarrhée des hypopeptiques, en même temps qu'il en démontre la cause.

C. TRAITEMENT DES TROUBLES MOTEURS

Les considérations qui précédent démontrent suffisamment que le traitement des différents troubles moteurs est essentiellement celui de la cause qui les a provoqués.

SPASME DU PYLORE. — Le spasme est habituellement la conséquence d'une lésion organique ; il ne peut donc disparaître complètement et définitivement que si l'on parvient à lever l'obstacle ; toutefois, même dans les cas — et ce sont les plus fréquents — où le spasme est lié à une lésion du pylore, il peut être exagéré par une alimentation trop abondante ou mal réglée, par des médications irritantes, par des influences générales d'ordre nerveux et l'on peut parvenir à le modérer ou le supprimer, au moins temporairement, en s'adressant à ses causes provocatrices. On constate alors souvent qu'une sténose, en apparence très serrée, n'est qu'une sténose incomplète compatible avec l'existence, le maintien d'un état général relativement satisfaisant.

Pour combattre le spasme chez les malades atteints de sténose, il importe tout d'abord de prescrire le *repos au lit*, qui modère l'excitabilité nerveuse réflexe ; de supprimer l'alimentation mixte et de soumettre le malade au *régime lacté absolu*, puis à un régime de potages au lait, de purées, etc., qui comporte pour l'estomac un minimum d'irritation.

Il faut, d'autre part, supprimer toutes les médications irritantes et prescrire par contre celles qui par des mécanismes divers peuvent agir sur l'élément spasmodique. Les nervins : *opiacés*, *belladone*, etc., sont utiles, mais moins que les *alcalins* administrés à doses suffisantes et que le *sous-nitrate de bismuth* dont l'emploi à fortes doses (15-20 grammes par jour) est devenu classique depuis Kussmaul et Fleiner.

La révulsion sur la région épigastrique à l'aide de la *compresse humide chaude*, du *sac caoutchouté rempli d'eau chaude* complète l'ensemble des moyens que l'on peut opposer utilement au spasme dans les affections du pylore.

Le même traitement est d'ailleurs applicable aux cas où le spasme complique les dyspepsies douloureuses (gastrite hyperpeptique avec hyperchlorhydrie), sans obstacle organique. Dans les gastro-névroses il faut insister sur les moyens propres à modérer l'excitabilité nerveuse : repos prolongé, hydrothérapie tiède, changement de milieu, etc, sans négliger l'influence de la psychothérapie.

MYASTHÉNIE. — Contre la myasthénie sont surtout utiles les moyens propres à modifier l'état général des malades, à renforcer la résistance de l'organisme affaibli par une maladie antérieure, à supprimer l'asthénie nerveuse.

Le *repos* est indispensable dans la plupart des cas et souvent le repos au lit est le prélude de tout traitement.

Au repos physique il est utile de joindre le repos moral chez les névropathes, les neurasthéniques ; aussi est-il souvent nécessaire de soustraire les malades à leur milieu habituel et de les *isoler* pendant un temps suffisant dans un établissement spécial où ils pourront bénéficier du repos, loin de toute préoccupation et où ils trouveront d'ailleurs à leur portée immédiate les ressources physiques qu'il convient d'utiliser.

La question du *régime* est des plus importantes à régler. S'il est parfois nécessaire de modérer l'alimentation, on est le plus souvent conduit à combattre l'insuffisance d'alimentation à laquelle les malades s'étaient condamnés, soit par crainte de souffrir, soit pour toute autre raison. Il faut procéder à la réalimentation en instituant des repas fréquents, sans craindre, dans ce cas, la subintrance des digestions ; en prescrivant les aliments qui sont le plus nourrissants sous un petit volume : pâtes cuites dans le lait, jaunes d'œuf ; le beurre, le fromage, la viande crue pulpée, etc. Il ne faut pas soumettre les malades au régime sec par crainte chimérique d'augmenter la dilatation ; on doit leur permettre de boire modérément au cours de chaque repas et de faire usage de préférence des boissons chaudes qui excitent d'ailleurs les contractions de l'estomac.

Sous l'influence de la réalimentation on constate habituellement la disparition graduelle de la dilatation.

Lorsque par le repos et par une alimentation bien réglée les malades ont repris des forces et du poids, il faut prescrire les différents moyens physiques : *hydrothérapie, gymnastique suédoise, massage général et local, électrothérapie* qu'il nous suffit d'énumérer, car ils sont étudiés avec tous les détails nécessaires soit dans le chapitre des gastro-névroses, soit dans celui qui traite des applications des moyens physiques.

Le port d'une *ceinture hypogastrique* soulage habituellement les myasthéniques, qu'il existe ou non de la ptose ; la sangle corrige les effets fâcheux de la diminution de la tension abdominale.

On peut employer avec avantage les toniques généraux tels que le fer, l'arsenic, les glycéro-phosphates, les combinaisons organiques phosphorées (phytine, lécithine, etc.) ; toutefois il faut être sobre dans l'emploi des médicaments) par la bouche et l'on aura recours de préférence à la voie hypodermique que l'on utilisera pour l'emploi du *cacodylate de soude*, de la *strychnine*.

On a proposé différents médicaments excito-moteurs destinés à exciter la tonicité et la contractilité de la tunique musculaire.

L'action des amers, de la noix vomique est douteuse ; nous en dirons autant de celle de l'ipéca que M. Mathieu donne après les repas à la dose de 2 à 5 centigrammes, associé au quinquina et au colombo, ou sous forme de teinture à la dose de quelques gouttes.

En somme le traitement de la myasthénie doit avoir pour note dominante le relèvement général de l'organisme.

Dilatation. — Il n'existe pas de traitement de la dilatation ; celui-ci se confond avec celui de la myasthénie gastrique qui vient d'être indiqué, ou bien avec celui des sténoses du pylore ou de la gastrite hyperpeptique.

Adhérences. — Le traitement médical peut toujours être tenté : régime lacté à peu près exclusif, applications chaudes sur l'épigastre ; mais lorsque le diagnostic est bien établi, que les phénomènes douloureux, l'entrave à la digestion rendent l'existence insupportable, il faut, sans hésiter, proposer une intervention : la *gastrolyse* ou libération des adhérences, sans oublier que parfois se produisent des récidives post-opératoires ; la *gastro-entérostomie*, traitement de choix de la périgastrite pylorique toujours associée à un ulcère, et des symphyses étendues. On est parfois conduit à réséquer la partie adhérente des fausses membranes.

Gastroplégie. — Dans le cas de gastroplégie, il est indiqué d'instituer une *diète absolue*, dont on corrige les effets déprimants par les *injections de sérum, d'huile camphrée*. On doit *laver l'estomac*, s'il existe des vomissements.

MODIFICATIONS DE L'APPÉTIT : ANOREXIE, BOULIMIE

Les remarquables travaux de Pawlow ont démontré expérimentalement ce que l'on soupçonnait depuis longtemps, à savoir que le contact des aliments avec la muqueuse gastrique n'est pas nécessaire pour provoquer la sécrétion du suc gastrique. La vue, l'odeur, la mastication des aliments, déterminent une sécrétion réflexe et Pawlow a donné, à juste titre, le nom de suc psychique ou suc d'appétit à celui qui est sécrété dans ces conditions.

Il est certain que la sécrétion de ce suc d'appétit doit jouer un rôle essentiel dans la production de l'appétit et que toutes les causes psychiques en même temps que physiques qui pourront amoindrir, exagérer cette sécrétion amèneront des modifications corrélatives dans la sensation d'appétit. L'expérience retentissante de Pawlow démontre, s'il en était besoin, l'influence du système nerveux sur la modification de l'appétit.

L'appétit peut être diminué ou exagéré.

A. ANOREXIE

La suppression de la sensation de faim porte le nom d'anorexie; elle peut être relative ou absolue.

La plupart des anorexiques continuent à s'alimenter par raison et sans répugnance, quand l'anorexie ne s'accompagne pas chez eux d'autres symptômes. Mais chez un certain nombre d'entre eux des nausées, des douleurs compliquent l'anorexie et l'alimentation devient alors pénible, parfois même impossible, d'où l'apparition tôt ou tard de phénomènes généraux graves dus à la dénutrition. D'autre part, l'état nerveux de ces malades, déjà précaire à l'origine, s'aggrave sous l'influence de l'insuffisance d'alimentation; il en résulte un cercle vicieux fort difficile à briser.

L'anorexie est un symptôme qui est sous la dépendance étroite du système nerveux. Il suffit de rappeler, qu'en dehors de tout état pathologique, les soucis, les émotions, tous les chocs nerveux peuvent faire disparaître instantanément l'appétit; que d'autre part, au cours des gastropathies, l'appétit plus ou moins conservé peut également disparaître sous l'influence des mêmes causes, du surmenage physique. On ne perdra pas de vue ces particularités dans le traitement de l'anorexie; on n'oubliera pas que la neurasthénie superposée à une affection organique peut être la cause principale de l'anorexie.

Non compliquée, l'anorexie est très variable dans son expression clinique. De nombreux malades éprouvent avant le repas une sensation de faim pressante et il leur semble qu'ils pourront faire honneur à un repas copieux; mais dès les premières bouchées ils sont rassasiés. Chez d'autres au contraire l'anorexie, absolue avant le repas, disparaît dès le commencement du repas, à la suite de l'excitation due à l'ingestion des aliments.

L'anorexie s'observe comme les autres symptômes : vomissements, douleurs, dans la plupart des gastropathies indistinctement, dans les gastropathies organiques comme dans les gastro-névroses; dans ces dernières elle peut constituer le symptôme capital ou même unique.

L'anorexie est un épiphénomène habituel dans les gastropathies des états infectieux et des maladies générales chroniques. Il y a toutefois lieu d'établir certaines distinctions parmi les maladies aiguës : ainsi l'anorexie dans certaines formes de grippe est invincible, absolue; elle est au contraire fugace dans les fièvres éruptives : rougeole, scarlatine, etc.... Dans certaines tuberculoses fébriles l'appétit est conservé et cette anomalie constitue même un bon élément de diagnostic dans les cas douteux.

L'anorexie peut persister pendant la convalescence des maladies aiguës, mais là encore il n'y a rien d'absolu.

Après la période fébrile de la grippe, l'anorexie peut persister; elle cesse au contraire habituellement, dans la fièvre typhoïde, avant même la défervescence définitive et après cette défervescence peut faire place à la boulimie.

D'ailleurs les réactions individuelles des malades, dans toutes les infections, ont peut-être autant d'importance que la maladie même dont ils sont atteints.

L'anorexie existe au cours des maladies chroniques, tantôt permanente, tantôt transitoire. Elle est habituelle au début de la tuberculose; dans cette dernière maladie la prédominance des troubles digestifs a permis de distinguer une forme dyspeptique. L'anorexie peut disparaître à une période plus ou moins avancée de la tuberculose et ce n'est pas un mince sujet d'étonnement que de constater la persistance d'un appétit moyen ou même excessif chez des tuberculeux atteints de grosses lésions, quand la fièvre n'existe pas d'une façon continue.

L'appétit disparaît chez les cardiaques, chez les brightiques avancés ; parfois la monotonie du régime imposé à ces malades peut venir associer son influence à celle des autres causes déterminantes dans ces cas. Elle est constante chez les urinaires ; sa persistance doit éveiller l'attention sur le fonctionnement de la vessie chez certains vieillards.

Chez les cancéreux elle est la résultante inévitable de l'empoisonnement, de l'état neurasthénique surajouté, etc....

Dans les anémies et dans tous les états pathologiques créés par de grands chocs, l'anorexie est un symptôme habituel.

Parmi les intoxications il en est une dont l'influence sur l'appétit est bien connue; c'est le *tabagisme*. C'est vraisemblablement autant par son influence générale sur le système nerveux que par les lésions de gastrite attribuées à la nicotine que le tabac crée l'anorexie. Ce qui permet d'émettre cette hypothèse, c'est la rapidité assez grande avec laquelle ce symptôme disparaît, quand on supprime l'influence du tabac, même chez des malades intoxiqués et anorexiques depuis de longues années.

Les mêmes considérations s'appliquent à l'anorexie des *alcooliques*.

L'anorexie n'est pas constante dans les *gastrites*, même invétérées. L'appétit est plutôt capricieux que supprimé; d'ailleurs l'anorexie est subordonnée à tellement d'influences contingentes qu'on ne peut toujours la rapporter à la gastrite ellemême. C'est surtout dans les gastrites atrophiques, dans l'apepsie que l'anorexie revêt un caractère particulier de constance, de ténacité. Elle est également très prononcée dans la gastrite des buveurs.

Il est à peine besoin de rappeler que l'anorexie est l'un des symptômes essentiels de l'embarras gastrique, avec l'état nauséeux.

C'est dans le *cancer* que l'anorexie s'observe le plus fréquemment et avec la plus grande ténacité. Souvent précoce, précédant de plusieurs mois l'apparition d'autres symptômes révélateurs, elle peut persister sans modifications jusqu'à la fin de la maladie. Chez un malade qui entre dans le cancer, sans que cette maladie ait été précédée d'une ancienne gastropathie, l'apparition de l'anorexie est particulièrement significative, de même que celle de l'amaigrissement, l'alimentation restant d'ailleurs suffisante. Il existe d'ailleurs des exceptions ; certains cancéreux conservent l'appétit pendant fort longtemps....

L'anorexie s'observe dans la *dyspepsie nervo-motrice*, atonique ; son intensité, sa persistance sont d'ailleurs très variables. L'amélioration de l'état général, l'éloignement des causes de dépression nerveuse qui ont pour corollaire un fonctionnement moins précaire de l'estomac, une évacuation plus rapide font réapparaître l'appétit....

L'anorexie nerveuse pure est bien connue depuis Briquet. Les travaux contemporains n'ont apporté qu'une contribution relativement peu importante à la description de cet auteur. L'anorexie nerveuse est exclusivement psychique, bien qu'il existe des formes mixtes où au déséquilibre nerveux se surajoutent des troubles digestifs qui ont précédé l'apparition de l'anorexie et pu jouer le rôle de cause prédisposante. L'anorexie nerveuse s'observe surtout dans l'hystérie ; elle est également fréquente chez les neurasthéniques et chez les aléniés.

L'anorexie hystérique s'observe surtout chez les jeunes filles, les jeunes femmes. A l'origine on peut retrouver des causes occasionnelles variables ; certains malades sont atteints d'affections organiques qui agissent par voie réflexe : appendicite chronique, déplacements utérins ; d'autres se plaignent d'éprouver différents troubles digestifs, tels que sensation de brûlure stomacale, spasme œsophagien faisant naître l'idée d'un rétrécissement des voies digestives, etc... ou bien à tort sont conduits peu à peu à l'anorexie par l'idée fixe d'éviter de grossir, de déformer la taille, etc.... Mais, dans certains cas, le point de départ de l'anorexie est purement psychique ; c'est une idée délirante que l'on retrouve à l'origine, ou bien le désir de se rendre intéressant, etc..... De toutes façons c'est une perversion de l'idéation, de la volonté qui doit être incriminée.

L'anorexie peut, chez les hystériques, constituer l'unique symptôme de la névrose ; chez certains d'entre eux elle est associée à diverses autres manifestations.

Les caractères essentiels de l'anorexie mentale sont, d'une part, l'optimisme des malades et, d'autre part, le maintien pendant un temps fort long, d'un bon état général, malgré l'insuffisance d'alimentation. « Pourquoi mangerais-je davantage? répond le malade aux sollicitations pressantes dont il est l'objet. Je me trouve fort bien et n'éprouve nullement le besoin d'augmenter mon alimentation. » C'est dans la constatation de son état de bien-être qu'il puise sans cesse les arguments pour résister aux conseils médicaux. Une fois implantée l'idée de refus de manger prend racine et devient d'autant plus rebelle qu'elle est plus ancienne. Mais si la quiétude de l'hystérique peut être indéfinie pour ainsi dire, il n'en est pas de même de l'état physique. Au bout d'un temps variable, parfois de plusieurs mois, le malade, qui jusqu'alors n'avait perdu qu'une minime partie de son poids, maigrit rapidement dans des proportions considérables ; la constipation devient opiniâtre, l'oligurie s'installe, la peau devient sèche et rugueuse ; les symptômes d'anémie s'accusent (vertiges, lipothymie, suppression des règles, etc...).

L'*anorexie des neurasthéniques* peut être provoquée directement par l'épuisement nerveux, mais souvent elle procède d'une conception fausse qu'a le malade de la nature de ses troubles digestifs. Il croit que moins il s'alimentera, moins il aura de malaises, aussi est-il amené à restreindre progressivement son alimentation. Il est vrai que ce qu'un raisonnement à point de départ inexact a créé, un autre raisonnement peut le défaire.

Nous reviendrons sur l'anorexie des hystériques et des neurasthéniques au chapitre des gastro-névroses.

Le TRAITEMENT de l'anorexie liée aux gastropathies doit s'inspirer à la fois, et dans des proportions sensiblement égales, de l'état local et des causes générales qui ajoutent leur influence à celle des lésions, des troubles chimiques et moteurs. Au contraire, dans le cas d'anorexie nerveuse pure, s'il convient de ne pas négliger de traiter les causes occasionnelles de différents ordres que l'on a pu constater, il faut avant tout instituer le traitement psychique....

Chez les gastropathes, il faut, comme lorsqu'il s'agit de traiter les douleurs, les vomissements, instituer une *hygiène générale*, un régime convenable ; supprimer les causes d'intoxication (tabac, alcool), de surmenage, de préoccupations ; parfois combattre l'anémie, l'épuisement nerveux par les moyens appropriés. L'influence de ce traitement général est parfois telle que l'on peut constater le retour de l'appétit, alors même que les examens de suc gastrique, que la détermination du pouvoir moteur indiquent encore un état morbide très accentué.

Qu'il nous suffise d'insister sur la nécessité de prescrire une alimentation non excitante, le repos (à la campagne de préférence), l'hydrothérapie, le massage, la gymnastique suédoise, etc....

Il faut être très sobre de médicaments, tout au moins de ceux qui ont la réputation de combattre directement l'anorexie, tels que les *amers*, car leur action est douteuse dans bien des cas, en tous cas fugace, et leur impuissance se révèle quand on se borne à les prescrire isolément, sans le concours des autres moyens précités. Plus efficaces sont ceux qui agissent en décongestionnant la muqueuse, en favorisant l'évacuation de l'estomac, comme les *alcalins* administrés à jeun, les mélanges de sulfate de soude, de bicarbonate et de chlorure de sodium, le sel naturel de Carlsbad dont le pouvoir excito-moteur n'est pas douteux.

Les acides, notamment l'acide chlorhydrique, n'ont jamais donné entre nos mains de résultats appréciables.

Divers autres médicaments tels que le persulfate de soude ont été préconisés récemment. Nous n'estimons pas que leur usage soit suffisamment justifié.

Bien que le *fer* soit un irritant de l'estomac et que son usage prolongé entraîne fréquemment la gastrite médicamenteuse avec anorexie, il est des cas où sa prescription s'impose chez les malades dont l'anorexie dépend uniquement de l'insuffisance sécrétoire et des altérations sanguines liées à la chlorose, aux anémies. Fréquemment après une quinzaine de jours d'une préparation ferrugineuse les chlorotiques accusent le retour de l'appétit. Il importe seulement de choisir judicieusement la préparation ferrugineuse, car il en est qui sont moins bien tolérées que les autres; le protoxalate de fer, le citrate de fer ammoniacal sont celles que nous recommandons de préférence. D'autre part nous conseillons d'employer par la voie sous-cutanée les médicaments tels que la strychnine, le cacodylate de soude, le glycéro-phosphate de soude qui ont une réelle efficacité contre l'asthénie des épuisés, des surmenés.

Parmi les innombrables amers il en est que l'expérience a consacrés depuis longtemps comme le quassia amara, la gentiane, le colombo, l'écorce d'orange amère, etc..., d'autres, d'un usage plus récent, comme le condurango, qui sont également recommandables. Nous utilisons volontiers les macérations, les extraits fluides de préférence aux teintures, bien que la quantité d'alcool représentée par les doses usuelles de ces teintures soit minime. Puisque nous sommes conduits à citer l'*alcool*, indiquons que son emploi n'est pas contre-indiqué dans toutes les formes d'anorexie. S'il faut s'en abstenir dans les gastrites confirmées, notamment dans les gastrites des buveurs, dans les gastrites d'origine toxique, son emploi à doses modérées est au contraire licite dans les myasthénies gastriques, dans les formes de gastropathies où les troubles moteurs prédominent et sont eux-mêmes sous la dépendance de l'épuisement nerveux. Nous avons constaté souvent — et Chomel avait déjà fait cette remarque — que dans ces cas l'emploi du vin de bonne qualité et à doses modérées stimulait le réveil de l'appétit.

Parmi les médicaments à éviter citons l'orexine, qu'en dépit de nombreuses réclames nous considérons comme un médicament plus nuisible qu'utile.

Les *moyens locaux physiques* : compresses froides, massage, galvanisation contribuent dans la dyspepsie nervo-motrice à combattre l'anorexie.

Le lavage de l'estomac, dans les cas de stase alimentaire, en débarrassant la muqueuse des substances irritantes qui l'encombrent, constitue le seul moyen palliatif d'atténuer passagèrement l'anorexie profonde dont sont atteints les malades dont la sténose est causée par un cancer; dans les sténoses d'autre origine l'appétit n'est pas toujours supprimé. Le gavage de l'estomac peut être utile dans certains cas où l'épuisement nerveux ancien et profond a déterminé chez les malades un tel dégoût pour la nourriture que l'alimentation est devenue particulièrement pénible. Il n'est pas douteux que l'introduction des aliments en quantité suffisante, par ce moyen, peut déterminer une stimulation sécrétoire rapide, que l'emploi judicieux de tous les moyens rationnels ne provoque que lentement. Il est à remarquer que la digestion des aliments introduits par le tube se fait plus facilement dans ces cas que celle des aliments absorbés directement; l'explication de ce fait n'est pas aisée à donner.

Lorsque chez un dyspeptique convenablement traité, sevré de médications irritantes, l'anorexie se prolonge, on doit en conclure que l'élément neurasthénique surajouté domine la scène et c'est cet état nerveux surtout qu'il faut s'appliquer à combattre. Une psychothérapie méthodique dissipera, chez le malade qui se croit souvent atteint d'une affection incurable, l'inanité de ses craintes; elle lui démontrera la nécessité d'une alimentation suffisante, lui persuadera que l'intensité des phénomènes subjectifs de la dyspepsie augmente par suite de la dépression nerveuse consécutive à l'alimentation restreinte.

Le malade ne mangeant pas parce qu'il souffre et souffrant parce qu'il ne mange pas, il y a un intérêt majeur à rompre le cercle vicieux en ramenant l'alimentation au taux normal.

Si la *psychothérapie* joue presque toujours un rôle dans le traitement de l'anorexie organique, elle constitue le principal élément du traitement dans l'anorexie mentale; mais, chez les hystériques, elle demeure inefficace, tant que la malade n'est pas séparée du milieu familial, où souvent s'exercent des influences contradictoires, tant que l'on ne réalise pas un *isolement* absolu et de durée suffisante.

En général, dès les premiers jours de l'isolement, la malade accepte quelques aliments et la réalimentation peut se faire progressivement, souvent avec une facilité quelque peu étonnante. La guérison complète est obtenue en général, au bout de quelques semaines, mais on ne doit rendre la liberté aux malades, que lorsqu'ils ont regagné le poids perdu et se maintiennent à ce poids, et surtout lorsque l'état mental, cause première de l'anorexie, paraît radicalement et définitivement modifié. Ajoutons que, quoi qu'on ait dit, les récidives ne sont pas exceptionnelles.

B. BOULIMIE, POLYPHAGIE

BOULIMIE-POLYPHAGIE. — La boulimie est l'exagération de la faim normale ; elle coïncide habituellement avec la polyphagie qui est le besoin d'ingérer une grande quantité d'aliments ; toutefois elle peut en être indépendante, car nombre de malades boulimiques sont très vite rassasiés. Il en résulte ce fait paradoxal que certains boulimiques sont en même temps des inanitiés parce qu'ils se nourrissent insuffisamment. L'obstacle à l'alimentation est dû habituellement aux sensations douloureuses qui suivent l'absorption des premiers aliments. En somme la boulimie n'est souvent qu'une fausse faim, puisque cette sensation ne correspond pas toujours à un besoin réel d'alimentation.

La boulimie s'accompagne de troubles divers dont la coexistence démontre qu'elle n'est pas un phénomène physiologique. Ce sont le plus souvent des douleurs, des crampes, parfois des aigreurs, des vomissements pituiteux, œsophagiens ; dans d'autres circonstances des nausées, particulièrement chez les femmes enceintes. La coïncidence des nausées peut contribuer à faire méconnaître la nature des troubles digestifs et amener le médecin à prescrire indûment une diète rigoureuse, alors que l'ingestion des aliments s'impose au contraire comme le remède essentiel. Chez certains malades la sensation impérieuse de faim s'accompagne de défaillance ou revêt une forme anxieuse et constitue une véritable obsession. Dans ces formes où le trouble mental est porté au suprême degré, on constate des vertiges, des sueurs froides, des lipothymies, une asthénie extrême. Les malades ont une telle angoisse qu'ils arrivent, lorsqu'ils sont à court d'aliments à absorber tout ce qui se trouve à leur portée : feuilles d'arbres, papier, etc.... Il est à remarquer que ce sont ceux précisément qui sont rassasiés par une quantité très minime d'aliments.

La boulimie s'observe dans les circonstances les plus diverses, en dehors des gastropathies primitives : chez nombre de *convalescents* et chez les typhiques en particulier, chez certains *tuberculeux*, chez les malades dont l'alimentation est entravée par un obstacle (*sténose œsophagienne*, etc...), chez ceux qui sont atteints *d'helminthiase*, dans certaines affections de l'encéphale : *tumeurs, paralysie générale* et enfin dans *l'aliénation mentale*.

Chez les *dyspeptiques* elle est relativement rare ; on ne la constate que chez les dyspeptiques nerveux et particulièrement chez les hyperchlorhydriques. On a incriminé chez eux l'action excitante de l'acide chlorhydrique sur la muqueuse ; cette pathogénie est admissible, mais non moins admissible est celle à laquelle nous nous rattachons et qui attribue la boulimie à un trouble nerveux primitif dont peut dépendre l'hyperchlorhydrie elle-mème. La boulimie des dyspeptiques s'accompagne habituellement de polyphagie.

Il n'en est pas de même de la *boulimie nerveuse proprement dite*, où la satiété est immédiate, ainsi qu'il a été dit plus haut. Elle se caractérise par la bizarrerie de ses allures ; elle survient par crises pouvant alterner avec l'anorexie, par la coexistence avec divers stigmates hystériques ou neurasthéniques, avec des phobies, etc....

Si l'influence des troubles chimiques et moteurs sur la boulimie est discutable dans les gastropathies, elle est nulle dans la boulimie nerveuse qui paraît être une névrose de la sensibilité spéciale de l'estomac. Les deux examens de suc gastrique en séries que nous avons faits chez des boulimiques neurasthéniques ne nous ont pas révélé de modifications appréciables du chimisme. La polyphagie peut entraîner des troubles dyspeptiques secondaires, chez certains nerveux : neurasthéniques, hystériques et surtout aliénés. Les aliments ne sont pas assimilés ; il en résulte des vomissements, de la diarrhée, de la fétidité de l'haleine....

Chez les dyspeptiques le TRAITEMENT de la boulimie comprend à la fois celui de la dyspepsie et celui de l'état nerveux. Si l'on constate de l'hyperchlorhydrie il faut saturer le suc gastrique hyperacide par les *alcalins* administrés à doses fractionnées (par exemple d'heure en heure, depuis la fin du repas) ; d'autre part il est utile de prescrire pendant quelque temps une *préparation opiacée* (l'opium ayant la propriété de diminuer la sensation de faim) ; on fera prendre par exemple une ou deux gouttes noires anglaises avant chaque repas. La valériane, les bromures peuvent rendre aussi quelques services. Le traitement essentiel est celui qui s'adresse à l'état nerveux : *hydrothérapie, repos*, etc...

Ces derniers moyens sont également très utiles dans l'anorexie mentale ; mais le plus souvent, chez les hystériques, chez les neurasthéniques gravement atteints, il faut y joindre *l'isolement* qui facilite la mise en œuvre de la *psychothérapie*. En effet ces malades sont habituellement des inanitiés qu'il faut convaincre de la nécessité de procéder à la réalimentation.

DOULEURS; CRISES GASTRIQUES

A. DOULEURS

Si à l'état normal les fonctions de l'estomac s'accomplissent en silence, ainsi que nous l'avons rappelé au chapitre qui traite de l'anatomie et de la physiologie de cet organe, il n'en est pas de même à l'état pathologique. Les moindres excitations d'ordre alimentaire, d'ordre chimique (médicaments), d'ordre mécanique, d'ordre psychique sont senties douloureusement.

Il n'est pas de dyspeptique qui n'éprouve, à un degré quelconque, des sensations anormales; ainsi que l'a indiqué Lasègue dans un aphorisme bien souvent cité : on n'est dyspeptique qu'à la condition de souffrir et de se plaindre....

Cet aphorisme n'est rigoureusement vrai que si l'on retire au mot douleur le caractère d'acuité qu'on lui attribue généralement. Sous ce vocable nous comprenons tous les malaises que peuvent éprouver les dyspeptiques, depuis la simple gêne, difficile à définir, à localiser et si peu pénible que nombre de malades ne s'en plaignent pas, jusqu'aux douleurs véritables.

La dénomination de crises gastriques doit être réservée à un syndrome morbide qui a pour caractères :

a) De se manifester à intervalles plus ou moins espacés et séparés par des périodes où le malade peut n'éprouver aucun malaise, ou tout au moins ne souffre pas.

b) De se traduire non seulement par des douleurs très intenses, mais encore par des vomissements, souvent incoercibles, par une contracture de la paroi épigastrique, corollaire « extérieur » du spasme de l'estomac.

c) De relever en général de causes extrinsèques à l'estomac (maladie nerveuse organique; ptose, appendicite, etc.), bien que certaines affections de l'estomac lui-même, telles que l'ulcère avec sténose, puissent déterminer un syndrome analogue.

Dans l'étude de la douleur, il faut considérer l'intensité et la nature des sensations douloureuses, leur localisation et surtout, ce qui pour le diagnostic est de la plus haute importance, le moment de leur apparition.

En ce qui concerne l'*intensité des douleurs*, on peut observer d'innombrables modalités. Entre la douleur poignante, angoissante, que ressentent certains malades atteints d'ulcère et la sensation de gêne que peut déterminer un estomac distendu par les gaz, tous les intermédiaires existent. Phénomène purement subjectif, l'intensité de la douleur ne peut être mesurée que par le patient, car le degré de sensibilité à la pression mesuré par l'esthésiomètre ne correspond pas toujours, il s'en faut, à l'intensité de la douleur. S'il est exact en général que dans le cas de douleurs tardives la sensibilité à la pression est d'autant plus vive que le malade accuse une plus grande souffrance, il n'en est pas toujours ainsi; d'autre part, il peut exister une sensibilité vive et permanente à la pression chez les névropathes, même quand ceux-ci ne souffrent pas.

La nature des sensations douloureuses est très variable. Certains malades accusent un sentiment pénible de constriction, de compression par un étau; d'autres de torsion, de crampe; d'autres encore comparent leurs douleurs à celles que déterminerait l'enfoncement d'une vrille. Fréquemment la douleur est comparée à une brûlure, à une plaie (douleur des ulcéreux). Elle peut être transfixive, analogue à celle que produirait un poignard traversant le corps de part en part. Il n'y a pas de relation entre la cause de la douleur et la définition qu'en donne le malade.

Ces douleurs de caractères différents ne sont pas exclusives les unes des autres; elles peuvent être perçues successivement par le même malade.

L'intensité des douleurs qui est très variable, ainsi qu'il a été indiqué plus haut, varie non seulement d'un sujet à l'autre, mais encore chez le même sujet, toutes les conditions locales restant les mêmes, ce qui prouve bien que l'élément névropathique joue dans sa production un rôle au moins égal à celui des causes qui peuvent exercer une action locale directe. L'influence favorisante des fatigues physiques, des émotions morales sur l'exacerbation des douleurs, l'influence calmante du repos du corps et de l'esprit sont des faits d'observation trop banale pour qu'il y ait lieu d'insister.

La *localisation* et les *irradiations de la douleur* ont une certaine importance pour le diagnostic de la cause.

La douleur peut rester cantonnée à l'épigastre ou s'irradier plus ou moins loin de son point de départ. Exceptionnellement, la douleur d'origine gastrique ne siège pas au creux épigastrique, mais à une certaine distance. C'est le cas chez les gastropathes nerveux dont la douleur siège sur le trajet des plexus nerveux qui entourent le tronc cœliaque ou l'aorte abdominale; cette douleur est d'une fixité remarquable : on la provoque par la compression exercée sur des points toujours les mêmes.

Les irradiations de la douleur épigastrique se font soit en haut, superficiellement (les malades souffrent le long du sternum), soit en haut profondément le long de l'œsophage; soit latéralement, suivant le trajet des nerfs intercostaux et de préférence du côté gauche, ou remontent à la région précordiale; soit transversalement, la douleur se faisant sentir dans le dos, en un point situé à peu près sur le même plan horizontal que le point épigastrique, habituellement au niveau de la douzième vertèbre dorsale. C'est la douleur en broche, transfixive, très fréquente chez les ulcéreux, à tel point que Cruveilhier la considérait comme spéciale à l'ulcère. Mais c'est là une opinion erronée, car nous venons de dire que cette douleur s'observe chez des névropathes et paraît due à l'hyperesthésie du plexus cœliaque.

Les irradiations douloureuses ne gagnent que rarement le côté droit de l'abdomen, bien que les névralgies intercostales inférieures et symétriques ne soient pas exceptionnelles : elles se propagent rarement également aux parties inférieures de l'abdomen.

Les douleurs peuvent s'accompagner de *troubles à distance* dont la complexité et l'intensité sont la mesure de l'état nerveux du sujet. Le plus habituellement celui-ci éprouve un malaise général indéfinissable, une sensation de fatigue, une inaptitude à tout effort physique ou intellectuel qui ne prend fin que lorsque l'estomac se vide; le vertige n'est pas rare. A ces malaises s'ajoutent parfois des troubles localisés à la sphère cardiaque et respiratoire : palpitations, tachycardie, dyspnée, sensation d'étouffement; d'autre part du ptyalisme, etc...

Chez les hystériques, la douleur revêt des caractères particuliers : elle s'accompagne de la sensation si caractéristique de boule, de strangulation à la gorge; d'une agitation intense et peut se terminer par une crise de larmes ou une véritable crise nerveuse.

D'une importance capitale pour le diagnostic sont les *moments d'apparition* de la douleur.

Certains sujets souffrent pour ainsi dire continuellement, aussi bien à jeun que pendant la période digestive : en tous cas la douleur survient chez eux sans règle fixe et ne paraît guère influencée défavorablement par les aliments irritants ni calmée par l'ingestion de certains aliments, ainsi que le fait est d'observation courante chez les simples dyspeptiques. La bizarrerie d'allures de ces phénomènes douloureux traduit leur nature qui est purement nerveuse et correspond à une hyperesthésie permanente de l'estomac plus facilement calmée par le traitement général, par la psychothérapie, que par un régime sévère ou des médications locales.

Habituellement la douleur survient après les repas. On distingue les douleurs précoces et les douleurs tardives; certains malades éprouvent d'ailleurs, immédiatement après le repas, des malaises qui s'atténuent plus ou moins vite pour reparaître à la fin de la digestion.

Il est rare que les douleurs précoces soient vives. Il s'agit moins de véritables douleurs que de malaises pénibles, de sensations de tension, de ballonnement qui s'accompagnent fréquemment d'éructations gazeuses et aussi de malaises à distance.

Ces malaises précoces sont la règle chez les neurasthéniques, notamment chez ceux qui sont inanitiés, chez les faux gastropathes; ils s'observent aussi communément chez les malades atteints de dilatation atonique, d'hypopepsie; une douleur précoce, vive, s'observe habituellement chez les sujets atteints de gastrite alcoolique.

Les malaises précoces ne sont nullement subordonnés à la nature des déviations du chimisme stomacal (on peut observer les douleurs précoces chez des sujets dont le chimisme ne diffère pas sensiblement de la normale); il en est de même, indiquons-le de suite, des douleurs tardives, qui, bien que fréquentes chez les hyperchlorhydriques, peuvent s'observer avec toutes les variétés de chimisme.

La douleur peut survenir dès l'ingestion même des aliments ; la déglutition est suivie d'une sensation de cuisson ou de gêne siégeant dans l'œsophage et à la partie supérieure de l'estomac ; il est probable dans ce cas qu'il s'agit d'un spasme œsophagien. Dans certains cas, elle est immédiatement suivie de vomissements pituiteux qui doivent faire songer à une dilatation œsophagienne liée à un rétrécissement du cardia, surtout si le malade n'éprouve pas de troubles digestifs.

Les douleurs précoces sont moins communes que les douleurs tardives chez les dyspeptiques, non entachés de névropathie, tout au moins.

Habituellement chez eux le repas est suivi immédiatement d'une certaine euphorie et la douleur ne survient que plus tard.

La douleur tardive survient plusieurs heures après le repas ; elle est d'autant plus tardive en général que le repas a été plus copieux. Elle présente deux paroxysmes (un après chacun des deux principaux repas), parfois trois. Lorsqu'il survient un accès douloureux après le premier déjeuner, cet accès se manifeste au bout d'une heure environ. L'accès de l'après-midi ne débute guère avant quatre heures ; enfin l'accès nocturne réveille le patient vers une ou deux heures du matin.

La douleur tardive est très souvent prévenue ou calmée par l'ingestion d'aliments ou simplement d'eau, de lait ; par le bicarbonate de soude (ce qui a fait conclure à tort qu'elle était toujours liée à l'hyperchlorhydrie).

La douleur tardive est habituellement très intense ; cependant il en existe des formes atténuées qui se traduisent uniquement par le pyrosis, une sensation de brûlure rétro-sternale, des régurgitations acides ; chaque accès douloureux s'accompagne d'une hyperesthésie très vive à la pression du plexus solaire. Comme la douleur précoce la douleur tardive peut s'accompagner de différents troubles à distance, qui varient d'intensité suivant l'état névropathique du sujet.

Soupault a donné le nom de syndrome pylorique aux douleurs tardives, symptomatiques d'un spasme du pylore ; on peut conserver cette dénomination.

L'examen du dyspeptique qui souffre peut révéler différentes particularités, dont la principale est la *sensibilité à la pression du point épigastrique qui répond au plexus solaire.* On sait que ce point est situé à droite de la ligne xipho-ombilicale, immédiatement au-dessus de la ligne qui réunit l'extrémité antérieure des dixièmes côtes droite et gauche et nous avons déjà, au chapitre qui traite de l'examen des malades, indiqué le moyen d'explorer la sensibilité au moyen de l'esthésiomètre. Rappelons qu'à l'état normal il n'est sensible qu'à une pression d'environ 10 kilogs et que dans les cas pathologiques une pression notablement inférieure peut réveiller la douleur. J.-Ch. Roux, qui a particulièrement étudié la question, conseille de ne pas dépasser une pression de trois kilogrammes.

La sensibilité objective à la pression manque dans la moitié des cas environ chez les dyspeptiques qui souffrent ; par contre elle existe toujours chez les dyspeptiques nerveux, chez ceux qui sont atteints d'une affection retentissant par voie réflexe sur le plexus solaire (lithiase biliaire, appendicite chronique, ptose, etc.).

On a beaucoup discuté sur les *causes et la pathogénie de la douleur.* Les causes ne prêtent guère à la discussion ; l'observation journalière nous apprend que l'ingestion d'aliments irritants (alcools, mets épicés, hors-d'œuvre, etc.), que la plupart des médicaments provoquent la douleur ; que, d'autre part, les influences psychiques ont une influence prépondérante sur elle ; que tous les états de dépression nerveuse entretenus par l'inanition, le surmenage, les soucis, les émotions vives, la font naître ou l'exagèrent; qu'elle peut survenir enfin par voie réflexe, sous l'influence d'une affection d'un organe de l'abdomen, ainsi qu'il vient d'être dit.

Mais quel est le rôle respectif, dans la pathogénie de la douleur, de la gastrite, des troubles chimiques, moteurs, de l'élément névropathique?

Le rôle de la gastrite paraît indéniable : toute muqueuse enflammée, congestionnée, peut devenir le siège de douleurs; toutefois la douleur est relativement rare, comparativement à la fréquence de la gastrite, et l'on admet que celle-ci devient douloureuse surtout dans deux conditions : lorsqu'elle est à l'état subaigu (gastrite médicamenteuse, par exemple), lorsque l'état nerveux du patient subit une exacerbation.

Quant aux lésions graves de l'estomac : ulcère, cancer, elles ne deviennent réellement douloureuses que dans certaines conditions, quand elles siègent au pylore (nous verrons plus loin pourquoi) et quand elles existent chez un sujet nerveux ; le cancer, l'ulcère des faces, qui n'intéressent pas les orifices et n'entravent pas l'évacuation, demeurent habituellement silencieux, à moins qu'ils n'intéressent la séreuse, car la périgastrite est une cause constante de douleurs.

Depuis que l'analyse méthodique du suc gastrique a donné des renseignements relativement précis sur le chimisme, on a fait jouer aux déviations de ce chimisme un rôle considérable dans la pathogénie : hyperchlorhydrie douleur, disait-on il y a quelques années ; cette affirmation est sujette à caution. S'il est exact que nombre de malades hyperchlorhydriques éprouvent de vives douleurs, et s'il est vrai que ces douleurs sont habituellement calmées au moyen des médicaments qui saturent l'acide chlorhydrique libre, il y a lieu de faire de nombreuses réserves au sujet de la corrélation constante que l'on a voulu établir entre l'hyperacidité chlorhydrique et l'élément douleur : nombre de malades atteints d'hyperchlorhydrie très accentuée ne souffrent pas ou souffrent à peine, ou bien encore n'éprouvent que des crises douloureuses passagères, séparées par de longs intervalles de calme, bien que dans ces périodes d'accalmie leur chimisme reste le même. D'autre part, s'il est exact que les alcalins calment à merveille les douleurs des hyperchlorhydriques, leur action analgésiante n'est pas proportionnelle à leur degré d'alcalinité ; ainsi le bicarbonate de soude a une puissance de saturation des acides moindre que celle détenue par la magnésie, laquelle est cependant moins efficace que le bicarbonate de soude. Les doses calmantes de bicarbonate de soude sont bien inférieures à celles qui seraient nécessaires pour saturer tout l'acide chlorhydrique libre contenu dans l'estomac à un moment déterminé. De plus, et c'est là un fait capital, le sous-nitrate de bismuth calme à merveille les douleurs gastriques et cependant est dénué de toute action de saturation.

Ajoutons encore que l'action calmante des alcalins, du bismuth n'est pas limitée aux seuls hyperchlorhydriques, mais qu'elle s'exerce non moins efficacement chez les hypochlorhydriques.

On est arrivé peu à peu à dégager le rôle considérable des troubles moteurs dans la pathogénie de la douleur. La lutte d'un estomac myasthénique pour se vider de son contenu se traduit toujours par des malaises plus ou moins pénibles : chez les malades atteints de dyspepsie nervo-motrice, de dyspepsie neurasthénique, de dilatation atonique (ces termes sont employés indifféremment pour désigner le même état) la digestion est douloureuse ou tout au moins pénible jusqu'au moment où l'estomac finit par se vider ; les malaises dans les cas graves sont particulièrement accentués après le repas du soir et le malade ne peut s'endormir, brisé de fatigue, qu'au petit jour. Instruits par l'expérience beaucoup de malades font un dîner très sommaire pour atténuer leurs malaises et trouver le sommeil, certains arrivent peu à peu à restreindre leur alimentation au delà des limites nécessaires pour maintenir l'équilibre de nutrition.

Si l'atonie joue un rôle incontestable dans la production des douleurs, beaucoup plus important est celui du spasme. Que le spasme soit d'origine fonctionnelle, c'est-à-dire déterminé par un trouble d'innervation ou par l'hyperchlorhydrie, qu'il soit encore, — et c'est le cas le plus fréquent, — provoqué par une lésion : érosion, ulcère, cancer, siégeant au voisinage du pylore, par des brides, des adhérences mettant obstacle à l'évacuation de l'estomac, il doit être considéré comme la cause principale des douleurs intenses que peuvent ressentir les gastropathes, c'est-à-dire des douleurs tardives ; parfois ce spasme se traduit extérieurement par la contracture réflexe des muscles droits abdominaux.

Ce qui démontre bien le rôle du spasme, ce sont les résultats de la gastro-entérostomie ; dès que l'estomac peut se vider par une voie détournée, la douleur cesse.

L'hyperexcitabilité des nerfs sensitifs mise en jeu par les troubles chimiques, les troubles moteurs, la gastrite peut encore être déterminée par des causes réflexes ou être d'origine psychique. Toutes les causes d'irritation des nerfs splanchniques :

ptose, compression, périgastrite, etc... peuvent retentir sur les nerfs de l'estomac.

Quant à l'état psychique il domine toute la pathogénie de la douleur; il peut suffire à créer l'état douloureux; il l'exagère dans tous les cas où une autre cause intervient. Nombreuses sont les preuves de l'influence exercée sur la douleur par l'état psychique du sujet; que d'hyperchlorhydriques ne souffrent que quand ils subissent un choc moral ou se surmènent? La psychothérapie, toute-puissante sur les algies gastriques d'origine centrale, est encore efficace contre les algies d'origine organique, chez ceux d'entre les malades qui par prédisposition nerveuse grossissent leurs sensations.

Les douleurs précoces sont dues, ainsi qu'il a été indiqué précédemment, soit à de purs troubles nerveux (sujets inanitiés, par exemple), soit à l'atonie, soit à un état inflammatoire ; quant aux douleurs tardives elles sont dues au spasme du pylore, mais ne sont nullement liées à l'hyperchlorhydrie, contrairement à ce que Reichmann, Riegel, Germain Sée avaient prétendu, bien qu'elles coïncident fréquemment avec elle. Quel que soit le chimisme, il peut exister des douleurs tardives quand il y a obstacle à l'évacuation.

Du *diagnostic de la cause* de la douleur on peut déduire les indications thérapeutiques rationnelles.

En présence d'un malade atteint de douleurs gastriques le médecin doit chercher à résoudre deux questions :

Quelle est la cause principale de la dyspepsie douloureuse?

Existe-t-il des causes surajoutées?

La cause principale peut être une gastrite, un ulcère, un cancer, une périgastrite; une névrose; une affection à distance agissant par voie réflexe.

Les commémoratifs, l'analyse des phénomènes douloureux, l'examen du malade permettent en général de résoudre aisément le problème. Quand un malade accuse des écarts de régime, que ses malaises surviennent uniquement pendant la période digestive, et principalement au début, qu'il ne présente pas d'hyperesthésie du plexus solaire ou que cette hyperesthésie existe seulement par intermittences, on ne peut que faire le diagnostic de gastrite. L'ulcère et le cancer se traduisent par un ensemble de symptômes qui ne peuvent laisser des doutes que dans un nombre de cas fort limités ; d'ailleurs quand ils sont localisés au pylore, comme c'est le cas le plus fréquent, ils donnent lieu aux douleurs tardives si caractéristiques.

Dans le cas de périgastrite la douleur s'accuse surtout quand le malade est debout; il existe une sensibilité à la pression localisée au siège de la périgastrite.

Constate-t-on au contraire que les douleurs surviennent sans horaire fixe, qu'elles sont le plus souvent indépendantes des repas, de la nature et de la quantité des aliments, qu'elles sont accompagnées d'une hyperesthésie permanente du plexus solaire, de nombreux troubles à distance, on doit penser soit à une gastro-névrose pure et simple, soit à une gastrite compliquée de troubles nerveux.... Il est aisé de distinguer la douleur des neurasthéniques de la gastralgie des hystériques qui s'accompagne d'une agitation intense, de la sensation de boule, etc. La constatation de stigmates hystériques ne permet pas de conclure, *a priori*, qu'il s'agit de troubles purement nerveux. Sans doute la gastralgie hystérique existe, mais souvent aussi l'hystérie vient se surajouter à une affection douloureuse de l'estomac, à l'ulcère, et chez une jeune femme hystérique et souffrant de l'estomac, avant de poser le diagnostic exclusif d'hystérie, il faut rechercher avec soin les signes de l'ulcère et notamment les hémorragies latentes.

D'autre part la constatation d'une algie persistante avec hyperesthésie permanente du plexus solaire n'indique pas toujours que cette algie est due à des troubles nerveux primitifs.

Lorsque les commémoratifs ne donnent pas une explication suffisante des troubles gastriques, lorsqu'on n'est pas en droit de diagnostiquer une gastrite, une gastro-névrose pure et simple, lorsque d'autre part l'examen de l'estomac ne donne que des renseignements négatifs, il faut explorer avec soin la cavité abdominale et rechercher l'organe lésé qui par voie réflexe pourrait déterminer l'algie.

Il est facile de constater la ptose des organes abdominaux; moins facile de dépister l'appendicite chronique, si l'on ne songe constamment à cette affection, qui donne lieu si fréquemment à la gastralgie. Il ne suffit pas d'explorer avec soin le point classique de Mac Burney ; il faut encore, si l'on ne trouve pas l'appendice à son niveau, chercher celui-ci plus bas, car il peut être fixé par des adhérences, et pratiquer le toucher vaginal, le toucher rectal.

Il faut encore explorer la région de la vésicule biliaire, car la lithiase vésiculaire fruste est une cause des plus fréquentes de gastralgie.

La connaissance des causes surajoutées a autant d'importance que celle de la cause primitive. Souvent une dyspepsie ne devient douloureuse que sous l'influence de ces causes occasionnelles. Les écarts de régime, l'usage de l'alcool, l'abus des médicaments, la mauvaise hygiène générale, les préoccupations, telles sont les causes qui peuvent intervenir pour rendre douloureuse une dyspepsie tolérée.

Il existe autant de TRAITEMENTS de la douleur que de causes fondamentales permanentes et aussi de causes contingentes susceptibles d'exagérer celles-ci ou d'en provoquer le réveil ; c'est dire qu'une analyse minutieuse des causes de la douleur, des conditions qui régissent son apparition dans chaque cas en particulier, est le préliminaire obligatoire d'un traitement rationnel.

Nous ne passerons pas en revue le traitement des diverses douleurs en particulier, traitement qui sera exposé aux différents chapitres qui traitent des affections de l'estomac susceptibles de provoquer des douleurs ; nous n'émettrons que quelques considérations générales relatives aux moyens à employer chez tous les malades qui souffrent, abstraction faite de la maladie causale.

Il est relativement rare que l'intensité de la douleur réclame l'emploi d'urgence des narcotiques.

Ces médicaments n'ont qu'une action palliative et par conséquent momentanée ; ils sont parfois susceptibles — tels les opiacés — d'entretenir l'excitation sécrétoire de l'estomac ; enfin, troisième argument contre leur emploi, il faut se garder de les faire connaître aux névropathes trop facilement enclins à en faire un usage abusif et notamment à s'adonner à la morphine.

Le premier devoir du médecin, lorsqu'il est appelé à traiter un accès douloureux intense, est de rechercher si le malade peut être calmé rapidement par des moyens simples, tels que la diète, des applications révulsives, etc., ou s'il est nécessaire d'employer des sédatifs. .

Il faut s'abstenir en général d'employer par voie buccale les médicaments nervins; cependant, dans les cas de moyenne intensité, l'*eau chloroformée*, la *cocaïne*, la *stovaïne*, les *goutles noires anglaises*, la *codéine*, la *belladone* sous forme de teinture ou d'extrait, le *chanvre indien*, etc., peuvent être utilisés.

On obtient d'aussi bons résultats, et sans dommage pour l'estomac, de l'emploi de la plupart d'entre eux par la voie rectale sous forme de lavements ou de suppositoires; on peut prendre en lavements le *bromure de potassium*, l'*hydrate de chloral*, le *laudanum de Sydenham*; en suppositoires, isolément ou associés, l'extrait thébaïque, l'extrait de belladone, la cocaïne, la stovaïne, etc.

Quant aux *injections de morphine* elles ne doivent être utilisées qu'en dernier ressort. S'il faut s'en garder dans les cas ou l'élément nerveux est prédominant et où la psychothérapie avec quelques calmants anodins peut suffire, on est obligé d'y avoir recours dans certains cas de douleurs tardives dus à l'ulcère, à l'hyperchlorhydrie, pour les douleurs liées à la lithiase biliaire et aux autres maladies abdominales, etc....

De toutes façons on doit éviter l'abus ou l'usage prolongé des narcotiques.

A part les cas relativement rares où l'intensité des phénomènes douloureux réclame l'emploi d'urgence des sédatifs, il importe, pour combattre efficacement la douleur, de mettre en œuvre un ensemble de moyens généraux et locaux dont les effets utiles peuvent ne pas être immédiats, mais se manifestent toujours au bout d'un certain temps.

Le régime et le traitement général interviennent puissamment pour calmer les douleurs. Le *régime lacté* est indiqué pour calmer les douleurs vives des hyperchlorhydriques et des ulcéreux, de tous les malades en général qui présentent des douleurs tardives intenses; chez les autres il suffit de prescrire le *régime mixte habituel des dyspepliques*.

Chez certains malades, enfin, il faut se préoccuper moins de prescrire un régime que de conseiller la *réalimentation*. Ce précepte s'applique aux névropathes inanitiés.

La *mise au repos* est indiquée dans tous les cas; repos au lit d'abord, surtout quand les phénomènes douloureux dépendent d'un état neurasthénique avec dépression, perte des forces; repos intellectuel et moral d'autre part. Ces moyens suffisent à guérir les douleurs nerveuses; ils enlèvent aux douleurs liées à une cause organique l'aliment névropathique surajouté qui les exagère. Le séjour à la campagne est un complément utile de la mise au repos. Quant à la *psychothérapie* il nous suffit d'en mentionner l'influence toute-puissante sur les algies de certains névropathes.

A ces moyens on peut associer utilement les *procédés hydro-thérapiques*, les *frictions à l'alcool*, l'*électricité statique*, les *courants de haute fréquence*, tous moyens propres à modifier l'excitabilité nerveuse générale.

Quant aux révulsifs il ne faut pas en dédaigner l'emploi. Si les vésicatoires volants sont abandonnés, si la révulsion par le chlorure d'éthyle ou de méthyle ne produit que des effets médiocres, il n'en est pas de même des *applications locales réfrigérantes* ou *échauffantes* (compresses humides; sac de caoutchouc recouvert de feutres et rempli d'eau chaude).

Sont utiles également les applications locales de l'électricité : *effluve statique*; *galvanisation* avec électrode positive de large surface sur la région épigastrique.

Le *massage superficiel* (effleurage, vibration) produit des effets calmants incontestables.

Le lavage de l'estomac est un moyen de combattre la douleur quand celle-ci est due à la stase.

Deux ordres de médicaments calment admirablement la douleur de la plupart des gastropathes : les alcalins, le sous-nitrate de bismuth.

Le *bicarbonate de soude* calme les douleurs tardives, soit en saturant l'acide chlorhydrique, soit par l'acide carbonique qu'il dégage; en tous cas son action calmante n'est pas limitée aux cas où le suc gastrique est hyperacide; les douleurs tardives, quel que soit le chimisme, sont calmées par le sel. D'autres alcalins ou alcalino-terreux sont également analgésiques, tels le *citrate de soude*, la *magnésie calcinée* ou *hydratée*. On prescrit le bicarbonate de soude par doses de 1 à 2 grammes que l'on répète à intervalles rapprochés, jusqu'à sédation.

Le sulfate de soude, associé au bicarbonate de soude, au phosphate de soude, au chlorure de sodium, accélère l'évacuation de l'estomac et contribue ainsi indirectement à calmer les douleurs.

Le *sous-nitrate de bismuth*, administré à doses massives, soit 10 à 20 grammes pris en une fois, le matin à jeun, exerce une action calmante au moins égale à celle du bicarbonate de soude, sans avoir comme ce dernier l'inconvénient de distendre l'estomac par un dégagement abondant d'acide carbonique, ni d'exciter la sécrétion par son usage prolongé. S'il réussit à merveille dans les affections ulcéreuses, et si dans ces cas on peut invoquer son action isolante, il peut être non moins efficace dans l'hyperchlorhydrie simple, dans tous les cas où il existe du spasme du pylore....

Les alcalins et le sous-nitrate de bismuth n'ont aucune efficacité contre les algies qui se produisent au cours des gastro-névroses.

Lorsque les douleurs tardives sont dues, non à un spasme simple, mais à un obstacle mécanique à l'évacuation : sténose, brides, adhérences, biloculation, la *gastro-entérostomie* est le seul moyen de mettre un terme aux souffrances du malade....

B. CRISES GASTRIQUES

On donne le nom de crises gastriques à des douleurs généralement très intenses, accompagnées de vomissements et d'hypersécrétion, éclatant brusquement et disparaissant de même, après une durée variable. Dans l'intervalle de ces crises dont les récidives sont plus ou moins rapprochées, les fonctions digestives sont en apparence parfaites ou bien il existe des manifestations dyspeptiques diverses, mais peu ou pas douloureuses.

Le plus souvent ces crises surviennent chez des malades atteints d'une *affection organique des centres nerveux* : tabes, sclérose en plaques, paralysie générale, etc. ; chez des malades atteints de *maladie de Basedow* ; chez de simples névropathes atteints d'*hystérie*, de *neurasthénie* ; ou bien encore elles sont

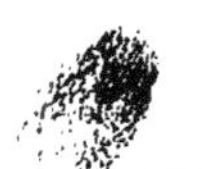

d'origine réflexe et déterminées par la plupart des *affections douloureuses ou non des organes abdominaux*, telles que la lithiase biliaire ou rénale, le reinm obile, l'hépatoptose, l'appendicite, l'helminthiase, les affections utéro-ovariennes, le varicocèle douloureux, la hernie épigastrique, etc....

Dans d'autres cas, plus rares, elles sont sous la dépendance directe d'une *gastropathie primitive* : hyperchlorhydrie, ulcère rond, cancer ; mais, dans tous les cas, elles doivent leurs caractères spéciaux à l'intervention prédominante du système nerveux.

On peut encore observer des crises gastriques au cours de *certaines intoxications* (saturnisme, tabagisme) ; au cours du *paludisme*, du *diabète*, de la *maladie d'Addison*.

La CRISE GASTRIQUE TABÉTIQUE débute avec soudaineté, au cours d'une santé parfaite et revêt presque immédiatement une grande acuité. La douleur violente, atroce, a son maximum au creux épigastrique et présente des irradiations multiples, dans le dos, à la base du thorax (sensation d'étau) ; elle peut être lancinante, térébrante. Elle peut durer plusieurs jours avec de légères rémissions au cours de l'accès.

A la douleur s'associent les vomissements, qui sont incoercibles et extrêmement pénibles ; le malade rend tout ce qu'il tente d'absorber, même l'eau pure ; il vomit encore, même quand il observe une diète rigoureuse. Le liquide évacué est muqueux, souvent hyperacide.

Le vomissement est suivi d'une atténuation momentanée des douleurs.

La soif est vive et les urines deviennent rares, si l'on n'a soin d'administrer des lavements aqueux que l'on fait garder.

A ces manifestations locales de la crise s'ajoute une dépression qui s'explique aisément par l'intensité des douleurs, par leur siège viscéral, par l'inanition, etc.

L'examen permet de constater la dépression du creux épigastrique, qui peut ne pas être douloureux à la pression.

Il y a quelques années on croyait que la crise s'accompagnait toujours d'une sécrétion de suc gastrique hyperacide (Sahli). En réalité il n'existe pas de type chimique particulier à la crise ; celui-ci varie non seulement suivant les cas, mais chez le même malade. Ces variations dans le chimisme trouvent leur explication dans l'état antérieur de l'estomac du patient; mais qu'il y ait hypo ou hyperchlorhydrie, l'intensité de la douleur est égale, ce qui prouve bien qu'elle est exclusivement d'ordre nerveux.

On a émis l'opinion que les crises survenaient de préférence chez d'anciens dyspeptiques, mais elles peuvent survenir indistinctement chez tout tabétique, quel que soit l'état de son estomac.

La durée de la crise varie d'un à deux jours à huit, dix jours ou même davantage. Quant aux intervalles qui les séparent, ils sont des plus variables. Les crises tendent à diminuer de nombre et d'intensité au fur et à mesure que le tabes évolue.

La crise cesse avec la même brusquerie qu'elle est apparue; dès qu'elle est terminée le malade reprend son appétit et peut faire des repas normaux, sans s'astreindre au moindre régime. Cette particularité est un élément important pour le diagnostic.

Il existe des formes anormales : forme douloureuse sans vomissements et forme caractérisée uniquement par le vomissement, sans douleurs (Vulpian).

Sous le nom de forme flatulente le professeur Fournier a décrit une forme où les douleurs et les vomissements sont peu marqués, mais qui se traduit par une émission incessante de gaz, avec des éructations très fréquentes. Cette aérophagie des tabétiques est d'ailleurs rare et s'observe uniquement chez ceux d'entre eux qui sont entachés de névropathie.

Dans certains cas, à la crise gastrique s'associe une crise intestinale avec douleurs intestinales, diarrhée. On a signalé parfois des hématémèses.

La CRISE DES DYSPEPTIQUES ULCÉREUX n'éclate et ne cède pas avec la brusquerie qui est si caractéristique chez les tabétiques; de plus les douleurs ne revêtent pas l'intensité exceptionnelle qu'elles offrent chez les tabétiques; enfin les crises reconnaissent des causes occasionnelles faciles à dépister : excès alimentaires, surmenage, émotions, irritation médicamenteuse, que l'on ne retrouve pas habituellement chez eux.

Enfin dans l'intervalle des crises existe un état dyspeptique permanent.

Ajoutons qu'une diète rigoureuse, que les moyens calmants

peuvent enrayer rapidement la crise, alors qu'ils sont impuissants dans le cas de tabes.

Les CRISES GASTRIQUES RÉFLEXES dues à l'appendicite, aux ptoses, etc., n'ont pas de caractère clinique bien spécial ; elles éclatent sans cause appréciable et sont souvent très intenses ; l'hyperesthésie très vive du plexus solaire nous paraît être un élément important du diagnostic. Le traitement vient confirmer le diagnostic : le port d'une ceinture, en cas de ptose, met un terme aux crises.

L'hystérie vient parfois s'associer à une crise gastrique et modifier le tableau morbide, avec ses cris, son agitation, etc. ; c'est ainsi qu'elle peut venir compliquer le tabes, l'ulcère, etc. Il ne faut pas perdre de vue cet élément surajouté, qui est justiciable de la psychothérapie.

Le *diagnostic de la cause* des crises gastriques est en général facile ; avant tout, il faut chercher le tabes et ne pas perdre de vue que la crise gastrique peut être le premier symptôme révélateur d'un tabes fruste ; qu'elle peut ne pas avoir été précédée de douleurs fulgurantes, de troubles oculaires, de désordres moteurs, etc.

Il faut donc chez tout malade atteint de crise gastrique procéder à un examen méthodique du système nerveux, rechercher avec soin l'état des réflexes, celui des pupilles, les troubles de la locomotion, les traces de syphilis, etc....

La brusquerie du début, la longue durée de la crise, sa résistance à tout traitement, sa disparition brusque comme son apparition, sont autant de particularités significatives.

Si le tabes ne peut être mis en cause, on recherchera si la crise peut être rattachée à une gastrite aggravée par les causes occasionnelles précitées ou si elle est symptomatique d'une affection à distance. Ce que nous avons dit précédemment nous dispense de plus amples détails à cet égard.

Le traitement des crises gastriques varie avec leur cause.

Contre les CRISES DES TABÉTIQUES tout traitement est impuissant ; la *diète absolue* s'impose ou tout au moins la diète hydrique ; on remédie à la déshydratation par les *lavements d'eau salée* (250 grammes d'eau) et au besoin par les *injections de sérum*.

Dans la variété flatulente on peut administrer le *bicarbonate de soude*, seul ou associé à d'autres alcalins ; magnésie, craie.

La *morphine* est le seul remède qui puisse atténuer les douleurs. Comme moyens anodins on peut employer les *pulvérisations d'éther* ou de *chlorure de méthyle* au creux épigastrique.

On a préconisé la *ponction lombaire* (Babinski).

Le *traitement de Lamalou* diminuerait la fréquence et l'intensité des crises.

Contre les CRISES GASTRIQUES DES DYSPEPTIQUES la *diète lactée*, la *mise au repos*, la *suppression des médicaments irritants*, de *l'alcool*, *des intoxications* (tabac, etc.), la *révulsion* au moyen des compresses humides, chaudes ou froides, le *sous-nitrate de bismuth*, suffisent à rendre la dyspepsie tolérante.

Dans le cas de CRISE D'ORDRE RÉFLEXE, il faut traiter l'affection qui la provoque : ptose, appendicite, lithiase, etc.

GASTRORRAGIES ; HÉMATÉMÈSES

A. DIAGNOSTIC

On donne le nom de gastrorragies aux hémorragies provenant
de la rupture de vaisseaux gastriques. Bien que la gastrorragie ait
pour conséquence habituelle l'hématémèse, c'est-à-dire le rejet
de sang par la bouche, celle-ci n'en est pas le corollaire obligatoire. En effet, le sang, même épanché en grande quantité dans
la cavité de l'estomac, n'est pas toujours rejeté au dehors par
vomissement (hématémèse), il peut franchir le pylore et être
évacué seulement par l'intestin (melæna) ; les selles prennent
alors un aspect caractéristique. Il est enfin des cas où le sang
extravasé est en si minime quantité qu'il n'existe ni hématémèse,
ni même melæna, si l'on ne tient compte que du caractère
macroscopique des matières expulsées par l'anus. On ne peut
alors déceler qu'au moyen de réactions chimiques la présence
du sang dans les matières. Il est donc essentiel, dans tous les
cas où il existe des raisons de soupçonner une gastrorragie, de
procéder à l'examen tant microchimique que macroscopique
des selles, pour déceler les hémorragies latentes.

Quand le sang est vomi en grande quantité, et peu de temps
après la gastrorragie, il est rendu pur ou mélangé à des débris
alimentaires, mais présente toujours son aspect rutilant caractéristique.

Quand il a séjourné un certain temps dans l'estomac, il prend
un aspect spécial, dû à la modification que lui font subir les
sucs digestifs. Il présente une coloration brune comparée au
marc de café, à la suie délayée ; il est mélangé à du mucus, à
des débris alimentaires. Quand on laisse déposer le liquide
rejeté, on trouve au fond du vase une poudre comparable précisément au marc de café. Certaines substances alimentaires où

médicamenteuses pouvant donner aux matières vomies une
coloration noirâtre, il peut être nécessaire parfois d'y rechercher
les réactions caractéristiques du sang, mais les causes d'erreurs
sont généralement faciles à éviter.

Dans le cas d'*hématémèse*, quand le sang est vomi avec son
aspect rutilant habituel, un examen rapide du malade permet
de déterminer rapidement sa provenance. Il suffit d'examiner
le nez, la bouche et notamment les gencives, le pharynx pour
éliminer les hémorragies provenant de ces différentes régions.
Avant de faire le diagnostic de gastrorragie, on recherchera si
le sang ne vient pas des poumons, car de nombreux malades
atteints d'hémoptysie disent avoir vomi du sang, et, d'autre part
le sang stomacal expulsé en grande quantité peut s'introduire
dans le larynx et provoquer la toux qui accompagne toujours
l'hémoptysie. Les commémoratifs permettent d'éviter l'erreur;
d'ailleurs le sang de l'hémoptysie est mousseux, aéré; de plus il
est rejeté le plus souvent pendant plusieurs heures de suite et
chaque fois le rejet de sang est précédé de quintes de toux;
enfin l'auscultation révèle l'existence de râles.

Il existe une variété rare d'hématémèse où le sang vomi provient non de l'estomac, mais de l'œsophage. On a donné à cette
hématémèse les noms d'hémosialémèse (Josserand) ou de pituite
hémorragique ; elle survient exclusivement chez les hystériques.
Le sang est peu abondant (un demi-verre au plus) et ressemble
à du sirop de groseilles ou de ratanhia dilué.

Le *melæna* est facile à reconnaître quand le sang est rendu
en quantité appréciable. Plus ou moins intimement mélangé
aux selles, il leur donne l'aspect de la poix, du raisiné, du gou-
dron. Quand la quantité est minime, les matières ne sont plus
demi-liquides, poisseuses, comme dans le cas précédent. Le sang
forme une poussière ou des amas brunâtres qui recouvrent des
selles solides, d'aspect normal. On évitera de prendre pour du
melæna les matières colorées en noir par du bismuth ou des
sels de fer.

Il ne suffit pas de constater que les selles contiennent du sang,
il faut encore reconnaître si ce sang provient de l'estomac ou de
l'intestin. La distinction est facile quand le sang provient de la
partie inférieure du gros intestin, car il conserve sa coloration
rouge; difficile parfois quand il provient des parties élevées du

gros intestin, car l'aspect du melæna est identique; en cas de doute, on recherchera par un examen minutieux si l'on ne peut incriminer l'une des affections intestinales susceptibles de déterminer des hémorragies : cancer, entéro-colite ulcéreuse, ulcère du duodénum, ulcérations urémiques, dysenterie, et invagination intestinale.

Quand le sang est en trop petite quantité pour que sa présence se révèle par l'examen macroscopique des selles, il faut délayer une parcelle de matières dans l'eau et procéder à la recherche des réactions du sang.

En appliquant systématiquement le procédé de Weber, Boas a précisé les circonstances dans lesquelles on trouve ou ne trouve pas du sang dans les selles.

Les *hémorragies frustes* font toujours défaut dans les gastrites chroniques non ulcéreuses et les gastro-névroses. Dans un second groupe de gastropathies, les gastrorragies existent souvent, mais peuvent faire défaut; ce groupe comprend l'ulcère rond et les ulcérations en général, les sténoses non cancéreuses. La recherche du sang dans les selles chez un malade atteint d'ulcère faite méthodiquement à intervalles rapprochés indique si oui ou non l'ulcère est cicatrisé. Aussi longtemps que l'on retrouve du sang dans les selles, à la suite d'une hématémèse, il est indiqué de maintenir le malade au repos et à une diète sévère. Dans l'ulcère chronique, la présence du sang dans les selles indique un paroxysme aigu avec stase, et hypersécrétion gastrique.

En cas de diagnostic douteux entre un ulcère chronique avec stase et un cancer, la disparition de la réaction de Weber à la suite du repos et du régime permet d'éliminer le cancer.

Enfin, si, dans le cas d'ulcère chronique ancien, le sang persiste dans les selles malgré un traitement sévère et prolongé, il y a lieu de redouter la transformation cancéreuse.

La constatation du sang est surtout un moyen précieux de diagnostic dans les cas d'ulcère latent.

La constatation du sang dans les selles est donc un élément de diagnostic précieux dans les cas douteux d'ulcère, mais son intervention oblige à des examens répétés....

Le sang existe dans les fèces quand les sténoses s'accompagnent de stase; il disparaît si la rétention cesse à la suite de lavages, etc., sans doute parce que l'état congestif, les ulcérations provoquées par la stase disparaissent avec celle-ci. Mais le sang ne disparaît dans ces conditions que dans les sténoses dues à un ulcère ; il persiste dans les sténoses cancéreuses et cette persistance est un indice précieux pour le diagnostic quand la cause de la sténose est douteuse.

Dans un troisième groupe de gastropathies, la réaction de Weber est toujours positive ; ce groupe est constitué par le cancer de l'estomac. Bien que les grandes hémorragies soient rares dans le cancer, les hémorragies occultes y sont constantes, qu'il y ait stase ou non.

Constituent-elles un élément de diagnostic précoce ? La question ne peut être précisée, car il est rare que les malades puissent être examinés dès le début ; ce qui est certain, c'est qu'une fois constatées ces hémorragies ne disparaissent plus, malgré tous les traitements.

On voit quelle est l'importance de la réaction de Weber pour le diagnostic ; dans les cas douteux, l'absence de réaction permet d'éliminer le cancer ; on sait combien il est difficile parfois de distinguer, chez un sujet âgé, une dyspepsie simple, ou liée à la neurasthénie, d'un cancer. Inversement chez des malades atteints d'anémie grave, sans troubles gastriques nets, la constatation du sang dans les fèces permet de poser le diagnostic de cancer latent....

Les hématémèses ou le melæna abondants, symptomatiques de gastrorragie, peuvent s'accompagner des *phénomènes généraux* communs à toutes les hémorragies : vertiges, éblouissements, pâleur, sueurs froides, rapidité du pouls, lipothymies et syncopes. Après l'hémorragie subsiste une anémie aiguë qui se traduit par les signes habituels : pâleur, vertiges, adynamie extrême, etc.... Ces phénomènes persistent et s'aggravent si l'hémorragie se reproduit et la mort peut survenir. Celle-ci peut être foudroyante, dans le cas de rupture d'une grosse artère (ulcère, cancer).

Les petites hémorragies répétées, sans issue de sang à l'extérieur, se traduisent également par une anémie plus ou moins intense ; aussi, lorsque l'on constate chez un dyspeptique une décoloration prononcée de la peau et des muqueuses avec souffles vasculaires, asthénie, etc..., faut-il soupçonner une affection ulcéreuse latente (ulcère, cancer) et employer tous les moyens d'investigation propres à en déterminer l'existence.

Il est à remarquer que la gastrorragie ne s'accompagne en général que de *malaises locaux* peu accusés. Les malades éprouvent une sensation de plénitude, de chaleur, à l'épigastre, mais pas de douleur véritable. Cette sensation peut précéder l'hématémèse de quelques jours. Chez les ulcéreux qui souffraient continuellement, la gastrorragie s'accompagne et est suivie d'une détente très marquée ; les douleurs cessent ; les symptômes dyspeptiques s'amendent. Cette rémission peut persister pendant plusieurs mois.

Chez les hystériques il n'existe ni malaises locaux, ni troubles généraux, même quand l'hémorragie est abondante. Cette absence anormale de signes révélateurs est même caractéristique et doit faire rechercher les stigmates de l'hystérie.

Le *pronostic* de la gastrorragie est subordonné à l'abondance des hémorragies qui peuvent être immédiatement mortelles et — le cas d'hémorragie foudroyante mis à part — à leur répétition. Des hémorragies peu abondantes, mais répétées à intervalles rapprochés, peuvent créer un état d'anémie très grave et même mortel. Certains ulcères chroniques ont le fâcheux privilège de donner lieu à un suintement sanguin pour ainsi dire continu.

La *cause* de la gastrorragie étant un élément essentiel pour le pronostic, il importe de la déterminer : il existe deux grandes causes d'hémorragie, l'ulcère et le cancer. Nous n'indiquerons pas ici les éléments du diagnostic différentiel entre ces deux maladies, la question devant être traitée à l'occasion de l'étude de chacune d'entre elles. Rappelons seulement qu'en général la gastrorragie de l'ULCÈRE est une hémorragie abondante, composée de sang rouge ; que, dans le CANCER, l'hémorragie, quelle que soit son abondance, est au contraire habituellement constituée par du sang noir, de coloration marc de café. Toutefois ces caractères distinctifs n'ont rien d'absolu. Un ulcère chronique peut donner lieu à des hémorragies minuscules de sang noir, analogues à celles du cancer au début ; inversement le cancer peut donner lieu à une hémorragie très abondante de sang rouge par ulcération d'une artère de gros calibre. Ce sont donc moins les caractères de l'hémorragie que les commémoratifs et les symptômes concomitants qui permettent de faire le diagnostic de la cause.

Les GASTRITES ÉROSIVES OU ULCÉREUSES peuvent donner lieu à des hémorragies assez abondantes et aussi tenaces que celles de l'ulcère, mais la distinction de ces hémorragies d'avec celles de l'ulcère ne présente aucun intérêt dans la pratique ; d'ailleurs, entre la gastrite ulcéreuse et l'ulcère rond, les rapports sont plus étroits qu'on ne l'admettait communément.

Les gastrorragies qni surviennent au cours des CIRRHOSES sont en général faciles à différencier de celles dues aux lésions de l'estomac ; l'atrophie ou l'hypertrophie du foie, le syndrome urinaire, les symptômes concomitants sont des éléments suffisants de diagnostic.

Les GASTRORRAGIES DES ÉTATS INFECTIEUX sont négligeables au point de vue thérapeutique ; le facteur de gravité est l'état général et non l'hémorragie.

Bien que rares, les HÉMORRAGIES TRAUMATIQUES méritent une mention ; tantôt il s'agit d'une plaie pénétrante de l'estomac ; tantôt d'une contusion violente donnant lieu à une escarre dont l'élimination plus ou moins tardive est suivie d'hémorragie ; les symptômes de l'ulcère rond peuvent se manifester à la suite d'un traumatisme.

Les GASTRORRAGIES D'ORIGINE NÉVROPATHIQUE ne donnent lieu également qu'à des indications thérapeutiques restreintes. Elles se caractérisent par leur apparition sans cause provocatrice appréciable chez des sujets présentant les stigmates habituels de l'hystérie. Toutefois il y a lieu de faire des réserves au sujet de la véritable nature de ces hémorragies. Nombre d'entre elles sont symptomatiques d'un ulcère rond demeuré latent jusqu'au moment de l'hémorragie et il y aura lieu de tenir le malade en observation.

L'existence d'hématémèse hystérique, admise autrefois, est contestée aujourd'hui et la description qu'en a donné M. Lancereaux est sujette à caution. On a émis l'opinion que les hémorragies dites supplémentaïres des règles ou coïncidant avec celles-ci sont d'origine hystérique (Rathery) ; mais rien ne prouve l'absence de lésions stomacales dans les cas de ce genre ; d'ailleurs Kuttner a signalé la fréquence pendant la menstruation de petites hémorragies que seul l'examen chimique du contenu gastrique et des selles peut déceler, et sans rapport avec l'état névropathique des malades; on a constaté parfois qu'au cours d'un ulcère rond les hémorragies avaient lieu uniquement au moment des règles, la même particularité se présentant pour l'hémoptysie chez les tuberculeux.

En somme, il n'existe pas de preuves nettes de l'existence d'hémorragies névropathiques pures d'origine hystérique, sans lésions concomitantes de l'estomac; par contre, il est avéré que l'ulcère rond est fréquent chez les hystériques (Gilles de la Tourette), quelle que soit l'interprétation que l'on donne de cette coïncidence et il est probable que les observations anciennes d'hématémèses dites hystériques sont le fait d'ulcères méconnus.

Ce qui est particulier aux hystériques, c'est une sorte de pituite hémorragique appelée hémosialémèse par M. Nové-Josserand; à la suite d'une émotion, d'une crise nerveuse ou sans cause bien définie, la malade éprouve une sensation d'étouffement et rejette une petite quantité (40-60 grammes) de liquide sanguinolent constitué par un mélange de sang et de salive et présentant l'aspect du sirop de groseille étendu d'eau; la pathogénie de cette hémosialémèse est d'ailleurs obscure (hémorragie œsophagienne, salivation sanguinolente?). On peut encore admettre comme se rattachant exclusivement à l'hystérie les cas où l'hématémèse coïncide chez des hystériques avec des hémorragies multiples (Observations de Charcot, de Debove).

B. TRAITEMENT

Le *traitement* de la gastrorragie comprend celui de la cause et celui de l'hémorragie.

On peut *prévenir* efficacement les grandes hémorragies. Lorsque, chez un malade soupçonné d'être atteint d'ulcère ou d'érosions, l'examen des selles, qui ne doit jamais être négligé, a permis de constater la présence du sang, il faut instituer de suite un traitement approprié consistant essentiellement dans la mise au repos de l'estomac (V. Ulcère). Si la constatation de ces hémorragies microscopiques confirme le diagnostic de cancer resté hypothétique jusque-là, on pourra retarder l'apparition d'accidents plus graves par un régime approprié, voire même par l'emploi prudent du lavage de l'estomac.

Lorsqu'une hémorragie abondante s'est produite, l'indication essentielle est la *mise au repos de l'estomac*. Le malade doit rester couché, dans l'immobilité absolue, et *n'absorber aucun aliment, aucune boisson*. Pour modérer la soif qui est vive, on fait rincer la bouche avec de l'eau pure ou de l'eau aromatisée avec du citron, de la menthe; on peut encore faire conserver dans la bouche quelques fragments de glace.

Les *lavements de sérum physiologique* à 8 pour 1000, administrés à la dose de 250 centimètres cubes, et répétés deux ou trois fois par jour, ont l'avantage de combattre la soif et la déshydratation de l'organisme.

Il peut être utile de faire appliquer au creux épigastrique, soit une *vessie de glace* (interposer un linge ou de la flanelle entre la peau et la vessie), soit des *compresses imbibées d'eau froide* et renouvelées fréquemment.

Il faut s'abstenir de l'emploi de tout médicament interne dans le cas d'hémorragie abondante, en effet; l'action des hémostatiques est pour le moins douteuse, et l'absorption de la solution ou de la potion qui leur sert de véhicule peut contribuer à entraver l'hémostase naturelle.

Lorsque l'hémorragie est peu abondante, il y a moins d'inconvénients à prescrire chez les malades anxieux, soit le *chlorure de calcium* (3 ou 4 grammes) qui a pour propriété d'augmenter la coagulabilité du sang, soit l'*ergotine* (1 à 2 grammes).

Le *lavage de l'estomac*, rigoureusement contre-indiqué dans le cas d'ulcère, peut être utile au contraire dans les petites gastrorragies du cancer, en supprimant la cause d'irritation de la muqueuse.

Les moyens qui agissent le mieux et le plus rapidement en cas d'hémorragie abondante sont les lavements de sérum, déjà mentionnés, les *grandes injections rectales chaudes* d'un litre d'eau à 50 degrés, répétées plusieurs fois par jour (Tripier), et surtout les *injections sous-cutanées* de *sérum physiologique*, que l'on emploiera à la dose d'un demi-litre à un litre par jour, suivant les indications pendant les deux ou trois premiers jours, puis à plus faible dose les jours suivants.

L'hémorragie arrêtée, il reste à combattre l'anémie qui en est la conséquence habituelle. La viande crue est un adjuvant précieux, que l'on peut employer, le plus souvent. Par contre, l'emploi par la bouche de préparations ferrugineuses est habituellement impossible ; les malades atteints d'ulcère rond, de gastrite ulcéreuse, ne peuvent tolérer le fer. On aura donc recours aux *injections sous-cutanées de cacodylate de soude* (0 gr. 05 — 0 gr. 10).

Il y a quelques années, dans l' « emballement » qui accueillit l'avènement de la chirurgie stomacale, on ne craignit pas de proposer contre les grandes hémorragies l'intervention immédiate. Il fallait, disait-on, ouvrir l'estomac, aller à la recherche du vaisseau qui saignait et le lier.

La question de l'intervention est aujourd'hui réglée dans le sens de la négative. Les résultats de la laparotomie chez des malades exsangues ont été déplorables et la mortalité a dépassé 70 pour 100 des cas. Sans doute il y a eu quelques brillants résultats, mais ces exceptions ne peuvent prévaloir contre l'ensemble des faits. D'ailleurs le pronostic des grandes hémorragies est en général favorable ; le traitement médical en vient à bout et c'est aggraver leur pronostic que de vouloir y remédier par une intervention.

Si la question de cette intervention ne peut être posée dans les grandes hémorragies de l'ulcère, par contre elle peut être discutée dans les petites hémorragies qui se répètent sans trève ni répit dans certains cas d'ulcère chronique.

VOMISSEMENTS

Le vomissement consiste dans le rejet hors de l'estomac soit des substances alimentaires introduites et plus ou moins modifiées, soit de mucus, de bile, de suc gastrique, de sang. Il diffère du pyrosis où les substances alimentaires ne refluent pas au delà de l'œsophage et de la régurgitation due au reflux parcellaire du contenu gastrique dans la bouche, sans efforts et sans nausées.

Les *vomissements alimentaires* sont les plus fréquents. S'ils se produisent peu de temps après le repas, les matières, à peine digérées, sont facilement reconnaissables. Lorsqu'ils surviennent plusieurs heures après le repas, elles ont subi l'action plus ou moins complète des sucs digestifs. On reconnaît surtout les aliments hydro-carbonés (débris de pain), les enveloppes de légumineuses ou de fruits, car la viande, les matériaux albuminoïdes en général ont été transformés.

La consistance des matières vomies est plus ou moins grande, suivant le moment où se produit le vomissement, suivant l'abondance de la sécrétion de suc gastrique ou celle du mucus qui contribue à épaissir les matières vomies.

Les aliments rejetés sont habituellement ceux du dernier repas. Il peut arriver que les malades vomissent des débris d'aliments ingérés douze ou vingt-quatre heures avant, sans qu'il y ait stase; mais, si l'on constate des débris d'aliments provenant de repas plus anciens (ce sont habituellement des pépins de fruits, des débris celluleux de fruits ou de légumes, etc...), on peut faire le diagnostic de stase avec toutes les conséquences qu'il comporte.

La quantité des matières vomies est essentiellement variable. Dans le cas de stase, lorsque l'estomac ne s'est pas vidé depuis plusieurs jours, le malade rejette une énorme quantité de bouillie alimentaire qui peut remplir plusieurs cuvettes. Cette abondance exceptionnelle du vomissement est pathognomonique de la stase, comme le rejet d'aliments ayant séjourné plusieurs jours dans l'estomac.

Rendues presque immédiatement après le repas, les matières vomies n'ont pas d'odeur. Rendues tardivement, elles prennent une odeur aigrelette due aux fermentations. Dans le cas de stase, elles ont toujours une très forte odeur, mais qui varie suivant la composition du suc gastrique; ainsi, dans les dilatations par sténose d'origine ulcéreuse, où le suc gastrique est très riche en acide chlorhydrique, l'odeur rappelle celle du vin blanc fermenté (Bouveret); elle est au contraire butyrique, nauséabonde dans les sténoses cancéreuses.

La saveur est également variable. La saveur amère habituelle est due aux peptones et non à la bile; une saveur très acide indique un suc gastrique hyperacide; la saveur fade accompagnée d'une odeur repoussante est l'indice de fermentations.

Les *vomissements muqueux* purs sont rares; en effet, le mucus est le plus souvent mélangé aux matières alimentaires. D'ailleurs le vomissement muqueux type ou considéré comme tel pendant longtemps, c'est-à-dire la pituite matutinale des alcooliques, est en partie constitué par de la salive déglutie qui s'accumule dans l'œsophage pendant la nuit, sans avoir franchi le cardia contracturé.

Le vomissement de mucus pur est d'ordinaire peu abondant; il succède aux vomissements alimentaires. Il peut être cependant très abondant dans certains cas de gastrite alcoolique ou urémique et peut-être sous l'influence d'une excitation d'ordre nerveux (Kustner).

De même que le mucus, la bile est habituellement mélangée aux matières alimentaires. Le *vomissement bilieux* n'a pas non plus de signification spéciale dans la majorité des cas; la bile reflue dans l'estomac par suite même des efforts de vomissement. Le reflux de la bile, quelle que soit sa cause, ne paraît pas suffire à lui seul à provoquer le vomissement; en effet, l'estomac est très tolérant pour la bile, ainsi que le démontrent l'expérimentation et la clinique. Dastre et Morro ont pu anastomoser la vésicule biliaire dans l'estomac de certains animaux, sans qu'il en résulte ni troubles digestifs, ni altération de la santé générale; de même, après la gastro-entérostomie, la bile reflue souvent dans l'estomac en grande quantité, sans que le malade paraisse en éprouver d'effets fâcheux.

Il est toutefois des cas où le reflux de bile est suivi de vomissements constants; mais dans ces cas la cause du reflux de la bile est un obstacle mécanique : cancer situé au-dessous de l'ampoule de Vater, déplacement ou compression de l'estomac, du duodénum, et il est probable que dans ces cas le vomissement est dû surtout à l'obstacle mécanique.

Il n'existe pas de *vomissements de suc gastrique* pur, au sens absolu du mot. Si certains malades vomissent un liquide clair, très acide, on constate, en laissant reposer ce liquide dans un verre conique, qu'il contient des débris alimentaires très divisés et dilués dans une grande quantité de suc gastrique; c'est le vomissement des malades atteints de stase avec hypersécrétion.

La fréquence des vomissements est étroitement subordonnée à la cause provocatrice. Uniques ou rares dans les gastrites subaiguës, dans les gastrites chroniques et même dans le cancer quand la tumeur n'atteint pas le pylore, ils sont fréquents dans le cas d'ulcère, avec spasme ou stase incomplète, et dans les gastro-névroses. Le tempérament nerveux prédispose manifestement au vomissement, toutes choses égales d'ailleurs : tel malade atteint de gastrite commune n'aura jamais de vomissements; tel autre, présentant la même variété de lésion, mais entaché de nervosisme, vomira au moindre prétexte Les vomissements incoercibles, les cas de stase mis à part, sont l'apanage exclusif des grands nerveux, des hystériques et des tabétiques atteints de crise gastrique.

Très fréquents aussi sont les vomissements d'ordre réflexe, liés à une cause extrinsèque : lithiase, appendicite chronique, néphroptose, etc.

Nous venons d'indiquer que les caractères des vomissements donnaient des indications précieuses pour le diagnostic de leur cause. Des indications non moins utiles sont fournies par les symptômes qui précèdent le vomissement.

A cet égard, on a distingué avec raison les vomissements en trois catégories : les vomissements simples, les vomissements nauséeux, les vomissements douloureux.

Les *vomissements simples* sont ceux qui se produisent sans effort, avec une extrême facilité; ce sont les vomissements dits en fusée. Ces vomissements ne s'accompagnent ni de douleur, ni d'état nauséeux. Ils sont sous la dépendance étroite et directe du système nerveux (on sait que cette variété de vomissements s'observe communément dans les méningites) ; chez les dyspeptiques, ils sont surtout l'apanage de grands nerveux, ne présentant que des troubles digestifs de peu d'importance. Ces vomissements peuvent être très tenaces, précisément en raison de leur nature nerveuse.

Les *vomissements nauséeux* sont, comme leur nom l'indique, précédés de nausées ; ils sont fréquents dans l'embarras gastrique, les gastrites par auto-intoxication (acétonémie, urémie, etc.). L'élément douloureux n'intervient pas dans leur production. Dès que l'estomac est exonéré de son contenu, tout malaise local disparaît ; il n'en est pas de même quand le vomissement est provoqué par la douleur.

Le *vomissement douloureux* est une conséquence directe de la douleur ; toutefois, la fréquence des vomissements n'est pas en proportion directe avec l'intensité des phénomènes douloureux ; d'autres facteurs interviennent, et, avant tout, des prédispositions individuelles qu'il suffit de signaler.

Les vomissements douloureux non seulement sont provoqués par la douleur, mais encore se produisent au prix d'efforts pénibles. D'ailleurs, s'ils sont parfois suivis de soulagement, à tel point que nombre de malades contractent l'habitude de se faire vomir pour calmer leurs souffrances, dans d'autres circonstances ils ne sont suivis d'aucune détente.

D'abord alimentaires, ils deviennent muqueux quand l'estomac a été vidé de son contenu. Ils peuvent devenir incessants, incoercibles ; mais l'intolérance absolue de l'estomac est plutôt due à des causes générales qu'à des affections primitives de l'estomac.

On ne doit négliger dans aucun cas l'*examen méthodique et complet du malade, l'étude des commémoratifs* et des circonstances au milieu desquelles le vomissement se produit. Comment distinguer une crise gastrique tabétique chez un malade atteint de tabès fruste, d'un ulcère irrité de l'estomac, si l'on ignore les antécédents syphilitiques du malade et si l'on n'a pris soin d'explorer son système nerveux, de rechercher l'état de ses réflexes et de ses pupilles ? Comment, d'autre part, distinguer les vomissements réflexes de l'appendicite chronique d'emblée de ceux que peut provoquer une gastrite, si l'on ne recherche pas avec soin la sensibilité au point de Mac Burney, l'hyperesthésie cutanée et les autres signes assez limités d'une appendicite qui est habituellement ignorée du malade?

Avant de conclure que le vomissement est dû à une affection primitive de l'estomac, il faut éliminer toutes les causes générales, les causes locales extra-gastriques de vomissement.

Les *vomissements des maladies infectieuses* : fièvres éruptives, fièvre typhoïde, grippe, choléra, etc..., sont plus souvent dus à l'état infectieux qu'à des lésions de gastrite aiguë, ulcéreuse ou non. L'existence de ces lésions, en pareil cas, se traduit parfois par des symptômes localisés, tels que douleur au creux épigastrique, sensations de brûlure, etc.... La détermination de la cause des vomissements a une certaine importance; s'il est facile de faire cesser les vomissements quand ils sont dus à des médications intempestives, de les modérer quand ils dépendent de l'état infectieux ou de l'état nerveux réveillé et exagéré par l'infection (grippe), on est à peu près désarmé quand le vomissement est dû à une gastrite aiguë infectieuse. Celle-ci guérit spontanément quand elle est peu intense.

S'il n'existe pas d'état infectieux aigu, il faut rechercher si le malade n'est pas atteint d'une maladie générale chronique, constatation aisée à faire dans l'immense majorité des cas : la tuberculose, la maladie d'Addison, le mal de Bright, le diabète, les cardiopathies, etc..., se reconnaissent d'emblée. De même que dans les maladies aiguës, le *vomissement qui survient au cours des maladies générales chroniques* peut être dû à des causes multiples qu'il est inutile d'énumérer, et, parmi ces causes, les lésions gastriques jouent un rôle plus ou moins important. Chez un syphilitique, l'apparition de troubles digestifs et notamment de vomissements rebelles, dont la cause n'apparaît pas nettement, doit faire penser à l'existence possible d'une gastrite spécifique.

Les *vomissements dus à une affection organique du système nerveux* (tabes, sclérose en plaques, méningite chronique, tumeur cérébrale, etc...) ne soulèvent en général aucune difficulté d'interprétation, en raison de leur coïncidence avec des troubles nerveux multiples, suffisamment caractéristiques ; d'ailleurs l'apparition sous forme de crises éclatant brusquement, sans cause provocatrice habituelle, le caractère incoercible des vomissements tabétiques, de beaucoup les plus fréquents, sont des particularités assez significatives par elles-mêmes pour attirer l'attention sur le système nerveux, à supposer que l'affection nerveuse ait passé inaperçue jusque-là. Cependant dans certaines tumeurs cérébrales le vomissement peut être pendant longtemps le premier et le seul symptôme révélateur ; il ne survient pas par crises, mais se manifeste sous forme de vomissements nauséeux, d'abord rares, puis de plus en plus fréquents et survenant sans cause appréciable. En présence de semblables vomissements le médecin ne se hâtera pas de conclure à l'origine gastrique de la maladie. Il fouillera les antécédents du malade et cherchera à dépister la syphilis ; il tiendra compte des troubles nerveux, même les plus légers et les plus fugaces : vertiges, incertitude de la démarche, troubles visuels. L'examen ophtalmoscopique qui démontre parfois l'existence d'œdème papillaire ne devra jamais être négligé.

Les vomissements de la migraine qui procèdent par crises ont des caractères suffisamment tranchés pour qu'il ne puisse subsister d'hésitation au sujet de leur cause.

Les *vomissements liés à une névrose* ne peuvent pas être toujours attribués facilement à leur véritable cause parce qu'ils n'obéissent à aucune règle, parce que leurs caractères sont très variables, parce qu'ils peuvent survenir sous différentes influences susceptibles en apparence d'être considérées comme leurs seules causes, parce qu'enfin ils peuvent être l'unique manifestation d'une hystérie fruste.

Nous reviendrons ultérieurement sur les troubles gastriques de l'hystérie et des autres névroses. Bornons-nous pour l'instant à indiquer les particularités essentielles qui doivent mettre sur la voie du diagnostic.

Les vomissements surviennent habituellement sans cause locale appréciable, alors que souvent une influence psychique peut être relevée à l'origine, telle que émotion, contrariété, etc... Ils sont souvent électifs, c'est-à-dire que le malade peut ne rejeter qu'un aliment ou une boisson déterminés et tolérer les aliments les plus indigestes, etc....

Très important au point de vue du diagnostic de la nature

nerveuse des vomissements est leur caractère incoercible qui doit suffire à attirer l'attention sur le système nerveux.

Non moins significatif est le maintien pendant fort longtemps d'un état général satisfaisant chez un malade qui rejette tous les aliments et toutes les boissons ingérés depuis plusieurs semaines.

Ajoutons l'influence toute-puissante d'un traitement psychique d'épreuve, c'est-à-dire de l'isolement, à supposer que l'examen du malade joint aux signes précédents n'ait pas permis de caractériser suffisamment l'hystérie.

Les difficultés sont grandes quand le patient était depuis longtemps un dyspeptique avéré. On a parfois tendance à méconnaître l'association de l'élément nerveux à la gastropathie initiale.

Entre les vomissements des névroses et les vomissements par auto-intoxication qui vont être signalés, peuvent prendre place les *vomissements de la grossesse* que l'on a tantôt rattachés à l'hystérie, dont la grossesse serait la cause provocatrice, tantôt à l'auto-intoxication gravidique avec insuffisance hépatique et rénale, et qui, suivant les cas, semblent effectivement dus à l'une ou l'autre de ces causes. Il ne pourrait y avoir d'hésitation sur la nature de ces vomissements qu'au début de la grossesse ; mais ils ne revêtent pas d'emblée le caractère incoercible qui leur imprime une gravité exceptionnelle dans des cas relativement rares d'ailleurs.

S'il n'existe ni maladie générale, ni affection des centres nerveux, ni névrose, ni grossesse, il faut rechercher si une *intoxication* ou une *auto-intoxication* ne peuvent pas être incriminées. Les difficultés du diagnostic ne sont réelles que si la malade est, à son insu, l'objet d'une tentative criminelle d'empoisonnement (arsenic, phosphore, etc.), ou s'il s'agit d'un morphinomane, d'un chloralomane, etc., qui cherche à dissimuler au médecin la cause réelle de l'intolérance gastrique. Certains malades, pharmacomanes, négligent parfois d'apprendre au médecin qu'ils font usage depuis fort longtemps de médicaments tels que l'arsenic, le fer, le mercure, qui ont provoqué chez eux une gastrite médicamenteuse. Un interrogatoire méthodique mettra à l'abri de cette dernière cause d'erreur.

Parmi les vomissements liés à une auto-intoxication, abstraction faite de ceux qui surviennent au cours d'une maladie déterminée comme le mal de Bright, le diabète, la rétention chronique d'urine, il faut mentionner les vomissements acétonémiques qui surviennent par crises et revêtent le caractère incoercible comme les vomissements nerveux, mais qui s'en distinguent par de nombreuses particularités. Ces vomissements surviennent en effet chez des enfants, de souche arthritique, gros mangeurs de viande en général, et chez qui existe un état dyspeptique permanent plus ou moins marqué : langue saburrale, selles irrégulières, teinte subictérique des téguments, foie volumineux. L'examen des urines révèle l'existence d'une grande quantité d'indican et l'haleine exhale une vive odeur d'acétone qui met d'emblée sur la voie du diagnostic.

La constipation opiniâtre peut être, dans quelques cas assez rares, d'ailleurs, l'origine d'une auto-intoxication, dont les vomissements sont l'un des symptômes révélateurs.

L'emploi répété des purgatifs fait disparaître à la fois la stase stercorale et la constipation. Chez les malades atteints d'occlusion intestinale chronique par cancer de l'intestin ou compression de cet organe, le vomissement peut également traduire l'auto-intoxication de l'organisme.

Le diagnostic ne présenterait quelques difficultés que si le médecin voyait le malade pour la première fois et s'il négligeait de pratiquer le toucher rectal et vaginal, d'explorer avec soin les organes abdominaux.

Multiples sont les *vomissements d'origine réflexe*. Dans l'immense majorité des cas ces vomissements sont dus à une affection douloureuse de l'un des organes abdominaux et les circonstances au milieu desquelles ils se produisent suffisent à les caractériser.

Coliques hépatiques, néphrétiques, salpingite, torsion sur son pédicule du rein ptosé, et surtout appendicite, sont des causes qu'il suffit de signaler. Parfois il s'agit d'une affection non douloureuse de l'abdomen, comme l'helminthiase, la ptose totale ; si la ptose est aisée à reconnaître, l'helminthiase peut être méconnue si l'on ignore que le malade a expulsé à différentes reprises des lombrics, des anneaux de tænia ; si l'on oublie d'y songer et de prescrire purgatifs et vermifuges. Cette précaution ne devra pas être négligée chez un enfant atteint de vomissements dont la cause ne peut être précisée, et si d'autre part son état général est satisfaisant.

Les vomissements réflexes des tuberculeux, des coquelucheux sont différenciés par la toux qui les précède.

Les affections de l'oreille sont, après les affections abdominales, celles qui provoquent le plus facilement les vomissements d'ordre réflexe. Si le vertige de Ménière ne peut être méconnu quand le syndrome est complet d'emblée, c'est-à-dire quand le vertige et la tendance à la chute accompagnent le vomissement, il est des cas où le syndrome est fruste, c'est-à-dire ou le vomissement n'est accompagné que de bourdonnements d'oreilles modérés et d'une surdité qui peut passer inaperçue, et où par conséquent la sagacité du clinicien est soumise à l'épreuve.

Les diverses causes extra-gastriques de vomissements étant éliminées à la suite d'un interrogatoire et d'un examen méthodiques, on est amené à conclure que ce symptôme est dû à une affection primitive de l'estomac dont il reste à préciser la nature.

Les vomissements peuvent survenir au cours de toutes les affections de l'estomac, car la prédisposition névropathique peut suffire à en provoquer l'apparition, même dans les gastropathies où ce symptôme n'est pas habituel. Il faut donc tenir toujours grand compte de cette prédisposition chez un dyspeptique, quand il s'agit de déterminer la nature d'une gastropathie, sinon l'on pourrait être entraîné à porter un diagnostic inexact, à croire notamment à l'existence d'un ulcère, d'un cancer, d'une sténose, alors que le malade est atteint d'une simple gastrite avec troubles nerveux surajoutés.

Il faut encore savoir qu'au cours d'une gastrite avec estomac tolérant, le vomissement peut survenir à titre d'épi phénomène passager, sous l'influence d'interventions médicamenteuses prolongées et irritantes qui provoquent une gastrite subaiguë et créent un véritable état d'intoxication.

Le vomissement habituel au cours des gastropathies reconnaît deux mécanismes essentiels : un trouble de la motricité (obstacle mécanique le plus souvent, ou spasme déterminé par une lésion de voisinage) ; une hyperesthésie de l'estomac, plutôt en rapport avec le tempérament nerveux qu'avec les troubles du chimisme. En effet, si le vomissement est exceptionnel chez les hypochlorhydriques et n'est dû chez eux qu'à des causes sur-ajoutées, il est rare également chez les hyperchlorhydriques, bien que le contact du suc gastrique hyperacide provoque fré-quemment la douleur. Mais celle-ci n'est pas l'intermédiaire obligé entre l'excitation des nerfs de l'estomac et le vomisse-ment. Souvent, chez les malades nerveux, l'ingestion des ali-ments est le point de départ d'un réflexe qui provoque le vomis-sement, sans que la douleur ait précédé celui-ci; il semble que l'estomac, par une sorte d'accoutumance, soit devenu intolérant en présence de toute excitation déterminée par le contact des aliments.

Quand le vomissement est accidentel au cours d'une gastro-pathie, les causes peuvent être variables : suivant les cas, il peut s'agir d'une indigestion facilitée par l'état d'irritation permanent de la muqueuse; d'une gastrite subaiguë d'origine médicamen-teuse; de troubles nerveux provoqués par une émotion, une contrariété, le surmenage, etc.

Il est facile, dans chaque cas en particulier, de préciser la cause du vomissement.

Quand le vomissement survient sous forme de crises, avec ou sans douleurs, crises dans l'intervalle desquelles existe un état dyspeptique permanent, il n'y a pas lieu d'hésiter au sujet de l'intervention du système nerveux dans le syndrome dyspep-tique.

Revenons à la détermination de la cause :

S'agit-il d'un vomissement nauséeux, survenant le matin au réveil, composé d'un mélange de mucus et de salive? on ne peut que faire le diagnostic de *gastrite ancienne, du type muqueux*, qui est particulièrement fréquente chez les alcoo-liques.

S'agit-il au contraire de vomissements, tantôt alimentaires, tantôt constitués presque uniquement d'un liquide hyperacide, laissant dans la bouche une saveur de jus de citron ou de vinaigre, précédés de douleurs plus ou moins intenses; ces vomissements surviennent-ils chez un sujet jeune, chez une femme d'aspect anémique? le diagnostic d'*ulcère rond* s'impose (avec spasme du pylore).

Enfin s'agit-il de vomissements plus ou moins espacés, mais

très abondants, composés d'une bouillie alimentaire où l'on peut reconnaître des débris d'aliments ingérés plusieurs jours auparavant, il n'y a pas lieu de douter de l'existence d'une *sténose*. Il reste à déterminer si cette sténose est d'origine cancéreuse ou cicatricielle. Déjà les caractères du vomissement peuvent à eux seuls permettre cette distinction que les commémoratifs, l'examen du malade confirment facilement en général. Dans le premier cas l'odeur fétide des matières vomies, l'aspect général du malade, souvent la constatation d'une tumeur sont les indices révélateurs; dans le second cas l'odeur aigrelette des matières, l'aspect moins profondément cachectique, les renseignements recueillis sur le passé pathologique du malade permettent de reconstituer l'existence antérieure d'un ulcère. Cependant il est des cas où la différenciation entre les différentes catégories de sténose est des plus malaisées (V. Sténoses); mais l'importance du diagnostic causal est surtout théorique; car, en présence d'une sténose quelle qu'elle soit, une indication essentielle s'impose, l'intervention chirurgicale, à moins qu'en raison de son état cachectique le malade ne puisse faire les frais de l'opération.

Le TRAITEMENT du vomissement est avant tout celui de la cause qui le détermine; car s'il est possible de modérer ou de supprimer momentanément le vomissement par le repos absolu de l'estomac, c'est-à-dire par la diète, il est bien évident que la récidive est inévitable, tant que persiste sa cause.

Quand un malade est pris de vomissements, il doit être mis à la *diète*. Celle-ci doit être absolue, c'est-à-dire comprendre l'abstention de toute boisson, même de l'eau, si le vomissement revêt le caractère nerveux de vomissements incoercibles, si l'hyperesthésie de la muqueuse stomacale est telle que le contact de l'eau même provoque des contractions de l'estomac. Si le vomissement ne présente pas ces caractères, on peut autoriser le malade à boire de l'eau pure ou une eau alcaline légèrement gazeuse : l'absorption d'une certaine quantité d'eau rend moins pénible l'acte du vomissement; l'acide carbonique des eaux minérales exerce une action analgésique qui n'est pas négligeable.

Les *boissons doivent être fraîches ou même glacées*. On peut encore faire suivre l'ingestion des boissons de celle de petits *fragments de glace* sous forme pilulaire.

Les boissons doivent être prises en petites quantités à la fois, une ou deux cuillerées à bouche au plus et cette dose minime sera renouvelée plus ou moins fréquemment : toutes les heures ou toutes les deux heures.

La diète absolue, quand elle est nécessaire, peut être prolongée assez longtemps, trois ou quatre jours ou même davantage, sans grand inconvénient. Mais il faut remédier à la soif intense qui étreint le malade par l'usage de *lavements d'eau salée* (à 7,50 ou 8 pour 1000), donnés à la dose de 250 centimètres cubes chacun, et répétés deux ou trois fois par jour. Il est utile de plus de maintenir les forces par l'emploi des *injections de sérum physiologique* à dose modérée (250 centimètres cubes par jour, en moyenne).

On peut aussi associer quelques moyens externes : *Application de vessie de glace sur le creux épigastrique* ou de *compresses de Priessnitz*.

D'une façon générale, il faut être très sobre de médicaments. Pour notre part, nous ne les employons qu'à titre exceptionnel : l'*eau chloroformée*, le *menthol*, etc..., sont plus nuisibles qu'utiles. La classique *potion de Rivière* elle-même est d'une efficacité parfois précaire; mais elle a l'avantage de ne pas entretenir l'excitabilité de la muqueuse comme les moyens précédents. Le seul médicament qui nous ait semblé réellement utile, à la condition d'être administré à petites doses fréquemment répétées, est la *cocaïne*.

$$\left.\begin{array}{l}\text{Chlorhydrate de cocaïne} \dots \dots \quad 0^{gr},10 \\ \text{Eau de menthe} \dots \dots \dots \\ \text{Eau distillée.} \dots \dots \dots \dots \end{array}\right\} \text{ãã } 50 \text{ grammes.}$$

Une cuillerée à café cinq ou six fois par jour, ou :

$$\begin{array}{l}\text{Chlorhydrate de cocaïne} \dots \dots \dots \quad 0^{gr},10 \\ \text{Eau distillée de laurier-cerise.} \dots \dots \quad 10 \text{ grammes.}\end{array}$$

X à XX gouttes à la fois, dans une cuillerée à café d'eau glacée.

Quand le vomissement a pris fin on reprend l'alimentation progressivement et avec prudence, en supprimant toutes les causes d'irritation de l'estomac d'ordre alimentaire et l'on institue le traitement causal.

Si le vomissement est accidentel et dû à une indigestion, il est utile d'administrer un *purgatif salin* pour nettoyer les voies digestives.

S'il est dû à des médications irritantes et indûment prolongées, la *suppression de ces médicaments* s'impose.

S'il est dû à des causes nerveuses, il importe, pour en éviter le retour, de mettre le malade au *repos* pendant un certain temps et de conseiller tous les moyens hygiéniques ou physiques propres à calmer l'éréthisme nerveux.

Si le vomissement survient par crises, revêt les caractères du vomissement hystérique, il faut instituer le traitement général que nous indiquerons en étudiant les gastro-névroses. Il faut surtout se garder des moyens locaux et des médicaments, car l'intolérance gastrique n'est nullement subordonnée à l'état de l'estomac. La *psychothérapie*, l'*isolement* sont la base du traitement.

En cas de vomissement habituel dû à la gastrite alcoolique, le *lavage de l'estomac* est un moyen utile qui débarrasse l'estomac du mucus sécrété et supprime l'état nauséeux, point de départ du réflexe.

On fait une série de quelques lavages avec de l'eau alcaline (eau de Vichy ou eau additionnée par litre d'une cuillerée à soupe de bicarbonate de soude); puis on fait prendre, le matin à jeun, un verre d'eau de Vichy tiédie et l'on institue le régime lacté.

Quand la douleur est la cause, chez les hyperchlorhydriques nerveux, de spasme et de vomissement, l'indication causale essentielle est de calmer cette douleur, en attendant que le régime, dont les effets sont forcément lents, ait calmé l'hyperesthésie de la muqueuse. Le *sous-nitrate de bismuth*, administré suivant la méthode aujourd'hui classique, des fortes doses de 10 à 15 grammes prises le matin à jeun, en une fois, suffit en général à la calmer en peu de jours. Le bismuth est préférable à l'emploi des alcalins et notamment du bicarbonate de soude, car il est d'effet plus sûr et ne présente pas d'inconvénients; mais on ne peut méconnaître les effets utiles des *alcalins*, associés diversement entre eux et administrés, à plusieurs reprises dans la journée, dès que le spasme douloureux se manifeste.

On peut faire prendre le mélange suivant :

Bicarbonate de soude. . . . . ⎫
Craie préparée. . . . . ⎬ ãã 0ᵍʳ,25
Sous-nitrate de bismuth . . . . ⎪
Magnésie calcinée . . . . ⎭

$$
\begin{cases}
\text{Bicarbonate de soude} \\
\text{Craie préparée} \\
\text{Sous-nitrate de bismuth} \\
\text{Magnésie calcinée}
\end{cases} \bar{a}\bar{a}\quad 0^{gr},25
$$

pour un paquet (à renouveler d'heure en heure, suivant l'indication) ou tout autre mélange analogue.

Chez les nerveux particulièrement excitables, il peut être utile d'employer, à doses modérées, les médicaments nervins, comme la *belladone* donnée en potion, sous forme d'extrait ($0^{gr},03 - 0^{gr},05$), le *bromure de potassium* administré en lavement (2 ou 3 grammes) etc....

En cas de sténose, avant l'intervention, ou si celle-ci ne peut être pratiquée, le lavage de l'estomac est le seul moyen d'espacer les vomissements.

Les vomissements réflexes dus à une affection de l'abdomen ne cèdent qu'à la suppression de la cause.

Contre les vomissements de la grossesse, innombrables ont été les médications proposées ; nous ne croyons pas en aborder l'exposé, qui sort du cadre de notre sujet.

MÉRYCISME

On donne le nom de *mérycisme* à un état pathologique qui est l'équivalent de la rumination dans la série animale et qui consiste dans le retour dans la bouche, après le repas, de portions d'aliments.

Le mérycisme est un acte volontaire, comme l'aérophagie et, comme celle-ci, il se transforme en tic inconscient; comme celle-ci encore, il se produit chez les névropathes; il peut coïncider avec l'aérophagie.

Le mérycisme doit être distingué de la régurgitation, qui est un acte involontaire dû à des contractions antipéristaltiques de l'estomac.

Il ne sera pas question ici du mérycisme simple, indépendant de toute gastropathie, que l'on peut observer dès le jeune âge, chez des sujets entachés de nervosisme, mais uniquement du mérycisme lié à des troubles digestifs manifestes.

Les aliments ruminés ne reviennent dans la bouche que quelque temps après le repas; le moment d'apparition du mérycisme est très variable suivant les sujets, et, chez le même sujet, suivant la nature, la quantité des ingesta. D'ordinaire, tous les aliments et les liquides sont ruminés sans distinction: mais, dans certains cas, les malades ne ruminent que certains aliments, toujours les mêmes.

Comme chez les aérophages, le mérycisme est précédé d'une sensation douloureuse épigastrique ou tout au moins pénible qui incite les malades à se livrer à leur tic, ou bien encore des malaises à distance très variables, tels que vertiges, palpitations, etc.... Chez les mérycoles d'ancienne date il se produit une véritable angoisse, si le malade tarde à satisfaire le besoin de rumination. L'état mental des mérycoles est le même que celui des aérophages.

Les aliments qui reviennent dans la bouche ont un goût désagréable et sont rejetés; il est rare qu'ils soient redéglutis à nouveau. Ce rejet des aliments peut avoir les mêmes conséquences fâcheuses sur la nutrition que le vomissement nerveux.

Il est difficile de préciser les conditions anatomiques et physiologiques qui favorisent la rumination. En effet l'estomac est ou n'est pas dilaté, se vide ou ne se vide pas dans le délai normal.

Quant au chimisme, il paraît indifférent. Quatre fois sur cinq le chimisme était normal (Decker); dans d'autres cas on a constaté l'hyperchlorhydrie, l'hypochlorhydrie. Nous admettons avec Ewald, Boas, Einhorn, Linossier, qu'il n'existe aucune relation entre le mérycisme et les modifications du chimisme stomacal. Il est probable qu'un relâchement fonctionnel du cardia le favorise.

Les causes provocatrices sont toutes les causes de dyspepsie; il est donc superflu de les énumérer. En effet, ce qui domine toutes ces causes, c'est le déséquilibre nerveux, héréditaire ou acquis. Les mérycoles sont tous des dégénérés ou tout au moins des névropathes, dans les antécédents héréditaires ou personnels desquels il est facile de retrouver des stigmates de nervosisme. On a constaté la contagion du mérycisme, comme on constate celle des symptômes de l'hystérie.

Le mérycisme est surtout justiciable du TRAITEMENT s'adressant à l'état nerveux. Tout ce que nous indiquerons comme utile dans le traitement de l'aérophagie s'applique au mérycisme. On réglementera d'abord le *régime* des malades, on traitera leurs troubles digestifs, on leur recommandera de manger avec lenteur et de mastiquer avec soin (car souvent les aliments mal mâchés sont les seuls qui soient ramenés); il pourra être utile de faire ingérer quelques *fragments de glace* après les repas (Kœrner) ou de faire absorber de la *cocaïne* (un centigramme) avant le repas (Lyon). Jurgensen dit avoir obtenu un succès avec le *gavage*. L'*hydrothérapie* est un moyen adjuvant utile.

Ces moyens mis en œuvre, il est indispensable de faire la *rééducation psychique* des mérycoles. Il faut leur démontrer que leur habitude de rumination, en apparence automatique, est en réalité volontaire et leur apprendre à supprimer les mouvements qui font remonter à la bouche le contenu de l'estomac; il suffit parfois de respirer largement au moment où ces mouvements ont tendance à se produire.

RÉGURGITATIONS; PYROSIS

On donne le nom de *régurgitation* au rejet par la bouche d'une petite quantité de suc gastrique ou de chyme qui donne, en arrivant dans le pharynx, un goût amer (dû aux peptones), acide ou fétide. Elle diffère du mérycisme en ce qu'elle est involontaire. Comme chez les mérycoles les matières amenées dans la bouche par régurgitation sont soit crachées, soit de nouveau déglutées.

On donne le nom de *pyrosis* à la sensation de chaleur de fer rouge qu'éprouvent nombre de malades et qui se propage tout le long de l'œsophage. La régurgitation s'accompagne habituellement de pyrosis, mais celui-ci peut exister sans qu'il y ait de régurgitation.

C'est qu'alors la bouillie alimentaire qui a franchi le cardia est arrêtée dans l'œsophage et ne peut parvenir jusque dans la bouche.

Les régurgitations et le pyrosis peuvent s'observer, dans la plupart des états dyspeptiques; s'il est vrai que l'un et l'autre symptôme sont particulièrement communs dans les cas où il existe de l'hyperchlorhydrie ou une hyperacidité organique intense (fermentations), on peut aussi les constater chez les hypochlorhydriques où même chez des sujets dont le chimisme est peu différent de la normale; ces derniers sont des névropathes.

En somme, régurgitation, pyrosis paraissent être la conséquence d'une révolte de l'estomac irrité par un chyme hyperacide ou devenu le siège d'une hyperesthésie d'ordre nerveux.

Régurgitation et pyrosis peuvent se produire peu de temps après le repas ou ne survenir que tardivement. La régurgitation précoce paraît appartenir aux gastropathies nerveuses.

Dans le cas de dilatation avec stase la régurgitation est tardive.

Il n'existe pas de TRAITEMENT spécial de la régurgitation et du pyrosis. Pour combattre ces symptômes il faut s'efforcer de préciser les causes déterminantes et instituer un traitement conforme aux indications. Si le malade est hyperchlorhydrique on le soumettra d'emblée au *régime lacté*, au *traitement par le bismuth* à hautes doses etc. ; si les fermentations et par suite les acides organiques paraissent prédominer, quelques *lavages de l'estomac* seront utiles et l'on prescrira un *régime* approprié. Si l'élément névropathique est en jeu, tout en prescrivant, à titre de médication palliative, des mélanges de *craie préparée*, de *bicarbonate de soude*, de *magnésie*, etc., de *poudre de racines de belladone*, on s'efforcera de modérer l'hyperesthésie gastrique par les moyens locaux et généraux s'adressant à l'état nerveux :

Application de compresses froides sur la région épigastrique, hydrothérapie, etc.

FERMENTATIONS GASTRIQUES; FLATULENCE; ÉRUCTATIONS; AÉROPHAGIE

A. FERMENTATIONS GASTRIQUES

A l'état normal l'estomac contient toujours une certaine quantité de gaz; on en constate la présence par la percussion de la zone de traube qui dénote de la sonorité et par l'examen radioscopique (tache claire de la coupole diaphragmatique).

Ces gaz sont constitués par l'air atmosphérique, ainsi que le démontrent les analyses ; toutefois, l'azote (78,35 pour 100 dans l'air atmosphérique) et surtout l'oxygène (20,77 pour 100) y sont en moindres proportions; par contre, l'acide carbonique y est augmenté et l'hydrogène, absent dans l'air, s'y trouve. On attribue la diminution d'oxygène à l'absorption par la muqueuse stomacale; l'augmentation de l'acide carbonique et la production d'hydrogène aux fermentations.

L'air atmosphérique est introduit dans l'estomac à l'occasion de chaque mouvement de déglutition; une partie est rejetée par l'éructation; l'autre franchit le pylore et est évacuée par l'anus. L'air ne pénètre pas seulement à l'occasion de la déglutition des aliments ; il pénètre encore avec la salive, en dehors de l'alimentation, de sorte que la déglutition d'air est surtout marquée pendant le travail digestif et quand il existe de la sialorrhée. Enfin l'aérophagie peut se produire isolément sans qu'il y ait déglutition d'aliments ou même de salive. En observant un aéropage pendant quelques minutes on constate chez lui une déviation presque rythmique de la pomme d'Adam qui s'accompagne d'un léger bruit de déglutition ; chacun de ces mouvements correspond a une déglutition d'air.

A l'état pathologique, la distension excessive de l'estomac par les gaz se traduit par la flatulence ou tympanisme gastrique et par les éructations. La flatulence donne lieu à un certain nombre de symptômes subjectifs qui seront indiqués plus loin (flatulence).

Deux causes déterminent l'augmentation du volume des gaz dans l'estomac : la déglutition de l'air en quantités anormales (aérophagie) et les fermentations intenses. De ces deux causes, la première, pour ainsi dire insoupçonnée jusqu'à ces dernières années, paraît être la principale (voir plus loin), les fermentations gastriques ne jouant au contraire qu'un rôle relativement accessoire.

Les agents des fermentations sont les micro-organismes, les levures contenues dans l'estomac et qu'il nous paraît inutile d'énumérer, car leur rôle respectif, malgré les travaux publiés, resté totalement inconnu ; les gaz provenant de la fermentation des aliments hydrocarbonés sont l'acide carbonique, l'hydrogène, l'hydrogène protocarboné ; quant aux autres produits de fermentation ce sont des alcools (éthylique, méthylique), des aldéhydes, des acétones, des acides (lactique, acétique, butyrique, etc...).

Ce que l'on connaît surtout, ce sont les causes qui favorisent les fermentations ; or ces causes sont des trois ordres :

Avant tout on doit incriminer le retard à l'évacuation de l'estomac ;

Ensuite, l'état de la sécrétion gastrique ;

En dernier lieu, la nature de l'alimentation.

La formation de gaz et de produits de fermentation en général, quand il y a retard à l'évacuation, est un fait d'observation banale, confirmé d'ailleurs par diverses expériences, et conforme à une loi de la pathologie générale ; que la vessie ne puisse se vider complètement de son contenu, tôt ou tard elle s'infecte et la cystite s'installe ; il en est de même pour la vésicule biliaire, etc....

Dans les cas où les produits de fermentation existent en quantité considérable (sténose cancéreuse par exemple), on en constate la disparition après la gastro-entérostomie.

C'est dans les sténoses, quelle qu'en soit la cause, que le retard de l'évacuation est le plus marqué ; c'est donc dans les sténoses que les fermentations présentent leur maximum d'intensité.

En dehors des sténoses, les fermentations sont fréquentes chez les gros mangeurs, chez les sujets qui mangent gloutonnement et à la hâte; chez tous le suc gastrique ne peut agir qu'incomplètement sur les aliments, et ceux-ci sont facilement attaqués par les agents microbiens.

Enfin, les fermentations sont fréquentes chez les sujets atteints de dilatation par asthénie musculaire, parce que chez eux l'évacuation est ralentie. Ajoutons que chez ceux d'entre eux qui sont en même temps névropathes, l'aérophagie est la note dominante et constitue la cause principale, peut-être unique de la distension gazeuse de l'estomac.

Pendant longtemps, on a admis qu'un suc gastrique riche en acide chlorhydrique entrave le développement des fermentations; c'est une erreur que l'observation clinique a permis de rectifier; fait paradoxal en apparence, les germes contenus dans l'estomac sont plus nombreux dans les estomacs riches en acide chlorhydrique libre ou combiné que dans les estomacs pauvres en acide chlorhydrique. Cette particularité s'explique sans doute par ce fait que nombre de malades chez qui on constate l'hyperchlorhydrie sont atteints de spasme du pylore ou de sténose incomplète qui retarde l'évacuation. Ce que l'on peut déduire de l'état du chimisme stomacal c'est qu'il intervient pour modifier la nature des fermentations; ainsi, la fermentation acétique est plus fréquente chez les hyperchlorhydriques, la fermentation lactique chez les hypochlorhydriques, les cancéreux.

En ce qui concerne l'alimentation, un repas trop copieux favorise les fermentations, parce qu'une partie des aliments échappe à l'action du suc gastrique et de plus parce que les aliments séjournent plus longtemps dans l'estomac. On peut expliquer de la même façon l'influence de la mastication défectueuse.

Certains aliments ; le pain, le lait, les aliments en voie de fermentation comme le fromage, la charcuterie, le gibier, les viandes de conserve, etc... augmentent les fermentations....

En ce qui concerne les symptômes des fermentations, une certaine confusion a régné jusqu'ici. Certains auteurs ont décrit un type particulier de dyspepsie, la dyspepsie par fermentation, que l'on a juxtaposé aux autres types de dyspepsie chimique. En réalité, les fermentations ne constituent pas une entité morbide, elles n'ont que la valeur d'un syndrome qui peut se manifester en différentes circonstances. Il y a lieu de distinguer les cas où les fermentations dépendent de la stase et ceux où elles se produisent dans un estomac qui peut se vider de son contenu.

C'est dans le cas de stase qu'elles atteignent leur maximum d'intensité pour les raisons exposées plus haut. Les malades éprouvent différents symptômes locaux que l'on peut rapporter légitimement aux fermentations. Ils éprouvent du pyrosis, des aigreurs, ont des éructations gazeuses fréquentes et présentent un ballonnement plus ou moins considérable.

Les gaz exhalent une odeur butyrique ou d'hydrogène sulfuré ; parfois les gaz riches en hydrogène, en carbure d'hydrogène peuvent s'enflammer, lors d'une éructation, à l'approche de la flamme d'une allumette, d'une bougie, d'un cigare !

Quant aux symptômes généraux que l'on attribue, avec une certaine complaisance, aux fermentations, ils peuvent être interprétés de toute autre façon ; les nombreux symptômes d'auto-intoxication mis à leur compte sont discutables ; cependant la tétanie, le coma dyspeptique dépendent peut-être des fermentations.

Moins caractéristiques encore sont les symptômes des fermentations dans les gastropathies sans stase ; les symptômes nerveux constatés chez les malades atteints de dilatation, et que le professeur Bouchard a considérés comme la conséquence de la dilatation et des fermentations dont l'estomac dilaté est le siège, ne sont en réalité que l'un des éléments primitifs de la maladie, la manifestation de l'asthénie qui a entraîné la dilatation.

Il semble cependant que certaines manifestations cutanées : érythème, urticaire, acné, eczéma puissent dépendre des fermentations, puisqu'un régime antifermentescible suffit souvent à les faire disparaître, mais il est difficile d'affirmer leur subordination directe à ces fermentations.

Tel est l'état très limité de nos connaissances relatif aux fermentations.

Nous devons maintenant passer en revue la flatulence, distension gazeuse de l'estomac par l'air dégluti et les gaz de fermentation, l'aérophagie, cause habituelle de cette distension; les éructations, qui en sont la conséquence.

Quant à l'indigestion, à l'embarras gastrique où les fermentations jouent un grand rôle, ils seront étudiés dans un chapitre spécial.

B. FLATULENCE

On donne le nom de flatulence à la distension de l'estomac par des gaz, distension qui a pour corollaire une sensation plus ou moins pénible de poids, de gonflement.

Cette sensation, il n'est pas de personne qui ne l'ait éprouvée passagèrement, à la suite d'un repas copieux, à la suite d'une myasthénie gastrique liée à des causes générales (épuisement nerveux). Permanente, elle s'observe dans la plupart des états dyspeptiques.

Il suffit d'une faible distension de l'estomac pour éveiller la sensibilité de l'organe, la sensation douloureuse apparaît lorsque la tension des gaz atteint 20 centimètres d'eau (Jaworski, Kelling).

La distension gazeuse de l'estomac se traduit à la vue par le ballonnement de la région épigastrique qui fait une saillie plus ou moins accusée ; à la palpation par une rénitence comparable à celle que donne un ballon rempli de gaz; à la percussion par une sonorité tympanique.

La flatulence peut s'accompagner de pneumatose intestinale qui a reçu le nom de tympanite.

Outre la sensation plus ou moins pénible qu'elle détermine, la flatulence occasionne des malaises à distance, d'ordre mécanique, dus au refoulement des organes (poumons, cœur), d'où l'essoufflement, parfois les accès de dyspnée, les palpitations, l'accélération du pouls qui sont si fréquents chez les flatulents.

La cause de ces troubles peut être méconnue dans certains cas; on met à tort sur le compte de l'emphysème, de l'asthme, d'une affection cardiaque, des troubles fonctionnels, qui dépendent uniquement de la flatulence. Il est inutile d'insister sur les conséquences fâcheuses qu'entraîne pour le traitement l'erreur de diagnostic.

Les hommes atteints de flatulence se soulagent en desserrant leurs vêtements, à la ceinture ; la gêne est aggravée chez la femme par la constriction du corset et l'impossibilité de le dégrafer en public.

L'éructation, c'est-à-dire l'émission plus ou moins bruyante de gaz par la bouche, soulage tous les malades, mais elle constitue aussi pour eux une gêne lorsqu'elle se répète fréquemment, sans qu'on puisse l'empêcher ; les relations sociales deviennent pénibles aux flatulents d'habitude. Il est à remarquer que plus les malades font effort, en public, pour éviter l'éructation, plus celle-ci a tendance à se reproduire et plus la sensation de plénitude augmente, ce qui prouve la part prise par l'élément nerveux dans la flatulence et le phénomène corrélatif de l'éructation.

Quelles sont les causes de la flatulence ?

L'opinion la plus ancienne est que la flatulence provient de la production dans l'estomac de gaz en excès, à la suite de fermentations. On a distingué, à l'époque où la classification des dyspepsies reposait uniquement sur les troubles fonctionnels, une variété spéciale de dyspepsie : la dyspepsie flatulente. En réalité, la question de l'origine des gaz de l'estomac est complexe. Les gaz qui distendent l'estomac ne sont pas formés *in situ* ; ils sont constitués par l'air atmosphérique dégluti dans des conditions que nous aurons à préciser. Les preuves à l'appui de cette opinion sont multiples : les gaz rejetés par éructation sont inodores, dans l'immense majorité des cas ; ils ne deviennent odorants que dans les cas de stase gastrique et prennent alors une odeur fétide d'œuf pourri (hydrogène sulfuré). Leur volume est souvent considérable ; si, dans les cas habituels, les gaz recueillis dans un vase gradué rempli d'eau et renversé sur une cuve à eau, ne dépassent pas le volume de 50 à 100 centimètres cubes, parfois on peut obtenir, à chaque éructation, 500 centimètres cubes ou même un litre. Il est impossible d'admettre qu'en un court laps de temps une aussi grande quantité de gaz puisse se produire dans l'estomac. Une preuve des plus probantes de l'origine atmosphérique des gaz est fournie par l'analyse chimique, qui montre que ces gaz présentent la composition de l'air atmosphérique à peine modifié (la proportion de l'acide carbonique est un peu plus forte). Parfois les gaz émis sont inflammables; mais le cas est exceptionnel et ne s'observe que dans les grandes dilatations avec stase. Enfin, la preuve la plus convaincante est fournie par l'étude des conditions dans lesquelles se produit l'éructation (voir plus loin).

Peut-on toutefois contester toute origine gastrique aux gaz rejetés par éructation? Telle n'est pas notre opinion; ce serait faire bon marché du rôle que doivent jouer les innombrables levures et bactéries contenues dans l'estomac, rôle que l'on admet sans conteste dans l'intestin. Seulement, comme aux fermentations gastriques s'associe la déglutition d'air, l'interprétation de la flatulence apparaît comme un problème des plus complexes à résoudre.

Si, laissant de côté la question du mécanisme de la flatulence, on recherche les circonstances étiologiques dans lesquelles ce phénomène se produit, on se trouve en présence des mêmes difficultés d'interprétation. Nous avons dit que l'on ne pouvait admettre une variété spéciale de dyspepsie, dont le symptôme caractéristique serait la flatulence; celle-ci, en effet, peut survenir chez tous les dyspeptiques indistinctement, quels que soient la nature, le degré des troubles chimiques, moteurs constatés chez eux ; elle peut même exister chez des simples névropathes ou tout au moins chez des dyspeptiques, plus névropathes que dyspeptiques, ainsi que nous l'avons constaté, ce qui prouve bien l'indépendance relative du symptôme des conditions physiques de l'estomac. Tout d'abord, la flatulence existe aussi bien chez les hyperchlorhydriques que chez les hypochlorhydriques, l'existence d'acide chlorhydrique en excès dans l'estomac n'a pas d'influence marquée sur les fermentations, pour peu que l'on admette l'origine gastrique des gaz. D'autre part, la flatulence s'observe aussi bien chez des malades dont l'estomac a des dimensions normales que chez ceux dont l'estomac est dilaté. Toutefois, on ne saurait méconnaître que la flatulence est plus fréquente chez des sujets dont l'estomac se vide tardivement, qu'il y ait ou non des signes physiques de dilatation (l'insuffisance motrice est jusqu'à un certain point indépendante de la dilatation). Enfin, la flatulence est surtout fréquente chez les névropathes ; mais la névropathie est-elle primitive, est-elle secondaire aux troubles digestifs? C'est toujours la même question qui se pose de l'influence réciproque de l'estomac sur le système nerveux, ou du système nerveux sur l'estomac.

L'enchevètrement habituel des symptômes nerveux et dyspeptiques explique suffisamment la difficulté du problème. L'expérience clinique démontre cependant que les troubles digestifs constituent le *primum movens*. Quant à l'influence du système nerveux, elle est manifeste : la flatulence, les éructations sont surtout marquées chez les névropathes; elles revêtent chez eux une forme particulière...; elles sont exagérées par des causes qui retentissent sur le système nerveux, surmenage intellectuel, émotions, etc.

La quantité, la nature des aliments interviennent encore dans la production de la flatulence : les repas trop copieux la font naître; il en est de même des aliments fermentescibles : farineux, corps gras, sucreries, etc., ce qui prouve incidemment que la déglutition d'air n'est pas la condition unique de la flatulence.

Certains malades n'ont de la flatulence que l'apparence : ce sont de faux flatulents : leur muqueuse gastrique est le point de départ d'une hyperesthésie qui se traduit par les sensations de tension qu'éprouvent les flatulents; seulement leur estomac n'est pas distendu; on ne constate ni le ballonnement, ni la sonorité caractéristique. Ce sont des dyspeptiques nerveux chez qui le contact des aliments détermine une sensation douloureuse que M. Mathieu appelle douleur à la distension.

Cette hyperesthésie peut même exister à jeun.

Il est légitime de signaler cette « douleur à la distension » à côté de la flatulence ; en effet, comme la flatulence vraie, elle peut être une cause provocatrice d'éructations.

C. ÉRUCTATIONS

On donne le nom d'éructation au rejet de gaz par la bouche.

Si flatulence et éructations sont habituellement associées, ce qui justifie leur étude conjointe, il est à remarquer qu'il peut y avoir éructations sans flatulence (nous venons de l'indiquer) et, d'autre part, flatulence sans éructations, bien que ce dernier cas soit plus rare. Certains malades ont de la flatulence et ne peuvent ou ne savent se soulager par le rejet des gaz. D'autres, au contraire, présentent une sorte de prédisposition à éructer facilement ou développent facilement la tendance à l'éructation par l'effort de la volonté, de même que l'on peut combattre cette tendance par une sorte de rééducation mentale.

En tout cas, les éructations ne sont pas proportionnelles au degré de la flatulence; tel a une distension stomacale modérée, dont les éructations sont pour ainsi dire incessantes; tel autre, au contraire, n'a que des éructations modérées, malgré un ballonnement très marqué de l'estomac. C'est que le système nerveux règle ou dérègle, avant tout, la production du phénomène.

L'éructation est très variable dans ses modalités. Habituellement discrète et rare, elle revêt dans certains cas des caractères de fréquence, d'intensité qui en font un véritable tic. Entre l'éructation du dyspeptique vulgaire et les rots en salve interminable des grands névropathes on peut observer tous les intermédiaires.

L'éructation se produit surtout après les repas, soit immédiatement, soit au bout d'un temps variable; mais elle peut se produire à jeun, alors que l'estomac est absolument vide; chez certains dyspeptiques même, les gaz, émis en abondance à l'état de jeûne, disparaissent ou tout au moins deviennent plus rares pendant les repas.

L'éructation n'amène pas que des gaz; elle peut entraîner hors de l'estomac des gorgées de chyme (éructation avec régurgitations). On a signalé des cas où les éructations avec régurgitations alimentaires présentaient une telle intensité et une telle ténacité qu'elles constituaient un danger réel pour les malades et pouvaient être assimilées aux vomissements incoercibles, avec cette seule différence que l'estomac se vidait de son contenu en plusieurs heures, au lieu de s'exonérer en une fois. Nous n'avons pas eu l'occasion d'observer des cas de ce genre.

A peine perceptible par l'ouïe dans certains cas, l'éructation peut revêtir un caractère particulièrement bruyant. On peut souvent constater que l'éructation s'accompagne de deux sortes de bruits : un bruit pharyngien de déglutition et un bruit d'éructation proprement dite. Cette constatation faite maintes et maintes fois a permis d'élucider le mécanisme réel de l'éructation.

De même que la flatulence, qu'elle accompagne habituellement, l'éructation peut s'observer indifféremment dans tous les états dyspeptiques, chez les cancéreux, les ulcéreux ; elle a son maximum de fréquence dans les gastropathies des névropathes, de telle sorte qu'en définitive le système nerveux paraît avoir une influence prépondérante sur sa production.

La plupart des malades, tout au moins de ceux qui sont avant tout dyspeptiques, attribuent le besoin d'éructer à la douleur de distension provoquée par les gaz accumulés dans leur estomac, qu'il existe ou non un gonflement apparent de l'organe. En tout cas, chez eux l'éructation ne naît qu'à l'occasion de l'apparition de cette douleur Aussi peut-elle ne survenir que par crises (forme flatulente des crises gastriques des tabétiques ; éructations réflexes des malades atteints de coliques hépatiques, néphrétiques, etc.).

Le mécanisme de l'éructation sera indiqué plus loin (v. aérophagie) ; il est le même en effet que celui du trouble nerveux qui a été particulièrement étudié dans ces dernières années.

D. AÉROPHAGIE

On réserve le nom d'aérophagie aux éructations qui s'observent chez les grands névropathes. Le phénomène que désigne cette dénomination est connu depuis longtemps. Andral, Chomel l'avaient signalé et avaient reconnu que la déglutition d'air en est la condition essentielle. On le trouve mentionné dans la thèse de M. Willième (1868) : « Les éructations, très nombreuses et très rapides chez certaines personnes, qu'on pourrait attribuer à une production interne, ne sont souvent que des alternatives de déglutition d'air atmosphérique. » Luton, de Reims, avait également mentionné la déglutition d'air atmosphérique (article Tympanite du *Dictionnaire* de Jaccoud).

Mais si le phénomène est connu depuis longtemps, il était considéré comme exceptionnel. M. Bouveret, qui a employé, pour la première fois en 1891, le terme d'aérophagie, a montré au contraire, qu'il était d'une grande fréquence ; avec Mathieu, Vincens, Linossier il a précisé les conditions de sa production.

Tout d'abord il est établi que si tous les aérophages ne sont pas entachés d'hystérie ou d'hystéro-neurasthénie, tous sont des névropathes. Il est probable que tous également sont des dyspeptiques, mais chez eux l'état organopathique est plus ou moins latent ; le phénomène nerveux masque cet état par ses allures bruyantes.

Chez certains malades, l'éructation nerveuse est pour ainsi dire continue ; les « rots » se succèdent, bruyants, sinon sans interruption, tout au moins sous forme de crises paroxystiques qui se succèdent à intervalles rapprochés.

L'apparition de ces crises paraît surtout influencée par des causes psychiques ou par des fatigues ; les causes d'ordre local, l'alimentation, n'ont qu'une influence négligeable, contrairement à ce que l'on constate dans la forme dyspeptique de l'éructation. L'aérophagie se présente ainsi sous forme d'un véritable tic, tantôt se produisant inconsciemment, tantôt subordonné à l'action de la volonté, le malade provoquant l'éructation et se félicitant de pouvoir la provoquer. De même qu'il peut la provoquer, il peut aussi l'arrêter, lorsqu'il se trouve en public. Il n'en est pas de même dans la forme paroxystique dont il va être question.

Malgré leur répétition incessante, les éructations nerveuses ne paraissent pas fatiguer les malades ; elles constituent seulement une gêne pour eux par les entraves qu'elles apportent aux relations sociales ; chez certains cependant elles déterminent une fatigue marquée et constituent surtout une obsession morale qui retentit gravement sur l'état psychique.

Il existe une forme paroxystique de l'aérophagie qui revêt toutes les allures d'une crise convulsive. Les malades sentent venir la crise comme une crise d'épilepsie ou la méditent comme le coquelucheux médite sa crise. Précédée d'étourdissement, de bourdonnements d'oreilles, de vertige, de malaise général, l'aérophagie éclate ; le patient est obligé de s'arrêter et émet alors pendant un temps variable, sans trêve, ni répit, des rots sonores, interminables, puis la crise prend fin, laissant à sa suite un véritable état d'anéantissement. On a signalé, comme à la suite de l'attaque d'épilepsie, d'abondantes émissions d'urine à la fin de l'accès.

Les aérophages nerveux présentent l'état mental commun à la plupart des grands névropathes. Ce sont des phobiques qui ont la phobie des gaz et sont obsédés sans cesse par la préoccupation de les expulser. Cette crainte des gaz est accompagnée de phénomènes anxieux.

Nous avons vu que le point de départ habituel de l'aérophagie était la sensation de tension douloureuse de l'estomac ; mais bien d'autres sensations peuvent provoquer l'aérophagie chez les névropathes ; ainsi les uns accusent une sensation de corps étranger, d'autres des palpitations, d'autres encore éprouvent au niveau du pharynx une hyperesthésie (Bouveret) qui est l'ocasion de la déglutition réflexe d'air atmosphérique. Enfin, phénomène étrange, il existe de véritables points éructogènes : la pression en ces points provoque à volonté la crise d'aérophagie, le rot à déclenchement (Mathieu et Follet). Le point rencontré le plus fréquemment se trouve au niveau de l'épigastre, mais on peut encore provoquer la crise par la pression en d'autres points, notamment au niveau des fosses iliaques, du cou, du larynx (Mathieu). Il existe une observation ancienne (1842) de J.-P. Franck, où la pression de l'avantbras, les mouvements de valse provoquaient des crises d'éructation.

L'observation attentive des simples éructants et des névropathes aérophages a élucidé le mécanisme du symptôme qui est assimilable au mérycisme.

Dès 1887 M. Toussaint (de Lyon) avait émis l'avis que l'éructation n'est autre chose qu'un mérycisme gazeux. L'éructation proprement dite est précédée d'une déglutition d'air qui est la condition *sine qua non* de sa production. On sait que chez certaines personnes bien portantes cette déglutition peut se faire à volonté, avec la plus grande facilité. Certains peuples orientaux, notamment les Chinois, utilisent cette faculté naturelle, à la fin des repas, pour témoigner à leur amphitryon la reconnaissance de leur estomac !

Ce qui a contribué à faire méconnaître cette déglutition d'air, c'est d'une part qu'elle peut être silencieuse et que, d'autre part, elle n'est pas toujours suivie immédiatement du rejet de l'air dégluti, de l'éructation. Il est cependant facile de la constater : l'aérophage, avant d'éructer, emmagasine dans sa bouche une certaine quantité d'air qu'il fait pénétrer dans son estomac en fermant hermétiquement la bouche, rapprochant le menton de la poitrine et faisant un mouvement de déglutition dont témoignent à ce moment les mouvements successifs d'élévation et de descente du pharynx ; en même temps se produit un bruit pharyngien de déglutition (bruit qui peut passer inaperçu). L'examen des éructants, à l'aide des rayons X, a permis de constater sur l'écran, à chaque éructation, un éclair lumineux formé par la pénétration brusque de l'air dans l'œsophage (Soupault). On ne peut provoquer d'éructation, si l'on maintient la bouche ouverte, nouvelle preuve à l'appui de la nécessité de la déglutition préalable d'air.

Une fois l'air dégluti, il est rejeté et c'est la projection des gaz qui détermine la vibration des parois du pharynx et de la bouche et produit le bruit pneumatique plus ou moins sonore d'éructation.

Il n'est pas nécessaire que l'air pénètre dans l'estomac pour que l'éructation se produise. M. Pitres a démontré qu'il existe un rot pharyngo-œsophagien. D'autre part l'air dégluti peut forcer le pylore et venir distendre l'intestin ; il en résulte une tympanite abdominale totale qui s'observe exclusivement chez les hystériques.

Il faut encore noter que chaque déglutition d'air n'est pas suivie nécessairement d'éructation. Une série de plusieurs déglutitions d'air peut avoir lieu avant que l'éructation se produise ; il n'existe pas de rapport intime de succession entre les deux phénomènes. Remarquons enfin que certains individus, malades ou bien portants, ne peuvent éructer ; peut-être faut-il conclure qu'une certaine laxité naturelle de l'orifice cardiaque de l'estomac est nécessaire ?

L'éructation qui est inconsciente en apparence est en réalité un acte volontaire. La volonté a une action d'arrêt manifeste, mais elle détermine aussi la production du phénomène ; les malades font des efforts pour déglutir l'air et pour l'expulser. Seulement quoique volontaire, l'aérophagie n'est pas perçue par les malades ; ceux-ci ne s'aperçoivent pas qu'ils déglutissent de l'air; ils ont seulement le sentiment de l'effort qu'ils font pour expulser les gaz. De même que l'acte d'écrire, de marcher, l'acte d'éructer devient un acte réflexe, automatique, un véritable tic viscéral. Le besoin de soulagement qui précède habituellement l'éructation chez les dyspeptiques, n'est pas une condition nécessaire de l'éructation chez les tiqueurs aérophages. Cependant, dans bien des cas, non seulement le besoin de soulagement existe, mais il est grossi démesurément par le tiqueur qui éprouve de l'angoisse s'il ne le satisfait immédiatement ; il a la sensation qu'il étouffera, qu'il se trouvera mal. L'éructation est suivie d'une sensation de bien-être momentané, qui fait bientôt place de nouveau à l'anxiété. La preuve que le besoin de soulagement ne correspond pas à une sensation réelle, objective, c'est que la rééducation psychique parvient à le faire disparaître.

Des considérations précédentes il est facile de déduire les INDICATIONS THÉRAPEUTIQUES à remplir chez les éructants et chez les névropathes aérophages. Bien que le système nerveux joue un rôle chez les dyspeptiques avérés et que l'élément dyspeptique ne doive pas être négligé, à notre avis, chez les névropathes aérophages et même chez ceux d'entre eux qui présentent des stigmates d'hystérie, et qu'en somme il convienne chez les uns et les autres de s'occuper à la fois de la dypepsie et du terrain névropathique, il est évident que chez les premiers il faut surtout s'appliquer à combattre les troubles digestifs et chez les seconds le déséquilibre nerveux.

Nous avons indiqué que, si la flatulence pouvait s'expliquer par la déglutition d'air, l'influence de fermentations gazeuses développées dans l'estomac paraissait vraisemblable. Il importe donc de prescrire chez les DYSPEPTIQUES FLATULENTS un *régime* de nature à prévenir les fermentations.

Tout d'abord aux gros mangeurs on recommandera d'éviter les excès d'alimentation ; les repas copieux sont une cause manifeste de flatulence qu'il est facile d'éviter. Les aliments à interdire sont : les graisses sous toutes les formes (bouillon gras, lard, foie gras, sauces, beurre cuit, etc.), les viandes faisandées ou marinées, la charcuterie, le gibier, les poissons gras (thon, saumon, maquereau, anguille, sardine), le homard, les coquillages, les champignons, les truffes, les épices, les choux, les salsifis, les légumineuses non décortiquées, les pâtes alimentaires, les choux, les fromages fermentés, les fraises, les figues, les noix, noisettes, amandes, les pâtisseries, le sucre en nature et sous forme de bonbons. Le pain sera rationné et devra être très cuit. Le lait exagère habituellement la flatulence ; on ne l'autorisera qu'en petite quantité et sous forme de potage, en entremets. La bière, le cidre, les vins mousseux et sucrés doivent être interdits également.

La suppression des potages est utile : l'alimentation doit se composer de viandes grillées ou rôties, bien cuites, d'œufs peu cuits, en quantité modérée ; de poissons à chair maigre, bouillis, arrosés de jus de citron, de pommes de terre cuites au four, de purées de légumineuses décortiquées, de légumes verts passés, de fruits cuits, fromages blancs, crèmes au four, puddings au riz, à la semoule, au tapioca, biscottes ou pain de fantaisie (50-60 grammes par repas). Comme boissons, eau minérale non gazeuse, vin vieux coupé, thé léger ou infusions chaudes, ou mieux encore eau chaude additionnée par verre du jus de la moitié d'un citron. D'ailleurs le rationnement des boissons au cours des repas s'impose, comme chez la plupart des dyspeptiques.

Il ne suffit pas de prescrire un régime ; il faut encore écarter toutes les causes susceptibles d'entraver la digestion : recommander de *manger lentement*, de *mastiquer avec soin* et de remédier à l'insuffisance de la dentition par les moyens appropriés, d'éviter de lire au cours des repas.

Le tabac exagère manifestement la flatulence ; les fumeurs devront donc *renoncer à l'usage du tabac*. Aux femmes on recommandera le *port d'un corset peu serré*, de vêtements flottants à la taille.

Le *repos horizontal après les repas* contribue à faciliter les actes digestifs chez les malades myasthéniques.

On a prescrit de nombreux médicaments chez les flatulents : les alcalins ; les acides ; les poudres absorbantes (craie, magnésie, charbon, sous-nitrate de bismuth) ; les excito-moteurs salins (sulfate de soude, chlorure de sodium, phosphate de soude, etc).; musculaires (noix vomique ; ipéca) ; les nervins (belladone, morphine) ; les antiseptiques insolubles (naphtol, bétol, benzonaphtol, etc.) ou solubles (chloroforme) etc. De ces médicaments les uns ont une action douteuse, les autres paraissent utiles. Encore est-il difficile de faire la part des médications, car sans le régime et d'autres moyens, elles demeurent inefficaces. D'ailleurs on ne doit pas oublier que la discrétion en matière d'intervention médicamenteuse est une règle générale à observer chez les dyspeptiques.

Les *alcalins*, pris avant les repas, à petites doses, ont une action excito-motrice incontestable, mais l'acide carbonique qui se dégage du bicarbonate de soude a l'inconvénient de provoquer des éructations et d'entretenir le besoin d'éructation chez les nerveux.

L'acide chlorhydrique nous a rarement donné des résultats nets ; nous l'avons prescrit parfois associé à l'*eau chloroformée* :

```
Acide chlorhydrique. . . . . . . . . . .    2 grammes.
Eau chloroformée. . . . . . . . . . . .   200      —
```

Une cuillerée à soupe après chaque repas dans de l'eau sucrée ou de l'eau de fleurs d'oranger.

L'*acide citrique* nous paraît au contraire utile, prescrit sous forme de jus de citrons dans de l'eau chaude.

Les malades usent et abusent de cachets à base de charbon, magnésie, etc. On peut prescrire, sans inconvénient, les cachets suivants :

```
Poudre de charbon de peuplier . . . . . .        0gr,40
Craie préparée. . . . . . . . . . . . . . . ⎫
Magnésie calcinée . . . . . . . . . . . . . ⎬ aā   0gr,25
                                            ⎭
```

pour un cachet. Un cachet à la fin de chaque repas.

La médication de beaucoup la plus efficace est la *médication saline excito-motrice* qui active le travail moteur de l'estomac et probablement aussi la sécrétion glandulaire. Nous avons l'habitude de prescrire aux flatulents de prendre chaque matin un verre d'eau pure ou de Vichy (Célestins), tiédie au bain-marie à 38 degrés, additionnée d'une cuillerée à café de :

Bicarbonate de soude	) ãã	40 grammes
Sulfate de soude.	)	
Chlorure de sodium	) ãã	10 grammes.
Phosphate neutre de soude.	)	

ou simplement d'une cuillerée à café de *sel de Carlsbad*. Nous prescrivons également de prendre avant chaque repas un verre d'eau de *Vic-le-Comte*, de *Santenay* ou de *Saint-Nectaire*.

La *noix vomique*, l'*ipéca*, à petites doses sont également utiles dans les cas où la myasthénie gastrique domine. On peut prescrire 0 gr. 05 - 0 gr. 10 de poudre ou **XX** gouttes de teinture de noix vomique ; l'ipéca sous forme de pastilles (2 à 5 après chaque repas), de poudre (2 à 5 centigrammes, mélangée à la magnésie, la craie, etc.), de teinture (**IV à V** gouttes).

La *belladone*, la *morphine* à petites doses nous ont donné souvent de bons résultats, ce qui confirme la part prise par l'élément nerveux dans la flatulence et l'éructation. On peut les employer isolément ou mieux associées aux précédents :

a)	Bicarbonate de soude.	) ãã	0^{gr},50
	Craie préparée.	)	
	Magnésie calcinée		0^{gr},25
	Poudre de noix vomique		0^{gr},03
	Poudre de racine de belladone		0^{gr},02

pour un paquet ou cachet. A prendre immédiatement après le repas :

b)	Craie préparée.	1 gramme.
	Sous-nitrate de bismuth	0^{gr},50
	Magnésie hydratée.	1 gramme.
	Chlorhydrate de morphine	0^{gr},001

pour un paquet.

Les antiseptiques insolubles n'exercent aucune action favorable ; l'eau chloroformée par contre paraît diminuer la flatulence dans certains cas, mais il est nécessaire de la couper de partie égale d'eau, car, prise pure, elle détermine des brûlures chez nombre de malades. On peut la prescrire par cuillerée à dessert ou à bouche (en dilution) prise après les repas.

Le *fluorure d'ammonium* aurait la propriété, en solution à 1 pour 1000, d'arrêter le développement des fermentations lactiques (?), d'après M. Albert Robin, qui prescrit après chaque repas une cuillerée à soupe de la solution suivante :

> Eau distillée . . . . 300 grammes.
> Fluorure d'ammonium   1   —

La constipation est, à notre avis, une cause indirecte de flatulence que l'on néglige trop souvent de combattre. Il est nécessaire de prescrire de temps à autre un *laxatif*. Nous prescrivons en pareil cas le mélange de soufre, magnésie et crème de tartre; la poudre de réglisse composée, etc....

Les moyens physiques ont contre la flatulence et les éructations une influence au moins aussi grande que les moyens médicamenteux.

Le *massage de l'estomac* que nous employons communément est indiqué chez la plupart des flatulents; il agit en réveillant la tonicité des fibres musculaires, en activant l'évacuation.

Le *lavage* n'est qu'un moyen d'exception et uniquement palliatif que l'on peut utiliser chez les malades atteints de dilatation avec stase par sténose.

L'*hydrothérapie*, utile chez la plupart des dyspeptiques, pourra être utilisée sous ses différentes formes ; douches froides ou écossaises, douches tièdes, enveloppement dans le drap mouillé, suivant les indications.

Le maillot humide froid appliqué sur l'estomac pendant la nuit agit favorablement dans la plupart des cas.

Les indications thérapeutiques ne seront enfin remplies entièrement que si l'on associe aux moyens précédents des recommandations précises concernant *l'hygiène générale* : une vie régulière, la mise à l'écart de toutes les causes de dépression nerveuse contribuent à modifier l'état dyspeptique et indirectement la flatulence.

Ainsi qu'il a été dit précédemment, bien que les troubles nerveux prédominent chez les AÉROPHAGES névropathes, il convient de ne pas négliger de prescrire un régime, de combattre les moindres malaises locaux qui peuvent être la cause provocatrice plus ou moins manifeste de l'aérophagie. N'auraient-ils qu'un effet suggestif, que cet effet ne serait pas négligeable. Toutefois le *traitement psychique* et physique doit occuper le premier plan.

Dans une série d'entretiens avec le malade il faut s'efforcer de combattres ses phobies, de lui montrer combien sont exagérées ou même chimériques ses craintes relatives aux conséquences de la flatulence et, d'autre part, — ce point est capital, — de lui démontrer le mécanisme de la déglutition d'air et de lui apprendre que cette déglutition, volontaire de sa part, quoique inconsciente en apparence, peut cesser sous l'influence même de la volonté.

On le placera devant une glace pour lui montrer les mouvements d'élévation et d'abaissement du larynx qui précèdent l'éructation et lui faire ainsi constater *de visu* le mode de production de l'aérophagie. Pour faciliter les efforts faits par le malade pour supprimer le tic, on lui conseillera de placer entre les dents, après le repas, un bouchon de liège, la déglutition d'air ne pouvant se produire avec la bouche ouverte. Piorry avait proposé de comprimer légèrement le cou avec une cravate pour gêner les mouvements de déglutition ; ce procédé est emprunté à la médecine vétérinaire : aux chevaux atteints de « tic au vent » on fait porter un carcan qui serre l'encolure. Il est indispensable que les malades observent le repos dans le décubitus horizontal après le repas.

Si la rééducation psychique peut suffire chez les simples névropathes, il peut être nécessaire, chez les hystériques où l'aérophagie peut se montrer rebelle comme toutes les manifestations de la grande névrose, d'employer l'*isolement*.

Il va sans dire que la mise au repos du système nerveux est plus utile encore chez cette catégorie de malades que chez les simples dyspeptiques. On recommandera d'apporter la plus grande régularité dans la vie journalière, de s'abstenir de tout effort intellectuel, d'écarter dans la mesure du possible les préoccupations d'affaires, de supprimer les veillées, les émotions du jeu, de faire une part raisonnable aux exercices physiques, sans remplacer toutefois le surmenage cérébral par le surmenage sportif. Un séjour prolongé à la montagne, dans une station tranquille, contribue d'une part à calmer l'excitabilité nerveuse, d'autre part, à améliorer l'état général, à modifier la crase sanguine. Certaines stations de montagne sont dotées d'établissements hydrothérapiques où les malades pourront continuer à prendre des douches. En tous cas on leur prescrira le tub, les enveloppements dans le drap mouillé que l'on peut pratiquer partout, sans installation spéciale.

Le massage de l'estomac, déjà indiqué, est un adjuvant utile.

Le port d'une *sangle abdominale* est indispensable chez les malades atteints de ptose. Quant aux moyens médicamenteux ils sont négligeables, en raison de leur action douteuse. Tout au plus pourra-t-on prescrire le *bromure de potassium* en lavement, qui, dans quelques cas, nous a paru donner quelques bons résultats.

Il est inutile d'ajouter en terminant que le traitement de l'aérophagie nerveuse est un traitement long qui exige de la part du médecin comme du malade de la patience et de la persévérance.

COMPLICATIONS ET RETENTISSEMENT A DISTANCE
DES DYSPEPSIES

Les dyspepsies, dans l'immense majorité des cas, ne demeurent pas des affections purement locales. Les troubles de la digestion stomacale retentissent sur les organes de voisinage, reliés à l'estomac par des connexions anatomiques et physiologiques; c'est le cas pour le foie, l'intestin. Ils retentissent à distance sur le système nerveux, par le jeu des réflexes, peut-être aussi par le mécanisme de l'auto-intoxication, bien que l'*on ait parfois abusé* de ce mot.

Si l'estomac subit le contre-coup des affections des différents organes et si le nombre des dyspepsies secondaires est pour ainsi dire égal à celui de ces affections, inversement les dyspepsies retentissent sur l'ensemble de l'organisme.

Il en résulte que la séméiologie gastrique est singulièrement variable; que parfois même les désordres secondaires, déterminés par les gastropathies, occupent le premier plan et peuvent contribuer, par l'importance qu'ils prennent, à rendre le diagnostic difficile.

Il est à remarquer que ces désordres secondaires et particulièrement les troubles nerveux, s'observent surtout dans les affections bénignes de l'estomac; ils sont plus rares, plus effacés dans les affections organiques graves de l'estomac : ulcère, cancer.

RETENTISSEMENT SUR LE TUBE DIGESTIF. — Les dyspeptiques sont fréquemment exposés aux infections buccales. On observe chez eux des STOMATITES, en particulier, la stomatite aphtéuse; des ANGINES à répétition, des GLOSSITES, des PHARYNGITES dont les relations avec l'état des fonctions digestives n'apparaissent pas toujours clairement. Il est important cependant d'établir ces relations, car le traitement de la cause seul peut empêcher la répétition de ces accidents.

Le traitement de ces diverses complications ne prête pas à des considérations particulières.

La sialorrhée est commune chez les dyspeptiques nerveux. Tout en instituant le traitement de la gastropathie, il peut être utile d'administrer de très petites doses d'*atropine* (soit un à cinq dixièmes de milligramme) chez les malades qui sont particulièrement incommodés par l'hypersécrétion de salive.

La constipation est de règle chez la plupart des dyspeptiques. Elle est particulièrement fréquente et opiniâtre chez les hyperchlorhydriques; elle peut d'ailleurs exister chez les hypopeptiques, bien que ceux-ci soient plutôt exposés à la diarrhée.

On a voulu établir une subordination étroite entre l'état du chimisme stomacal et le fonctionnement de l'intestin. S'il est exact que certains troubles intestinaux correspondent plus particulièrement à des déviations déterminées du chimisme stomacal, les exceptions sont trop nombreuses pour que du mode de fonctionnement de l'intestin, on puisse conclure à l'existence de tel ou tel type chimique de gastrite. De nombreux facteurs interviennent, en effet, pour régler ou troubler les fonctions intestinales et nous ne pouvons nous flatter de les connaître tous; en tous cas, l'influence du système nerveux nous apparaît comme capitale et comme jouant un rôle au moins égal à celui des déviations du chimisme. Il en est de même des obstacles à l'évacuation de l'estomac, des vomissements, de la nature et de la quantité des aliments. Ces réserves faites, indiquons ce qu'enseigne la pratique : la constipation, avons-nous écrit plus haut, est très fréquente chez les dyspeptiques hyperchlorhydriques. On l'observe dans 4/5ᵉ des cas environ. Il semble bien que l'hyperacidité du suc gastrique suffise à la provoquer; en effet, il suffit souvent d'administrer les alcalins à haute dose pour la faire disparaître. Les digestions sont lentes chez les hyperchlorhydriques, mais aussi plus complètes; d'autre part, le suc gastrique hyperacide excite à un haut degré la sécrétion du suc pancréatique ce qui assure une digestion intestinale également très complète, d'où un minimum de résidus. Ajoutons que l'on peut aussi invoquer avec vraisemblance l'influence du spasme consécutif à la douleur, celle de l'état névropathique. Ce spasme n'est pas localisé à l'estomac ; il paraît s'étendre à l'intestin et, de fait, la constipation des hyperchlorhydriques est une constipation spasmodique. Les selles sont souvent rubanées, comme passées à la filière, fréquemment aussi accompagnées de muco-membranes.

La constipation habituelle est moins fréquente chez les hypopeptiques que chez les hyperchlorhydriques, moins opiniâtre aussi ; elle peut se compliquer d' « entérite muco-membraneuse » comme chez les hyperchlorhydriques.

La constipation est la règle chez les malades atteints de sténose du pylore, ce qui se conçoit aisément, en raison du concours de causes qui contribuent à la produire et à l'entretenir : vomissements et passage dans l'intestin de matériaux nutritifs en quantité insuffisante, asthénie, etc....

Chez les dyspeptiques nerveux, la constipation est également habituelle, soit qu'il y ait insuffisance d'alimentation, soit asthénie viscérale ou bien, au contraire, contracture de l'intestin.

Comment traiter la constipation chez les dyspeptiques.

D'une façon générale, il convient d'être très réservé sur l'emploi des *laxatifs*, auxquels il convient de substituer les *lavements*, sans toutefois abuser de ces derniers. C'est en instituant un *régime* approprié d'une part, en remplissant les indications thérapeutiques fournies par l'examen du chimisme stomacal que l'on parvient surtout à un résultat rapide et durable. Ainsi le *régime lacté* et le *sous-nitrate de bismuth* administré à doses massives (10 — 20 grammes), en une fois, font souvent disparaître en quelques jours la constipation opiniâtre de certains hyperchlorhydriques, alors qu'en général le régime lacté absolu provoque la constipation, en réduisant les résidus. Il ne faut pas non plus négliger l'élément spasmodique : en pareil cas l'usage de la *belladone*, administrée soit en pilules (une pilule d'un centigramme d'extrait à chaque repas), soit sous forme de teinture (VIII ou X gouttes avant le repas du soir), nous a souvent donné d'excellents résultats.

Chez les hypopeptiques, c'est le *régime képhirique* mixte qui triomphe le plus aisément de la constipation.

Dans les gastro-nevroses la *réalimentation*, le *repos*, le *mas-*

sage abdominal, les *courants galvaniques* sont les moyens de choix à employer contre la constipation, qui est l'une des conséquences de l'asthénie.

De même que la constipation, la DIARRHÉE peut s'observer aussi bien chez les hyperchlorhydriques que chez les hypopeptiques, bien que plus fréquente chez ces derniers. Chez les hyperchlorhydriques, elle affecte surtout la forme paroxystique et survient de préférence chez les nerveux.

Chez les hypopeptiques, la diarrhée revêt un caractère permanent, elle affecte une chronicité souvent désespérante pour le malade; celui-ci a des selles en nombre variable, qui se produisent soit le matin au réveil, soit immédiatement après les repas, soit quelquefois dans la nuit. Elles sont liquides, renferment du mucus, parfois quelques débris d'aliments ingérés peu de temps avant l'évacuation.

Cet aspect des selles permet de comprendre le mécanisme habituel de la diarrhée des hypopeptiques. Chez ces malades, l'estomac se vide rapidement, sans que le bol alimentaire ait subi une digestion suffisante. En effet, comme l'ont démontré les expériences de Von Mering, de Pawlow, c'est l'acidité du contenu stomacal qui règle le passage du bol alimentaire de l'estomac dans l'intestin.

L'insuffisance en acide de la sécrétion gastrique chez les hypopeptiques ne permet pas au suc gastrique d'exercer le rôle régulateur qu'on lui attribue dans le mode d'évacuation de l'estomac, ni d'élaborer de façon suffisante les aliments qui y sont introduits. Il semble, suivant l'expression de Trousseau, que l'intestin « se cabre » contre le bol alimentaire imparfaitement digéré qu'il reçoit.

Il y a lieu de tenir compte également, croyons-nous, de la présence d'acides de fermentation en excès, lesquels exercent une action irritante sur l'intestin et provoquent la diarrhée. Il faut encore faire intervenir le système nerveux qui donne aux besoins de se présenter à la garde-robe le caractère impérieux que revêt l'évacuation chez certains malades.

Le traitement de la diarrhée chez les hypopeptiques doit s'inspirer de ces considérations concernant sa pathogénie. Alors que cette diarrhée résiste à l'emploi des antiseptiques intestinaux, des poudres absorbantes, des opiacés, administrés indûment pendant des mois entiers, elle peut céder en quelques jours lorsqu'on institue la *médication acide*.

On a préconisé tour à tour, l'acide lactique, l'acide chlorhydrique, l'acide phosphorique, l'acide citrique. En réalité, tous les acides donnent de bons résultats sans que l'on puisse attribuer à l'un plutôt qu'à l'autre, aux acides minéraux plutôt qu'aux acides organiques une supériorité marquée. Nous devons faire remarquer cependant que ces derniers sont souvent mieux tolérés que l'acide chlorhydrique.

L'acide lactique se prescrit à la dose de 2 ou 3 grammes ou plus par jour; l'acide chlorhydrique à la dose de X à XX et même XXX gouttes au moment des repas. Soupault l'a employé à doses beaucoup plus élevées, mais les fortes doses sont bien rarement tolérées, si nous en jugeons d'après notre expérience personnelle.

Nous prescrivons volontiers l'acide phosphorique à la dose de X à XV gouttes par repas dans de l'eau aromatisée par quelques gouttes d'alcoolature de citron, ou bien encore l'acide citrique (jus de citron pressé dans un verre d'eau chaude).

Le *suc gastrique de chien* (gastérine) administré au moment des repas, à la dose d'une ou deux cuillerées à soupe dans de la bière légère, du thé, de la citronnade donne également de très bons résultats en général chez les hypopeptiques atteints de diarrhée.

Citons en dernier lieu le *képhir* qui agit par son acide lactique et qui est mieux toléré que l'acide lactique officinal.

Certains dyspeptiques nerveux sont atteints de diarrhée par hypersécrétion, sous l'influence d'une excitabilité anormale des nerfs sécréteurs, sans que l'on puisse trouver dans les modifications du chimisme stomacal l'explication suffisante de cette diarrhée. Ne sait-on pas que certains névropathes sous l'influence d'une émotion passagère sont atteints brusquement de diarrhée. Les « flux de ventre » des étudiants qui subissent un examen, des conscrits qui affrontent le feu pour la première fois, sont classiques.

La diarrhée nerveuse permanente n'est pas moins réelle. Elle se montre rebelle aux régimes les plus sévères, aux médications de toute nature.

Les moyens efficaces contre elle sont ceux qui rétablissent

l'équilibre nerveux : *moyens psychiques et moyens physiques*. Il convient tout d'abord de rassurer les malades sur la nature et le pronostic d'une infirmité qu'ils considèrent comme incurable, de leur affirmer nettement qu'ils guériront.

De plus, on règle leur genre de vie; on s'efforce de supprimer les causes générales telles que le surmenage, les veillées, les émotions susceptibles de retentir sur le système nerveux.

L'hydrothérapie chaude, les cures thermales aux eaux indifférentes et sédatives telles que Plombières, Néris etc..., sont souvent très efficaces.

Nous avons souvent obtenu d'excellents résultats de l'emploi des courants galvaniques.

Les dyspepsies ont-elles un retentissement sur le *foie* et peuvent-elles déterminer secondairement des lésions et des troubles fonctionnels de cet organe? La question est discutable ou tout au moins difficile à trancher.

On constate souvent l'augmentation de volume du foie chez les gros mangeurs, mais ne faut-il pas l'attribuer plutôt à l'irritation incessante causée par l'apport des matériaux en excès, des matières extractives provenant des aliments carnés qu'à l'état dyspeptique lui-même? N'en est-il pas de même en ce qui concerne la cirrhose d'origine gastrique dont Hanot et Boix ont admis l'existence? On a admis hypothétiquement l'influence de toxines provenant de l'estomac, mais nul n'a pu les isoler. Il faut encore tenir compte de l'action exercée par les boissons alcooliques, de l'influence de la constipation. En somme, le retentissement direct des gastropathies sur le foie est moins nettement démontré que celui des entérites, beaucoup plus facilement explicable par les connexions intimes de l'intestin et de la glande hépatique.

Nous estimons que, souvent, on prend l'effet pour la cause; qu'en d'autres termes une affection hépatique primitive peut provoquer différents troubles digestifs que l'on peut indûment rattacher à une gastropathie.

Il convient de ne pas perdre de vue que la lithiase biliaire latente, sans coliques expulsives, sans oblitération des voies biliaires, est extrêmement fréquente et que pendant longtemps, pendant plusieurs années, elle peut revêtir le masque d'une gastropathie. Les malades éprouvent des crampes d'estomac, ressentent après les repas différents malaises qui demeurent rebelles aux médications jusqu'au jour où éclate un accès franc de coliques hépatiques, qui vient donner la clef des troubles observés.

Chez un dyspeptique dont le foie est gros, dont les téguments présentent une légère teinte subictérique, dont les urines contiennent de l'urobiline en permanence, il convient d'instituer le *régime lacté* exclusif pendant quelques jours, puis le régime lacto-végétarien. D'autre part, il est indiqué de prescrire *le sel de Carlsbad* à la dose d'une ou deux cuillerées à café, pris chaque matin à jeun dans de l'eau chaude. Le sel de Carlsbad régularise les fonctions intestinales et, en tant qu'alcalin, agit sur le foie.

La constipation doit être combattue par quelques laxatifs, surtout par le *sel de Seignette*, par le *calomel* à la dose d'un à deux centigrammes chaque jour, administré en pilules, associé à doses égales d'extrait de belladone. Les cures thermales à *Vichy, Carlsbad* sont particulièrement indiquées.

Retentissement sur l'appareil respiratoire. — On ne peut dire que les dyspepsies retentissent sur les organes de la respiration. La dyspnée, fréquente chez certains dyspeptiques, est due à la distension de l'estomac par les gaz de fermentation ou déglutis, et non à des lésions de l'appareil pulmonaire. On peut la faire disparaître rapidement par le régime et par les divers moyens qui combattent la flatulence.

L'asthme dyspeptique n'est que l'emphysème dont les manifestations s'aggravent après le repas sous l'influence de la distension de l'estomac.

La toux gastrique est rare et s'observe uniquement chez les hystériques; tout au moins ne l'avons-nous constatée que chez cette catégorie de malades. Des moyens anodins tels que la belladone à petites doses, l'eau chloroformée seront les adjuvants du traitement essentiel qui consiste dans l'emploi de l'hydrothérapie chaude, du repos, etc....

Retentissement sur l'appareil cardio-vasculaire. — Les troubles fonctionnels cardiaques d'origine gastrique sont fréquents et leur pathogénie a été discutée. On a invoqué l'influence mécanique de la distension gazeuse de l'estomac qui refoule le cœur. Cette influence n'est pas discutable; elle est

surtout manifeste chez les femmes dont l'estomac est immobilisé et refoulé par le corset; mais cette influence ne peut être
admise dans tous les cas, il s'en faut, et le plus souvent les
troubles cardiaques doivent être considérés comme l'expression
de l'état névropathique du sujet mis en éveil par la dyspepsie.
Faut-il attribuer une part d'influence aux poisons provenant
des fermentations digestives et agissant sur les centres nerveux ou bien directement sur le myocarde et les nerfs cardiaques? Il est difficile de démontrer cette influence. Ce que
l'on sait c'est que l'abus ou même l'usage du thé, du café, de
l'alcool, du tabac, provoquent les troubles cardiaques et très
souvent, à notre avis, c'est à ces poisons hétérogènes plutôt
qu'à une auto-intoxication qu'il convient d'attribuer les
désordres observés du côté de l'appareil circulatoire.

Ces désordres peuvent se manifester au cours de la plupart
des états dyspeptiques; mais, ainsi que Lasègue l'avait fait
justement remarquer, ils sont surtout prononcés chez les
dyspeptiques qui souffrent peu de leur estomac, dont la gastropathie est plus ou moins latente. Ils sont exceptionnels au
contraire dans les gastropathies organiques graves, comme
l'ulcère, le cancer. Cette particularité est en concordance avec
la loi de Lasègue, à savoir qu'une lésion superficielle ou de
simples troubles fonctionnels des organes exaltent les réflexes
tandis que les lésions organiques plus ou moins profondes
les suppriment.

En somme, les troubles cardiaques surviennent ordinairement chez les dyspeptiques nerveux; on les observe également dans les gastropathies d'origine statique, c'est-à-dire
la dislocation verticale de l'estomac, les ptoses....

Sénac, en 1749, admet que l'estomac peut causer des palpitations, qu'il est une des causes les plus ordinaires de ce
trouble; il en esquisse d'ailleurs la pathogénie et l'on trouve
dans ses écrits une ébauche des théories mécanique, réflexe,
toxique; en effet, il émet l'opinion que les palpitations peuvent
procéder d'une influence mécanique par *repletion exagérée
de l'estomac*; d'une action réflexe, *les nerfs pouvant être mis
en jeu par l'action qui suit la plénitude de l'estomac*, ou bien
être d'origine toxique, lorsque l'*estomac ne se vide pas aisément,
que les aliments y prennent de mauvaise qualité*.

C'est à Stokes que l'on doit les premiers exemples bien significatifs de troubles cardiaques d'origine gastrique. Cet auteur cite le cas d'une femme qui éprouvait des « palpitations violentes et extraordinaires, revenant sous forme d'accès prolongés, et chez qui plusieurs médecins avaient diagnostiqué une affection valvulaire d'une haute gravité en raison de l'existence d'un bruit de souffle très fort perçu à la région précordiale. » La malade guérit complètement et l'on ne put retrouver chez elle, plusieurs années après le premier examen, le souffle qui avait été constaté.

Elle parvenait à faire disparaître chaque crise de palpitations en prenant un vomitif.

Les PALPITATIONS sont les plus fréquents des troubles cardiaques. Quand un malade se plaint d'éprouver des palpitations, sans essouflement; que ces palpipations surviennent de préférence après les repas, qu'elles se réveillent au milieu de la nuit, ce symptôme doit détourner l'attention du cœur et porter au contraire à admettre l'existence d'une dyspepsie.

Ce qui démontre le rôle du système nerveux dans la genèse des palpitations et des autres troubles cardiaques c'est le fait que l'absorption d'une quantité minime d'aliments où plutôt de certains aliments peut les provoquer.

Outre les palpitations on peut constater l'ARYTHMIE, parfois associée aux intermittences vraies.

Après un nombre limité de pulsations survient une pause.

On a noté la TACHYCARDIE; le nombre de pulsations peut être de 120, 150 ou même davantage et la tachycardie s'accompagne de dyspnée, d'anxiété, de sueurs froides.

Plus rare est la BRADYCARDIE.

Les DOULEURS PRÉCORDIALES par contre sont très fréquentes, souvent associées aux palpitations. Les préoccupations des malades qui se croient atteints d'une affection organique du cœur entretiennent et exagèrent les sensations douloureuses. L'intervention du système nerveux central n'est pas douteuse, car la psychothérapie suffit souvent à les faire disparaître, si l'on parvient à convaincre les malades qu'ils sont indemnes de toute lésion cardiaque.

La fausse angine de poitrine s'observe chez de grands névropathes. Elle se distingue aisément de l'angine de poitrine vraie par la longue durée des accès, leur allure moins dramatique, leur relation constante avec le travail de la digestion, les réactions nerveuses concomitantes, l'absence habituelle de signes de cardio-sclérose, etc....

On a encore décrit (Potain) des crises de dyspnée accompagnée ou non de tachycardie et survenant après le repas. La dyspnée est parfois excessive et va jusqu'à l'orthopnée. Elle serait due à la dilatation du cœur droit. Effectivement on peut constater l'abaissement de la pointe rejetée en dehors du mamelon; l'augmentation de la zone de matité cardiaque, l'accentuation du deuxième bruit pulmonaire.

Les divers troubles cardiaques qui viennent d'être mentionnés revêtent une intensité plus grande et sont d'un pronostic moins bénin, lorsque la gastropathie retentit non plus sur un cœur sain, mais sur un cœur malade antérieurement, présentant par exemple une lésion mitrale.

Dans ces conditions peuvent survenir des crises d'asystolie aiguë pouvant entraîner l'insuffisance tricuspidienne, avec affolement cardiaque, pouls petit, misérable; dyspnée excessive, cyanose, oligurie, etc.

Le diagnostic de l'origine des différents troubles cardiaques fonctionnels qui viennent d'être passés en revue est aisé quand la dyspepsie est manifeste et a nettement précédé l'apparition de ces troubles; mais souvent le syndrome gastrique est peu accusé, alors que les troubles cardiaques concentrent sur eux l'attention. « Chez quelques sujets les palpitations sont le seul symptôme de la dyspepsie » (Chomel). En pareil cas, on remontera à l'origine des accidents, grâce à un interrogatoire et un examen méthodique; en constatant l'absence des causes habituelles de cardiopathie, l'absence d'essoufflement permanent, de souffles orificiels, etc.... Les résultats favorables donnés par le traitement de la dyspepsie, par celui de l'état nerveux confirment le diagnostic.

Les troubles vasculaires consistent surtout en PHÉNOMÈNES CONGESTIFS. Si la congestion du visage après le repas est pour ainsi dire un phénomène physiologique, elle prend le caractère morbide quand elle est très accusée, persiste pendant plusieurs heures.

Pour amener la disparition des différents troubles cardio-vasculaires, il faut modifier l'état gastrique qui en est le point de départ et modérer l'excitabilité nerveuse.

Avant d'indiquer ce qu'il convient de faire, rappelons, avec Chomel, ce qu'il convient de ne pas faire. L'emploi des médicaments cardiaques est non seulement inutile, mais nuisible. « L'emploi de la digitale, suivant Chomel, aggrave souvent les troubles de l'estomac, et, comme conséquence, les palpitations elles-mêmes qui sont liées à la dyspepsie. » Que se passe-t-il souvent? Un médecin inexpérimenté accordant plus de créance aux renseignements tirés de l'interrogatoire du malade qu'à ceux qu'il pourrait puiser dans son examen, attribue la cause des troubles cardiaques à une lésion organique du cœur et prescrit la digitale. Celle-ci ne produisant pas les effets accoutumés, il emploie tour à tour les autres médicaments cardiaques, c'est-à-dire la caféine, la théobromine, la spartéine, le muguet, le strophantus, pour revenir finalement à son point de départ, c'est-à-dire à la digitale. Le résultat le plus clair de ces médications successives est d'augmenter les troubles digestifs, car l'on sait combien est irritante pour l'estomac l'action de la plupart de ces médicaments et notamment celle de la digitale. Ces troubles, à leur tour, continuent à retentir sur le cœur, d'où un cercle vicieux que l'on ne peut briser qu'à la condition d'instituer la seule thérapeutique rationnelle.

Il convient tout d'abord d'instituer un *régime* approprié, celui que l'on doit prescrire dans les cas où prédominent les fermentations, la flatulence. On recommandera donc les potages maigres (sans pain), les viandes grillées ou rôties, bien cuites; le poulet rôti ou bouilli, le maigre de jambon, les poissons à chair maigre et pris sans sauce, avec quelques gouttes de jus de citron comme condiment; les œufs mollets; les féculents en purée (en petite quantité), les salades cuites passées au tamis, les compotes, le fromage blanc. Le pain ne sera autorisé qu'en petite quantité (50 grammes par repas) ou remplacé par des biscottes. Le malade ne devra boire que très modérément au cours du repas (un verre d'eau de source, non gazeuse, additionnée d'un peu de vin vieux). A distance du repas les infusions chaudes seront utiles.

On interdira les potages relevés, les hors-d'œuvre, les champignons, les truffes, les épices, les graisses, les sauces, le chocolat, les fritures, les viandes marinées, la charcuterie, le gibier, le foie gras, les poissons gras, tels que le maquereau, la carpe, le thon, le saumon, l'anguille; les crudités (salades, radis, concombres, cornichons, etc.); les fromages fermentés, les pâtisseries et sucreries. Le vin pur, les liqueurs, le thé, le café sont à prohiber (ces deux dernières boissons en raison de leur action cardiaque et de leur influence existante pour le système nerveux). Quant au lait, s'il peut être autorisé en petite quantité, en potages, ou bien au premier déjeuner du matin, il faut éviter de lui accorder une part prépondérante dans l'alimentation, car souvent il est mal digéré et peut donner lieu à des fermentations gazeuses qui augmentent les malaises cardiaques.

Il est nécessaire d'instituer parfois un régime très restreint comprenant une petite quantité de laitage, quelques œufs, de la viande pulpée, des compotes.

Le traitement médicamenteux à prescrire est celui qui favorise l'évacuation de l'estomac et combat les fermentations. Nous prescrivons le *sel de Carlsbad* ou bien la *solution alcaline phosphatée* (V. Formulaire). On peut encore prescrire l'eau de *Saint-Nectaire* ou celle de *Santenay* à la dose de deux verres par jours, pris le matin à jeun et avant le repas du soir.

Le lavage de l'estomac est indiqué s'il existe des fermentations excessives; le massage est presque toujours utile.

Il convient de veiller au fonctionnement régulier de l'intestin.

Il va sans dire qu'il faut supprimer les agents toxiques qui peuvent influencer le cœur directement ou indirectement, en troublant les fonctions digestives. A la *suppression de l'alcool, du thé, du café*, il faut joindre celle du *tabac* qui joue souvent un grand rôle dans la pathogénie des troubles cardiaques.

La tâche du médecin n'est pas terminée quand il a réglé le régime du malade. Il faut encore modifier l'état nerveux par les moyens déjà indiqués : *repos physique et moral, séjour à la campagne, hydrothérapie, électricité* (courants de haute fréquence). Les douches tièdes à 36° sont particulièrement utiles.

Le traitement symptomatique est peu efficace. Cependant on ne peut se dispenser d'employer, au moment des crises de palpitations ou de cardialgie, différents moyens calmants. Tout d'abord le malade doit être mis au repos absolu. La révulsion cutanée par les frictions avec un liniment excitant, les manuluves très chauds peut être utilisé; il en est de même des *inhalations d'oxygène*, voire même d'*iodure d'éthyle*. L'*éther* est le médicament d'urgence le plus employé : on le prescrit en nature (XX-XXX gouttes), dans de l'eau ou sur du sucre; en perles, en sirop ou bien sous forme de liqueur d'Hoffmann (2 à 5 grammes), de potion antispasmodique du Codex.

Pour prévenir les accès il est utile de prescrire, pendant quelques jours, les préparations de *valériane*, le *bromure de potassium*; ce dernier médicament peut encore être administré en lavement.

RETENTISSEMENT SUR LE REIN. — L'existence d'une ALBUMINURIE d'origine digestive est admise par beaucoup de médecins; Harley et Johnson les premiers, ont eu l'idée de subordonner la production de certaines albuminuries au passage à travers le filtre rénale de matières albuminoïdes ayant subi une élaboration vicieuse dans le tube digestif. D'après M. Albert Robin la quantité d'albumine est en général minime et ne dépasse pas, en tous cas, un gramme. Cette albumine est exclusivement constituée par de la sérine; l'urée est augmentée; il y a coïncidence fréquente de phosphaturie. Cette albuminurie a pour caractère essentiel d'être intermittente, de se produire uniquement après le repas ou après la marche.

Le matin, après le jeûne et le repos de la nuit, elle fait presque toujours défaut. Elle cède aisément au repos absolu observé pendant plusieurs jours.

Le professeur Bouchard l'avait signalée chez les dyspeptiques atteints de dilatation, mais en réalité on peut l'observer chez des malades non dilatés, dyspeptiques d'ancienne date, à fonctionnement hépatique défectueux. S'agit-il d'une albuminurie fonctionnelle ou bien existe-t-il quelques altérations glomérulaires? La question est pendante; cependant on tend à admettre aujourd'hui que le rein n'est pas absolument indemne.

D'ailleurs beaucoup de néphrites semblent avoir pour point de départ les troubles digestifs.

En tous cas, le pronostic est favorable si l'albuminurie est dépistée dès le début et traitée à temps.

Le *régime lacté* constitue le traitement essentiel de l'albuminurie des dyspeptiques; il faut y joindre le *repos au lit* qui influence favorablement le processus digestif, met un terme au surmenage nerveux si fréquent chez cette catégorie de malades.

Après une période variable de régime lacté absolu, on prescrit un *régime mixte lacto-végétarien*.

La cure à *Saint-Nectaire* exerce une influence remarquable sur l'albuminurie d'origine digestive.

On a signalé la PHOSPHATURIE chez les hyperchlorhydriques (A. Robin). Les malades émettent des urines laiteuses par suite de la précipitation des phosphates à l'intérieur de la vessie; cette précipitation n'est pas due à un excès des phosphates contenus dans les urines, mais à l'alcalinité de l'urine, l'acide chlorhydrique formé au niveau de la muqueuse gastrique, laissant un excès de base dans le sang.

L'expulsion des masses pâteuses blanches comme de la craie, constituées par les phosphates donne lieu parfois à des douleurs vésicales.

Les *acides* sont indiqués contre la phosphaturie des dyspeptiques, mais c'est encore le *régime lacté* qui réussit le mieux à combattre le trouble urinaire.

RETENTISSEMENT SUR LA PEAU. — L'acné, l'urticaire, l'eczéma, le prurigo, certains érythèmes, la furonculose, la séborrhée, l'hyperhydrose locale ou généralisée sont autant de retentissements cutanés des dyspepsies ou du moins de certaines d'entre elles où prédominent les fermentations vicieuses.

Ces manifestations cutanées surviennent en effet chez les sujets qui sont gros mangeurs de viande, de gibier; amateurs de mets épicés, de fromages fermentés et qui par surcroît abusent des boissons alcooliques.

En dehors du traitement local qui convient à ces différentes dermatoses et sur lequel il n'y a pas lieu d'insister ici, il convient d'instituer un régime excluant tous les aliments susceptibles de donner prise aux fermentations anormales. Le *régime végétarien exclusif* est le régime qui convient à toutes les dermatoses d'origine digestive. Il faut le poursuivre jusqu'à guérison complète et même quelque temps encore après guérison.

Les malades ayant fréquemment des selles pâteuses, fétides, il est indiqué de leur administrer fréquemment un *laxatif salin*: sel de Seignette, sel de Carlsbad, à petites doses (une ou deux cuillerées à café le matin à jeun).

RETENTISSEMENT SUR LE SYSTÈME NERVEUX. — Les troubles nerveux constituent les plus communs et les plus pénibles des troubles à distance éprouvés par les dyspeptiques. S'il est vrai que sous l'influence d'un déséquilibre nerveux les phénomènes physiologiques de la digestion sont perçus, extériorisés en quelque sorte, d'où la conviction des malades qu'ils sont atteints d'une affection de l'estomac, on ne peut nier d'autre part qu'une dyspepsie, déterminée par les causes banales, habituelles des gastropathies, ne mette en éveil le système nerveux, par le jeu des réflexes et ne détermine une série de réactions nerveuses dont quelques-unes comme les troubles sensoriels et notamment le vertige, les troubles sensitifs (migraine, céphalée habituelle), les troubles du sommeil, les troubles moteurs (crampes, tétanie), méritent d'être isolées du groupe des phénomènes nerveux que nous mentionnerons au chapitre des gastronévroses.

Le VERTIGE stomacal est bien connu depuis Trousseau qui lui a consacré une de ses cliniques. Tantôt il survient par crises isolées, éclate subitement et persiste pendant un temps variable (quelques heures à plusiers jours), pour disparaître ensuite; tantôt il revient chaque jour, à heure fixe, soit le matin au réveil soit quelques heures après le repas; tantôt, enfin, il existe un état vertigineux permanent qui rend la marche incertaine et pénible.

Alors même que l'on constaterait une lésion de l'oreille (ce qui serait la règle, d'après Ramond), il ne faudrait pas se presser de conclure à l'existence d'un vertige auriculaire; parfois, en effet, ce vertige est amélioré ou même disparaît sous l'influence du traitement gastrique.

Par, contre il ne faut pas prendre un vertige de Ménière, entraînant secondairement des troubles gastriques, pour un vertige *a stomaco læso.*

On a invoqué l'auto-intoxication pour expliquer le vertige; cette explication est plausible dans certains cas, lorsque le vertige survient par crises chez des malades ayant l'haleine fétide, des selles pâteuses et chez qui la diète et un purgatif salin permettent de faire disparaître ce symptôme; mais l'origine réflexe habituelle est indiscutable. Le vertige ne survient-il pas souvent dès l'ingestion des premières bouchées d'aliments ou bien, inversement, n'est-il pas dans certains cas calmé instantanément par le repas, lorsqu'il s'était produit à jeun? D'ailleurs, l'influence favorable du traitement de l'état nerveux général corrobore cette opinion.

Pour combattre efficacement le vertige qui compte parmi les troubles les plus rebelles, il faut prescrire un *régime* approprié, veiller à ce que l'intestin fonctionne régulièrement (*lavements quotidiens, laxatifs*), *supprimer les agents toxiques : alcool, tabac* et, d'autre part, instituer le traitement général applicable à toutes les manifestations d'ordre nerveux et que nous rappelons une fois de plus : *repos cérébral et physique, séjour au grand air et à la montagne de préférence, douches écossaises ou tièdes, massage.*

On a proposé différentes médications, à l'égard desquelles nous demeurons sceptiques. Il n'y a aucun inconvénient, en tous cas, à prescrire, à l'exemple de Trousseau, la *macération de quassia amara* avant les repas, ou bien quelques gouttes de *teinture de noix vomique* (VI à VIII), de *fèves de Saint-Ignace* (III); des paquets contenant un mélange de magnésie calcinée, craie, bicarbonate de soude, etc....

La formule de Gueneau de Mussy est recommandable :

Magnésie calcinée		0gr,30
Craie préparée. . . . . } ãã		0gr,20
Bicarbonate de soude. . . . . }		
Poudre de noix vomique		0gr,03
Poudre de racine de belladone		0gr,02

pour un paquet. A prendre aussitôt après le repas.

Les BOURDONNEMENTS D'OREILLE sont comme les vertiges, un accident nerveux rebelle et particulièrement désagréable. Ils persistent parfois alors que les troubles digestifs se sont amélioré. La *révulsion* (mouche de Milan à l'apophyse mastoïde), l'*hydrothérapie*, sont les moyens à employer. On a prescrit la *teinture de cimifuga racemosa* à la dose de XX à XXX gouttes par jour, prise avant le repas; cette médication nous a paru inefficace.

Divers TROUBLES VISUELS ont été signalés : asthénopie accommodative notamment, qui disparaissent avec le traitement anti-dyspeptique.

Certains dyspeptiques ont de véritables accès de MIGRAINE

avec nausées et vomissements qui surviennent au moindre excès alimentaire. D'autres ont une céphalée permanente dont les paroxysmes se produisent après chaque repas.

Lors des crises migraineuses la *diète* s'impose; les *lavements d'antipyrine* soulagent les malades. Le traitement général mentionné plus haut s'impose dans les cas de céphalée permanente.

L'INSOMNIE est fréquente chez nombre de dyspeptiques dont les digestions sont laborieuses, dont l'estomac se vide tardivement. Après un premier sommeil lourd, entrecoupé de cauchemars le réveil se produit à heure fixe, vers une ou deux heures du matin, suivi de sensations de malaise rapportées à l'estomac, d'éructations, parfois d'une crise douloureuse.

L'insomnie se prolonge pendant une heure ou deux; puis au petit jour le malade se rendort, épuisé de fatigue.

Si l'insomnie est provoquée par la douleur, ainsi que c'est le cas chez certains hyperchlorhydriques, il faut administrer une *poudre alcaline* dès le réveil, ou mieux encore faire prendre préventivement, au moment du coucher, 4 ou 5 grammes de *sous-nitrate de bismuth*.

Si l'insomnie survient sous l'influence d'un malaise insignifiant et paraît due surtout à l'état nerveux du sujet, elle est justiciable des *bains prolongés* pris le soir avant le coucher, des *douches tièdes* prises à la fin de la journée; parfois de l'*électricité statique*. Les hypnotiques sont inefficaces et ne peuvent que contribuer à entretenir l'irritation gastrique. Lorsqu'à titre exceptionnel et pour procurer quelque répit au malade épuisé par plusieurs nuits d'insomnie, on croira devoir prescrire un somnifère, on aura recours de préférence à l'administration par la voie rectale et l'on prescrira un lavement de chloral (1 à 2 grammes), ou bien un suppositoire de trional (1 gramme).

Il va sans dire que le repas du soir devra être léger et réglé judicieusement; un potage, un œuf, une compote en feront les frais.

La SOMNOLENCE se produit fréquemment après le repas chez certains dyspeptiques, en particulier chez les hypopeptiques. Les *boissons chaudes* aromatiques, le thé en infusion légère sont indiqués. On doit engager les malades à faire une promenade immédiatement après chaque repas.

Parmi les troubles nerveux moteurs le HOQUET acquiert parfois une intensité particulière. Le *régime*, l'*eau chloroformée*, la *cocaïne* ou la *stovaine* à petites doses constituent les moyens de choix.

La TÉTANIE n'a été observée que dans les cas de sténoses et à la suite de vomissements abondants (Kussmaul) ou de lavages répétés de l'estomac. On a attribué cette complication à l'auto-intoxication (Bouveret), aux déperditions par le vomissement de liquides riches en chlorures (Hayem); bien que cette dernière opinion soit la plus plausible, nous devons constater que le *lavage de l'estomac*, incriminé cependant, a paru éloigner ou supprimer les accès de tétanie dans certains cas.

Plus rare que la tétanie est le COMA DYSPEPTIQUE, très analogue comme expression clinique au coma diabétique : les sujets qui en sont atteints, après une période d'agitation, tombent dans la somnolence et succombent après avoir présenté quelques troubles respiratoires, leurs urines contiennent une substance qui donne une réaction rouge vineux avec le perchlorure de fer (réaction diacéturique). Le coma dyspeptique, observé presque exclusivement chez les cancéreux atteints de sténose, relève d'une auto-intoxication de cause inconnue.

TROISIÈME PARTIE

THÉRAPEUTIQUE GÉNÉRALE

RÉGIME ALIMENTAIRE

On sait depuis longtemps que la diététique joue un rôle considérable dans le traitement des affections de l'estomac, et souvent on a rappelé le mot de Voltaire « Régime vaut mieux que médecine ».

Les progrès incessants de la science ont permis de préciser la valeur nutritive et la digestibilité de la plupart des aliments; de patientes recherches ont fixé la ration alimentaire normale et notamment les besoins d'albumine de l'organisme; toutefois, il ne faudrait pas croire qu'en pratique on puisse établir un régime sur des bases scientifiques rigoureuses. Lorsqu'un malade vient demander un « régime », c'est avec la pensée qu'on lui prescrira une alimentation spéciale, très différente de celle que l'on recommande à d'autres dyspeptiques. En réalité, le même régime est applicable à l'immense majorité des dyspeptiques; c'est celui qui élimine les aliments ou les préparations culinaires notoirement indigestes et qu'une expérience pratique déjà ancienne a consacré. Dans chaque cas, en particulier, le régime ne différera que par la répartition des aliments suivant les repas, que par leur quantité, etc....

Nous passerons successivement en revue :

a) Les aliments simples et normaux dont nous indiquerons chemin faisant la composition, la digestibilité, la durée de séjour dans l'estomac;

b) Les préparations culinaires et les aliments spéciaux aux dyspeptiques;

c) La ration alimentaire normale et les régimes;

d) Le nombre des repas et la répartition des aliments aux repas;

e) L'alimentation par le gavage et les lavements alimentaires.

ALIMENTS SIMPLES ET NATURELS

Nous commencerons par le *lait* qui est le type de l'aliment complet, qui convient à la plupart des dyspeptiques et qui, chez beaucoup d'entre eux, entre pour une large part dans l'alimentation.

Le lait de vache contient 87 pour 100 d'eau ; 4 pour 100 de substances azotées (albumine et caséine); 4 pour 100 de graisses (beurre) et 3 pour 100 d'hydrates de carbone (lactose); 0 gr 40 de sels divers.

Le lait est donc un aliment complet; un litre de ce liquide équivaut à 675 calories.

Introduit dans l'estomac, il ne tarde pas à se coaguler sous l'influence de la présure ou ferment lab; cette coagulation est favorisée, d'après Hammarsten, par la présence des sels solubles de calcium, d'où l'indication dans certains cas de les prescrire pour faciliter la digestion du lait.

La coagulation a pour effet de séparer la matière albuminoïde ou caséine de la partie liquide ou sérum qui renferme les sels et la lactose ; en se précipitant le caséum entraîne avec lui la plupart des globules graisseux.

Les avis sont partagés sur la durée du séjour du lait dans l'estomac. D'après les recherches déjà anciennes de de Beaumont, Gosse, Ch. Richet, le lait franchit le pylore au bout d'une heure environ; pour Reichmann, cette évacuation serait beaucoup plus tardive. MM. Gilbert et Chassevant ont constaté que 250 centimètres cubes de lait pur cru séjournaient dans l'estomac pendant 7 heures et demie; 250 centimètres cubes de lait pur bouilli un peu moins longtemps, soit 7 heures. Le lait pur écrémé ne fait qu'un séjour de 5 heures dans l'estomac. Il est donc indiqué de prescrire toujours le lait préalablement bouilli et, d'autre part, de préférence le lait écrémé aux malades dont l'estomac est atteint d'insuffisance motrice, d'affections hépatiques, bien que l'écrémage enlève au lait une partie de sa valeur nutritive.

Voici le tableau de la digestibilité des différents laits et des képhirs gras ou maigres, d'après MM. Gilbert et Chassevant :

250 grammes séjournent dans l'estomac pendant :

Lait pur cru	7 heures	1/2	
— bouilli.	7	—	
— écrémé bouilli	5	—	
Képhir n° 2 gras	4	—	1/2
Képhir n° 2 écrémé	3	—	—

L'ébullition, en outre de la garantie qu'elle offre contre la contamination par les germes du lait, aurait encore l'avantage de faciliter sa digestion en provoquant la transformation partielle de la caséine en hémialbumose (Podwyssotsky) :

	Caséine.	Albumine.	Hémialbumose.
Lait de vache cru	85,7	7,3	6,0
— bouilli pendant 10 minutes .	76,6	0,8	22,6
— bouilli pendant 1 heure. . .	75,3	—	24,7

La digestion du lait est plus rapide que celle du repas d'épreuve. Au bout d'une heure, l'acidité totale est plus élevée chez les hyperpeptiques, ce qui tient à ce que la digestion est plus avancée. Elle est également augmentée, en général, chez les hypopeptiques par suite de l'augmentation de C. Chez tous, le coefficient α est élevé, par suite de la fermentation lactique.

L'acide chlorhydrique libre est relativement faible; quant aux produits chloro-organiques C. ils existent en proportion variable; en règle générale, le chiffre qui les représente tend à se rapprocher de la normale, le chlore total T est constamment diminué, par rapport au chiffre que l'on trouve après le repas de pain. Il y a beaucoup de peptones, parfois un peu de syntonine.

Dans tous les cas, on retire au bout d'une heure un liquide peu abondant, contenant moins de résidus qu'avec le repas de pain.

En résumé, l'analyse chimique montre que la digestion du lait s'accompagne d'une excitation stomacale moins forte que celle déterminée par la digestion du pain. Le lait est donc nettement indiqué dans les cas d'hyperpepsie, car il est l'aliment sédatif par excellence; mais il est utile également dans l'hypopepsie, bien qu'inférieur au képhir.

Est-ce à dire que le lait convienne indifféremment à tous les gastropathes?... Il existe de nombreux cas d'intolérance : tout d'abord, ceux où il y a sténose du pylore ou très grande dilatation avec évacuation très ralentie. Dans ces cas, il se produit une fermentation lactique excessive; des vomissements surviennent.

Que l'estomac soit dilaté ou non, il tolère mal le lait, quand des fermentations gazeuses s'y produisent. La distension de l'estomac qui survient retentit sur le cœur et détermine des troubles multiples : dyspnée, pseudo-angor pectoris. Enfin, certains dyspeptiques nerveux présentent pour le lait, même pris en minime quantité, une intolérance difficilement explicable. Nous avons maintes fois constaté l'intolérance pour le lait chez les malades atteints d'appendicite chronique.

Le lait écrémé est mieux digéré que le lait non écrémé dans les dyspepsies qui s'accompagnent de fermentations, dans les affections du foie, etc. Le lait écrémé se prépare par centrifugation.

La *crème* est la partie du lait qui surnage ce liquide lorsqu'on l'abandonne au repos. La crème contient la majeure partie des globules gras. La crème ordinaire contient 8 à 15 pour 100 de beurre; la crème double de 20 à 30 pour 100; elle contient de plus de l'eau, du sucre de lait, des sels et un peu de caséine. C'est la plus digestible des graisses, mais elle est plus indigeste que le lait.

Le lait ou la crème soumis au barattage abandonnent le *beurre* constitué par l'agglomération des globules gras (il contient 82 à 90 pour 100 de graisse). Le beurre fondu doit être proscrit chez les dyspeptiques. Par contre, le beurre qui n'a pas cuit avec les aliments, celui que l'on ajoute sur l'assiette au moment de l'usage, est en général bien digéré. Il est particulièrement indiqué chez les dyspeptiques qui s'alimentent insuffisamment, pour enrayer l'amaigrissement que détermine la suppression du pain. Pris au premier déjeuner, il facilite l'exonération de l'intestin.

Lorsqu'on hâte la coagulation du lait par l'addition de présure extraite de l'estomac des chevreaux et des veaux, on obtient le « caillé » ou *fromage frais*.

Parmi les fromages frais, on distingue le fromage dit « à la pie » préparé avec du lait écrémé; le fromage à la crème préparé avec le lait non écrémé, le fromage double crème, dit

« petit suisse » préparé avec du lait non écrémé auquel on mélange un sixième environ de crème (pour le conserver, on le transforme en « demi-sel » en y ajoutant 2 pour 100 de sel.)

Voici, d'après M. Combe (de Lausanne), la composition de ces différents fromages blancs :

	Fromage maigre.	Fromage à la crème.	Fromage double crème (petit suisse).
	P. 100	P. 100	P. 100
Caséine. . . .	20,8	24 à 27	24,00
Albumine. . .	4,10	4,0	4,00
Lactose. . . .	3,5	2,5	2,00
Beurre	7,5	25 à 30	35,00
Sels	3,40	3,40	3,00
Acide lactique.	0,50	0,50	0,60

Les fromages sont rarement mangés frais ; on leur fait subir dans des conditions de température et d'aération, qui varient pour chaque fromage, une maturation qui modifie leurs principes constituants ; cette maturation est due à de nombreux micro-organismes qui peptonisent la caséine, puis attaquent les peptones et donnent lieu à de nombreux produits de destruction de la matière albuminoïde : leucine, tyrosine, ammoniaques composées. De plus, une partie des corps gras est saponifiée, d'où production de glycérine, d'acides gras, etc. C'est à ces différents produits que les fromages doivent leur saveur et leur odeur.

Les fromages ont une grande valeur nutritive puisqu'ils sont très riches en albumine et en graisse ; certains d'entre eux (gruyère, parmesan) contiennent 30 à 40 pour 100 de matières azotées et jusqu'à 40 pour 100 de graisse (petit suisse) ; on a fait remarquer souvent qu'ils constituent la nourriture azotée la moins coûteuse ; ils entrent pour une large part dans l'alimentation du paysan qui mange rarement de la viande.

Leur digestibilité est en général assez grande et paraît due aux diastases que sécrètent les microbes qui interviennent dans la maturation ; nombre de personnes ne peuvent terminer un repas sans manger du fromage. Cependant les fromages faits sont mal tolérés par la plupart des dyspeptiques ; ils sont, d'autre part, nuisibles aux personnes dont les reins sont insuffisants, car ils introduisent dans l'organisme une grande quantité de toxines; le fromage blanc, certains fromages cuits comme le gruyère, sont en général assez bien tolérés.

L'*œuf* est un excellent aliment qui prend dans le régime des dyspeptiques une place considérable. Le poids d'un œuf de poule varie de 50 à 70 grammes (un œuf de 60 grammes comprend 35 grammes de blanc, 18 de jaune; la coquille pèse 7 grammes.)

Voici la composition moyenne de l'œuf :

	Blanc.	Jaune.	Total.
Eau.	26,7	8,2	34,9
Albumine	4,0	2,6	6,6
Graisses, Lécithine . . .	0,1	5,0	5,1
Sels.	0,2	0,2	0,4

C'est donc un aliment complet riche en albumine et en graisse, notamment en lécithine (graisse phosphorée) et à ce titre il est particulièrement utile chez les sujets neurasthéniques, chez les déprimés en général, car la lécithine est très abondante dans la substance nerveuse. C'est le jaune qui contient la presque totalité de cette substance et représente au point de vue alimentaire la presque totalité de l'œuf. Quant au blanc de l'œuf, à l'ovalbumine, elle est d'autant plus facilement attaquée par le suc gastrique qu'elle a moins subi l'action de la chaleur.

Au point de vue calorimétrique l'œuf représente environ 80 calories; au point de vue de l'équivalence alimentaire un œuf vaut 50 grammes de viande.

L'œuf a une valeur alimentaire importante et constitue un aliment précieux pour les dyspeptiques, à la condition toutefois d'être frais. On apprécie la fraîcheur par le « mirage », ou examen de la translucidité de l'œuf et des dimensions de la chambre à air; cette dernière occupe 1/20 du volume total et augmente ensuite graduellement.

On peut aussi apprécier ce volume en immergeant l'œuf dans de l'eau contenant par litre 125 grammes de sel. Si l'œuf est frais, il tombe au fond de l'eau; s'il a plus de trois jours de ponte, il flotte entre deux eaux; après le cinquième jour il remonte à la surface.

La digestibilité de l'œuf est variable suivant le degré de cuisson; les œufs mollets (trois minutes d'immersion dans l'eau

bouillante) sont bien digérés en général; les œufs durs le sont
rarement. Certains dyspeptiques ont pour les œufs une intolérance dont il est difficile de donner l'explication. Le jaune est
souvent mieux digéré que l'œuf entier. La durée moyenne du
séjour de l'œuf dans l'estomac est de une à deux heures.

On fait prendre les œufs habituellement sous forme d'œufs à
la coque ou d'œufs pochés, délayés dans du bouillon, dans un
potage au lait.

Le jaune est bien toléré sous forme de lait de poule que l'on
prépare en émulsionnant un jaune d'œuf dans de l'eau chaude;
on sucre et on aromatise avec de l'eau de fleurs d'oranger. Le
jaune est encore assez facilement digéré sous forme de crème
américaine : on prépare cette crème en battant deux jaunes
d'œuf, en ajoutant du sucre en poudre et en aromatisant le
mélange avec quelques gouttes de rhum.

L'œuf à la neige (œuf, lait et sucre) constitue un aliment de
digestion facile, de goût agréable et de haute valeur alimentaire.

Les œufs constituent un aliment précieux non seulement chez
les simples dyspeptiques, mais encore chez ceux d'entre eux
qui sont brightiques, hépatiques, artério-scléreux.

Laissant peu de résidus, ils favorisent la constipation.

Viandes. — La chair musculaire des animaux de boucherie
(bœuf, veau, mouton, cheval, porc), prend dans l'alimentation
une place importante, trop grande suivant beaucoup d'hy-
giénistes qui attribuent à l'alimentation carnée excessive une
influence considérable sur la production de l'artério-sclérose.

La chair musculaire contient environ un cinquième de son
poids en albuminoïdes, elle contient encore des matières extractives, solubles dans l'eau, et qui communiquent au bouillon
leur saveur particulière, leurs qualités toniques; ce sont des
excitants qui déterminent une sécrétion abondante de suc gastrique. La proportion de graisse varie suivant l'espèce animale,
suivant la région du corps à laquelle appartient la viande, suivant l'état d'engraissement. Forte chez le mouton, elle peut
atteindre chez le porc jusqu'à 50 pour 100 du poids de la viande.

Les sels minéraux entrent pour un peu plus de 1 pour 100
dans la composition de la viande.

La viande est généralement bien digérée par les dyspeptiques;

il n'existe d'intolérance réelle et complète que chez les cancéreux.

La digestion de la viande détermine une forte excitation stomacale, ce qui explique la fréquence de l'hyperchlorhydrie, chez les gros mangeurs de viande ; elle serait donc contre-indiquée chez les hyperchlorhydriques ; cependant, elle est bien digérée par ces malades et contribue à saturer l'acide chlorhydrique.

On a établi un tableau de la digestibilité des différentes viandes ; on admet que les viandes, suivant leur degré de digestibilité, se classent dans l'ordre suivant : bœuf, cheval, veau, mouton, agneau, porc. Cette dernière (trop grasse et trop dense) ne convient pas aux dyspeptiques. D'une façon générale, les viandes grasses sont de digestion difficile.

La chair des animaux jeunes, veau, agneau, celle que l'on désigne sous le nom de viande blanche, très riche en matières collagènes, est moins excitante que la viande rouge et plus facilement acceptée par les anorexiques ; mais le veau, comme les viscères : ris de veau, cervelle, etc., riches en nucléines ne conviennent pas aux goutteux, aux uricémiques en général.

La viande de bœuf est la viande de boucherie par excellence ; les morceaux de choix sont ceux des régions lombaires et fessières (filet, aloyau, rumsteck, culotte, tranche, gîte à la noix).

La viande de mouton est moins digestible, en raison de sa forte teneur en graisse. La viande de cheval est une excellente viande que certains préjugés ont empêché d'introduire dans l'alimentation courante ; il est vrai que trop souvent les chevaux abattus sont âgés ou fatigués par un surmenage prolongé et que les qualités de leur chair s'en ressentent. La viande crue de cheval est particulièrement recommandable pour les malades à qui la viande est prescrite sous cette forme, en raison de ce fait qu'elle n'expose pas à contracter le tænia ou la tuberculose.

La digestibilité des viandes en général varie suivant le mode de cuisson.

Les viandes refroidies, notamment le porc, sont souvent mieux digérées que les viandes chaudes ; elles conservent toute leur valeur nutritive, mais perdent une partie de leurs propriétés excitantes ; d'autre part, on peut les priver plus facilement de leur graisse.

Il existe deux modes principaux de cuisson de la viande :
l'ébullition et le grillage.

Si l'on plonge de la viande dans l'eau froide et qu'on la laisse
cuire longuement à petit feu, on obtient un bouillon savoureux ;
par contre, la viande devient dure et fade.

La viande abandonne à l'eau presque toutes ses matières
extractives et ses sels minéraux, la majeure partie de sa graisse
et une petite quantité d'albumine soluble dans l'eau froide qui
se coagule à l'ébullition (écume). Fait paradoxal en apparence, c'est la viande bouillie dans l'eau qui perd le plus d'eau
à la cuisson.

Si l'on plonge la viande dans l'eau déjà bouillante et qu'on la
laisse cuire pendant une heure au plus, les couches superficielles de la viande se coagulent très rapidement ; il se forme
une sorte d'enveloppe peu perméable qui s'oppose à la dissolution des substances solubles du centre du morceau de viande ;
la viande reste plus sapide, mais le bouillon est moins « fort »,
moins savoureux.

Par suite de l'ébullition, la myosine se coagule, les matières
collagènes se gélatinisent, et la graisse fond.

Contrairement à une opinion très répandue, la valeur nutritive de la viande bouillie est égale à celle de la viande rôtie ;
cette viande « privée de son jus » (Brillat Savarin) ne serait
pas nourrissante et cependant elle conserve les neuf dixièmes de
ses matières albuminoïdes et a perdu plus de 40 pour 100 de
son poids d'eau. En réalité, elle excite moins l'appétit, car elle
est privée de ses substances extractives et détermine une sécrétion moins abondante de suc gastrique. C'est pour cette raison
qu'instinctivement on absorbe avec le bouilli différents condiments qu'il faut d'ailleurs interdire aux dyspeptiques.

Par le rôtissage on coagule les albumines de la surface en les
exposant à une chaleur très vive ; c'est ce qu'en termes culinaires on appelle « saisir » la viande. Il se forme ainsi une
croûte imperméable qui permet à la viande de conserver la
plus grande partie de ses substances solubles. D'autre part,
l'action de la chaleur rayonnante à la surface développe des
matières sapides et odorantes qui rendent la viande plus savoureuse.

La température extérieure du rôti atteint 120° environ, tandis qu'à l'intérieur elle ne dépasse pas 60°, si la viande reste rosée (la viande brunit à 70°).

Le rôtissage s'effectue à l'air libre (à la broche) ou au four; on évite que la croûte formée ne se fendille en l'arrosant du jus de la viande ou de bouillon. La viande destinée à être rôtie doit être peu grasse; on larde même celles qui sont trop maigres. De plus elle doit être tendre, c'est-à-dire être conservée depuis un à trois jours.

La viande rôtie est plus digestible que la viande bouillie, parce qu'elle a conservé la plus grande partie de ses substances solubles et extractives.

Le braisage tient une place intermédiaire entre le rôtissage et la cuisson à l'eau; il consiste à faire cuire les viandes, en marmite close, avec très peu de liquide, avec ou sans légumes. Les viandes braisées sont plus agréables au goût que les viandes bouillies, moins excitantes que les viandes rôties.

Les divers organes et les abats entrent, à des degrés divers, dans l'alimentation. La cervelle (bouillie), le ris de veau sont des aliments précieux pour certains dyspeptiques; le foie est au contraire de digestion difficile, surtout lorsqu'il provient d'animaux engraissés; il en est de même des tripes qui d'ailleurs ne sont accommodées qu'en sauce. La tête de veau, le pied de mouton, constitués uniquement par des substances collagènes sont facilement digérés, mais le plus souvent leur préparation culinaire ne convient pas aux dyspeptiques.

Parmi les oiseaux de basse-cour (volaille), le poulet est celui qui convient le mieux aux dyspeptiques; il est de digestion plus facile que la viande de boucherie; les meilleurs poulets sont ceux âgés de trois à six mois (poulets de grains).

La chair du canard est plus nourrissante que celle du poulet, mais aussi plus indigeste. Il en est de même du dinde, de l'oie dont les chairs sont plus denses que celles du poulet.

Le pigeon a une réputation d'aliment léger qui n'est guère justifiée.

Les animaux châtrés et engraissés (chapons, poulardes) ne doivent pas figurer sur la table des dyspeptiques.

Les volailles doivent toujours être saignées; les canetons étranglés sans être saignés (canetons rouennais) doivent être mangés très frais, sinon leur chair gorgée de sang se putréfie rapidement; on a cité d'assez nombreux exemples d'intoxication à la suite d'ingestion de canard à la rouennaise.

Le gibier de plume a une chair plus savoureuse que celle des oiseaux de basse-cour, mais aussi plus coriace; c'est pour cette raison qu'on a pris l'habitude de laisser faisander le gibier. La proscription du gibier faisandé doit être absolue pour les dyspeptiques: on ne leur permettra que des perdreaux, des faisans, des cailles, assez jeunes et par conséquent de chair assez tendre pour pouvoir être mangés très frais.

Le gibier de poil doit être interdit de façon absolue, car il doit être légèrement faisandé pour être absorbé ou « mariné ». On permettra seulement le lapin de garenne.

De la viande dérive le *bouillon* de bœuf ou de poulet.

Le bouillon doit être fait avec de la viande maigre, car une viande protégée par une couche de graisse abandonne difficilement à l'eau ses matières protéiques et extractives. Il doit être préparé en immergeant d'abord la viande dans l'eau froide et non dans l'eau déjà en ébullition. Par ce moyen, on obtient un bouillon plus riche de un cinquième en principes solubles.

Le bouillon a mauvaise réputation depuis quelques années. On lui reproche d'être une dissolution de poisons, reproche grave à une époque où la hantise de l'auto-intoxication est généralisée! On ne lui attribue qu'une valeur alimentaire douteuse; le sel et les matières extractives qu'il contient l'ont fait écarter du régime des brightiques. On lui reproche enfin d'être d'un excellent milieu de culture pour les microbes.

Quelle est la composition du bouillon?

Un litre de bouillon préparé avec un kilogramme de viande qui a bouilli dans deux litres et demi de liquide contient, d'après Armand Gautier :

Peptones	$5^{gr},3$	$\big\}$
Albumoses	$0^{gr},5$	$7^{gr},5$
Gélatine	$1^{gr},7$	
Bases créatiniques et xanthiques	$1^{gr},2$	
Inosite et glycogène	$1^{gr},4$	
Matières extractives	5^{gr}	
Sels minéraux	$4^{gr},1$	
	$19^{gr},2$	

On voit que contrairement à une opinion très répandue dans

le monde, le bouillon est loin de contenir la majeure partie des principes nutritifs de la viande. Il n'enlève à la viande que son albumine soluble, ses sels de potasse et son chlorure de sodium. Il contient de plus 2 à 3 grammes par litre de graisse qui surnage le liquide.

Puisqu'une tasse de bouillon de 300 grammes environ ne fournit à l'organisme que 2 gr. 50 de matières albuminoïdes et 1 gramme de graisse, est-ce donc aux sels qu'il renferme qu'il doit son ancienne réputation d'aliment tonique et nourrissant? Mais, ainsi que le faisait observer notre maître Germain Sée, on ne substituerait pas volontiers à une tasse de bouillon une solution chaude de phosphate de potasse et de sel de cuisine.

Sans doute les sels du bouillon ne sont pas quantité négligeable et contribuent à la reminéralisation de l'organisme, mais l'action excitante et peptogène du bouillon est due, moins aux sels, qu'aux matières extractives qu'il contient Le bouillon, comme Schiff l'a démontré depuis longtemps, est le type des peptogènes et, à ce titre, est utile chez les anorexiques. Non seulement il existe la sécrétion, mais aussi le péristaltisme, aussi est-ce contre-indiqué en cas de diarrhée.

La toxicité du bouillon (du bouillon frais s'entend), a été notablement exagérée. Certes la xanthine, la guanine, la créatine en solution concentrée sont des poisons, mais elles se trouvent en si petite quantité dans le bouillon qu'on doit les considérer comme inoffensives dans les conditions habituelles; on ne devra les interdire que chez les brightiques.

Il est exact d'autre part que le bouillon est un excellent milieu de culture pour les micro-organismes, aussi l'utilise-t-on journellement en microbiologie: mais si le bouillon est absorbé frais, les germes ne s'y développent pas. Il est superflu de dire qu'il doit être préparé avec de la viande d'une fraîcheur irréprochable.

En résumé, le bouillon frais peut faire partie de l'alimentation des dyspeptiques, moins à titre d'aliment que d'excitant de la sécrétion gastrique. Il est donc particulièrement indiqué chez les hypopeptiques, chez les nerveux anorexiques ; par contre, il devra être interdit chez les hyperchlorhydriques.

A titre de peptogène, il sera utile de le prescrire une demi-heure avant le repas, chaud ou froid, mais toujours débarrassé à froid de l'excès de graisse qu'il contient.

Pris aux repas, il servira de véhicule aux différentes farines et pâtes : riz, tapioca, semoule ; aux œufs (bouillon aux œufs pochés). Ces potages sont pris avec plaisir par les fébricitants, les convalescents.

Le bouillon de veau ou de poulet est moins excitant, plus riche en gélatine que le bouillon de bœuf, mais aussi plus savoureux.

Les *poissons*, ou du moins la plupart d'entre eux, constituent un excellent aliment pour les dyspeptiques, aliment léger, très digestif, mais de moindre valeur alimentaire que la viande.

Tous les poissons ne conviennent pas d'ailleurs également pour les dyspeptiques ; les meilleurs sont les poissons à chair maigre : sole, merlan, brochet, truite, carrelet, turbot, barbue, perche, rouget, bar, mulet, morue, aiglefin ou colin, etc. ; par contre, il faut éliminer les poissons gras comme le saumon, le maquereau, l'anguille, le hareng, la sardine, l'alose, le thon, la carpe. Ils doivent être cuits au court-bouillon ou frits, mais dans ce cas débarrassés de l'enveloppe frite. Bouillis, ils seront mangés au naturel ou arrosés de jus de citron, ou bien avec une sauce au jaune d'œuf écrasé dans du bouillon ou mieux avec une sauce mousseline (crème, farine et jaune d'œuf).

Les œufs de poisson, notamment le caviar préparé avec les œufs d'esturgeon, constituent un aliment riche en phosphore et excitant, qui convient aux convalescents, à la condition d'être frais et peu salé.

Les *crustacés* : homards, langoustes, crevettes, écrevisses, crabes ont une chair dense et sont le plus souvent mal digérés, même quand ils ne sont pas accommodés avec une sauce relevée (homard à l'américaine).

Parmi les *mollusques*, il en est un dont l'usage peut être recommandé à nombre de dyspeptiques, c'est l'huître. Les huîtres stimulent l'appétit et sont facilement digérées ; leur facile digestibilité tient peut-être à ce qu'elles sont mangées crues ; quant à l'action excitante on l'a attribuée, tantôt à l'eau salée qu'elles renferment dans la coquille, tantôt aux substances extractives qui entrent dans leur constitution (environ 6 à 8 pour 100). Leur valeur nutritive n'est d'ailleurs pas insignifiante ; une douzaine d'huîtres renferme environ 15 grammes de matières azotées et 1 gr. 50 de graisse. Les huîtres ne sont bonnes à la consommation que pendant les mois en R, c'est-à-dire d'octobre à mars. On peut les apprêter de différentes façons, mais la meilleure manière de les manger, pour les dyspeptiques, est de les consommer crues, arrosées de quelques gouttes de jus de citron. En les mangeant vivantes, on évite les accidents dus à leur altération, car elles se putréfient rapidement après leur mort, mais on ne peut éviter les infections paratyphoïdes dont elles sont souvent le véhicule, l'eau des parcs où elles sont soumises à l'engraissement étant souvent contaminée par les égouts qui débouchent dans leur voisinage.

Les moules, dont les propriétés nutritives sont assez marquées, sont moins bien digérées que les huîtres, car elles sont mangées cuites. Les empoisonnements fréquents par les moules sont dus à une ptomaïne, la mytilotoxine, développée dans le foie de la moule sous l'influence d'un microbe. Les moules pour ces deux raisons : digestibilité laborieuse, dangers d'intoxication, ne sont pas recommandables aux dyspeptiques.

Quant à l'escargot, l'apprêt épicé avec lequel on le relève doit le faire éliminer des menus des dyspeptiques.

Terminons ce qui a trait aux aliments azotés, en rappelant que parmi les animaux aquatiques, la tortue fournit un bouillon estimé des gourmets et que les grenouilles constituent un aliment de digestion facile, assez souvent recherché des convalescents.

Les *graisses*, qu'elles proviennent du règne végétal (huiles), ou du règne animal (crème, beurre, graisse de veau, de porc, etc.), sont généralement mal digérées par tous les dyspeptiques sans distinction.

Le beurre est, avec la crème, la plus digestible des graisses à la condition d'être frais, non salé et d'être pris cru ; car le beurre fondu avec les aliments les imprègne et les rend indigestes. Le beurre salé est moins digestible que le beurre frais.

Le beurre fondu à grand feu (beurre clarifié), se conserve bien si on le maintient à l'abri de l'air et à l'obscurité, mais il ne présente plus alors d'avantage, au point de vue de la digestibilité, sur les autres graisses.

On donne le nom de margarine à la graisse des animaux de

boucherie dont on a extrait la stéarine par expression à une température de 25 degrés et qu'on a émulsionnée dans un peu de lait. On baratte ensuite ce lait et on obtient une substance qui ressemble grossièrement au beurre et qui est vendue souvent sous le nom de beurre.

Elle paraît être — préparée avec des graisses de bonne qualité — de digestion facile, et il n'y a pas de contre-indication à son emploi.

Les huiles, sans excepter l'huile d'olives, la plus fine, sont mal digérées par les dyspeptiques. Cependant Cohnheim a recommandé l'huile d'olives à hautes doses pour combattre le spasme pylorique lié à un ulcère gastrique ; il fait prendre ou introduire par la sonde, trois fois par jour, 50 centimètres cubes d'huile, une heure avant le repas. L'huile aurait non seulement une action antispasmodique, mais encore une action inhibitrice intense sur la sécrétion (Pawlow, Jurgenssen).

Les graines de *céréales*, qui subissent de nombreuses préparations destinées à les rendre propres à être consommées, prennent une part considérable dans l'alimentation.

Elles sont essentiellement constituées par une substance hydrocarbonée, l'amidon, et par une substance azotée, le gluten, qui gonfle à la cuisson et donne aux farines des céréales la propriété d'être transformées en pain.

Dans la graine de céréale, il faut distinguer l'enveloppe colorée, dure, qui constitue le son et le noyau blanc, tendre, qui donne la farine. Il n'existe que peu de différences entre la constitution du son et celle de la farine ; le son contient, en effet, 13 pour 100 d'albumine et la farine 14,4 ; 60 gr. 4 d'amidon et la farine 68,4 ; 5,6 de graisse et la farine 1,3 ; 4 de cellulose et la farine 0,1 ; la différence consiste donc surtout en la teneur plus forte du son en graisse et cellulose ; cependant le son est à peu près inutilisé par le tube digestif ce qui tient à sa structure serrée, à sa gangue cellulosique. C'est pour cette raison que l'on utilise uniquement la farine, obtenue par mouture suivie de blutage.

Au moment de la germination, il se développe dans les grains un ferment (diastase) qui transforme l'amidon en dextrine et en maltose ; on utilise parfois les farines maltées dans l'alimentation des dyspeptiques.

Voici, d'après Kœnig, la composition des principales céréales :

	FROMENT	SEIGLE	ORGE	AVOINE	MAÏS	RIZ
Eau	13,6	15,3	13,8	12,4	13,1	13,1
Albumine.	12,4	11,5	11,1	10,4	9,9	7,0
Graisse	1,8	1,8	2,1	5,2	4,6	0,9
Hydrates de carbone.	67,9	67,6	65,0	57,8	68,4	77,4
Cellulose	2,5	2,0	5,3	11,2	2,5	0,6
Cendres	1,8	1,8	2,7	3,0	1,5	1

Les céréales contiennent une quantité appréciable d'acide phosphorique (1 pour 1000 en moyenne) qui contribue à leur valeur alimentaire (le riz décortiqué n'en contient que 0,20 pour 1000).

Des différentes céréales, le froment est celle qui est généralement utilisée pour la panification; le pain de seigle et surtout le pain d'orge sont trop indigestes. La farine d'orge, la farine d'avoine, sont utilisées sous forme de bouillies; le maïs, riche en graisse et partant indigeste, n'entre pas dans l'alimentation courante en France. Quant au riz, il constitue un aliment presque exclusivement hydrocarboné puisqu'il contient des traces seulement de graisse et un tiers de matières albuminoïdes de moins que les autres céréales; mais c'est un aliment précieux qui permet d'utiliser les hydrocarbonés sous une forme particulièrement digestible et agréable et se prête à des combinaisons culinaires variées ; le riz au lait, le gâteau de riz constituent d'excellents éléments pour les dyspeptiques.

Il a été dit précédemment que les grains de blé étaient pulvérisés par mouture et que la farine était ensuite séparée du son par blutage sur des tamis. Plus le blutage est poussé loin, plus la farine devient blanche et fine ; par contre, elle perd une partie de ses éléments nutritifs (sels et gluten). On n'emploie à Paris que la farine blutée à 28 pour 100; aussi a-t-on fait observer que les parties de la farine éliminées étaient riches et même plus riches en matériaux albuminoïdes que les parties utilisées et contenaient une proportion beaucoup plus considérable de phosphate de chaux ; on en a conclu que le pain complet ou pain de Graham, préparé avec le produit intégral de la mouture du grain, était supérieur au point de vue alimentaire au pain préparé avec la farine blutée. Il est à remarquer toutefois que si l'on ingère avec le pain complet plus de substances organiques, on en absorbe moins qu'avec le pain blanc ; en effet, celui-ci ne laisse que 5 pour 100 de résidus inutilisés, tandis que le pain complet en laisse environ 20 pour 100 ; ce dernier a des propriétés laxatives dues à l'abondance des résidus qu'il abandonne. Dès 1777, Parmentier écrivait que « le son donne du poids et non du gain ; qu'il ne nourrit pas puisqu'il passe en entier, tel qu'on l'a pris, sans être digéré. »

Voici, d'après Kœnig, la composition du pain :

```
Eau . . . . . . . . . . . . . . . . . . . . . . . . . . . .   35,6
Albumine . . . . . . . . . . . . . . . . . . . . . . .   7
Graisse . . . . . . . . . . . . . . . . . . . . . . . .   0,5
Sucre . . . . . . . . . . . . . . . . . . . . . . . . .   4
Amidon . . . . . . . . . . . . . . . . . . . . . . . .   51,5
Cellulose. . . . . . . . . . . . . . . . . . . . . . .   0,3
Sels . . . . . . . . . . . . . . . . . . . . . . . . . .   1,1
```

Ce n'est pas un aliment complet, puisque s'il est riche en amylacés, il est pauvre en albumine et en sels et presque complètement dépourvu de graisse ; néanmoins, il constitue la base de l'alimentation dans les classes laborieuses.

Il est peu d'aliments qui soient aussi mal supportés que le pain par les dyspeptiques. La digestibilité varie d'ailleurs suivant que l'on utilise particulièrement la croûte ou la mie ; suivant que le pain est frais ou rassis, suivant la qualité des farines, etc.

La croûte est mieux digérée que la mie, parce qu'elle est plus cuite, et aussi plus riche en matières azotées et en sels ; aussi recommande-t-on aux dyspeptiques de faire usage de pains de fantaisie, très minces, très croustillants et très cuits. La mie spongieuse est de digestion difficile.

Au sortir du four, le pain est très indigeste ; il ne devient digestible qu'au bout de quelques heures. Quand le pain est fabriqué depuis vingt-quatre heures il est rassis, plus difficile à mastiquer et moins agréable au goût, mais aussi plus facilement pénétré par les liquides et plus digestible. (On peut lui communiquer le goût du pain frais par un nouveau chauffage.)

Le grillage à feu nu ou le rôtissage au four rendent le pain plus digestible encore que ne l'est le pain rassis; l'amidon s'y trouve transformé en dextrine et les ferments s'y trouvent détruits, alors qu'ils avaient pu résister à la chaleur de cuisson (en effet, la température peut ne pas atteindre 60° à l'intérieur du pain).

Parmi les pains de fantaisie, mentionnons le pain dit viennois, préparé avec du lait étendu de trois fois son volume d'eau et soumis à la fermentation au moyen de la levure; il est bien digéré et peut être conseillé aux dyspeptiques.

Les croissants, préparés avec des œufs, sont souvent cuits insuffisamment et de digestion laborieuse.

Le pain est un aliment à défendre ou tout au moins à rationner chez la plupart des dyspeptiques, en dépit de sa valeur nutritive; en effet, il détermine une excitation stomacale assez grande, facilite la mise en liberté d'acide chlorhydrique libre et séjourne longtemps dans l'estomac.

D'autre part, il augmente les fermentations, notamment la fermentation acétique; le pyrosis devient plus marqué à la suite de l'ingestion du pain.

Armand Gautier a signalé un autre inconvénient du pain, ce dernier d'ordre général. Comme la viande, le pain acidifie le sang, de sorte que, chez les arthritiques, il doit être rationné au même titre que cette dernière.

Le pain doit être supprimé totalement dans les cas d'hyperpepsie, surtout dans la variété hyperchlorhydrique; d'autre part, il doit être rationné dans l'hypopepsie, quand il existe de la dilatation avec fermentations. On ne permettra pas plus de 50 à 100 grammes par repas.

Les farines ne servent pas uniquement à préparer le pain. La farine de blé dur finement concassé ou semoule sert à la préparation de potages, de bouillies, d'entremets.

Un mélange de semoule et d'eau, desséché et moulé au moyen de machines spéciales, constitue les *pâtes alimentaires* ou pâtes d'Italie. Elles gonflent et s'imbibent d'eau à la cuisson et constituent des aliments très facilement digérés en général si la cuisson est suffisante, s'ils ne sont pas accommodés avec du fromage. Les œufs entrent le plus souvent dans la fabrication des pâtes, mais chez les dyspeptiques, il faut donner la préférence aux pâtes sans œufs, car les premières sont préparées avec des œufs conservés.

Les farines d'avoine, de maïs sont utilisées en bouillies ; le riz sert à faire des potages (au lait, au bouillon), à la préparation d'entremets (gâteau de riz).

Il existe de nombreuses farines composées, citons notamment le racahout qui sert à préparer une bouillie agréable pour les enfants et qui se compose d'un mélange de poudre de cacao, de glands doux torréfiés, de farine de riz, de fécule de pomme de terre, de salep, de sucre ordinaire et vanillé.

Les *légumes farineux* comprennent les graines de légumineuses et les tubercules farineux.

Les graines de légumineuses constituent des aliments de très haute valeur nutritive, car, à côté d'une proportion notable d'amidon, elles contiennent une grande quantité de principes azotés, qui les rend plus riches en albumine que la viande elle-même, et se rapprochent plus que les céréales du type de l'aliment complet (un kilogramme de lentilles renferme autant d'albuminoïdes, d'hydrocarbones et de sels qu'en contiennent ensemble 1 kilogramme de viande et 1 kilogramme de pain.)

La proportion d'albumine végétale est de 25 pour 100 dans les lentilles ; 27 dans les haricots blancs, etc. ; quant à l'amidon son pourcentage varie entre 48 et 60 pour 100 ; enfin les sels entrent dans la composition des légumineuses pour une part importante : 2, 5 à 3 pour 100.

Au point de vue calorimétrique, 100 grammes de lentilles donnent 337 calories, alors que 100 grammes de pain en donnent 257 et 100 grammes de viande seulement 134.

En somme, les légumineuses constituent des aliments complets, mais ne pourraient être utilisées pour l'alimentation exclusive, car si elles apportent une quantité suffisante d'albumine, elle ne fournissent pas une somme suffisante d'hydrates de carbone, ni surtout de graisse, aussi est-il nécessaire de les accommoder copieusement avec des graisses : beurre, lard.

Pour la consommation, on fait tremper les graines et on

les cuit dans l'eau où elles ont trempé; on peut les faire cuire à l'étuvée, c'est-à-dire dans une très petite quantité d'eau. Elles gonflent à la cuisson et absorbent 70 à 90 pour 100 d'eau. Une partie de la légumine se dissout dans l'eau de cuisson.

L'albumine végétale ou légumine a la propriété de former avec la chaux une combinaison insoluble, ce qui explique pourquoi les graines de légumineuses cuisent mal dans les eaux calcaires.

Bien que leur valeur alimentaire soit grande, ainsi qu'il a été dit, leur digestibilité est loin d'être parfaite.

En effet, en raison de la grande quantité d'eau qu'elles absorbent, elles sont introduites dans l'estomac sous un fort volume et provoquent ainsi la satiété; leur digestion est souvent laborieuse, s'accompagne de fermentations gazeuses.

D'autre part, l'absorption est très imparfaite, si les graines n'ont pas été décortiquées ou réduites en purée; dans le premier cas, une partie de la substance azotée est éliminée par les selles; la perte d'azote est réduite de 30 à 10 où 12 pour 100 dans le cas contraire.

Chez les dyspeptiques, les légumineuses ne doivent être présentées qu'en purée, ce mode de préparation éliminant les enveloppes des graines qui sont inassimilables.

On trouve dans le commerce des légumes décortiqués qui donnent des purées plus faciles à cuire et à préparer; mais celles-ci sont moins riches en sels et moins savoureuses que celles provenant des grains entiers.

Ajoutons que l'on trouve dans le commerce des farines composées d'un mélange de farine de légumineuses (lentilles) et de farines de céréales et que l'on a préparé, à l'usage des dyspeptiques, des biscotes de légumine.

Des diverses légumineuses, ce sont les lentilles qui sont les plus digestibles, les haricots ont moins bonne réputation à cet égard.

La pomme de terre, la châtaigne sont les types des tubercules et fruits farineux.

Les propriétés nutritives de la pomme de terre, aliment très répandu parce qu'il est très économique, sont très faibles; la pomme de terre, dont la composition varie d'ailleurs beaucoup suivant les espèces, ne contient en moyenne que 2 pour 100 d'albumine ; 20 pour 100 d'hydrates de carbone, des traces de graisse et de la cellulose et une très forte proportion d'eau (77 pour 100) ; plus exclusivement encore que le riz c'est un aliment hydrocarboné. Bien que renfermant plus d'eau que les graines de légumineuses, elle n'en contient pas plus, une fois cuite, que ces dernières, car elle n'en fixe pas par la cuisson.

En raison de leur volume, elles rassasient vite et ne peuvent donc être absorbées en quantité suffisante pour contribuer d'une façon bien sensible à l'alimentation.

Elles ont l'avantage de présenter une certaine action laxative et de se prêter à des combinaisons culinaires variées. Cuites au four, sous la cendre, à l'eau ou à la vapeur et prises avec du beurre, accommodées en purée, elles sont bien digérées ; par contre, les pommes de terre frites, en ragoût sont indigestes.

Elles peuvent remplacer le pain chez certains dyspeptiques et chez les diabétiques.

Elles contiennent peu de chlorures, ce qui les rend précieuses pour l'alimentation des brightiques et alcalinisent le sang, grâce à leurs bases alcalines, surtout leurs sels de potasse.

Certains tubercules exotiques donnent des farines utilisées sous forme de bouillies pour l'alimentation, notamment chez les jeunes enfants.

Ce sont le tapioca, qui provient de la farine de Manioc ; le sagou, extrait de la moelle du *Cycas circinalis* ; le salep, provenant des tubercules broyés de certaines orchidées de Perse ; l'arrow-root....

Les châtaignes et les marrons contiennent 15,5 pour 100 d'amidon et 20 pour 100 de sucre ; on les accommode en purée.

Les *légumes aqueux* qui comprennent les racines et les légumes verts, sont pauvres en principes alimentaires, car ils sont surtout constitués par de l'eau (80 à 94 pour 100) et une trame celluleuse. Ils ne renferment qu'une très faible proportion de substances azotées (1 pour 100 dans les carottes ; 6,4 pour 100 dans les petis pois) et peu d'hydrates de carbone....

Parmi les racines et bulbes, citons les carottes, les raves, les navets, les céleris, les oignons, etc., qui contiennent surtout des sucres et des sels de potasse ; la carotte est particulièrement mal digérée ; les substances odorantes que contiennent l'ail, l'oignon provoquent des renvois. Le céleri-rave en purée, les crosnes peuvent figurer dans l'alimentation des dyspeptiques.

Sous le nom de légumes verts on comprend des parties différentes de végétaux utilisés dans l'alimentation : les tiges (cardons), les pousses (asperges), les gousses (haricots verts), les feuilles ou salades (laitue, chicorée, pissenlit, escarole, cresson, oseille, épinards, les céleris en branche, les côtes de bette, les choux, etc...) ; les fleurs et fruits (choux-fleurs, artichauts, tomates, aubergines, concombre, potiron).

Quelques-uns de ces légumes sont bien tolérés, quand ils sont finement divisés : tels les petits pois, les haricots verts. Les choux et les crucifères en général (choux rouges, choux de Bruxelles) ne le sont guère, en raison de leur principe sulfuré ; il en est de même de l'oseille, à cause de son acidité ; la choucroute est assez bien digérée.

Les épinards, la laitue sont particulièrement riches en substance minérale et contiennent une proportion appréciable de fer.

Les salades crues accommodés à l'huile et au vinaigre ne doivent pas figurer sur la table des dyspeptiques.

Le chou-fleur, accommodé à la crème, les fonds d'artichauts peuvent être autorisés ; la tomate, que l'on défendait à tort aux arthritiques (car elle renferme peu d'oxalates) n'est pas très digestible ; il en est de même de l'aubergine.

Le potiron est utilisé pour la préparation des potages.

Les champignons et truffes sont appréciés des gourmets, mais n'ont aucune valeur nutritive ; ils sont notoirement indigestes, car leur trame de cellulose est inattaquable dans le tube digestif.

Si la valeur alimentaire des légumes en général est fort restreinte, et si beaucoup d'entre eux sont de digestion difficile, il ne s'ensuit pas qu'ils doivent être entièrement proscrits de l'alimentation. Par leurs résidus abondants ils facilitent l'exonération de l'intestin ; d'autre part, ils permettent de réduire l'alimentation souvent trop riche, trop azotée, en provoquant rapidement le sentiment de la satiété.

Les légumes verts ne seront autorisés que cuits et à l'état de parfaite division (on les hache ou passe au tamis) ; ils seront accommodés au jus, au bouillon, ou à la crème, ou bien avec des jaunes d'œufs, mais sans beurre cuit, ni graisse.

Les *fruits* sont le type des aliments sucrés; ils contiennent d'ailleurs une proportion de sucre très variable (15 pour 100, raisin; 3,6 prunes); l'eau entre dans leur constitution pour les 4 cinquièmes environ. Leur acidité est due à des sels organiques acides qui, dans l'organisme, se transforment en bases alcalines. En raison de leur goût, de leur arome, de leurs propriétés laxatives et diurétiques, ils plaisent aux dyspeptiques. Tous cependant ne peuvent être autorisés, surtout à l'état de crudité.

D'une façon générale, il faut interdire les fruits crus et, en tout cas, recommander de les laver avec soin et de les peler pour les débarrasser des levures, des ferments qui sont toujours répandus en grande quantité à leur surface.

La cuisson les rend plus digestibles; les fruits pris en compote (fruits entiers), en marmelade (fruits en purée) ou cuits au four, comme les pommes, peuvent être autorisés le plus souvent. Les confitures, les gelées contiennent une forte proportion de sucre et peuvent par conséquent présenter des inconvénients.

On ne doit permettre que les fruits parvenus à un degré suffisant de maturité; il va sans dire que les pellicules, les pépins. les noyaux doivent être soigneusement rejetés.

Parmi les fruits les plus faciles à digérer, citons les pêches, les raisins, les prunes (reine-Claude), les poires fondantes, les mirabelles, les fraises, les oranges, les bananes, les dattes, les figues.

Les pommes, les abricots, les cerises, les framboises, les groseilles ne peuvent être autorisés que cuits. Le melon est à proscrire.

On attribue aux myrtilles des propriétés astringentes et antifermentescibles qui ont été mises à profit dans le traitement des entérites; il en est de même des coings.

Les fruits huileux (noix, noisettes, amandes) sont à rejeter de l'alimentation des dyspeptiques.

Les fruits seront proscrits d'une façon absolue chez les dyspeptiques atteints de diarrhée chronique ou présentant des fermentations gazeuses intenses.

La cure de raisin est utilisée depuis longtemps pour le traitement de la constipation habituelle, des cirrhoses, de certaines dermatoses et des manifestations de l'arthritisme en général. Elle peut se faire partout, bien que certaines stations soient renommées pour cette cure, notamment Heiden, Veytaux, Aigle, en Suisse; Méran, dans le Tyrol; Celle-les-Bains, dans l'Ardèche.

La pulpe de raisin contient 72 à 80 parties d'eau; 14 à 15 de sucre; 0,15 à 0,6 de tartrate acide de potasse; 0,3 à 0,5 d'acides tartrique et malique; 1,2 à 1,5 de matières albuminoïdes, etc. D'après Moreigne on observe, à la suite de la cure de raisin, une diurèse abondante, la diminution du degré d'acidité des urines, une diminution en valeur absolue et relative de l'acide urique, une diminution des fermentations intestinales; les malades augmentent de poids.

Pour réaliser une cure de raisin on doit en manger, suivant la tolérance individuelle, de 500 grammes à 3 kilogrammes par jour, de préférence le matin à jeun.

Les *sucres* ont une valeur alimentaire et dynamogène incontestable; mais, d'une façon générale, ils ne conviennent pas chez les dyspeptiques vrais. On ne peut autoriser le sucre que chez les nerveux très amaigris qui n'ont du dyspeptique que l'apparence, chez certains tuberculeux; il sera incorporé aux entremets.

Le miel possède des propriétés laxatives bien connues.

Des *condiments*, le sel est le seul qui ne puisse être banni de l'alimentation des dyspeptiques; tous les autres : poivre, piment, gingembre, cannelle, muscade, girofle, etc., doivent être interdits.

Quant au vinaigre il peut être permis chez les hypopeptiques; encore est-il remplacé avantageusement par le jus de citron dans les assaisonnements.

Jusqu'ici l'action des régimes chlorurés ou déchlorurés n'avait pas été contrôlée; on proscrivait simplement le sel en excès chez les dyspeptiques et notamment chez les hyperchlorhydriques parce qu'on lui attribuait une influence locale excitante sur la muqueuse gastrique. Les travaux sur la rétention des chlorures chez les brightiques, les cardiaques, etc., ont déterminé les physiologistes à préciser l'action du sel chez les différents dyspeptiques. MM. Vincent, Linossier, Laufer ont montré que : 1° un régime très chloruré et prolongé aggrave l'hyper-pepsie ; 2° que la déchloruration du régime diminue, au contraire, l'hyperpepsie.

Il est probable que le régime lacté doit en partie son action sédative à la pauvreté relative du lait en chlorures.

La question des *boissons* est une des plus importantes du régime.

Par les urines, par la peau et les divers émonctoires l'homme élimine une quantité de liquides qui varie entre deux et trois litres par jour, suivant certaines conditions, et avant tout l'exercice. Cette quantité lui est restituée en partie par les aliments (50 pour 100) ; le reste par les boissons. Il est difficile de fixer la quantité de liquide à absorber par jour, puisque cette quantité doit varier également suivant l'exercice, la nature de l'alimentation (épicée, salée).... Elle ne doit pas être inférieure en tous cas à un litre.

Il est également nuisible de boire à l'excès et de boire insuffisamment. L'absorption de liquide en trop grande abondance favorise le développement de l'obésité (même quand la boisson est constituée exclusivement par de l'eau) et exerce une action fâcheuse sur le processus digestif, en diluant le suc gastrique à l'excès, surtout quand les liquides sont absorbés pendant le repas. Contrairement à ce que l'on admet communément, l'eau ne dilate pas l'estomac, à moins d'être absorbée en quantités considérables ; encore est-il exceptionnel de constater de grandes dilatations chez les sujets atteints de diabète sucré ou de diabète insipide qui avalent plusieurs litres d'eau par jour. Ce qui est exact c'est que chez les malades dont l'estomac est atone les liquides séjournent longtemps dans l'estomac et contribuent à entretenir ou augmenter la distension de cet organe.

Par contre, le régime sec, c'est-à-dire le rationnement à l'excès des boissons, très en faveur encore à l'heure actuelle depuis que le régime sec a été mis à la mode, ce rationnement ne va pas sans de graves inconvénients. Il faut à l'organisme une quantité suffisante de liquide pour assurer la dépuration urinaire et particulièrement chez les arthritiques qui ont besoin d'éliminer complètement les résidus de leurs combustions incomplètes, l'acide urique notamment qui tend à se déposer dans les tissus. En fait, il n'est pas exceptionnel de voir éclater des accidents de lithiase biliaire ou rénale, à la suite d'un régime sec excessif. D'ailleurs, certains dyspeptiques se trouvent bien de l'ingestion de l'eau; chez les hyperchlorhydriques, l'eau, surtout employée chaude, calme les douleurs, soit en diluant le suc gastrique hyperacide, soit en atténuant le spasme du pylore.

Les effets fâcheux de la réduction exagérée des liquides se manifestent par l'émission d'urines, rares, foncées, parfois troubles, laissent déposer un sédiment formé de phosphates, d'urates et d'oxalates.

Il importe donc d'assurer à tous les dyspeptiques une ration de liquide suffisante; seulement chez ceux dont l'estomac atone évacue lentement les liquides, on conseillera de boire de préférence le matin à jeun ou à distance des repas; il en sera de même chez les obèses. D'ailleurs, le lavage de l'organisme est mieux assuré par l'eau absorbée dans ces conditions que par l'eau absorbée pendant les repas.

La température des boissons n'est pas indifférente. En général, elles sont ingérées fraîches, à la température du milieu ambiant; il est exceptionnel qu'elles soient prises glacées; chaudes, elles sont souvent utiles, ainsi que nous allons l'indiquer.

S'il est parfois nécessaire de faire prendre de l'eau glacée, par exemple chez les malades qui viennent d'avoir une gastrorragie ou présentent un état nauséeux continuel, c'est habituellement d'eux-mêmes que certains sujets, se pliant à la mode ou aux conditions climatériques, font un usage habituel d'eau glacée. Or, cet usage est préjudiciable à la longue, car si l'eau glacée prise en quantités modérées, excite l'appétit et la sécrétion, la répétition de cet usage entraîne une excitation intense, une irritation de la muqueuse qui conduit à l'hyperchlorhydrie. D'ailleurs, l'eau glacée ne désaltèrant que momentanément, on est incité à boire à l'excès.

Les boissons chaudes ou plutôt tièdes (38 degrés) sont au contraire calmantes; il ne faut donc pas prendre au pied de la lettre ce qu'a écrit Chomel : « Le calorique a une action stimulatrice qui double les aptitudes digestives de l'estomac. » Ce qui est vrai, et ce que d'ailleurs chacun peut constater, c'est que l'usage des boissons chaudes prises soit au repas, soit à distance paraissent favoriser l'évacuation; après l'absorption d'une tasse de thé chaud ou d'une infusion quelconque, des éructations se produisent, on perçoit les contractions de l'estomac et l'on a la sensation que l'estomac se vide ; les boissons chaudes peuvent favoriser l'action du suc gastrique ; car la pepsine a son maximum d'action entre 40 et 50 degrés. Les boissons chaudes sont surtout calmantes ; elles sont donc particulièrement indiquées chez les hyperchlorydriques et, d'une façon générale, dans toutes les gastropathies douloureuses. Elle présentent un dernier avantage, c'est de faciliter la réduction des boissons au cours des repas, quand il est indiqué de boire peu, ce qui est difficile pour certaines personnes ; en effet, les boissons chaudes calment vite la soif.

La meilleure des boissons pour la plupart des dyspeptiques est l'eau, l'eau de source de bonne qualité, non calcaire, privée de germes par une filtration irréprochable.

Les dyspeptiques ne doivent pas faire usage d'eau bouillie, difficilement digérée par suite de la privation d'air, à moins de se trouver dans une localité dont l'eau est suspecte et où ils ne peuvent se procurer une eau minérale de table.

Beaucoup de dyspeptiques usent et abusent des eaux minérales, notamment des eaux riches en acide carbonique, des eaux alcalines dont ils peuvent recueillir des effets thérapeutiques. L'abus des eaux chargées d'acide carbonique fatigue l'estomac, ainsi que l'expérience journalière le démontre ; quant aux eaux alcalines, leurs indications que nous préciserons ultérieurement exigent le plus souvent qu'elles soient prises à jeun, à distance des repas.

Si l'eau est la boisson qui convient le mieux à la plupart des dyspeptiques, il ne s'ensuit pas que son usage exclusif s'impose dans tous les cas. Bien souvent les nerveux déprimés se trouvent bien de l'usage de vin ou de bière de bonne qualité, en quantité modérée.

Le vin est formellement contre-indiqué chez les hyperchlorhydriques, chez les malades qui ont été atteints d'ulcère, chez ceux qui ont des fermentations anormales et notamment la fermentation acétique, chez tous ceux indistinctement qui se plaignent d'aigreurs. Les vins jeunes sont plus acides que les vins déjà âgés, et par conséquent, ne sont pas à conseiller. Le vin blanc prédispose moins à la constipation, est plus diurétique, mais aussi plus excitant que le vin rouge ; il est aussi moins riche en tanin et en tartrates. Les vins les plus recommandables sont les vieux vins de Bordeaux, de Beaujolais. Le vin de Bourgogne, riche en alcool, est nuisible aux arthritiques, aux dyspeptiques goutteux, obèses, etc. « Le bourgogne renferme la goutte dans chaque verre » (Scudamore).

Les vins mousseux (Champagne, Saumur, Asti, etc.), ne conviennent pas en raison de la grande quantité d'acide carbonique qu'il renferme.

Le vin, après un ralentissement momentané de la digestion, détermine une excitation sécrétoire que l'on peut utiliser modérément chez les dyspeptiques hypopeptiques, chez les malades anémiés, surmenés, dont le suc gastrique est insuffisant. Le vin doit être pris coupé d'eau.

Si l'on doit interdire l'alcool en nature (rhum, cognac, fine champagne), pris après les repas, par contre et pour répondre aux mêmes indications, on peut autoriser son usage en très petite quantité (une ou deux cuillerées à café) pour mélanger à l'eau de boisson.

Les bières légères (dites bières de table), qui ne contiennent que deux degrés et demi ou trois degrés d'alcool, sont généralement bien tolérées.

L'extrait de malt, non fermenté, ne contenant par conséquent pas d'alcool, est souvent prescrit avec avantage aux malades qui répugnent à l'idée de boire de l'eau pure. Il paraît favoriser la digestion des féculents.

Le cidre favorise la carie dentaire et son acidité n'est pas supportée dans les cas d'hyperchlorhydrie ou de fermentations anormales, d'ailleurs certains cidres présentent un titre alcoolique élevé.

Nous avons déjà indiqué l'utilité des boissons chaudes; celles-ci seront offertes sous forme de thé léger ou d'infusions aromatiques diverses (camomille, tilleul, menthe, feuilles d'oranger, anis étoilé). M. Léon Meunier conseille l'usage d'infusion d'orge germée préparée avec de l'eau à 70 degrés seulement, la diastase étant détruite vers 100 degrés (une cuillerée à soupe d'orge germée moulue et épuisée, dans un filtre à café muni d'un fond de flanelle avec une tasse à thé d'eau à 70 degrés). Cette infusion, riche en diastase, favorise la digestion des féculents dans les cas d'hyperchlorhydrie où cette digestion est entravée.

Les infusions peuvent être prises au cours des repas et constituer les boissons exclusives ; plus souvent on en prescrit l'usage après les repas, chez les malades à estomac atone soumis au rationnement des liquides pendant le repas.

Le jus de citron ajouté à une infusion chaude, exerce souvent une action favorable chez les hypopeptiques.

Il reste à mentionner les boissons caféiniques, c'est-à-dire le café, le thé, le maté, le cacao et le chocolat, qui ont pour caractère commun de contenir de la caféine ou de la théobromine.

Le café est une excellente boisson stimulante qui, bien préparée, est tolérée par la plupart des dyspeptiques, sauf par les hyperchlorhydriques, mais est parfois contre-indiqué par le nervosisme du sujet. On sait qu'une insomnie rebelle est souvent provoquée par le café, et que certains sujets présentent, à cet égard, une intolérance absolue. Une tasse de café, préparée avec 15 grammes de café, contient environ trois centigrammes de caféine. De toute façon, il faut éviter l'abus du café et n'autoriser en général qu'une seule tasse par jour.

Le café au lait constitue le premier déjeuner de beaucoup de dyspeptiques ; il est peu nourrissant, aussi doit-on lui associer l'usage des biscottes, du pain grillé avec beurre.

Le thé est moins excitant que le café et, par conséquent, mieux toléré que le café ; une tasse de thé préparée avec 2 grammes de thé contient cependant une proportion de caféine sensiblement égale à celle d'une tasse de café. Le thé peut être pris comme boisson exclusive au cours des repas où à la fin des repas ; il exerce alors l'action stimulante de toutes les boissons chaudes à laquelle s'ajoute l'action particulière qu'il doit à son huile essentielle, à sa caféine. Pris au premier déjeuner avec du lait ou de la crème, il est généralement bien supporté.

Le maté, de goût moins agréable que le thé, n'est usité que dans l'Amérique du Sud. Le cacao a une valeur alimentaire très supérieure à celle du thé et du café, même privé de son beurre (par expression à chaud) qui le rend indigeste. Il contient 1/6 pour 100 de théobromine. Préparé à l'eau ou au lait, il est pour beaucoup de dyspeptiques l'unique aliment du matin ou du goûter.

Le cacao à l'avoine, mélange de cacao et de farine d'avoine, est plus nourrissant que le cacao ordinaire.

Les graines de cacao grillées, pulvérisées, mélangées de sucre
et aromatisées avec de la vanille constituent le chocolat. Celui-ci
contient, en général, parties égales de sucre et de cacao. Une
tasse de chocolat préparée avec 30 grammes de cette substance
contient environ 0 gr. 20 de théobromine ; 1 gr. 5 d'albumine,
5 grammes de graisse et 20 grammes de sucre. Le chocolat
n'est pas toujours bien digéré en raison de sa teneur en graisse.

ALIMENTS SPÉCIAUX AUX DYSPEPTIQUES; PRÉPARATIONS CULINAIRES

Du lait dérivent certaines préparations usitées en thérapeutique : la principale est le *képhir*. Employé en Russie dans le
traitement de la tuberculose, le képhir a pénétré en France, où
M. Hayem a vulgarisé son emploi comme aliment-médicament
chez les dyspeptiques. Le képhir est un lait fermenté, dont le
ferment se trouve dans une graine provenant du Caucase; cette
graine est constituée par le mélange d'un bacille (*bacillus cau-
casicus*), qui appartient au genre leptothrix, et d'une levure
(*saccharomyces képhir*); la fermentation képhirique est l'œuvre
commune de ces deux germes, agissant à l'état de symbiose;
isolément, ces germes sont incapables de la produire. Les graines de képhir sont recueillies au Caucase et en Crimée sur les
parois des outres qui servent à la conservation du lait. Nous
n'entrerons pas ici dans les détails de la fabrication industrielle
du képhir : il nous suffira d'indiquer que, suivant la durée de
la fermentation, on obtient un képhir faible, un képhir moyen
et un képhir fort; ces trois variétés de képhir sont désignées
respectivement sous les numéros 1, 2, 3, correspondant au nombre de jours pendant lesquels la fermentation s'est poursuivie.
Le plus souvent, on fait usage du képhir n° 2. Le n° 1 est légèrement laxatif (peu acide et peu alcoolisé), le n° 3 un peu con-
stipant. Plus on s'éloigne du début de la fermentation, plus
l'alcool et l'acide lactique sont abondants; plus aussi la caséine
achève de se dissoudre, si bien que le képhir tend à reprendre
la fluidité première du lait.

Le képhir étant une boisson en voie de fermentation continue, on ne peut le conserver plus d'une journée, sans qu'il
change notablement d'état : aussi est-il difficile de le faire par-

venir à longue distance de son lieu de production, en raison des lenteurs de l'arrivée à destination. Il est donc utile de connaître les moyens de le préparer, ce qu'il est facile de faire quand on dispose de la poudre sèche qui contient les germes du képhir (kéfirogène). On se sert de bouteilles de faible contenance, à fermeture mécanique, telles que les canettes à bière, que l'on a soin de rincer soigneusement. On fait bouillir du lait et après l'avoir laissé refroidir, on le dépouille de la pellicule superficielle qu'y développe l'ébullition; puis on le verse dans les bouteilles préparées à cet égard, en ayant soin de les remplir incomplètement. Chacune d'elles est alors additionnée de kéfirogène, qui est retiré d'un moût de culture de képhir en pleine activité (une dose pour 200 à 300 grammes de lait), puis bouchée, agitée et placée, couchée, dans un endroit où la température sera maintenue aux environs de 24°. On agitera fortement chaque bouteille, trois fois au moins par 24 heures. Dans ces conditions, le képhir n° 1 sera obtenu au bout de deux jours, et le képhir n° 2, le plus usité, au bout de trois jours. On peut encore préparer le képhir en ajoutant à deux parties de lait stérilisé une partie de képhir déjà préparé; au bout de deux jours en moyenne, le képhir sera à point. On peut encore préparer le képhir en additionnant du lait bouilli et refroidi d'une partie de képhir pour deux parties de lait, et en laissant ensuite la fermentation se produire comme précédemment.

M. Salières prépare un képhir qu'il laisse fermenter pendant 8 à 10 jours et qui est renfermé ensuite dans des bouteilles stérilisées; ce képhir peut se conserver pendant près de deux mois en hiver, un mois en été.

Voici sa composition (moyenne, car la proportion de ses divers éléments peut varier assez sensiblement) :

1000 parties de képhir contiennent :

Albuminoïdes	39
Beurre	21
Lactose	17
Acide lactique	5
Alcool	8
Eau et sels	910

Le képhir est un liquide épais, présentant la couleur du lait et pétillant comme le champagne. Il présente une saveur piquante, aigre-douce, due à l'acide lactique, qui n'a rien de désagréable. La caséine s'y trouve précipitée en partie sous forme de flocons ténus qui, remis en suspension par l'agitation, prêtent au liquide la consistance de la crème. Le képhir se compose d'acide lactique, d'alcool, de matières albuminoïdes, de beurre et de lactose non transformée; il contient, en outre, de l'acide carbonique, qui rend le liquide mousseux. Le lait a subi, en effet, une triple fermentation : lactique, alcoolique et peptique; au début, la fermentation lactique est plus active; plus tard, au contraire, la fermentation alcoolique l'emporte. Aussi le képhir le plus vieux (celui qui a fermenté pendant trois jours) est-il le plus riche en alcool. La quantité d'acide lactique qu'il contient varie de 3 à 6 grammes par litre; celle d'alcool est très variable (10 grammes en moyenne). Les matières albuminoïdes sont celles du lait, c'est-à-dire la caséine, l'albumine, la syntonine, et, fait très important, elles subissent, sous l'influence de ferments solubles, des transformations qui les rendent particulièrement assimilables; la caséine, en particulier, est réduite à l'état de grumeaux très ténus, que le suc gastrique peut facilement dissoudre. D'ailleurs, une partie de cette caséine est solubilisée, soit sous forme de peptone, soit à l'état de protéose qui est le prélude de la peptonisation (Carrion et Hallion).

L'action du képhir doit être attribuée probablement à l'acide lactique libre, ainsi qu'aux matières albuminoïdes en voie de transformation, de sorte qu'il a un caractère d'aliment presque immédiatement assimilable et se trouve indiqué, par conséquent, toutes les fois que l'on veut restreindre le travail digestif de l'estomac. Il ne faut pas négliger d'ailleurs l'action directe des ferments du képhir et de leurs produits solubles. Carrion et Hallion, se référant à l'action générale des levures dans l'organisme, émettent l'hypothèse que les ferments peuvent détruire certaines toxines et exercer une action empêchante sur le développement des microbes. Peut-être pourrait-on expliquer de cette façon l'action curative du képhir dans les diarrhées infectieuses, attribuée jusqu'ici à l'acide lactique.

Voici les effets que le képhir détermine sur le chimisme stomacal : il excite la chlorurie, régularise la production des composés chloro-organiques C qui augmentent ou diminuent suivant qu'ils sont diminués ou augmentés par le fait de l'état morbide; il augmente enfin ou fait apparaître l'H Cl libre quand H est petit ou nul. Il y a, de plus, augmentation de la sécrétion quand celle-ci est amoindrie, augmentation de la réaction des peptones, diminution des résidus alimentaires, évacuation plus rapide de l'estomac, quand celle-ci était ralentie. Ajoutons que l'acide du képhir favorise également la digestion intestinale; on sait, depuis les recherches de Pawlow, que les acides introduits dans le duodénum provoquent la sécrétion pancréatique. De plus, l'acide lactique réduit au minimum les fermentations dont l'intestin est le siège.

Il est à remarquer, d'autre part, que le képhir, à volume égal, séjourne moins longtemps dans l'estomac que le lait. D'après Gilbert et Chassevant, 250 centimètres cubes de képhir n° 2 séjournent dans l'estomac 4 h. 1/2 et 250 centimètres cubes de képhir n° 2 écrémé, 3 h. 1/2 seulement.

Les indications du képhir sont multiples; il est particulièrement utile dans la dyspepsie du type hypopeptique et dans l'apepsie, ainsi d'ailleurs que sa composition permet de l'affirmer *a priori*; il est également fort utile dans le cancer des voies digestives, sauf quand il existe une sténose du pylore, et, d'autre part, dans les entérites chroniques (dans ces derniers cas, chez l'enfant comme chez l'adulte); dans les affections du foie (képhir maigre). D'autre part, le képhir rend de grands services dans toutes les maladies qui s'accompagnent d'une déchéance nutritive générale, où, par conséquent, les fonctions digestives sont défectueuses, notamment dans la tuberculose, où il est d'un secours précieux, quand il s'agit d'alimenter des tuberculeux fébricitants ou en proie à des vomissements répétés, à de la diarrhée rebelle; dans les anémies, la leucémie, la convalescence des maladies graves, dans les vomissements incoercibles de la grossesse.

Chez les brightiques dégoûtés de l'usage prolongé du lait, la substitution du képhir au lait ordinaire permet la continuation du régime lacté et contribue à relever les forces (Krakauer).

Il n'existe pas de contre-indications formelles à l'emploi du képhir, sauf cependant dans les cas de sténose, ainsi qu'il a été dit plus haut, que la sténose soit d'origine cancéreuse ou consécutive à un ulcère, dans les gastropathies qui s'accompagnent de fermentations gazeuses abondantes, et chez les hyperchlorhydriques.

Le képhir doit être pris à doses élevées; celle de deux litres n'a rien d'excessif. Mais il est utile de commencer par des doses faibles (un demi-litre à prendre par petites portions espacées). On arrive, le plus souvent, à le faire tolérer en le faisant prendre en très petites quantités à la fois (par gorgées), d'une façon pour ainsi dire continue, le malade étant couché.

M. Hayem fait prendre le képhir en trois fois, entre les deux premiers déjeuners, entre le déjeuner et le dîner, et le soir. On augmente progressivement les doses, en commençant par un ou deux verres par jour, puis une bouteille. « A partir de deux bouteilles, les malades doivent consommer une partie du képhir aux repas et une partie en dehors d'eux. C'est ainsi que, de trois bouteilles de képhir, deux seront prises au déjeuner et au dîner, et la dernière entre les repas. Avec ce régime, on prescrit une alimentation légère et on supprime les autres boissons, dès que le malade atteint la dose de trois bouteilles. » La plupart des malades s'accoutument au képhir; quelques-uns cependant ont des aigreurs et des renvois gazeux après son ingestion. Cette intolérance se produit en général dans les cas de dilatation myasthénique très prononcée ou mécanique, par sténose; il faut alors renoncer au képhir.

Pour combattre la répugnance manifestée par quelques malades, il peut être utile de couper le képhir avec un peu d'eau de Seltz et de l'additionner d'un peu de sucre en poudre. Si l'on fait tiédir le képhir, ce qui peut être nécessaire chez les enfants, on doit avoir soin de ne pas atteindre la température de 40 degrés, sinon l'état physique dans lequel se trouve la caséine serait altéré. Il est souvent utile de combiner ensemble le régime képhirique et le régime lacté; on évite ainsi le dégoût qu'engendrerait l'un ou l'autre de ces régimes, suivi exclusivement. Quant au régime képhirique absolu, il est rarement utilisé, sauf chez les néphrétiques hypopeptiques, chez les apeptiques très débiles (Hayem) et dans les cas d'entérite chronique. Le plus souvent, on a recours au régime képhirique mixte, c'est-à-dire à l'usage du képhir combiné avec celui d'autres aliments, en quantité plus ou moins restreinte.

Chez les enfants, le képhir pourra être donné à partir de six mois (Monti de Vienne) par cuillerées à café d'abord.

On désigne sous le nom de képhir maigre, du képhir préparé avec du lait écrémé. Ce képhir contient moins de lactose (35,20 au lieu de 38,09) et plus d'acide lactique (7,44 au lieu de 6,51) que le képhir gras ; il séjourne moins longtemps dans l'estomac que ce dernier, ainsi que le démontrent les recherches de Gilbert et Chassevant. Ses indications sont les mêmes que celles du képhir gras, mais il est spécialement utile dans les diverses formes et degrés de l'infection biliaire (Gilbert).

Le *yoghourt* est un lait aigri obtenu au moyen d'un ferment bulgare, la Maya, étudié par Grigoroff et Massol. Ce ferment est constitué par un assemblage de nombreuses espèces microbiennes parmi lesquelles prédominent trois microbes lactiques spéciaux, aérobies et anaérobies facultatifs : le bacille de Massol, qui pousse avec activité dans les milieux sucrés et constitue le ferment lactique le plus énergique que l'on connaisse ; un diplocoque, anaérobie facultatif, un streptobacille également anaérobie facultatif.

On peut préparer le yoghourt dans des étuves où on place des bols contenant 300 grammes de lait préalablement bouilli (écrémé ou non) et ensemencé avec une mesure de ferment.

L'étuve est maintenue à température constante de 45 degrés environ ; douze heures sont nécessaires pour préparer le yoghourt que l'on consommera dans la journée, s'il a été mis à l'étuve la veille au soir. Son goût est agréable, sa digestibilité parfaite ; il contient moins d'acide lactique que les laits caillés ordinaires (environ 14 pour 1000) ; une partie de la caséine est solubilisée.

De consistance solide, il se prend à la dose de 300 grammes le matin, en guise de premier déjeuner, et à la même dose, à 4 heures, en nature, ou additionné de sucre ; ou aux repas mélangé avec divers aliments : riz, pudding.

Le yoghourt est indiqué chez les hypopeptiques et pour combattre les fermentations intestinales.

Le *petit-lait* est obtenu par fermentation du lait abandonné à l'air libre. Dès que la fermentation lactique a atteint un certain degré, la caséine se précipite et le lait devient caillé. Le coagulum se rétracte alors, abandonnant un liquide essentiellement constitué par le sérum du lait contenant de la lactose, de l'acide lactique et des sels et quelques matières albuminoïdes. La cure de petit-lait (Molkenkur) que l'on fait encore dans le duché de Bade, l'Oberland Bernois et le Tyrol (Meran, Gries, Levico) était très recommandée dans les dyspepsies.

On faisait prendre, le matin à jeun, 120 grammes de petit-lait et un quart d'heure après une nouvelle dose. La plupart des médecins pensent avec Aran que, dans cette cure, l'aliment joue un rôle secondaire et qu'il faut tenir surtout compte de l'influence heureuse exercée sur les fonctions digestives par le repos, le séjour au grand air.

La *viande crue* est souvent utilisée chez les dyspeptiques. Il ne faut pas hacher la viande, ce qui a l'inconvénient d'y incorporer des parties inutilisables (tendons, aponévroses), mais la pulper.

On coupe en tranches de 5 à 6 millimètres d'épaisseur, un morceau de viande crue de bœuf, mouton ou cheval; le rumsteack et la tranche du bœuf sont les morceaux de choix (le bœuf expose au tænia); on enlève avec soin la graisse, les nerfs, les parties fibreuses et aponévrotiques et, sur un billot de bois ou sur le fond d'un plat retourné, on racle avec la main droite, armée d'un couteau à lame émoussée, la surface de la tranche jusqu'à ce qu'elle soit chargée de pulpe que l'on dépose sur le bord d'une assiette; on recommence la même opération sur l'autre face de la tranche. Il faut avoir soin de recommander au boucher de couper le morceau de viande obliquement par rapport aux faisceaux musculaires, ce qui facilite le râpage. 150 grammes de viande crue donnent environ 100 grammes de pulpe.

Pour rendre la pulpe plus homogène, on peut la piler dans un mortier de marbre et la passer au tamis. Il est nécessaire, surtout en été, de pulper la viande immédiatement avant l'usage.

Nombre de malades se refusant à la manger telle quelle, on a imaginé de nombreux apprêts pour en masquer la saveur ou l'aspect.

On peut l'additionner d'un peu de cognac ou de rhum, la mélanger à du bouillon pur ou au tapioca (4 à 5 cuillerées à soupe), ou à une purée de légumes tiède (pommes de terre, lentilles), à une gelée de fruits (conserve de Damas), la rouler en boulettes que l'on fait prendre avec du sucre en poudre. On peut encore la présenter sous forme de sandwichs faits avec du pain de mie; la rouler dans une tranche très mince de jambon d'York, la mélanger à de la pulpe de bananes, à des sorbets, etc....

On fait prendre chez l'adulte de 100 à 200 grammes de viande crue par jour. C'est un aliment à la fois tonique et de digestion facile, en raison de son extrême division; c'est un stimulant de la sécrétion gastrique.

Le *suc de viande fraîche* est obtenu en soumettant à l'expression de la viande fraîche hachée ou de la viande grillée superficiellement pendant une minute environ. On trouve dans le commerce sous différents noms (carnine, musculosine, etc.), d'excellentes préparations de suc de viande conservé dans de la glycérine.

Pris à la dose de 2 à 4 cuillerées à soupe par jour, ces sucs de viande sont d'un secours précieux pour l'alimentation des dyspeptiques anémiés.

La *poudre de viande* est de la viande crue desséchée et pulvérisée; elle correspond comme valeur nutritive à quatre ou cinq fois son poids de viande; mais, malgré les soins apportés à sa dessiccation, elle peut s'altérer. Elle est utilisée pour le gavage, introduite au moyen de la sonde et mélangée à du bicarbonate de soude, aux doses de 30 à 100 grammes par jour. Elle convient aux hyperchlorhydriques, chez qui elle constitue un aliment très nutritif, qui sature l'acide chlorhydrique libre; dans les cas de stase, elle a donné de bons résultats à MM. Mathieu et Laboulais (tubo-gavage).

Pour éviter les inconvénients que peuvent présenter les poudres altérées, on peut préparer extemporanément de la poudre de viande avec de la viande cuite : on hache du bœuf bouilli aussi finement que possible, on place cette viande hachée sur un bain-marie d'eau bouillante, et une fois la viande bien desséchée, on la pulvérise avec un moulin à café, dont on a soin de rapprocher les engrenages.

La viande cuite, sans être réduite en poudre, peut être pulpée à l'aide d'instruments spéciaux; ainsi divisée la viande est mieux attaquée par les sucs digestifs. On conseille de pulper la viande aux malades dont la dentition est incomplète, à ceux qui ne peuvent se défaire de la mauvaise habitude d'avaler gloutonnement la nourriture, etc.

Les *peptones* sont obtenues par digestion artificielle, les unes sont préparées avec l'acide chlorhydrique et la pepsine, les autres avec la pancréatine. On pensait qu'ayant subi déjà une digestion en dehors de l'organisme, les matières albuminoïdes sont plus facilement assimilables; mais les peptones ont un goût répugnant et se corrompent très facilement. On ne les utilise donc que pour les lavements alimentaires ; leur absorption par la voie rectale est d'ailleurs très imparfaite et l'injection répétée de peptones dans le rectum, détermine rapidement de la rectite.

Les peptones commerciales existent à l'état liquide ou à l'état solide ; il vaut mieux employer ces dernières (une cuillerée à soupe par lavement).

On a proposé de substituer aux peptones la *somatose* composée d'albumoses, c'est-à-dire de substances albuminoïdes intermédiaires entre les albumines et les peptones proprement dites. La somatose qui contient 78 pour 100 d'albumoses, (Goldman) est une poudre grisâtre, inodore, à peu près insipide, complètement soluble dans l'eau.

Elle s'administre chez l'adulte à la dose de 3 à 4 cuillerées à café et chez l'enfant à la dose d'une à deux cuillerées à café, délayée d'abord dans de l'eau bouillante (un tiers de verre), puis mélangée à du lait, du cacao, du café, du chocolat, du thé léger. Son usage peut déterminer de la diarrhée. Bien que les travaux de Hildebrand aient montré que les albumoses sont des substances directement assimilables, la somatose au delà de certaines doses (20 grammes) n'est pas toujours bien tolérée et peut déterminer de la diarrhée.

On l'a prescrite dans les cas d'anorexie rebelle, chez les tuberculeux dyspeptiques, dans l'ulcère de l'estomac, etc.

Le *plasmon* est un dérivé de la caséine du lait ; on le délaye à raison d'une cuillerée à soupe dans de l'eau froide que l'on chauffe progressivement jusqu'à l'ébullition, en remuant sans cesse le mélange que l'on peut ajouter à divers aliments.

Ne citons ici les *extraits de viande* que pour en condamner l'emploi, ces extraits étant constitués par des matières extractives qui peuvent être particulièrement dangereuses chez les dyspeptiques. D'ailleurs, contrairement à ce que pourrait faire supposer la dénomination d'extrait donné à ces produits, leur valeur nutritive ne dépasse guère celle d'une quantité de viande du même poids (Voit).

Il a été question précédemment du bouillon dont nous avons indiqué les propriétés peptogènes.

On utilise parfois chez les dyspeptiques, des bouillons concentrés connus sous le nom de *Beef tea* et de *bouillon américain*. Pour faire le beef tea, on jette dans une théière d'eau bouillante des morceaux de viande découpés à l'état de petits dés, dans l'eau bouillante. Quant au bouillon américain, on le prépare en plaçant dans une marmite spéciale, des couches alternatives de viande découpée en petits morceaux, et de légumes auxquels on fait subir, sans y ajouter de l'eau, une cuisson prolongée au bain-marie; il ne diffère du bouillon ordinaire que par sa concentration.

Le *bouillon de légumes* est très employé actuellement chez les enfants atteints de gastro-entérite, chez qui l'usage du lait est contre-indiqué temporairement; il est employé pur, après la phase courte de diète hydrique absolue, puis sert à préparer des potages. On l'utilise également chez l'adulte, notamment chez les dyspeptiques atteints d'artério-sclérose, de brightisme, d'infection intestinale chronique pour qui il remplacera le bouillon de viande.

Voici la formule du bouillon de légumes pour les enfants (Méry).

```
Pommes de terre. . . . . . . . . . .    60 grammes.
Carottes . . . . . . . . . . . . . .    45    —
Navets. . . . . . . . . . . . . . .     15    —
Haricots secs. . . . . . . . . . .  ⎫ āā  6    —
Pois secs. . . . . . . . . . . . .  ⎭
```

Faire bouillir pendant quatre heures dans un litre d'eau, ramener au litre, passer et saler avec 5 grammes de sel.

Pour les adultes, on augmente la quantité et on varie la nature des légumes :

```
Carottes . . . . . . . . . . . . . .   500 grammes.
Navets. . . . . . . . . . . . . . .    250    —
Poireaux, panais, céleris-rave, oignons.
```

faire bouillir pendant plusieurs heures dans trois litres d'eau. (On peut ajouter un chou après trois ou quatre heures d'ébullition).

Les *décoctions de céréales* particulièrement vantées par Springer pour la reminéralisation de l'organisme pendant la croissance et que l'on peut utiliser chez les dyspeptiques qui éliminent une grande quantité de phosphates, se préparent en faisant bouillir pendant plusieurs heures dans quatre litres d'eau environ (jusqu'à réduction à un litre) une cuillerée à soupe de chacune des farines suivantes : froment, avoine, seigle, orge, maïs et son. On passe et on consomme le même jour la décoction.

M. Comby a donné une formule de décoction mixte : céréales et légumineuses, que l'on prépare avec 30 grammes de chacune de ces substances : blé, orge perlé, maïs concassé, haricots, lentilles, pois....

Les *farines maltées* sont obtenues par mouture de grains ayant subi un commencement de germination et dont on a arrêté la fermentation diastasique par chauffage ou torréfaction ; les farines maltées sont plus facilement assimilables et, pour ce motif, assez souvent prescrites chez les dyspeptiques ; on en trouve de nombreuses marques dans le commerce.

Le pain devant être souvent rationné ou même proscrit chez les dyspeptiques, peut être remplacé par les *biscottes*, les *breakfasts*, les *longuets*, les *zwiebacks*, etc., qui sont fortement grillés après une première cuisson, et par conséquent plus facilement digérés. On trouve dans le commerce des biscottes avec ou sans sel, avec ou sans graisses, additionnées ou non de phosphates, etc....

Les *biscuits secs* dits « biscuits anglais » peuvent aussi remplacer le pain ; mais ceux qui sont préparés avec du beurre et des œufs se conservent difficilement et sont indigestes.

Le *pain d'épices*, mélange à base de farine de seigle et de miel, est parfois utilisé pour ses propriétés laxatives avec addition de beurre (au premier déjeuner).

Nous venons d'énumérer les principaux aliments que l'on peut recommander spécialement aux dyspeptiques dans certains cas ; nous devons maintenant indiquer les différentes préparations culinaires qui leur conviennent car le mode de préparation des aliments a souvent autant d'importance que le choix de l'aliment lui-même.

Les *potages* se divisent en potages préparés avec du bouillon de viande et potages préparés à l'eau ou au lait avec différents légumes, avec des farines ou pâtes (on ajoute un peu de beurre).

Le bouillon préparé avec la viande de bœuf est souvent mal digéré parce qu'il est trop gras, trop excitant ; mais le bouillon de poulet est facilement digéré et pris avec plaisir par les dyspeptiques ; il faut interdire en général l'addition de pain.

La panade est mieux digérée que les potages préparés avec le pain découpé en tranches et jeté dans le bouillon au moment de l'usage ; mais ne constitue cependant pas le potage idéal.

Les plus recommandés sont les potages au riz, à la crème d'orge, au gruau, au tapioca, aux pommes de terre écrasées, à la purée de lentilles. d'avoine, aux fines herbes, à la purée de volaille, de ris de veau, etc....

Les potages épais sont mieux digérés que les potages clairs.

Ajoutons que chez les dyspeptiques dont l'estomac se vide lentement il est souvent indiqué de supprimer le potage.

Les conserves de viande ou de poisson, le bœuf salé, la langue fumée, la galantine, les andouillettes, les saucisses, les diverses variétés de charcuterie ne doivent pas figurer sur la table des dyspeptiques.

Exception doit être faite pour le *jambon* peu salé et peu fumé. De même doit être interdit le gibier de poil, tant à cause des propriétés excitantes de la viande que du mode d'apprêt (marinade, sauces relevées, etc....)

La *gelée de viande* est volontiers acceptée par les malades ; aussi la prescrira-t-on aux convalescents, aux anorexiques, bien que sa valeur alimentaire soit faible.

Les *œufs* doivent le plus souvent être pris à la coque ou sur le plat (peu cuits) ; on peut encore autoriser le lait de poule, les œufs à la crème, les œufs pochés dans du bouillon ou tout autre potage, les œufs en cocotte, les œufs au jus, les œufs en gelée, l'omelette soufflée. Les œufs au beurre noir, les œufs brouillés, sont moins bien digérés.

Les *poissons* seront bouillis, grillés ou frits (dans ce cas, frits à l'huile et dépouillés de l'enveloppe frite). On peut les manger chauds, arrosés de jus de citron ou accommodés avec une sauce mousseline ou froids, en gelée.

Quant au court-bouillon, il doit se préparer sans vin, sans vinaigre et sans aromates ; être uniquement composé d'eau et de sel.

D'une façon générale les *sauces* doivent être interdites en raison du beurre cuit, des épices qui entrent dans leur composition ; mais quelques-unes, cependant, préparées avec du lait, des œufs, comme la sauce hollandaise, la sauce mousseline peuvent être autorisées. Sont défendues les sauces suivantes : huile et vinaigre, bercy, mayonnaise, rémoulade, etc.

Il existe de nombreuses façons d'accommoder les *farineux et les légumineuses*.... Le riz au lait ou à l'eau est préférable au riz au gras ; le risotto est indigeste, ainsi que la polenta préparée avec du maïs ; la bouillie au gruau d'avoine (porridge) est recommandable. Les gnocchis préparés à la fleur de farine ou à la semoule fine doivent être servis sans fromage, de même que les macaronis, les nouilles (donner la préférence aux pâtes sans œufs).

Les pommes de terre seront habituellement cuites à l'eau, à la vapeur, au four et mangées au naturel avec un soupçon de beurre sur l'assiette ; on peut encore permettre la purée de pommes de terre (à la crème, au lait), les pommes de terre à la maître d'hôtel, en croquettes et même les pommes de terre soufflées ; les pommes de terre frites ou en salade sont indigestes.

Les légumineuses : pois, haricots, lentilles ne doivent être servis qu'en purée. Les légumes décortiqués sont plus faciles à réduire en purée, mais ont un goût moins agréable ; les bouillons faits avec les farines des légumineuses sont plus digestifs que les purées faites avec les légumes entiers.

Un certain nombre de *légumes aqueux* peuvent être réduits en purée : navets (purée fréneuse), fonds d'artichauts, céleri-rave, carottes. Ces dernières (ne choisir que les petites carottes nouvelles) peuvent être servies à la sauce blanche ou accommodées à la Vichy (sautées dans une poêle avec du beurre frais, un peu de sel et du sucre en poudre).

Les asperges se mangent chaudes, avec une sauce mousseline.

Les épinards, les différentes salades cuites sont hachés, passés au tamis et additionnés de jus, de crème. Les choux-fleurs sont accommodés avec une sauce mousseline ou réduits en purée. Les petits pois sont servis à l'anglaise ou cuits à l'étuvée.... On ne peut conseiller les tomates ni les aubergines.

Une préparation culinaire recommandable est le mélange de légumes aqueux et de farineux ou de légumineuses, appelé pâté de légumes; on peut ainsi faire des pâtés d'oseille et de pommes de terre, etc.

Si les pâtisseries proprement dites : tartes, gâteaux à la crème (Saint-Honoré, éclairs, etc.), les crèmes au vin (sabayon), les crèmes collées préparées avec la gélatine, ne peuvent figurer sur la table des dyspeptiques, il reste un nombre respectable d'*entremets* à leur disposition : d'abord les différents puddings à la semoule ou au tapioca, au riz (le pudding au pain est indigeste); les soufflés à la crème de riz, au chocolat, etc.; les crèmes renversées, les œufs à l'orange, les œufs à la neige, l'omelette mousseline au citron, les croûtes aux fruits à la brioche grillée, les meringues, la mousse au chocolat.

Nous défendons les glaces ordinaires et surtout les parfaits; mais on peut autoriser les glaces à l'eau et au suc de fruits (sorbets).

Quelques *fruits* peuvent être mangés crus : oranges, fraises, raisin, pêches, reine-claudes, bananes, etc., mais le plus souvent on les sert en marmelade, en compotes (cuits dans l'eau bouillante sucrée) ou cuits au four (bananes); les pommes cuites au beurre ne sont pas toujours de digestion facile. Les fruits rafraîchis, arrosés d'un sirop léger ou d'une crème anglaise constituent un dessert agréable.

RATION ALIMENTAIRE NORMALE; RÉGIMES

L'homme doit manger pour vivre et non vivre pour manger..., c'est là une vérité que bien longtemps après Harpagon on a cherché à établir sur des bases expérimentales....

La suralimentation et notamment l'abus de la viande, des aliments azotés en général est une des causes les plus fréquentes de dyspepsie; elle conduit d'autre part à l'arthritisme, à l'artério-sclérose.

Les conséquences immédiates de l'alimentation azotée surabondante sont la céphalée habituelle, l'inaptitude au travail, la
congestion facile du visage, une sensation de courbature surtout
marquée le matin au réveil, un sommeil lourd et non réparateur. Tous ces malaises qui, à longue échéance, sont suivis de
troubles plus graves : dyspepsie à forme hyperchlorhydrique,
accès de goutte, dermatoses diverses, troubles cardio-vasculaires,
albuminurie, diabète, etc..., disparaissent rapidement si l'on
institue un régime rationnel ; l'un des principaux moyens préventifs de la dyspepsie consiste dans un régime où la quantité des
aliments, la proportion des aliments azotés, hydrocarbonés,
gras, est adapté non seulement à l'âge, mais au tempérament, au
genre de vie du sujet.

La quantité minima d'aliments qui assure l'équilibre nutritif
est la *ration d'entretien*. Les matières albuminoïdes, les hydrocarbonés et les graisses (ainsi que nous l'indiquerons) sont
indispensables à la nutrition. Dans quelle proportion ces aliments doivent-ils être combinés pour constituer la ration d'entretien ? D'après Voït un adulte doit absorber par jour 118 grammes d'albumine, 56 grammes de graisse et 350 à 400 grammes
d'hydrate de carbone ; Atwater donne les chiffres suivants :
albumine, 128 grammes ; graisse, 125 grammes ; hydrocabonés,
400 grammes.

Les chiffres donnés par différents auteurs concernant la proportion des corps gras et des hydrocarbonés sont très variables ;
cela tient à ce que les deux groupes d'aliments sont, dans une
grande mesure interchangeables. C'est pourquoi tel physiolo-
giste qui donne plus de graisse donne moins de féculents ;
inversement, celui qui permet plus de féculents autorise moins
de graisse.

En ce qui concerne l'albumine, les travaux récents tendent à
en réduire la proportion dans la ration normale. G. Sée estimait
que 50 à 70 grammes d'albumine étaient suffisants, et Hirschfeld,
Klemperer, Lapicque ont formulé des conclusions analogues.
Chittenden, à la suite d'expériences sur lui-même et sur d'autres personnes, prolongées pendant plusieurs mois, est arrivé à
la conclusion que 7 grammes d'azote, soit 43 gr. 78 d'albumine
(il y a 1 gramme d'azote dans 6 gr. 25 d'albumine) suffisent
largement à maintenir l'équilibre des recettes et des dépenses.

Récemment MM. Labbé et Morchois ne sont parvenus à abaisser encore la ration albumineuse.

En somme, on peut vivre avec la moitié de l'albumine que la physiologie a déclarée jusqu'ici être indispensable ; c'est la justification de la tendance ou de la « mode » actuelle à adopter le régime végétarien.

On évalue en calories la somme des matériaux nécessaires pour l'entretien physiologique d'un adulte effectuant un travail musculaire modéré et on estime que 2400 calories constituent un chiffre suffisant. On pourra donc assez facilement établir un régime sur cette donnée en se rappelant la valeur en calories des différents ordres de matériaux nutritifs. On pourra prendre pour base les chiffres donnés par Atwater qui admet que :

1 gramme d'albumine dégage.	3 cal. 88
— de graisse dégage	8 cal. 65
— d'hydrates de carbone dégage. . .	3 cal. 68

ou ceux un peu plus élevés de Munk et d'Ewald pour qui :

1 gramme d'albumine dégage	4 cal. 1
— de graisse dégage.	9 cal. 3
— d'hydrates de carbone dégage . . .	4 cal. 1

Voici, d'autre part, la proportion des éléments des trois ordres dans quelques aliments :

	Albumines. P. 100	Graisses. P. 100	Hydrates de carbone. P. 100
Lait (de vache) . .	4 grammes	3 à 5 grammes	3 gr. 8
Œuf (de poule) . .	5 gr. 7 à 6 gr. 2	3 gr. 4 à 4 gr.	
Viande de bœuf . .	20 gr. 8	1 gr. 5	
— de veau . .	19 gr. 9	0 gr. 8	
— de mouton.	17 gr. 1	5 gr. 8	
Jambon fumé . . .	25 grammes	34 gr. 05	
Saumon.	21 gr. 6	12 gr. 72	
Haricots	24 gr. 30	1 gr. 06	49 grammes.
Lentilles	25 gr. 7	1 gr. 9	53 gr. 5
Pommes de terre .	1 gr. 5	0 gr. 20	20 grammes.
Riz.	7 gr. 5	0 gr. 60	78 —
Sucre.	—	—	99 —
Gruyère.	29 gr. 49	29 gr. 75	
Pain	6 gr. 2 à 7 gr. 1	0 gr. 2 à 0 gr. 4	51 gr. 1 à 51 gr. 5

Ces recherches sont fort intéressantes, mais elles s'appliquent surtout à l'homme sain et d'ailleurs n'ont qu'un intérêt théorique, car il est impossible de contraindre les individus bien portants à établir leur alimentation sur des bases scientifiques. Ce qu'il faut en retenir c'est que le besoin d'albumine est bien moindre qu'on ne le pensait et que manger beaucoup de viande est une erreur physiologique dont les conséquences se paient tôt ou tard.

Sans insister davantage donc sur l'alimentation « idéale », passons à l'étude des différents régimes qui peuvent être prescrits aux dyspeptiques.

Les régimes sont exclusifs ou mixtes.

Le seul régime EXCLUSIF, est le *régime lacté* classique depuis l'application que Cruveilhier en a faite au traitement de l'ulcère de l'estomac; c'est aussi le seul régime complet parce qu'il renferme tous les éléments indispensables à l'alimentation : albuminoïdes, graisses, hydrates de carbone, eau et sels.

La cure lactée convient à nombre de cas, ce qui se conçoit aisément puisque le travail digestif de l'estomac se trouve réduit par elle au minimum.

Indispensable chez les hyperpeptiques, surtout chez les hyperchlorhydriques avec ulcère, il donne aussi de très bons résultats chez les hypopeptiques. Peut-être, chez les premiers, doit-il une partie de son efficacité à sa pauvreté en chlorures (trois litres de lait ne contiennent en moyenne que 5 grammes de chlorures tandis que la ration moyenne de sel introduite dans l'organisme avec le régime mixte dépasse généralement 10 grammes); en tous cas, il modère chez eux l'excitabilité sécrétoire, sature l'acide chlorhydrique libre en excès, atténue le spasme du pylore; quant à ses effets chez les hypopeptiques, ils sont dus sans doute à ce que la digestion du lait exige un minimum de travail digestif.

Le lait et le régime lacté sont mal tolérés dans les cas de grande dilatation avec stase, par sténose, ou dans les formes graves de dyspepsie nerveuse, avec atonie gastrique très prononcée; dans certaines dyspepsies se traduisant par une flatulence excessive : il subit dans ces cas des fermentations anormales par suite de son séjour prolongé dans l'estomac. Ils sont mal tolérés encore dans certaines formes de gastro-névrose (sans dilatation), encore qu'on ne puisse donner de cette intolérance une explication satisfaisante ; enfin ils sont habituellement mal supportés dans les pseudo-dyspepsies réflexes liées à l'appendicite chronique larvée.

Le régime lacté détermine habituellement un certain degré de constipation, en raison de la petite quantité de résidus qu'il laisse dans l'intestin.

L'apparition de la diarrhée indique toujours une mauvaise digestion du lait ; celle-ci peut tenir à la qualité du lait (lait trop gras, lait cru ayant subi des fermentations) ; au mode défectueux de réglementation du régime (prises de lait trop rapprochées ou en trop grandes quantités à la fois). L'intolérance peut encore se traduire par le ballonnement de l'estomac, par des renvois exhalant l'odeur butyrique, par des vomissements.

Dans certains cas, il n'existe aucun signe d'intolérance gastrique ; ce n'est que plusieurs heures après l'ingestion du lait, au moment de la digestion intestinale, que se manifestent les troubles (coliques, borborygmes, diarrhée bientérique). Ici l'intestin seul doit être incriminé (fermentations ; insuffisance de la sécrétion pancréatique?).

Parfois l'intolérance peut être toute psychique ; le malade éprouve pour le lait une répugnance que ne justifie aucun motif plausible ; le médecin usera de toute son influence morale pour la combattre, quand il se sera assuré qu'il n'existe en réalité aucune cause de mauvaise digestion du lait.

L'addition au lait de bicarbonate de soude ou d'eau de Vals, de Vichy (une cuillerée à soupe par tasse de lait) est des plus utiles pour assurer la tolérance du lait, ainsi que la pratique l'a révélé depuis longtemps ; il en est de même de l'eau de chaux. Son emploi qui relevait exclusivement de l'empirisme a été justifié par les expériences d'Hammarsten qui a démontré le rôle important joué par les sels de chaux dans le processus de la caséification.

Le chlorure de calcium serait encore plus efficace ; associé à chaque litre de lait à raison d'une cuillerée d'une solution à pour 100 il permet de combattre l'intolérance du lait.

Le régime lacté a des inconvénients généraux inhérents à 'insuffisance de matériaux nutritifs qu'il apporte à l'organisme, avec les doses habituelles de 3 à 4 litres, au delà desquelles la digestion du lait devient laborieuse. La cure lactée exclusive n'est pas compatible avec l'exercice de la vie active; seuls les malades soumis à un repos à peu près absolu s'accommodent du régime lacté prolongé; mais celui ci, même chez les sujets qui n'ont aucune dépense de forces, ne peut être cependant maintenu au delà de certaines limites, sinon il en résulte une anémie, une perte des forces de plus en plus prononcées. D'ailleurs l'anorexie, le dégoût provoqués par la monotonie du régime viennent mettre obstacle, en dehors de toute autre considération, au maintien du régime lacté au delà de quelques semaines.

Pour ces raisons, on tend de plus en plus à restreindre la durée du régime lacté exclusif. Au bout de quelques jours de ce régime, on associe au lait les féculents, soit en potages, soit en purée, soit sous forme de pâtes, l'expérience ayant montré que ce régime lacto-féculent s'adapte merveilleusement à la plupart des cas où le régime lacté est indiqué. Le régime lacto-féculent a l'avantage de maintenir l'équilibre de la nutrition.

La quantité de lait à prescrire dans les 24 heures doit être de trois litres au moins pour un adulte et ne peut guère dépasser quatre litres, ainsi qu'il a été dit plus haut.

Le lait doit être pris par doses égales et régulièrement espacées. En général, on fait prendre une dose toutes les trois heures ou toutes les deux heures et demie, soit un demi-litre à la fois pour une quantité journalière de trois litres.

Il est essentiel — si l'on veut assurer une parfaite digestibilité — de faire prendre le lait lentement, par petites gorgées (pour être sûr que cette recommandation soit observée, on peut prescrire l'emploi du chalumeau).

Si le lait était avalé d'un seul trait, il se formerait dans l'estomac un bloc volumineux de caséine, de digestion difficile.

Dans certains cas, il paraît nécessaire de rapprocher les prises de lait, la quantité de chaque prise étant alors réduite (soit 150 à 200 centimètres cubes par fois).

Le lait cru est habituellement mieux digéré, l'ébullition détruisant certaines zymases utiles pour sa digestion. Mais les conditions dans lesquelles le lait peut être absorbé, dans les villes notamment, c'est-à-dire plusieurs heures après qu'il a été recueilli, ne permettent pas de l'absorber cru. Il est en effet nécessaire de détruire par l'ébullition les germes qui se développent en grande quantité dans le lait, peu de temps après la traite ; il est d'ailleurs indiqué de se prémunir contre les dangers de la contamination tuberculeuse, quand on ignore — ce qui est le cas habituel — la provenance du lait.

Bouilli, le lait sera absorbé froid ou tiède suivant le goût du malade ; il est parfois nécessaire, quand il est pris tiède, de le sucrer légèrement.

Pour corriger la monotonie du régime et vaincre les répugnances du malade, on peut de temps à autre aromatiser le lait avec de l'eau de fleurs d'oranger, de la vanille, du cacao, quelques gouttes de café, de thé, de kirsch....

Dans certains cas, chez les dyspeptiques dont le foie fonctionne mal, le lait n'est bien toléré que quand il est écrémé, mais alors sa valeur alimentaire devient notoirement insuffisante et on ne peut prolonger longtemps l'usage du lait écrémé.

Pour entraîner les malades au régime lacté, il est utile dans les deux ou trois premiers jours, de n'en faire absorber qu'une dose inférieure à la ration normale, soit un litre et demi à deux litres (les malades seront maintenus au lit).

La *cure de képhir exclusive* est rarement appliquée, car les malades s'accommodent en général de ce régime ; ils absorbent difficilement les doses de képhir (3 ou 4 litres) nécessaires pour maintenir l'équilibre nutritif. Cette cure de képhir est indiquée dans l'anémie pernicieuse progressive ; dans la gastrite atrophique ; elle peut être conseillée temporairement chez les brightiques apeptiques, qui supportent mal le lait.

En général, le képhir se prend partie aux repas, partie dans leur intervalle.

Tous les autres régimes que l'ont peut prescrire aux dyspeptiques, sont des régimes MIXTES.

Le régime végétarien exclusif n'est pas applicable à ces malades ; en effet, les végétaux aqueux laissent dans les voies digestives une grande quantité de résidus qui les encombrent et entravent le processus digestif. Les déchets atteignent pour certains végétaux : salades, radis, concombres, le taux de 70 pour 100, alors que ces aliments contiennent seulement 1 pour 100 d'albumine. Ce que l'on prescrit habituellement c'est le *régime ovo-lacto-végétarien* qui comprend, outre les fruits, les légumes aqueux et les féculents, les œufs, le lait, le beurre, le fromage.

Ce régime est plutôt indiqué dans les cas où les troubles digestifs sont liés à une cause générale : arthritisme, goutte, affections du foie, des reins, de la peau, qu'à une dyspepsie de cause locale ; cependant, ce régime convient à merveille aux hyperchlorhydriques, si l'on a soin d'en éliminer les légumes aqueux et d'user modérément des compotes.

La réputation d'indigestibilité faite à la plupart des végétaux, est plutôt le fait d'une forme culinaire défectueuse que des aliments eux-mêmes. Dépouillés de leur enveloppe de cellulose par la décortication, les légumes, les farineux sont parfaitement digérés.

Quant à la valeur alimentaire de ce régime elle est égale à celle du régime mixte normal ; la valeur énergétique du régime végétarien a été prouvée par de nombreuses expériences (citons entre autres ce fait que ce sont les cyclistes végétariens qui détiennent les principaux records) ; quant à sa valeur calorifique, elle est incontestable (les graisses et le glycose sont les éléments calorifiques par excellence) ; un kilogramme de lentilles produit 3725 calories alors qu'un kilogramme de viande n'en produit que 1180.

Au point de vue général, ce régime est un régime de désintoxication qui entrave les fermentations digestives et diminue les déchets toxiques pour les sujets dont le foie, les reins fonctionnent d'une façon défectueuse.

Voici comment on pourra formuler le régime lacto-ovo-végétarien (féculents et fruits) :

a) Au premier déjeuner, un potage épais à la farine d'orge, de riz, d'avoine, de froment, à l'eau ou au lait ; biscottes ou pain grillé et un peu de beurre frais, 30 gr.).

b) A 10 heures, 200 grammes de lait, un œuf ou deux.

c) A midi, pâtes alimentaires, cuites à l'eau salée, additionnées de beurre frais au moment de l'usage, ou purée de pommes de terre, ou riz au gras, croquettes de riz, etc.

Pudding de riz, semoule, tapioca préparé avec des jaunes d'œuf, du sucre, du lait et de l'eau ; compotes.

Pain grillé ou biscottes.

d) A 4 heures, thé au lait ou cacao avec biscuits secs.

e) Au dîner, repas de composition analogue.

Une ration alimentaire suffisante avec les éléments de ce

régime, peut être fournie par un litre de lait, trois œufs, 50 grammes de sucre (environ 8 morceaux), 200 grammes de farines et pâtes, 250 grammes de fruits, 100 grammes de pain et représente environ 2100 calories.

Le régime carné exclusif est à la fois un régime d'inanition et d'auto-intoxication; ainsi que Bischoff et Voit l'ont constaté dans leurs expériences sur les chiens, l'élimination de l'urée, indice de la désintégration organique, augmente dans une proportion considérable sous l'influence de l'alimentation carnée exclusive. Le régime carné, à supposer qu'il pût entretenir l'équilibre nutritif, aurait d'ailleurs sur l'estomac une influence des plus fâcheuses; l'abus de la viande détermine une excitation sécrétoire qui aboutit rapidement à l'hyperchlorhydrie.

Le régime des dyspeptiques doit être, dans l'immense majorité des cas, un *régime mixte* comprenant laitage, viande, poisson, œufs, pâtes, légumineuses, légumes aqueux, fruits, fromages.

Ces divers aliments seront diversement associés suivant les cas, c'est-à-dire que, suivant les indications particulières, on fait la part plus ou moins large aux aliments azotés, au laitage et aux féculents, etc....

A cet égard, nous n'entrerons pas à cette place dans de plus amples détails, car au chapitre des dyspepsies, nous indiquons le régime qu'il convient de prescrire, avec les variantes qu'il comporte dans chaque cas en particulier.

Bornons-nous à rappeler que, d'une façon générale, il faut se préoccuper plutôt de la préparation culinaire que du choix des aliments; que les épices, les sauces, les graisses, les hors-d'œuvre, les aliments fermentescibles doivent être proscrits dans tous les cas; que le pain doit être également rationné, qu'enfin les aliments qui laissent des résidus abondants et inutilisables, tels que les légumes aqueux, ne doivent être autorisés qu'avec discrétion et que parfois il convient de les supprimer complètement.

NOMBRE DES REPAS ET RÉPARTITION DES ALIMENTS AUX REPAS

La question du *nombre des repas* est importante à régler; elle a été diversement résolue suivant les auteurs, les uns ayant tendance à conseiller des repas petits et multipliés pour éviter la surcharge de l'estomac, les autres au contraire recommandant les repas rares et espacés pour permettre à l'estomac d'évacuer les résidus du repas précédent et éviter l'excitation continuelle de la muqueuse par l'apport incessant d'aliments.

On ne peut conclure d'une façon absolue; l'une et l'autre méthode ont leurs indications et leurs avantages; mais, d'une façon générale, nous ne sommes pas partisans des repas multipliés qui comptent de nombreux adeptes en Allemagne. S'il est vrai que les douleurs des hyperchlorhydriques sont souvent calmées par un repas qui sature l'acide chlorhydrique libre, il n'en est pas moins vrai que la sédation est momentanée et que chaque nouveau repas est l'occasion d'une nouvelle « poussée sécrétoire », entretient cette excitabilité dont il était question précédemment.

La faim douloureuse des hyperchlorhydriques sera plutôt apaisée par le traitement de la cause, par les moyens indirects qui atténuent l'hyperexcitabilité nerveuse que par l'alimentation.

Par contre, les repas multipliés sont souvent indiqués chez les faux gastropathes, chez les nerveux dyspeptiques inanitiés depuis longtemps et qui ont pour ainsi dire perdu l'habitude de l'alimentation. Il y a intérêt chez eux à conseiller quatre ou cinq repas par jour de façon à faciliter la réalimentation et à diminuer en même temps les malaises pénibles qu'éprouve l'estomac à l'ingestion d'une quantité relativement grande de nourriture.

D'ailleurs, dès que ces malaises sont atténués, c'est-à-dire au bout de peu de jours, en général, il convient de ramener les repas à leur nombre normal.

Ce nombre doit être de trois chez les dyspeptiques, comme chez les gens bien portants; premier et second déjeuner, dîner.

Nombre de dyspeptiques suppriment le premier déjeuner; ce sont surtout les nerveux anorexiques.

Il y a un intérêt majeur à combattre chez eux cette habitude. La suppression du premier déjeuner entretient l'inanition relative et par suite les troubles nerveux; elle favorise la constipation, car l'intestin n'est amené à se contracter et se vider que par l'apport des liquides chauds et des aliments en général qui composent le premier déjeuner. Non seulement, chez cette catégorie de malades, on doit rétablir le premier déjeuner, mais encore le composer de telle façon qu'il fournisse à l'organisme des éléments nutritifs suffisamment copieux, ainsi que nous l'indiquerons plus loin.

Dans la grande majorité des cas le goûter, la collation de quatre heures doit être supprimé, sauf chez les enfants. Le goûter vient augmenter la surcharge alimentaire chez les dyspeptiques, qui constituent la grande majorité, dont l'estomac se vide lentement. D'ailleurs, trop souvent le goûter se compose de pâtisseries, de confitures, etc., qui sont de digestion difficile, sans compter les vins liquoreux dont on l'agrémente parfois. Chez les hyperchlorhydriques qui éprouvent vers le milieu de la journée la faim douloureuse, il est nécessaire d'autoriser l'ingestion de lait. Un bol de lait suffit en général à saturer les malaises qui résultent de la mise tardive en liberté de l'acide chlorhydrique.

Pour la même raison, on doit permettre à ces malades, d'absorber quelques gorgées de lait, lors des paroxysmes nocturnes, ce que d'ailleurs leur enseigne leur expérience personnelle.

Il faut encore autoriser le goûter chez les sujets inanitiés.

Quant au souper que les noctambules ont l'habitude de faire, dans tous les cas on doit en conseiller la suppression pour de multiples raisons: parce qu'il vient se surajouter à la digestion du dîner non encore terminée, parce qu'il se compose d'aliments habituellement indigestes, parce que les veillées sont à interdire à tout dyspeptique.

En ce qui concerne la *quantité des aliments*, nous ne pouvons également émettre que les considérations générales. Des dyspeptiques, les uns s'alimentent trop, les autres s'alimentent insuffisamment. Chez les premiers la suralimentation est la cause habituelle de l'état dyspeptique ou tout au moins la cause principale; il y a donc un intérêt majeur à ramener chez eux au taux normal la quantité des aliments. La suralimentation peut être absolue, c'est-à-dire que le dyspeptique mange trop sans distinction d'aliments, ou relative, certains sujets ayant une prédilection pour la viande, d'autres pour le pain, etc. Il est bien évident, que dans chaque cas, en particulier, on tiendra compte, pour la réglementation de l'alimentation, des renseignements relatifs au mode d'alimentation fournis par l'interrogatoire. La réduction de l'alimentation sera d'ailleurs complétée par la suppression de l'un des repas, du goûter par exemple, si le sujet a l'habitude de la collation de quatre heures; par celle du souper, en tous les cas, ainsi qu'il a été indiqué précédemment.

Il est impossible en pratique de fixer en poids la quantité de chaque espèce d'aliments; mais il est utile de le faire pour les principaux d'entre eux, c'est-à-dire pour la viande et le pain. La quantité de viande ne doit pas dépasser 250 grammes par jour; celle du pain 250 à 300 grammes.

Tout régime de réduction détermine l'amaigrissement, surtout quand il comporte la réduction du pain, des féculents, des sucres, de la quantité des boissons, la suppression de l'alcool. Cet amaigrissement est salutaire chez les obèses sédendaires; en tous cas, il y a lieu de rassurer les malades au sujet de cet amaigrissement, de les prévenir qu'il ne dépassera pas les limites physiologiques; que, d'ailleurs, il y aura reprise de l'embonpoint dans une certaine mesure, quand l'assimilation se fera mieux, du fait de la régularisation des digestions.

Alors même qu'il n'y avait pas suralimentation manifeste il est indiqué de prescrire un régime restreint, au début d'un traitement, chez les dyspeptiques qui souffrent, chez ceux dont l'estomac est atteint d'une insuffisance motrice manifeste. La mise au repos relatif de l'estomac permet à sa musculature épuisée de reprendre sa tonicité normale. Bien entendu, il ne faut pas pousser l'exagération en ce sens, ni réduire à l'excès l'alimentation, ce qui pourrait entretenir l'atonie.

On a plus souvent à se préoccuper de la réalimentation que de la réduction des aliments, car les dyspeptiques nerveux sont légion et chez eux l'inanition s'installe plus ou moins vite. Si l'on se trouve en présence d'un psychopathe pur et simple il n'y a pas lieu de s'occuper de la nature des aliments; l'essentiel est de réalimenter; mais si le névropathe est un dyspeptique chez qui l'état nerveux a été créé, entretenu, développé par la dyspepsie, il faut, tout en conseillant la réalimentation, se préoccuper de n'introduire dans l'estomac que des aliments à la fois substantiels et de digestion facile; c'est-à-dire que les œufs, la viande crue, le laitage, les farineux doivent, chez cette catégorie de malades à la fois nerveux et dyspeptiques « vrais », constituer la base de l'alimentation. La réalimentation n'est possible chez les malades inanitiés depuis longtemps que si on met en même temps ces malades au repos absolu qui favorise la digestion, atténue les phénomènes douloureux, l'éréthisme nerveux, l'affaiblissement général, etc. Toutes ces questions sont traitées avec les détails suffisants au chapitre des gastro-névroses.

Il nous reste à indiquer la *répartition des aliments aux repas*. En ce qui concerne les boissons, nous avons indiqué que s'il était le plus souvent utile de les rationner au cours du repas, on devait atteindre la ration suffisante par l'ingestion des boissons prises soit à la fin du repas, soit à distance.

En ce qui concerne les aliments solides, la répartition doit être très variable suivant les cas, soit qu'il s'agisse de la quantité, soit de la qualité.

D'une façon générale, le premier déjeuner doit être léger moins copieux que le repas de midi et le dîner ; en fait d'aliments azotés, il ne comprend que le lait, qui entre presque toujours dans sa composition. Cependant il est indiqué chez nombre de malades, chez ceux qui ont besoin d'être réalimentés, de lui donner plus d'importance que dans les cas habituels ; un premier repas substantiel dissipe les phénomènes d'asthénie si fréquents et si pénibles du réveil chez les neurasthéniques.

Outre la boisson chaude et stimulante qui en est la base : thé, café, chocolat, cacao avec lait, ou bien le lait pur, on doit recommander dans ces cas d'ajouter un ou deux œufs mollets, du pain grillé (40-50 grammes) et du beurre (30-40 grammes) ou du miel. Les boissons chaudes et sucrées, les matières grasses favorisent le fonctionnement de l'intestin ; les œufs, aliments azotés de digestion facile, contribuent à rétablir rapidement l'équilibre nutritif, sans surcharge de l'estomac. On peut même parfois ajouter à ce menu une tranche de maigre de jambon ou de viande froide de la veille, surtout s'il y a intérêt à réduire le repas du soir, en cas de digestion laborieuse.

Les fruits crus et bien mûrs sont parfois utiles soit à ce premier déjeuner, soit pris à jeun, une heure avant, pour combattre la constipation (cure de raisin, d'oranges).

Le repas de midi doit être en général le repas principal ; et doit comprendre soit une viande, soit du poisson, soit deux œufs, un légume (farineux ou légume vert, suivant les indications), un fromage, un entremets, ou une compote. Il n'est indiqué d'autoriser viande ou poisson et œufs, simultanément, à ce repas, que chez les faux gastropathes qui ont besoin d'être réalimentés et sous la réserve que l'excès de nourriture azotée ne sera pas contre-indiqué par l'uricémie, une manifestation arthritique quelconque, l'insuffisance rénale ou hépatique, l'artério-sclérose, etc.

Chez les dilatés dont l'estomac se vide mal, la viande crue pulpée doit pendant longtemps remplacer la viande cuite, en raison de sa digestibilité plus facile.

Le goûter, quand il peut être autorisé, doit se composer, soit d'une boisson chaude et stimulante, comme au premier déjeuner (la meilleure est le thé additionné de lait), avec quelques biscuits secs, soit d'une crème. Dans tous les cas, seront interdits les pâtisseries, les confitures, le chocolat cru, les vins liquoreux, etc....

Quant au dîner, il doit être léger en général, car la plupart des dyspeptiques ont des digestions ralenties et le retard dans l'évacuation est la cause de l'insomnie, des rêvasseries, des douleurs nocturnes, de la fatigue au réveil.

La suppression du potage est pénible pour nombre de dyspeptiques. Chez ceux pour qui il constitue une habitude invétérée, il n'y a pas d'inconvénient majeur à le maintenir, à la condition que ce potage soit épais, substantiel, préparé avec une farine, des œufs pochés.

Avec ou sans potage, on permettra chez les dyspeptiques légèrement atteints une viande ou un poisson ou deux œufs, un légume, un entremets (pudding, crème) ou une compote. Chez ceux dont l'estomac se vide mal ou sécrète trop activement (l'un et l'autre vont souvent de pair), chez ceux qui ont des fermentations intenses, chez les auto-intoxiqués, il est nécessaire de supprimer viande, poisson et œufs et de prescrire un repas exclusivement végétarien ; après amélioration, on autorisera un œuf au repas du soir ; cet œuf constituera le seul aliment azoté.

Pour apprécier si l'alimentation du malade est suffisante, il faut se préoccuper surtout des renseignements donnés par la balance, car ceux que donne le malade sont sujets à erreur. Tel mange beaucoup ou trop, qui ne se dit jamais rassasié ; tel autre prétend être gavé, alors que son alimentation est encore au-dessous du taux normal.

Il faut donc avant tout tenir compte de la notion de poids et accessoirement des renseignements donnés par l'analyse des urines, le facies, etc....

Nous avons dit que tout régime de réduction du pain, des farineux, des graisses, des sucres, au début d'un traitement chez un malade atteint de dyspepsie chronique, amenait un amaigrissement de quelques livres et qu'il y avait lieu d'en avertir le malade pour qu'il ne croit pas à une aggravation de son état. La difficulté consiste à modérer à temps les rigueurs du régime pour éviter un affaiblissement trop marqué ou un amaigrissement qu'il convient d'éviter, notamment aux femmes soucieuses, à juste titre, de l'harmonie de leurs formes. Le sens clinique seul peut intervenir à cet égard....

Il est de la plus haute importance de faire observer les *intervalles entre les repas* que suggère l'expérience.

Le plus souvent, les malades se plaignent que le premier déjeuner les empêche de faire honneur au repas de midi, pour l'unique raison qu'ils se lèvent tard et par suite ne laissent pas un intervalle suffisant entre les deux premiers repas. Le premier déjeuner doit être pris entre 7 et 8 heures au plus tard, et pris au lit, s'il y a intérêt pour le malade à conserver le repos au lit une partie de la matinée.

L'heure la plus favorable pour le second déjeuner est celle de midi, pour le dîner 7 heures à 7 heures et demie. En général, à Paris tout au moins, on a la mauvaise habitude de déjeuner à une heure trop avancée, soit à une heure ou une heure et demie de l'après-midi, de telle sorte que si l'heure du dîner n'est pas reculée en proportion, l'estomac n'est pas encore tout à fait vide au moment du dîner. Sept heures au moins doivent séparer le déjeuner du dîner ; la faim annonce que l'estomac est vide.

En fixant l'heure du repas à midi, on obtient encore que le dîner ne soit pas reporté à une heure trop tardive et que les malades ne se mettent pas au lit en pleine digestion. Pour obtenir un sommeil réparateur, il est nécessaire de ne se coucher que lorsque la digestion est déjà très avancée, car le sommeil ralentit l'évacuation.

L'observation d'intervalles suffisants entre les repas entraîne *ipso facto* la *régularité des heures des repas*. Rien de plus nuisible pour l'estomac que ces irrégularités auxquelles se laissent trop souvent entrainer les gens affairés, sans compter qu'aux mauvais effets de l'irrégularité s'associent trop souvent ceux de la rapidité.

ALIMENTATION PAR LE GAVAGE ET LES LAVEMENTS ALIMENTAIRES

Il a été question jusqu'ici de l'alimentation normale; dans certains cas on est conduit à utiliser deux modes exceptionnels d'alimentation : le gavage et les lavements alimentaires.

Le *gavage* à la sonde est indiqué d'une part chez les hystériques atteints de vomissements incoercibles ou d'anorexie rebelle; il agit surtout à titre psychique dans ces cas et doit être suspendu dès que les aliments sont tolérés ou acceptés en quantité suffisante.

Il est indiqué d'autre part chez les malades atteints de sténose avec stase, combiné avec le tubage à sec qui doit le précéder; c'est le procédé du tubo-gavage qui consiste à évacuer le liquide de stase par la sonde, sans lavage préalable, et à introduire par la sonde, aussitôt après, une bouillie alimentaire composée, de lait (un demi-litre à la fois), de jaunes d'œufs battus, de poudre de viande (une ou deux cuillerées à soupe). Ce procédé est d'ailleurs décrit au chapitre des sténoses.

Les *lavements alimentaires* ont joui d'une grande vogue, il y a quelques années. On les emploie encore, mais avec beaucoup moins de conviction, car de nombreuses expériences ont démontré que leur valeur nutritive est des plus restreintes, pour ne pas dire illusoire.

Quelles sont les substances absorbées par le gros intestin? L'eau sans nul doute, ainsi que le prouve la sédation de la soif, l'augmentation du taux des urines chez les malades à qui l'on administre de simples lavements d'eau bouillie. Mais les lavements alimentaires n'agissent-ils qu'en permettant l'introduction dans l'organisme d'une certaine quantité d'eau? Non, si l'on en croit certaines expériences : Voït et Bauer, Eichhorst admettent l'absorption des peptones et de l'albumine de l'œuf; l'addition de chlorure de sodium, favorise l'absorption de cette dernière, d'après Armin Huber; c'est ainsi que le gros intestin absorberait 70 pour 100 de l'azote des œufs additionnés de chlorure de sodium.

Quoi qu'il en soit, les premiers observateurs admirent la possibilité de soutenir suffisamment les forces, pendant quelques jours et même pendant quelques semaines, à l'aide des seuls lavements alimentaires. M. Tournier a relaté les observations de cinq malades alimentés par le rectum sans difficultés et sans aucun trouble grave de la nutrition (excepté pour l'un d'eux), trois pendant un mois, un pendant 17 jours et le dernier pendant 13 jours.

Cependant les observations plus récentes infirment les conclusions trop favorables des premiers observateurs. La perte de poids est aussi complète que chez les malades condamnés à l'inanition absolue, mais à qui on permet de boire à leur soif; cette perte de poids est en moyenne de 300 à 400 grammes par jour (pour le sujet soumis au repos absolu au lit).

La conclusion est qu'il faut se borner à prescrire des lavements d'eau bouillie chez les malades dont l'estomac est condamné au repos absolu et qui ne peuvent, par conséquent, absorber de l'eau par les voies naturelles.

Il est utile d'ajouter une certaine quantité de sel soit 2 grammes pour 250 grammes d'eau, car le sel est absorbé; il en est de même du glucose (5 pour 100).

Le lait est moins bien supporté que l'eau salée.

Si l'on tient absolument à formuler un lavement « alimentaire », moins par conviction que pour agir sur l'imagination du malade, la meilleure formule est celle du lavement composé d'eau, d'œufs et de sel. On bat un ou deux œufs dans une petite quantité d'eau froide, jusqu'à ce que l'albumine ne file plus; puis on ajoute 250 grammes d'eau tiède et 2 grammes de sel par œuf. On administre trois ou quatre de ces lavements par jour. Les lavements avec addition de peptone sont beaucoup moins bien supportés et déterminent rapidement de la rectite.

Pour déterminer la limite au delà de laquelle il serait dangereux de continuer l'alimentation rectale exclusive, il faut surtout tenir compte du volume des urines qui ne doit pas descendre au-dessous de 600 à 500 centimètres cubes par 24 heures.

MÉDICAMENTS

A considérer la liste si longue des agents médicamenteux qui ont été proposés et utilisés pour le traitement des gastropathies, on pourrait croire que les ressources du médecin sont inépuisables et que l'intervention médicamenteuse joue dans ce traitement un rôle prépondérant. Tel n'est pas notre sentiment, et c'est pour nous un continuel sujet d'étonnement que de constater la confiance que semblent accorder aux médicaments « gastriques » non seulement la masse des praticiens, mais encore ceux d'entre eux qui traitent spécialement les maladies des voies digestives. Cependant, s'il est un fait qui ressort avec pleine évidence de nos observations, c'est d'une part l'inutilité de la plupart des médicaments d'un usage courant, tels que les acides, la pepsine, les amers, etc., et d'autre part l'influence nuisible de quelques-uns d'entre eux, d'ailleurs de moins en moins usités, comme les antiseptiques tels que le naphtol, qui ont joui d'une grande vogue, il y a quelques années.

Le professeur Hayem a attiré l'attention sur la fréquence des gastrites médicamenteuses et contribué à mettre en garde contre l'abus des médicaments. De leur usage prolongé peuvent résulter des altérations de la muqueuse et des altérations corrélatives du chimisme ; l'abus des médicaments irritants a pour effet de rendre douloureuses des gastropathies qui ne l'étaient que peu ou pas ; de rendre l'estomac intolérant et de provoquer des vomissements, notamment chez les névropathes ; de supprimer l'appétit et par conséquent d'entraver l'alimentation ; de retentir de la plus fâcheuse façon sur l'état nerveux, etc.

D'ailleurs, certains dyspeptiques, notamment les nerveux qui ont une hyperesthésie particulière de leur muqueuse, dont le système nerveux viscéral est toujours prêt à réagir à la moindre excitation, ne tolèrent pour ainsi dire aucun médicament, même pas ceux qui sont réputés comme inoffensifs. Il y a là une idio-syncrasie dont on devra se souvenir à l'occasion.

Ce ne sont pas seulement les médicaments destinés à agir localement sur la muqueuse, sur la musculature, sur les nerfs de l'estomac qu'il conviendra d'employer avec discrétion, mais encore ceux que l'on utilise pour modifier l'état général, une maladie constitutionnelle dont dépendent si souvent les troubles gastriques. Ces médicaments : fer, arsenic, iode, mercure, etc., sont particulièrement irritants pour l'estomac. Lorsque l'indication d'en faire usage sera nettement posée, on devra s'efforcer de les introduire dans l'économie, chaque fois qu'il sera possible, sous une forme médicamenteuse permettant de les utiliser par la voie sous-cutanée ou la voie rectale ; c'est ainsi qu'à l'arséniate de soude on substituera les injections de cacodylate de soude ; aux pilules de mercure ou aux solutions de sublimé, les injections de sels de mercure solubles ou insolubles, qu'on administrera l'iodure de potassium en lavements, etc....

Quels sont les médicaments réellement utiles et dont on ne saurait se passer? La liste en est courte : les ALCALINS et avant tout le bicarbonate de soude, les alcalins-terreux, certains sels comme le sulfate de soude, le chlorure de sodium, le sous-nitrate de bismuth, tels sont les seuls médicaments indispensables. Ce n'est pas à dire que d'autres ne puissent être utiles, et nous ne voudrions pas être taxés d'un scepticisme outrancier ; il n'en est pas moins vrai que ceux qui viennent d'être énumérés sont nécessaires et suffisants.

Le *bicarbonate de soude* est la clef de voûte de la thérapeutique gastrique. Depuis fort longtemps il est utilisé empiriquement dans les diverses formes de gastropathie. Lors des premières recherches faites sur le chimisme stomacal, on chercha à préciser son mode d'action et, par conséquent, les indications de son emploi. Il faut reconnaître qu'en dépit de très nombreux travaux l'accord parfait ne règne pas parmi les physiologistes ; cependant, on a pu dégager certaines indications qui paraissent définitives.

On avait constaté que certaines dyspepsies sont caractérisées par la présence d'acide chlorhydrique en excès dans le suc gastrique, que d'autres, au contraire, ont pour caractère distinctif l'insuffisance de la sécrétion chlorhydrique. Ne tenant compte que de l'action neutralisante du bicarbonate de soude, on le réserva pour le traitement de l'hyperchlorhydrie; mais d'autres recherches, montrèrent que les effets du bicarbonate de soude ne sont pas dus uniquement à son action chimique neutralisante; mais qu'ils sont variables suivant les doses employées, suivant le mode d'administration : avant, pendant ou après les repas; qu'il exerce non seulement une action sur la sécrétion. mais encore sur la motricité.

Les recherches faites sur l'action des alcalins, pris à une certaine distance du repas, sont assez contradictoires. Depuis Blondeot et Claude Bernard, on admettait généralement que le bicarbonate de soude, pris à petites doses, excite la sécrétion et que ses effets se traduisent par l'augmentation de l'appétit. D'après Gilbert, l'action de ce sel pris à jeun est à peu près nulle; cependant chez les hypopeptiques il exercerait une action immédiate favorable; Reichmann, de son côté, n'a pas constaté d'influence bien nette sur la sécrétion. Suivant Mathieu et Laboulais l'action varie suivant les doses : pris à petites doses 0 gr. 50 à 1 gr., le bicarbonate de soude n'a pas d'influence appréciable sur le chimisme gastrique, mais il accélère l'évacuation de l'estomac; à doses moyennes, soit 3 grammes, il déterminerait plutôt une diminution de la sécrétion; en tous cas, on constate une diminution du chlore libre et du chlore combiné. Bickel et Pawlow admettent l'action dépressive sur la sécrétion du bicarbonate de soude pris avant les repas.

Les recherches sur les alcalins pris pendant le repas sont peu nombreuses; elles concluent à une action dépressive sur la sécrétion, par conséquent à une action nettement défavorable (Gilbert et Modiano, Mathieu et Laboulais). Par contre, Bickel admet que le bicarbonate de soude est excitant quand il est administré avec les aliments. Enfin, en ce qui concerne l'action des alcalins pris après le repas, tous les auteurs admettent l'action neutralisante. Si la dose est faible, l'action saturante n'est pas suivie d'excitation; à la dose de 5 grammes, elle est suivie d'excitation; telle est du moins l'opinion de M. Linossier. Cet auteur reconnaît donc une action chimique et une action physiologique : si l'on introduit du bicarbonate de soude dans l'estomac en travail digestif, il se produit une alcalinisation immédiate, totale ou partielle, suivant la dose, du contenu gastrique. Vis-à-vis de l'alcalinité produite, la muqueuse réagit; c'est l'action physiologique; elle consisterait toujours en une excitation de la sécrétion.

S'il existe des contradictions au sujet de l'action immédiate du bicarbonate de soude, il n'en existe pas moins relativement à son action éloignée, c'est-à-dire aux modifications qui peuvent se produire dans la sécrétion à la suite de l'administration prolongée du médicament. Les uns admettent une action excitante, les autres une action dépressive, d'autres encore une action nulle; enfin, une opinion éclectique admet que l'action pourrait être tantôt excitante et tantôt dépressive. Cette dernière opinion est peut-être celle qui se rapproche le plus de la vérité. Suivant M. Hayem l'emploi à doses élevées et suffisamment prolongées du bicarbonate de soude détermine chez certains sujets la plus forte hyperchlorhydrie qu'on puisse observer; mais pour que les alcalins produisent de l'hyperchlorhydrie, il est nécessaire que la muqueuse gastrique renferme des glandes nombreuses et actives. De là résulte qu'un semblable effet ne peut être observé que chez certains malades.

Chez les sujets dont la muqueuse est dégénérée ou atrophiée et dont le suc gastrique présente le type hypopeptique, l'usage prolongé des alcalins, loin de produire un relèvement du type chimique avec tendance à l'hyperchlorhydrie, amène une dépression pouvant aller jusqu'à l'apepsie. En somme, les alca lins tendent toujours à exagérer le type chimique primitif. Ils agiraient plutôt à la suite de leur absorption que par effet topique; aussi, quand ils sont introduits dans l'organisme, sous forme d'eau minérale qui facilite l'absorption, l'action de celle-ci peut-elle être plus nuisible que celle du bicarbonate de soude en nature, bien que la dose de ce dernier prise par les malades soit généralement très supérieure à celle que renferment les doses d'eau minérale prises habituellement.

Il n'a été question jusqu'ici que de l'action du bicarbonate de soude sur le chimisme. Incidemment, nous avons indiqué que, pris avant le repas, il accélérait l'évacuation du contenu de l'estomac. Reste l'action sur la sensibilité qui est indéniable; le bicarbonate de soude calme la douleur chez la plupart des dyspeptiques et ce n'est pas à son pouvoir saturant que l'on peut attribuer cet effet, car la magnésie, la craie préparée ont un pouvoir saturant plus grand que celui du bicarbonate de soude et cependant ce dernier sel produit des effets analgésiques plus marqués. C'est à l'acide carbonique qu'il dégage, que sont dus sans doute ces effets et peut-être aussi à l'action excito-motrice.

Envisager l'action isolée du bicarbonate de soude sur l'estomac serait une erreur. Il faut encore tenir compte de l'action exercée par ce sel sur l'intestin, sur la sécrétion biliaire, de son action générale sur les échanges nutritifs.

D'après Heidenhain, le bicarbonate de soude et les alcalins en général facilitent la digestion pancréatique. D'autre part, les alcalins exercent une action incontestable sur la sécrétion biliaire (Lewascheff): ils déterminent l'augmentation de cette sécrétion; la bile devient plus aqueuse, contient proportionnellement moins de principes solides. Ces propriétés cholagogues ont été, il est vrai, contestées par Prévost et Binet; mais elles semblent bien réelles. Comment expliquer l'action des eaux alcalines, comme celles de Vichy par exemple, qui déterminent souvent des crises de coliques hépatiques, si ce n'est en mettant la migration des calculs sur le compte d'un flux biliaire plus abondant.

Il résulte de ce qui précède que le bicarbonate de soude peut être utilisé chez les hypopeptiques et les hyperchlorhydriques; les règles de son administration et les doses varient suivant qu'on est appelé à traiter l'une ou l'autre catégorie de ces malades, c'est-à-dire suivant que l'on veut utiliser l'action excitosécrétoire et excito-motrice du médicament (hypopepsie) ou son action chimique neutralisante (hyperchlorhydrie).

Le bicarbonate de soude est certainement fort utile chez les hypopeptiques, mais la condition essentielle de son action est que la muqueuse soit encore excitable; si les altérations glandulaires sont trop prononcées, on n'obtiendra aucun effet. Quelle dose doit-on employer pour déterminer l'excitation sécrétoire? Une dose trop forte aurait un résultat opposé à celui que l'on cherche, une dose trop faible ne produirait qu'une excitation insuffisante; c'est donc une dose moyenne qu'il faut employer, mais il est difficile de préciser, ce qu'on doit entendre par dose moyenne. Ainsi que le fait remarquer Linossier, il n'existe pas de doses fortes, moyennes ou faibles d'une façon absolue; elles ne le sont que relativement à un état gastrique déterminé.

Ce qu'il faut retenir, c'est qu'on doit réduire d'autant plus les doses du médicament que l'hypopepsie est plus accentuée, car la sensibilité à l'action du bicarbonate de soude est en raison inverse de la capacité sécrétoire.

Ainsi, dans le cas d'hypopepsie intense, on ne prescrira que 0 gr. 50 de bicarbonate de soude; si l'hypopepsie est modérée, on peut élever les doses et prescrire 1 à 2 ou 3 grammes, mais il faudra toujours procéder en tâtonnant. C'est dans ces cas où le bicarbonate est utile à petites doses, que les eaux bicarbonatées sont indiquées. On les fait prendre à jeun à raison d'un grand verre le matin, et d'un autre le soir, avant le dîner. Les sources froides, moins altérables que les sources chaudes, doivent être préférées à ces dernières; d'ailleurs, on pourra les faire tiédir au bain-marie.

Le traitement alcalin ne doit pas être prolongé au delà de trois semaines à un mois. Après un repos d'une égale durée au moins, il pourra être repris en cas de besoin.

Chez les hypopeptiques le médicament doit être prescrit avant le repas pour que les aliments ne pénètrent dans l'estomac qu'au moment de l'excitation sécrétoire, et l'ingestion doit être d'autant plus éloignée du repas que la dose du médicament est plus forte ; un quart d'heure d'intervalle est suffisant pour une dose de plusieurs grammes.

Tout autre doit être le mode d'administration du bicarbonate de soude chez les hyperchlorhydriques.

Ce qu'on cherche à obtenir chez ces malades, c'est la suppression des phénomènes douloureux dus au contact avec la muqueuse d'un suc gastrique trop acide, c'est, en un mot, l'action chimique neutralisante; par conséquent, le médicament doit être pris au cours de la digestion. On est parfois obligé d'administrer à chaque repas une forte dose de bicarbonate de soude (10 à 15 grammes) pour calmer les souffrances du malade, car il faut 1 gr. de bicarbonate de soude, pour saturer 0 gr. 43 d'HCl, mais il ne faut pas perdre de vue qu'une dose massive ingérée d'un seul coup peut déterminer une excitation vive de la sécrétion, après avoir neutralisé d'abord l'acide en excès, c'est-à-dire exagérer les troubles morbides; il est donc important, tout en donnant des doses assez élevées de bicarbonate de soude, de fractionner ces doses, et de les faire prendre à intervalles suffisam-

ment espacés pour prévenir l'action excitante. Chaque dose sera
de 1 à 2 grammes suivant les cas et donnée à une demi-heure
ou une heure d'intervalle de la dose précédente, la première
dose étant prise en général immédiatement après le repas; il est
d'ailleurs plus facile de prévenir la douleur que de la calmer
quand elle s'est produite.

On prescrit le bicarbonate de soude chez les hyperchlorhydriques, soit seul, soit associé à d'autre alcalins, à la magnésie
calcinée, à la craie préparée ou bien au sous-nitrate de bismuth.
A l'action rapide du bicarbonate de soude, il est bon en effet
d'associer l'action neutralisante plus lente de ces derniers. Il y a
d'ailleurs avantage à diminuer ainsi les doses de bicarbonate de
soude, pour atténuer l'action sécrétoire tardive et diminuer le
dégagement d'acide carbonique qui n'est pas sans inconvénient.

Le bicarbonate de soude, donné à hautes doses, présente en
effet l'inconvénient de produire un dégagement notable d'acide
carbonique qui détermine un ballonnement pénible; on l'a accusé
aussi de provoquer des accidents de cystite du col, particulièrement chez les sujets ayant une tare vésicale (Mathieu), mais ces
accidents sont exceptionnels et cessent d'ailleurs immédiatement
dès que l'on interrompt l'administration du médicament. En
somme, le bicarbonate de soude à hautes doses est fort bien
supporté par l'organisme, et G. Sée, Durand-Fardel et M.
Bouchard ont fait justice de la prétendue cachexie alcaline décrite autrefois; mais on ne doit cependant pas continuer pendant
longtemps le bicarbonate de soude, car si l'on n'a pas à redouter
une influence néfaste sur la nutrition, il faut craindre par contre
les effets de l'action éloignée du médicament, c'est-à-dire l'excitation stomacale; l'existence de cette excitation est bien mise en
évidence par ce fait que chez beaucoup d'hyperchlorhydriques
les douleurs ne sont plus calmées par les doses qui étaient primitivement suffisantes et que l'on est conduit à les augmenter
peu à peu.

Le bicarbonate de soude ne guérit donc pas l'hyperchlorhydrie,
il peut même l'exagérer si l'on en prolonge l'emploi; ce n'est
qu'un moyen palliatif précieux, auquel on ne doit s'adresser que
pour obtenir une action neutralisante immédiate. Les médecins
qui croient que tout le traitement de l'hyperchlorhydrie consiste
dans l'administration du bicarbonate de soude à doses massives,

commettent une erreur des plus préjudiciables à leurs malades. On ne guérit un hyperchlorhydrique qu'en s'adressant à la cause même du trouble sécrétoire, c'est-à-dire en essayant de combattre les troubles nerveux, en supprimant les écarts de régime qui lui ont donné naissance, en traitant la gastrite; or le type hyperpeptique ne peut disparaître que sous l'influence d'agents irritants capables de provoquer de la gastrite interstitielle ou de l'atrophie des glandes (cure de Carlsbad); par ces moyens seuls on obtient la modification du type chimique, mais cette modification n'équivaut pas, il faut bien le constater, à une guérison des lésions de gastrite; elle se rapporte en réalité à une aggravation de la lésion stomacale primitive.

D'autre part, pour combattre la douleur, nous avons un moyen précieux, le sous-nitrate de bismuth à hautes doses, dont l'action est constante et qui est exempt des inconvénients du bicarbonate de soude administré à doses fortes et prolongées.

Le *bicarbonate de potasse* n'est guère usité qu'en Angleterre; en ce pays on prescrit aussi la liqueur de potasse, solution alcaline très énergique qui s'emploie à la dose de quelques gouttes.

M. Albert Robin prescrit les sels de potasse à petites doses contre l'hypopepsie.

La *magnésie* s'emploie rarement isolée, mais s'associe fréquemment soit au bicarbonate de soude, soit à la craie, au phosphate tricalcique, au sous-nitrate de bismuth, etc.

Sous le nom de magnésie, on désigne trois composés magnésiens : l'oxyde de magnésium ou magnésie calcinée, décarbonatée, la magnésie hydratée, qui contient 34 pour 100 d'eau et le carbonate ou hydro-carbonate de magnésie, c'est-à-dire la magnésie blanche.

La première est très peu soluble; elle purge à la dose de 7 à 8 grammes, c'est elle que l'on emploie habituellement comme anti-acide. La magnésie hydratée est d'un emploi préférable à celle-ci, car sa saveur est faible et elle s'administre facilement sous forme de cachets; quant à la magnésie blanche, elle est deux fois plus insoluble que la précédente, dont elle se distingue encore par ce fait qu'elle produit un dégagement d'acide carbonique. La magnésie se prescrit dans de l'eau ou dans du lait sucré, qu'on peut aromatiser avec de l'eau de fleur d'oranger; les doses à employer varient entre 2 à 3 grammes *pro die*.

Dans l'estomac, les deux composés magnésiens se transforment en chlorure et en lactate de magnésium. D'après Boas, c'est la magnésie qui saturerait le mieux l'acide chlorhydrique : 1 gramme de carbonate de magnésie sature 0 gr. 80 d'acide chlorhydrique alors que 1 gr. de bicarbonate de soude en sature seulement 0 gr. 43; elle serait donc préférable à cet égard au bicarbonate de soude.

On peut d'ailleurs associer ensemble les divers alcalins, ce qui permet d'utiliser leurs propriétés diverses, en se rappelant qn'un mélange d'un gramme de chacun des trois alcalins : bicarbonate de soude, carbonate de chaux, carbonate de magnésie neutralise 1 gr. 95 de HCl.

MM. Gilbert et Jomier ont préconisé l'emploi thérapeutique du *peroxyde de magnésium*, qui dérive de la magnésie soumise à l'oxygénation. Ce corps ne peut s'isoler de la magnésie dont il dérive, mais forme avec elle une poudre blanche, légère, sans saveur ni odeur, presque insoluble dans l'eau. On le prescrit en cachets ou en comprimés à la dose journalière de 0 gr. 25 à 0 gr. 50, une heure avant chaque repas, ou bien, au cas de régime lacté exclusif, entre les prises de lait, en cinq ou six fois. Le peroxyde de magnésium paraît être un antiseptique puissant, dont l'action est due sans doute à la formation d'oxygène à l'état naissant dans l'estomac. Il fait disparaître les renvois nidoreux, les régurgitations, les nausées, le ballonnement épigastrique qui sont les symptômes de fermentations digestives. Ajoutons qu'administré en capsules kératinisées il agit efficacement sur la diarrhée, en particulier chez les tuberculeux.

Le *carbonate de chaux précipité* (craie préparée) peut être prescrit isolément ou associé au bicarbonate de soude, à la magnésie, au sous-nitrate de bismuth. Ce sel a l'avantage de saturer les acides et par suite de calmer les douleurs, tout en étant dépourvu de l'action excito-sécrétoire du bicarbonate de soude (1 gramme sature 0 gr. 72 d'acide chlorhydrique).

Le *phosphate ammoniaco-magnesien* n'a guère été utilisé jusqu'à maintenant. D'après M. Hayem, ce sel produit à faible dose de l'irritation stomacale, et, à dose plus élevée (d'au moins 5 grammes par jour), des résultats comparables à ceux des fortes doses de bicarbonate de soude.

On emploie volontiers depuis quelques années le citrate de soude.

Le *citrate de soude* est un bon succédané du bicarbonate de soude; il n'a pas, comme ce dernier, l'inconvénient de dégager de l'acide carbonique. On le prescrit à la dose de 1 à 2 grammes après chaque repas.

L'*eau de chaux* n'a qu'un pouvoir alcalinisant très faible, car il en faut un litre environ pour saturer 1 gramme d'HCl; cependant, à doses faibles (100 à 200 grammes par jour) et mélangée au lait, elle donne d'excellents résultats dans l'hyperchlorhydrie et l'ulcère; peut être agit-elle surtout en favorisant le processus de coagulation du lait.

Après les alcalins, il faut placer les SELS NEUTRES dont le *sous-nitrate de bismuth* est le type.

Ce sel a pris une place prépondérante dans la thérapeutique des dyspepsies. Il est considéré, à juste titre, comme le sédatif par excellence de la douleur. Bien que Monneret l'ait préconisé dès 1849, il n'est entré que récemment dans la thérapeutique courante, à la suite des travaux de Fleiner (1893) et de Hayem qui en ont recommandé l'usage à très fortes doses (10 à 20 grammes par jour) et qui ont montré que ces doses étaient parfaitement tolérées.

En effet, le sous-nitrate de bismuth n'est pas toxique; M. Mathieu a cité l'observation d'un malade qui, en quatre-vingts jours, prit 1600 grammes de ce médicament, sans en éprouver le moindre dommage. Personnellement, nous n'avons observé qu'une seule fois, depuis quinze ans, un très léger degré de stomatite bismuthique qui disparut en deux jours, après la cessation du médicament.

Ainsi qu'il a été dit plus haut, le sous-nitrate de bismuth est le médicament de la douleur; à cet égard, il est bien supérieur au bicarbonate de soude et il est d'ailleurs exempt des inconvénients que présente l'usage immédiat (dégagement trop abondant de CO_2) et prolongé (excitation secrétoire) de ce dernier médicament. .

Les premiers médecins qui l'utilisèrent d'une façon systématique (Kussmaül, Fleiner) l'employèrent exclusivement dans le cas d'ulcère pour pratiquer une sorte de « pansement ». Puis on étendit son usage aux hyperchlorhydriques et à la plupart des gastropathies douloureuses, quel qu'en soit le type chimique.

Chez les hyperchlorhydriques, les douleurs sont généralement symptomatiques d'un ulcère non encore révélé par une hémorragie; mais elles sont parfois simplement la conséquence de l'emploi abusif du bicarbonate de soude. Nous avons indiqué que celui-ci n'était pas curatif et qu'il aggravait la déviation chimique à laquelle on attribue la douleur, de telle sorte que les malades sont conduits à augmenter sans cesse les doses de bicarbonate de soude pour calmer leurs douleurs et deviennent alcalinophages. Si l'on supprime le bicarbonate de soude et si l'on prescrit le bismuth, on supprime radicalement les douleurs et le résultat obtenu est presque immédiat, sauf chez certains sujets qui absorbent des médicaments depuis longtemps.

Après avoir constaté les effets analgésiques remarquables du sous-nitrate de bismuth dans l'ulcère de l'hyperchlorhydrie, on a été conduit à l'utiliser dans les formes douloureuses de toutes les gastropathies, alors même que le type chimique est celui de l'hypopepsie intense ou même de l'apepsie; sous son influence, le spasme pylorique disparaît, quel qu'en soit la cause....

Dans le cancer, les douleurs sont généralement calmées; dans l'ulcéro-cancer, souvent très douloureux, on obtient la sédation de la douleur, mais celle-ci reparaît dès qu'on suspend l'usage du médicament.

Le bismuth n'échoue complètement que dans les dyspepsies nerveuses, dans les crises gastriques d'origine centrale.

En résumé, le sous-nitrate de bismuth est le médicament de la douleur gastrique d'origine périphérique.

Bien que s'adressant avant tout à la douleur, le bismuth a encore d'autres effets; il fait disparaître certains troubles d'origine réflexe : spasmes, vomissements, sialorrhée, éructations, aérophagie, ainsi que Fleiner l'avait signalé. Il peut être utilisé contre les vomissements des tuberculeux, à doses élevées, 20 grammes, mais espacées et prises une heure avant le repas (G. Lyon).

Ajoutons que dans les gastrorragies, il constitue un médicament des plus précieux.

Enfin, d'après MM. G. Lyon et Ruault le sous-nitrate de bismuth serait utile contre les fermentations anormales.

Le sous-nitrate de bismuth n'est contre-indiqué que dans les sténoses où son élimination ne peut se faire.

Contrairement à ce que l'on pourrait supposer *a priori*, ce sel ne détermine pas de constipation. Souvent, au contraire, le fonctionnement régulier de l'intestin se rétablit chez les malades qui étaient constipés, effet paradoxal en apparence que l'on peut très bien expliquer par ce fait que le bismuth en faisant disparaître les spasmes amène une évacuation plus régulière, plus complète de l'estomac. Dans quelques cas même, le bismuth détermine une diarrhée modérée. Si la constipation persiste, on en viendra à bout au moyen des lavements ordinaires ou des lavements d'huile.

Le bismuth exerce une action physique : il s'étale à la surface de la muqueuse et la protège contre l'influence irritante du contenu stagnant. Il a de plus une action chimique, car il produit une diminution de l'hyperchlorhydrie.

Enfin, son action sur les fermentations est due sans doute à la mise en liberté d'acide azotique.

Ainsi qu'il a été dit plus haut, le bismuth se prescrit à doses massives : 10 à 20 grammes par jour. Cette dose s'administre en une seule fois le matin à jeun ; il est utile parfois de faire prendre le bismuth en deux fois : une première dose est prise au réveil, la seconde le soir chez les malades qui ont une crise nocturne intense ; dans ces cas, nous faisons prendre 10 grammes le matin et 5 grammes le soir, trois heures après le repas ou la dernière prise de lait.

Au début, on lavait l'estomac, puis on introduisait par la sonde le bismuth délayé dans 200 centimètres cubes d'eau. Le tube était rincé avec 50 centimètres cubes d'eau et laissé en place pendant 10 minutes, puis retiré. On recommandait de plus au malade de se coucher successivement sur le dos, sur le ventre, sur l'un et l'autre côté pour en faciliter la dissémination.

Actuellement, on se borne à faire prendre le bismuth dans un tiers de verre d'eau, sans introduire la sonde et sans faire prendre au malade diverses attitudes ; la radioscopie montre qu'il s'accumule toujours vers le pylore. La suppression de la sonde permet de l'employer sans appréhension chez les ulcéreux.

La MÉDICATION SALINE proprement dite consiste presque exclusivement dans l'emploi du chlorure de sodium.

Les effets du *chlorure de sodium* ont été diversement appréciés. Tandis que pour Reichmann, Girard, etc., ce sel diminue la sécrétion du suc gastrique et abaisse le taux de l'acidité ; pour d'autres, au contraire (Boas), l'usage répété de petites doses de chlorure de sodium augmenterait la sécrétion.

En réalité, comme le bicarbonate de soude d'ailleurs, le chlorure de sodium produit des effets différents suivant les conditions anatomiques antérieures de la muqueuse. Il exerce une action favorable dans la gastrite hypopeptique ; inversement, quand les altérations des glandes provoquent la sécrétion d'un suc gastrique d'une richesse exagérée en produits chlorés, les solutions chlorurées sodiques aggravent l'affection gastrique et il est indiqué de chercher à modérer l'excessive teneur du suc stomacal en produits chlorés, à l'aide d'une hypochloruration de l'organisme (Hayem).

Effectivement, la suppression du sel de l'alimentation peut provoquer une réduction notable et même la disparition de l'acide chlorhydrique du suc gastrique (Cahn, Pawlow, Dastre, Vinant, Bickel) ; par contre, l'introduction du sel dans l'organisme, en évitant son contact direct avec la muqueuse gastrique, par exemple au moyen de lavements salés, augmente la sécrétion chlorhydrique d'une façon appréciable. (Dastre et Fronin, Linossier, Bickel.)

En somme, la chloruration générale de l'organisme augmente la sécrétion chlorhydrique et la déchloruration la diminue.

Le chlorure de sodium, comme le sulfate de soude, dont il va être question, comme le bicarbonate de soude, est excito-moteur. On l'emploie associé à ces deux sels contre l'atonie gastrique accompagnée de flatulence, soit sous forme de sel de Carlsbad dans la composition duquel il entre pour 1/5 environ, à la dose de 5 à 6 grammes, pris avant le repas, soit en un mélange artificiel :

Sulfate de soude . . . .   1 gramme.
Chlorure de sodium · . . . . ·
Bicarbonate de soude . . . . · } āā 2 grammes.

pour un paquet, à prendre le matin à jeun ou une demi-heure avant le repas, dans de l'eau gazeuse.

On peut encore utiliser contre la flatulence la solution suivante :

<pre>
Sulfate de soude . . . .)
Phosphate de soude. . . . . } āā 3 grammes.
Bromure de sodium . . . .)
Eau distillée . . . .   300 grammes.
</pre>

Une cuillerée à soupe avant chaque repas.

Le *sulfate de soude*, aux doses de 4 à 6 grammes est un médicament fort utile dans l'hyperpepsie; il détermine presque constamment une diminution du chlore total T et presque toujours (dans 5 cas sur 6) une diminution d'H. L'acidité totale est diminuée.

Les petites doses (2 gr.) auraient un effet opposé et augmenteraient l'hyperpepsie.

Enfin, le sulfate de soude peut être dangereux chez les hypopeptiques, ainsi que Jaworski l'avait signalé. L'abus des purgatifs salins ou de la cure de Carlsbad engendre l'hypopepsie.

On prescrit le sulfate de soude à la dose de 4 à 6 grammes, dans de l'eau de Vichy tiédie au bain-marie, qui doit être prise le matin à jeun. Cette médication amène en général, dans les premiers jours, une diarrhée à laquelle succède la constipation. Le traitement ne doit pas être prolongé au delà de trois semaines.

Citons encore parmi les sels de soude, préconisés dans le traitement des gastropathies, le persulfate de soude et le chlorate de soude.

Le *persulfate de soude* proposé par Garel (de Lyon) à la suite des travaux de Joseph Nicolas, paraît avoir le pouvoir de relever l'appétit chez certains dyspeptiques, notamment chez les tuberculeux et même chez les cancéreux. A doses fortes ou continuées trop longtemps, il provoque des sensations douloureuses.

Il convient de ne pas dépasser la dose de 0 gr. 20 par jour et de ne pas l'employer au delà de 6 à 7 jours. On prescrira donc, une demi-heure avant chaque repas, une cuillerée à soupe de la solution suivante :

Persulfate de soude. . . . .   2 grammes.
Eau distillée   300   —

Le persulfate de soude est très altérable et doit toujours être prescrit en solutions conservées dans des flacons colorés.

Le *chlorate de soude* que M. Brissaud a préconisé contre le cancer, mais qui ne donne dans cette maladie aucun résultat appréciable, serait utile dans la gastrite hyperpeptique, d'après Soupault. Ce sel ne paraît pas modifier le chimisme d'une façon très notable, mais il diminue la sécrétion et ses effets se traduisent par l'atténuation des douleurs. On le prescrit à la dose de 2 à 4 grammes par jour, à prendre en deux ou trois fois, dans une infusion, à distance des repas.

Le *phosphate de soude* est un excellent médicament qui, pris avant les repas, à petites doses, c'est-à-dire de 1 à 2 grammes, détermine une excitation du processus digestif, se traduisant par une augmentation de la chlorurie, de la chlorhydrie. Il est donc indiqué chez les hypopeptiques. Nous le prescrivons chez ces malades, associé au bicarbonate de soude, de la façon sui-vante :

Phosphate de soude . . . .   5 à 6 grammes.
Bicarbonate de soude.   4   —

pour un paquet. Faire dissoudre dans une bouteille d'eau d'Evian dont on prendra un verre une demi-heure avant chaque repas.

A fortes doses au contraire, soit 4 à 6 grammes, et pris au moment des repas, le phosphate de soude a des effets sédatifs et diminue la chlorurie, la chlorhydrie; dans ces conditions, il il est utile chez les hyperchlorhydriques. Nous l'associons dans ce cas au bicarbonate et au sulfate de soude :

Phosphate de soude anhydre. . . . . .   10 grammes
Bicarbonate de soude   6   —
Sulfate de soude.   4   —

Faire dissoudre dans une bouteille d'eau d'Evian et prendre

la solution, *tiédie*, par petites gorgées, à la dose de 100 grammes environ, après chaque repas. La constipation opiniâtre des hyperchlorhydriques cède en quelques jours à ce moyen.

L'association des différents sels : bicarbonate de soude, sulfate de soude, phosphate de soude, chlorure de sodium constitue la CURE ALCALINO-SALINE OU DIALYTIQUE employée en Allemagne par Liebermeister et d'autres médecins, vulgarisée et modifiée en France par M. Hayem qui considère, avec raison, suivant nous, les solutions salines comme les seuls médicaments réellement utiles dans les gastropathies.

M. Hayem emploie plusieurs solutions :

a)	Eau distillée.	Un litre.
	Bicarbonate de soude	2gr,50
	Sulfate de soude.	3 grammes.
	Chlorure de sodium	1 gramme.

Cette solution représente l'eau de Carlsbad artificielle et simplifiée. Le matin, à jeun, on fait prendre au malade, en trois fois, par quantités égales et à intervalles égaux (toutes les vingt minutes) une certaine dose de solution chauffée au bain-marie jusqu'à une température voisine de celle du sang, 40 degrés. La dose du premier jour est de 250 centimètres cubes; cette dose sera augmentée chaque jour de 50 centimètres cubes jusqu'à ce qu'on arrive au demi-litre. Le malade peut déjeuner vingt minutes après la première prise. La durée de la cure est de vingt-cinq jours en moyenne; elle ne doit pas dépasser trente jours.

Cette cure d'eau de Carlsbad artificielle, de même que l'eau de Vichy sulfatée, précédemment indiquée, produit les meilleurs résultats chez les hyperpeptiques avec sécrétion stomacale abondante et dilatation sans atonie (gastrite parenchymateuse type). Dans le cas où existeraient des symptômes de dilatation par atonie, on préparerait le malade à la cure en le soumettant d'abord à une alimentation restreinte et en lui faisant quelques lavages d'estomac (M. Hayem).

La cure de Carlsbad est contre-indiquée chez les tuberculeux avancés, dans les affections du cœur mal compensées avec tendance aux œdèmes et dans les cancers des voies digestives.

Liebermeister prescrivait un mélange salin très analogue au précédent.

Bicarbonate de soude . . . . } āā 40 grammes.
Sulfate de soude. . . . . }
Chlorure de sodium   20   —

Prendre tous les matins, à jeun, par petites gorgées, en l'espace de 15 à 30 minutes, un demi-litre d'eau chaude (à 35°-40°) additionnée d'une à trois cuillerées à café du mélange salin.

Sous l'influence de ce traitement salin combiné au régime, on voit la dilatation rétrocéder peu à peu ; on constate que les digestions sont plus courtes, que les sensations douloureuses disparaissent ; que les fonctions intestinales se régularisent, qu'enfin l'amaigrissement cesse et que l'état général s'améliore. Le type chimique est modifié en ce sens que l'hyperpepsie chloro-organique ou générale, constatée au bout d'une heure, est transformée en hyperchlorhydrie d'emblée.

Comment le traitement agit-il? M. Hayem admet que la cure par l'eau de Carlsbad ou l'eau de Vichy sulfatée agit sur les sécrétions duodénales et que, par suite, il y aurait augmentation de la tolérance du duodénum pour un chyme acide, ce qui ne peut se comprendre que par l'accroissement du pouvoir qu'a le duodénum de neutraliser les sécrétions acides déversées par l'estomac dans sa cavité. On comprend ainsi comment le traitement abrège la durée de la digestion et, par suite, fait disparaître la dilatation consécutive à la prolongation de l'évacuation stomacale. On sait, en effet, que l'intestin contribue à régler le jeu du pylore ; quand le chyme est hyperacide le duodénum lutte contre l'apport de cette masse irritante, d'où retard dans l'évacuation et dilatation par troubles évolutifs.

b)   Eau distillée. . . . . Un litre.
     Chlorure de sodium . . . . 5 grammes.
     Sulfate de soude.   2   —

S'emploie froide, le matin à jeun, à la dose de 200 à 250 centimètres cubes, en une seule fois, une heure avant le premier repas. Durée de la cure : cinq à six semaines.

Cette solution, d'après M. Hayem, peut être utilisée dans l'hypopepsie légère, dans l'hyperpepsie avec sécrétion faible et surtout dans l'hyperpepsie larvée dont les caractères sont masqués par une irritation médicamenteuse superposée. On voit que les indications de cette solution sont très fréquentes, qu'on peut commencer par la prescrire dans la majorité des cas. Elle est contre-indiquée dans l'hyperpepsie avec digestion prolongée.

  c) Eau distillée. . . . . Un litre.
     Chlorure de sodium . . . . 5 grammes.
     Phosphate de soude . . . . 3 —

Même mode d'emploi que la précédente ; elle est plus active. On la prescrit dans les cas d'hypopepsie intense ou d'apepsie ; elle convient particulièrement aux sujets débilités.

 On peut la combiner avec la cure de képhir.

  d) Eau distillée. . . . . Un litre
     Chlorure de sodium . . . . 3 grammes.
     Sulfate de soude. . . . . 5 —

Peut être administrée froide ou chauffée à 40 degrés, à la dose d'un quart de litre. On peut aller jusqu'à 300 et 400 centimètres cubes en trois fois.

 Cette solution est indiquée aussi bien chez les hyperpeptiques que chez les hypopeptiques, quand il existe une atonie intestinale ancienne.

 Si le foie est gros, il est préférable de l'administrer tiédie.

  e) Eau distillée. . . . . Un litre.
     Chlorure de sodium . . . . 5 grammes.
     Sulfate de soude. . . . . 10 —

Un demi-verre à jeun ; si la dose est bien supportée, la doubler en faisant prendre au malade un second demi-verre, un quart d'heure après le premier.

 Mêmes indications que la précédente. En raison des effets purgatifs de cette solution, il est utile, avant de la prescrire, de faire quelques lavages intestinaux avec une solution chlorurée sodique (25 à 30 grammes par litre).

 De ces différentes solutions, une seule a un coefficient cryoscopique (Δ) supérieur à — 36 ; c'est la dernière. Il en résulte que toutes, sauf celle-ci, à moins d'être prises à des doses supérieures à celles indiquées, sont facilement absorbées et qu'elles ne donnent lieu à aucun effet purgatif: ce sont donc bien des médicaments dialytiques.

Les ACIDES sont employés depuis longtemps en thérapeutique; au xviie, au xviiie siècle Sylvius, Haller, de Hoen, Sydenham, etc... prescrivaient déjà soit l'acide nitrique, soit l'acide sulfurique.

De nos jours, on a employé presque exclusivement l'acide chlorhydrique.

L'*acide chlorhydrique* étant considéré comme sécrété à l'état de liberté par la muqueuse, on avait conclu qu'il est logique de prescrire cet acide dans les cas où l'acide du suc gastrique se trouve en quantité insuffisante; ce point de départ est inexact, si l'on admet avec Hayem et Winter que l'acide libre du suc gastrique ne représente qu'un excès d'acide libéré à un moment donné.

Les recherches expérimentales sur l'action de l'acide chlorhydrique ont donné des résultats assez contradictoires. Tandis que pour Jaworski les acides diminuent la sécrétion de l'acide chlorhydrique, d'autres auteurs admettent que cet acide détermine une excitation du processus stomacal (Gilbert).

D'après M. Hayem l'usage, chez les hypopeptiques, de solutions faibles d'acide chlorhydrique, ingérées peu de temps après le repas, a pour conséquence un relèvement de ce processus : augmentation de la chlorurie, accroissement des produits chloro-organiques.

Chez les hyperpeptiques, il y a aggravation du type chimique.

On a encore prescrit l'acide chlorhydrique pour réaliser l'antisepsie du milieu gastrique et combattre les fermentations anormales; mais il ne faut pas perdre de vue que ces fermentations sont très actives chez les hyperchlorhydriques dont le suc gastrique contient cependant un excès d'acide chlorhydrique libre.

Ajoutons que l'action de l'acide chlorhydrique et des acides en général ne se limite pas à l'estomac; les expériences de Pawlow, d'Enriquez et Hallion ont démontré que la sécrétion pancréatique est mise en branle par l'arrivée d'un acide au contact de la muqueuse intestinale.

Les indications de l'emploi de l'acide chlorhydrique, de même que sa posologie, sont loin d'être précisées.

On a tendance actuellement à renoncer à l'emploi des fortes doses qui sont mal tolérées par l'estomac; d'ailleurs, chez les hypopeptiques, pour remplacer l'acide normal défaillant, il faudrait en donner des doses que l'estomac ne saurait supporter.

On l'a cependant prescrit à fortes doses (2 à 4 grammes) dans les diarrhées chroniques liées à l'hypopepsie.

A petites doses : 0,25 à 0,50, il est habituellement bien toléré. Il nous a semblé que chez les chlorotiques, les tuberculeux, chez nombre d'hypopeptiques, il stimulait l'appétit, facilitait la digestion et combattait la diarrhée; mais les résultats sont inconstants.

On peut prescrire :

Eau distillée . . . . 200 grammes.
Acide chlorhydrique. . . . . 2 —

Une cuillerée à soupe dans un quart de verre d'eau sucrée, deux ou trois fois par jour, après les repas (soit 0 gr. 30 à 0 gr. 45 d'HCl).

Nous n'avons aucune expérience de l'emploi de l'*acide sulfurique* et de l'acide *nitrique* que Coutaret et M. Albert Robin après lui ont préconisé contre la flatulence.

Par contre, nous avons toujours obtenu de bons résultats de l'*acide phosphorique* que nous prescrivons couramment dans la gastrite hypopeptique, à la dose de X gouttes par repas.

Acide phosphorique officinal. . . . . C gouttes.
Alcoolature de citron . . . . 2 grammes
Eau distillée . . . . 150 c.c.

Une cuillerée à soupe au cours du repas ou dans un verre d'eau sucrée.

On peut encore prescrire :

Acide phosphorique officinal. . . . . . . 10 grammes.
Phosphate acide de soude . . . . 20 —
Eau distillée . . . . 200 —

Une cuillerée à café dans le verre d'eau de boisson à chaque repas.

L'*acide lactique* est surtout employé dans les diarrhées infantiles (V. le chapitre des Dyspepsies infantiles).

L'*acide carbonique* est introduit dans l'estomac par l'intermédiaire des eaux minérales et du bicarbonate de soude. Il est faiblement antifermentescible et surtout analgésique. Il excite les sécrétions salivaire et gastrique, augmente l'appétit. Il a d'ailleurs des inconvénients assez sérieux, car il distend les estomacs atones et peut déterminer des symptômes d'ivresse carbonique, consistant en étourdissements, en vertiges.

Les AMERS ont joué jusqu'ici un grand rôle dans la thérapeutique médicamenteuse des gastropathies.

On a pendant longtemps admis empiriquement que les amers stimulent l'appétit et le fonctionnement de l'estomac. Récemment on a utilisé l'analyse du suc gastrique pour déterminer d'une façon précise leur mode d'action.

Les nombreux travaux publiés par Jaworski, Reichmann, Tcheltzow, Marcou, etc., ont donné des résultats contradictoires ; cependant, il résulte de l'ensemble de ces travaux que l'efficacité des amers est plutôt douteuse et que leur emploi prolongé peut présenter des inconvénients ; les expériences les plus récentes, celles de Bouanni, faites sur une chienne ayant subi l'opération de Pawlow et Heidenhain, démontrent qu'il est impossible de constater la moindre influence directe des substances amères sur la sécrétion gastrique.

D'après Pawlow, l'action des amers ne consisterait pas en un simple réflexe physiologique, mais bien dans la provocation d'un certain acte psychique qui suscite secondairement l'action sécrétoire physiologique, opinion qui est en somme corroborée par les expériences de Bouanni.

Les amers semblent surtout indiqués dans les cas où il y a dépression momentanée de la sécrétion par suite d'ébranlement nerveux, de surmenage ayant amené une hyposécrétion par épuisement, que dans ceux où l'anémie est liée à des altérations glandulaires graves (gastrite interstitielle ou atrophique).

Des amers, les uns comme la *gentiane*, le *quassia amara*, la *cascarille*, le *colombo*, le *condurango*, la *rhubarbe*, le *chardon-bénit*, le *trèfle d'eau* ou *ményanthe* sont employés à forte dose sous forme de teinture, vin, macération, etc., — car ils ne présentent pas de propriétés toxiques, d'autres comme la *noix vomique*, la *strychnine*, la *quassine cristallisée*, etc., ne peuvent être maniés qu'à petites doses.

Les préparations amères se prescrivent avant les repas; cependant M. Mathieu préfère les prescrire après le repas.

Pour la posologie et les formules, nous renvoyons au Formulaire qui se trouve à la fin de ce volume.

Certains médicaments agissent comme EXCITO-MUSCULAIRES : tels la noix vomique, la strychnine, l'ipéca.

L'*ipéca*, à faibles doses, serait utile dans l'hypopepsie avec atonie gastrique ; on peut employer la poudre en nature à la dose de 2 à 3 centigrammes après chaque repas, fractionnée en deux ou trois prises qu'on administrera à des intervalles d'une demi-heure à une heure en cachets, mélangée à du bicarbonate de soude, à de la poudre de colombo. On peut aussi se servir des pastilles d'ipéca qui contiennent chacune 0 gr. 01 de poudre. (2 à 5 après le repas, en les espaçant) ou de la teinture associée à d'autres teintures apéritives :

Teinture d'ipéca . . . . }
—   de colombo. . . . . } āā 15 grammes.
—   de gentiane. . . . .)

XX à XXX gouttes après le repas, en deux ou trois fois, à une demi-heure d'intervalle, dans une petite quantité d'eau, ou :

Teinture d'ipéca . . . . }
—   de gentiane . . . . } āā 5 grammes.
—   de noix vomique. . . . . .)

X à XV gouttes après le repas, en deux fois à une heure d'intervalle.

Le *sulfate neutre de strychnine* se prend à la dose de 2 à 3 milligrammes.

Les CARMINATIFS employés pour combattre la flatulence contiennent des essences, de l'acide cinnamique, divers principes comme le thymol, le carvol, etc. On utilise surtout la *menthe poivrée*, la *mélisse*, la *camomille* (en infusion)'; l'*anis* (en infusion, en poudre : 0 gr. 50 à 1 gr. 50 ; en teinture : 1 à 10 grammes ; sous forme d'essence : I à X gouttes ; de liqueur ammoniacale anisée : X à XV gouttes dans de l'eau sucrée); le *fenouil* (0 gr. 05 à 1 gr. 50 de poudre).

Ces différentes substances sont employées le plus souvent en infusion, aussi peut-on se demander si le véhicule chaud n'a pas autant d'influence que les substances elles-mêmes; on ne peut leur nier cependant une certaine efficacité. Elles sont surtout actives dans les embarras gastriques aigus, accompagnés de flatulence et de coliques:

La médication la plus active contre la flatulence est la médication saline, dialytique dont il a été question précédemment; cette médication active l'évacuation de l'estomac et combat la distension gazeuse; nous avons obtenu de bons résultats de l'association à petites doses du bromure de sodium, du phosphate et du sulfate de soude, suivant la formule de M. Pron :

Bromure de sodium . . . . ⎫
Phosphate de soude. . . . . ⎬ āā   2^{gr},50
Sulfate de soude . . . . ⎭
Eau distillée . . . .   250 grammes.

Une cuillerée à soupe, dix minutes avant chaque repas.

LES NARCOTIQUES, SÉDATIFS DE LA DOULEUR étaient très employés à l'époque où l'on s'efforçait de remédier empiriquement au symptôme douleur. Aujourd'hui, on dispose de moyens plus efficaces et en même temps moins nuisibles; avec les alcalins, le sous-nitrate de bismuth, la médication dialytique et le régime, on parvient en général aisément à calmer les douleurs dues soit à l'hyperchlorhydrie, soit à la lenteur de l'évacuation.

Le lavage de l'estomac chez les malades atteints de sténose contribue puissamment à calmer les douleurs. D'autre part, chez les névropathes dont la muqueuse présente de l'hyperesthésie; il faut être très sobre dans l'emploi des médicaments analgésiques, car les malades s'y habituent aisément et d'ailleurs la plupart des médicaments exagèrent cette hyperesthésie; il suffit souvent de supprimer toute médication pour rendre tolérante une gastrite médicamenteuse chez les nerveux.

Il faut donc être très réservé dans l'emploi des narcotiques et n'avoir recours à eux que dans les cas où l'intensité de la douleur exige un soulagement immédiat. Dans ce cas, on est parfois obligé d'avoir recours à une injection de morphine: lorsque la douleur est de moyenne intensité, on emploiera les divers narcotiques qui vont être énumérés, en utilisant de préférence la voie rectale, chaque fois qu'il sera possible.

Les *opiacés* sont les médicaments le plus usités.

Par la voie buccale, on peut prescrire la poudre d'opium
(0 gr. 05 à 0 gr. 10) associée au bicarbonate de soude, à la craie
préparée, au sous-nitrate de bismuth en paquets ou cachets;
l'extrait thébaïque (0 gr. 02 à 0 gr. 10) en pilules, potion; la
teinture thébaïque dont VI gouttes équivalent à un centigramme
d'extrait, associée le plus souvent à la teinture de belladone, à
celle de coca; le vinaigre d'opium ou gouttes noires anglaises
dont I goutte correspond à 0^{gr},0062 d'extrait (IV à VIII gouttes);
la poudre de Dover associée aux poudres indiquées plus haut,
en cachets (1 gramme renferme 0 gr. 10 de poudre; dose :
0 gr. 20 à 0 gr. 50) et enfin l'élixir parégorique facile à prendre
et à doser; X gouttes de cet élixir correspondent à 0 gr. 002
d'extrait d'opium; dose 2 à 10 grammes *pro die*.

Par la voie rectale, on utilise le laudanum de Sydenham
(VIII à XII gouttes en lavement); l'extrait thébaique, en suppositoires.

La *morphine* ne doit être employée qu'exceptionnellement
par la voie sous-cutanée (0 gr. 005 à 0 gr. 01 par injection); à
l'intérieur, on la prescrit sous forme de gouttes blanches de
Gallard :

> Chlorhydrate de morphine. . . . . 0^{gr},10
> Eau de laurier-cerise . . . . 5 grammes.

I ou IV gouttes sur du sucre avant les repas;

II gouttes contiennent deux milligrammes de morphine.

Ou bien en sirop (0 gr. 01 de morphine par 20 grammes de
sirop); en potion.

> Chlorhydrate de morphine . . . . .   0^{gr},02
> Eau chloroformée saturée . . . . . . } ãã 60 grammes.
> Eau de fleurs d'oranger . . . . . . }
> Sirop simple. . . . .   30 grammes.

La *codéine*, plus facile à manier, est d'usage courant (0^{gr},01
à 0^{gr},05 en pilules, potion, sirop, solution).

On a encore employé la *dionine* (chlorhydrate d'éthylmorphine)
à la dose de 0^{gr},01 à 0^{gr},02 en solution concentrée (gouttes),
pilules, potion, sirop.

Les opiacés présentent un inconvénient qui est commun à
toutes les préparations d'opium; s'ils calment la douleur, ils

ont par contre un effet excitant et augmentent l'hypersécrétion gastrique. Des travaux récents (Kleine, Riegel) ont confirmé l'influence excitante de la morphine sur la sécrétion; il faut donc être très réservé dans l'emploi des opiacés et de la morphine en particulier et leur préférer la *belladone* qui a l'avantage de modérer la sécrétion et de ne pas entraîner la constipation.

On prescrit l'extrait ($0^{gr},02-0^{gr},05$) en pilules, potion, et suppositoires; la poudre, associée au sous-nitrate de bismuth, à la craie, au bicarbonate de soude, etc.; la teinture(X-XX gouttes), seule ou associée, aux teintures de coca, de jusquiame, d'opium, etc.

La *jusquiame* peut être également employée.

La *cocaïne* est fréquemment utilisée à petites doses et donne de bons résultats ($0^{gr},01-0^{gr},05$ par jour), en pilules, potion.

On peut encore prescrire la *stovaïne* : $0^{gr},01-0^{gr},10$ en solution concentrée (gouttes), poudres composées, potion, etc....

L'*eau chloroformée* est un sédatif anodin, mais qui n'est pas toujours bien toléré; elle peut, en effet, occasionner des brûlures; aussi doit-on toujours la couper par moitié. Dose : 20 à 100 grammes.

On emploie parfois les *bromures*, non seulement le bromure de potassium, mais encore les bromures de sodium, strontium, calcium, ce dernier particulièrement vanté par Germain Sée. Il est préférable de les prescrire en lavements.

L'*hydrate de chloral* doit être rejeté de la thérapeutique gastrique en raison de son action irritante; Rosenbach l'a prescrit à petites doses contre la dyspepsie nerveuse.

> Hydrate de chloral . . . . 1 gramme.
> Eau . . . . 5 grammes.

XII à XXIV gouttes dans un demi-verre d'eau une à deux heures après le repas, trois fois par jour.

Les observations que nous avons faites relativement à l'emploi des narcotiques s'appliquent également aux MÉDICATIONS DIRIGÉES CONTRE LES VOMISSEMENTS.

Dans l'immense majorité des cas, il suffit de la diète et de la suppression de la cause pour rendre l'estomac tolérant.

Parmi les médicaments usités contre les vomissements, citons d'abord la classique *potion de Rivière* qui par action de l'acide citrique sur le bicarbonate de potasse donne lieu à la production d'acide carbonique dans l'estomac; le *menthol* ($0^{gr},10$-$0^{gr},20$) en potion émulsionnée. On peut aussi employer les narcotiques déjà mentionnés : morphine, cocaïne, stovaïne; l'eau chloroformée, etc. et les *inhalations d'oxygène*.

La médication antiémétisante n'est indiquée qu'à titre d'exception; dans l'embarras gastrique dû à la surcharge alimentaire l'*ipéca* procure un soulagement immédiat, s'il n'existe aucune contre-indication à son emploi.

De plus en plus rares sont les médecins qui croient pouvoir réaliser l'antisepsie de l'estomac à l'aide des médicaments doués d'un pouvoir antiseptique.

Les fermentations se produisent dans deux catégories de cas bien distinctes :

Dans les sténoses, et c'est là où elles acquièrent leur maximum d'intensité; dans toutes les gastropathies avec digestion retardée qu'il y ait ou non dilatation appréciable, que le retard dans l'évacuation paraisse dû principalement à un affaiblissement de la musculature ou à des troubles chimiques. Contrairement à ce que l'on admettait au début des recherches sur le chimisme stomacal, le type chimique importe peu ; les fermentations peuvent être intenses chez les hyperchlorhydriques, ce qui prouve que l'acide chlorhydrique sécrété par l'estomac n'agit pas de la même façon que l'acide chlorhydrique *in vitro*.

Il résulte de ce qui précède que le traitement des fermentations doit viser surtout celui de la cause; dans le cas de sténose, la cause ne pouvant être supprimée que par l'intervention chirurgicale, le seul moyen efficace dont on dispose pour remédier passagèrement aux fermentations est le lavage de l'estomac; dans les autres cas, il faut employer l'ensemble des moyens déjà passés en revue qui rendent à la musculature sa tonicité, activent l'évacuation de l'estomac quand elle est retardée par des troubles évolutifs, qui réveillent l'activité sécrétoire (hypopepsie) moyens qui sont presque exclusivement du domaine hygiénique et physique.

Dans tous les cas, vouloir réaliser l'ANTISEPSIE par les médicaments est une utopie; non seulement ils sont inutiles, ce que la clinique démontre journellement, mais encore nuisibles, ce qu'elle démontre également conjointement à l'expérimentation.

On a utilisé l'acide *chlorhydrique*, les antiseptiques insolubles et divers autres médicaments, tels que le salicylate et le benzoate de soude, le fluorure d'ammonium, le zimphène, etc.

Cohn a montré, en 1889, que la fermentation lactique s'arrête quand il existe plus de 0,70 pour 1000 d'acide chlorhydrique dans l'estomac ; mais ces conclusions ont été contestées par d'autres expérimentateurs, en particulier par Hirschfeld.

Le plus souvent, on a eu recours aux *naphtols* et à leurs dérivés : *bétol, benzo-naphtol* ; au *salol*, au *salicylate de bismuth*. Or les naphtols exercent sur les glandes de l'estomac et par conséquent sur le suc gastrique une influence dont il faut tenir compte. M. Hayem a constaté que chez les hyperpeptiques les naphtols exagèrent les douleurs.

A doses modérées ($0^{gr},60$-$1^{gr},20$ par jour) ils déterminent dans tous les cas une excitation stomacale marquée se traduisant par une augmentation de la chlorurie et presque toujours de la chlorhydrie, mais surtout de l'acide chlorhydrique libre qui peut parfois réapparaître lorsqu'il était nul ; la sécrétion est tantôt augmentée, tantôt diminuée. Il résulte que l'usage de ces médicaments est contre-indiqué dans les états hyperpeptiques où la chlorurie est déjà intense.

Chez les hypopeptiques, les naphtols sont assez bien tolérés ; ils agissent plutôt en excitant le pouvoir digestif qu'en s'opposant aux fermentations qui sont peu influencées.

Le salicylate de bismuth, le salol, le bétol (salicylate de naphtol) donnent lieu par dédoublement au dégagement d'acide salicylique dans l'économie ; ils peuvent présenter des inconvénients chez les malades porteurs de lésions rénales.

Le *benzoate de soude*, d'après Kuhn, serait un bon antiseptique qui a l'avantage d'être soluble.

M. Fiquet a préconisé récemment le *zimphène* (acide métaoxycyano-cinnamique) qui agit à la fois comme excito-sécréteur et comme antifermentescible à la dose de $0^{gr},50$ prise une heure avant les repas, ou trois ou quatre heures après, en solution dans un demi-verre d'eau ; ce médicament n'est pas irritant.

D'après M. Albert Robin, le *fluorure d'ammonium* arrêterait le développement du ferment lactique, aux doses de $0^{gr},01$ à $0^{gr},10$ par jour.

Les FERMENTS DIGESTIFS ont constitué pendant longtemps avec les alcalins et les acides tout l'arsenal thérapeutique des dyspepsies. Quand Corvisart eut introduit la *pepsine* en thérapeutique, on fonda sur ce médicament de grandes espérances et on alla jusqu'à dire : « Avec la pepsine maintenant on peut se passer d'estomac ». Aujourd'hui, on accorde beaucoup moins d'efficacité à ces ferments; on a reconnu qu'il perdent leur activité par suite des transformations qu'ils subissent dans les voies digestives, et les résultats qu'ils donnent sont des plus douteux, d'ailleurs ces ferments font assez rarement défaut.

On admet qu'il existe habituellement assez de pepsine dans l'estomac ou tout au moins de propepsine susceptible de se transformer en pepsine dans un milieu acide, bien que Kövesi ait constaté 13 fois l'absence de pepsine dans 27 cas d'anachlorhydrie. Pirrone a constaté, au contraire, que la pepsine demeure en quantité à peu près égale chez tous les gastropathes.

Quoi qu'il en soit, les nombreuses expériences faites par MM. Bourget et Georges ont montré que l'addition de pepsine à des sucs gastriques n'influence pas le processus digestif. Notre maître Germain Sée manifestait le plus grand scepticisme à l'égard de l'action de la pepsine; M. Hayem admet que dans quelques cas d'hypopepsie l'emploi simultané de l'acide chlorhydrique et de la pepsine peut faire réapparaître l'acide chlorhydrique absent.

On prescrit souvent la pepsine sous forme de vin, d'élixir. C'est là un mode d'administration défectueux; car une solution alcoolique à 25 pour 100 entrave son action; d'ailleurs, il est habituellement contre-indiqué de prescrire de l'alcool aux dyspeptiques. Il faut donc prescrire la pepsine en nature ou en solution glycérinée; on donne $0^{gr},50$ à 1 gramme de pepsine en paillettes à chaque repas. On peut lui associer la maltine à la dose de $0^{gr},10$ à $0^{gr},15$; mais il faut se garder de l'administrer avec des alcalins qui neutralisent l'action peptonisante.

La pepsine en paillettes titre 50, c'est-à-dire qu'un gramme de cette substance solubilise complètement 50 grammes de fibrine, tandis qu'un gramme de la pepsine amylacée ordinaire ne solubilise que 20 grammes de fibrine; cette dernière ne doit plus être employée. Il existe d'ailleurs des pepsines à pouvoir peptonisant plus élevé que la pepsine en paillettes; ce sont la pepsine en poudre au titre 100 et la pepsine fluide au titre 100 qui est une solution de la précédente dans la glycérine.

Dans ces dernières années on a introduit dans la thérapeutique la *maltine* ou diastase qui doit transformer en sucre 50 fois son poids d'amidon. Coutaret pensait que la plupart des dyspepsies (70 pour 100) sont dues à une insuffisance de la digestion salivaire des amylacés; c'est là une opinion erronée. La maltine peut être utile chez les hyperchlorhydriques, car la digestion des amylacés est entravée par suite de la présence constante d'acide chlorhydrique libre dans l'estomac; il faut un degré d'acidité bien supérieur à celui que l'on trouve dans l'estomac des hyperchlorhydriques pour neutraliser l'action de ce ferment; on peut d'ailleurs l'associer au bicarbonate de soude. On doit prescrire 1 à 2 grammes par jour de maltine, chaque dose étant prise une demi-heure après le repas. On donne plus rarement le *malt pulvérisé* (orge germée, concassée) à la dose de 2 à 4 grammes.

La *pancréatine* est employée dans les cas d'hypopepsie où la sécrétion gastrique, le pouvoir digestif de l'estomac sont très amoindris; les malades atteints d'hypopepsie vident rapidement en général leur estomac et c'est l'intestin qui, chez eux, supporte tout l'effort digestif.

Il est préférable de prescrire la pancréatine en pilules kératinisées, à l'exemple d'Unna, ces pilules n'étant solubilisées qu'en milieu alcalin, c'est-à-dire dans l'intestin. Les découvertes récentes concernant le mécanisme de la digestion intestinale semblent prouver d'ailleurs qu'il est plus rationnel d'exciter la sécrétion pancréatique que d'administrer la pancréatine dont les transformations dans les voies digestives détruisent peut-être l'activité; on sait, depuis les recherches de Pawlow, d'Enriquez et Hallion, etc., que l'introduction d'un acide dans le duodénum provoque régulièrement une sécrétion, pancréatique abondante; on peut trouver dans ce fait la justification dans certains cas de l'emploi des acides et notamment de l'acide chlorhydrique.

La *papaïne* qui dissout 1000 à 2000 fois son poids de fibrine, soit en milieu neutre, soit en milieu acide, a-t-elle une action comparable à celle des ferments digestifs organiques? La question reste en suspens.

On a pratiqué quelques essais d'OPOTHÉRAPIE GASTRIQUE. MM. Gilbert et Chassevant ont employé un *extrait gastrique* préparé en desséchant rapidement dans le vide, à une température inférieure à 35°, la muqueuse de l'estomac du porc. Cet extrait se présente sous la forme de poudre gris jaunâtre, sans saveur ni odeur, d'une activité protéolytique 10 fois plus grande que celle de la pepsine du Codex. Un gramme d'extrait gastrique peptonise 200 grammes d'albuminoïdes et correspond à 50 centimètres cubes de suc gastrique normal de l'homme. Outre la pepsine, il contient les autres principes des glandes stomacales : caséases, principes extractifs.

C'est dans les hypopepsies que l'extrait gastrique trouve par excellence son indication; il permettrait de réaliser dans l'estomac, comme in vitro, une digestion artificielle (?); il est possible qu'il agisse encore par l'excitation des glandes qui subsistent dans la muqueuse de l'estomac malade.

Pawlow, Frémont, Finkelstein, Hepp, etc..., ont préconisé l'emploi du *suc gastrique* naturel (suc de chien ou de porc). Le suc de porc est dépourvu de l'odeur répugnante et de l'acidité du suc gastrique de chien; il est donc préférable à ce dernier (Hepp). Le suc gastrique a donné des résultats appréciables dans les divers cas d'hypopepsie organique ou fonctionnelle (dyspepsie nerveuse); les troubles intestinaux qui en dépendent (constipation ou diarrhée lientérique) sont amendés par la médication. De bons résultats également ont été obtenus dans la dyspepsie des tuberculeux, dans les vomissements de la grossesse, (Barth), dans les dyspepsies nerveuses graves avec amaigrissement considérable (Mayor); les effets sont nuls dans le cancer. Lorsque la médication est indiquée, elle calme les douleurs, fait disparaître la flatulence, les troubles à distance, etc. Les malades engraissent. La dose à prescrire est de 50 à 400 ou 500 centimètres cubes par jour, d'après Frémont et Finkelstein. M. Hepp prescrit des doses moins élevées; une ou deux cuillerées à soupe par repas sont des doses courantes; le plus souvent une cuillerée suffit. Le suc gastrique doit être pris pendant la durée du repas, au fur et à mesure de l'ingestion des aliments, dans de la citronnade ou mieux encore dans de l'extrait de malt, du thé froid, de la bière, qui masquent entièrement son odeur et son goût, mais non dans le lait qu'il coagule. Il convient également d'en faire prendre une certaine dose trois heures environ après le repas, pour combattre les fermentations.

Chez les enfants, à la fin de la diète hydrique, on prescrira cinq cuillerées à café par jour de suc gastrique de porc (dyspeptine) : une cuillerée à café, dans un peu d'eau d'Évian sucrée, avant chaque tétée ou prise d'aliments.

HYGIÈNE

L'observation d'une hygiène rigoureuse est pour les dyspeptiques de la plus haute importance. Si parfois le régime alimentaire le plus sévère, le mieux coordonné, n'amène pas d'amélioration notable dans l'état du malade, c'est que le médecin a
négligé de rechercher tout ce qu'il y avait de défectueux dans
son genre de vie ou tout au moins n'a pas prescrit avec une
rigueur suffisante les règles hygiéniques à observer. Par contre
nombre de médecins avisés obtiennent des succès faciles chez
des dyspeptiques traités sans succès pendant de longs mois,
en s'occupant exclusivement de réformer leurs conditions
d'existence et de les adapter aux lois d'une hygiène rationnelle.
Pour notre part, chez tous les dyspeptiques, mais plus particulièrement chez les faux gastropathes, nous apportons le même
soin à détailler les prescriptions hygiéniques que le régime alimentaire.

L'hygiène ne peut être la même pour tous les dyspeptiques ;
s'il est des recommandations que l'on peut faire à tous indistinctement, il en est de particulières à chaque variété de gastropathes. Tel a besoin d'exercice et de vie en plein air qui menait
une vie sédentaire ; tel autre doit être mis au repos absolu,
alors que croyant bien faire il augmentait sa dépense nerveuse
par l'abus des sports les plus variés. Les règles hygiéniques à
prescrire ne peuvent être déduites que de l'observation attentive
de chaque cas en particulier....

Examinons d'abord la question de l'exercice et celle du
repos.

Exercice. — La vie sédentaire est une cause fréquente de
dyspepsie ; beaucoup de citadins sont, de par la nature de
leurs occupations, condamnés à une immobilité quasi absolue
pendant de longues années. Fatalement, tôt ou tard, sous l'influence de la sédentarité prolongée, les différentes fonctions

deviennent languissantes et en particulier les fonctions digestives. L'estomac devient paresseux, se vide lentement; la constipation s'installe et réagit à son tour sur les fonctions gastriques; l'obésité apparaît et contribue par la pléthore abdominale consécutive à aggraver le mauvais fonctionnement de l'estomac et de l'intestin. Aux inconvénients de la sédentarité, s'ajoutent ceux du séjour dans l'air confiné, qui en est le corollaire habituel; ceux qui résultent du tabagisme beaucoup plus nuisible dans ces conditions que pour les individus qui vivent en plein air, etc....

Souvent le sédentaire a une tendance paradoxale à se nourrir copieusement, ce qui favorise d'autant plus vite l'apparition des troubles digestifs.

En somme, l'homme pour maintenir l'équilibre de sa santé a besoin d'un exercice en plein air régulier et suffisant; ainsi que Chomel l'a écrit, non sans raison, « l'on digère autant avec ses jambes qu'avec son estomac ».

De tous les exercices la *marche* est le plus simple et le plus à la portée du commun des mortels; mais certains névropathes, rebelles aux conseils les plus simples, trouvent mille prétextes pour refuser de se soumettre à cet exercice, alors qu'ils acceptent volontiers la pratique d'un *sport*, tel que la bicyclette, le tennis, l'escrime, etc....

D'ailleurs si les exigences de la vie ne permettent pas à l'homme sédentaire de consacrer à la marche un temps suffisant pour en retirer quelque utilité, il sera nécessaire de lui prescrire des exercices qui, tout en exigeant une perte de temps relativement minime, peuvent corriger les inconvénients de l'inactivité. Les mouvements de *gymnastique suédoise* pratiqués le matin au réveil, avec ou sans appareils, constituent une ressource précieuse dans ces conditions; ils ont d'ailleurs l'avantage de développer la musculature, de combattre la constipation. Nous en dirons autant de l'escrime que l'on peut faire suivre habituellement de la douche également utile pour régulariser et activer la circulation, stimuler le système nerveux.

REPOS. — Le repos est un moyen précieux de traitement, parfois aussi utile que le régime.

On peut être amené à prescrire un repos absolu ou bien un repos partiel.

Il est utile que les dyspeptiques ne se livrent à aucune occupation après le repas; il est indispensable pour quelques-uns de conserver le repos dans le décubitus horizontal. Cette nécessité s'impose chez les malades atteints de ptose, de dislocation verticale et chez les asthéniques en général.

Le repos absolu est une condition indispensable du traitement de l'ulcère de l'estomac, de la chlorose avec dyspepsie et des gastro-névroses graves; de l'hystérie gastrique avec vomissements incoercibles, anorexie, de la dyspepsie neurasthénique avec épuisement des forces, alimentation insuffisante.

Dans le cas d'ulcère, le repos s'impose pour assurer la cicatrisation de l'ulcère; dans les gastro-névroses graves, pour remédier à l'épuisement nerveux et faciliter la réalimentation.

Dans certains cas de psycho-névrose, sans épuisement nerveux, le repos après le repas n'est d'aucune utilité pour les malades; ceux-ci ne digèrent bien au contraire qu'à la condition de se livrer à un exercice quelconque.

Il faut s'en fier sur ce point au résultat de leur expérience personnelle et ne pas chercher à les faire rentrer malgré eux dans le cadre des prescriptions théoriques.

Les cures de repos, pour être efficaces, doivent être suffisamment prolongées. Bien que l'on ne puisse édicter aucune règle précise, on peut fixer à trois semaines ou un mois la durée minima du repos à imposer dans les divers cas précités.

Sommeil, sieste. — A la question du repos se superpose la question connexe de la sieste après le repas et celle du sommeil en général.

L'opportunité du sommeil après le repas est assez controversée. On sait d'ailleurs que beaucoup de dyspeptiques, pris de somnolence après les repas, se laissent gagner par un sommeil auquel ils ne peuvent résister, sans se préoccuper de savoir si ce sommeil est nuisible ou utile pour la digestion; souvent ce sommeil est très court; au bout de quelques instants les malades reprennent possession d'eux-mêmes.

Quels sont les effets du sommeil immédiat après le repas? Les avis sont également partagés. Il est difficile d'ailleurs de déterminer d'une façon précise les modifications qu'il détermine dans le chimisme et la motricité; d'après Basch, le sommeil suspend les contractions péristaltiques et Schule, d'après quelques expériences poursuivies sur deux sujets, prétend également qu'il affaiblit la motricité et augmente l'acidité du suc gastrique.

Quelles que soient les théories, on peut, d'une façon générale, autoriser un court sommeil, une sieste, après le repas. Cette sieste, qui est une nécessité dans les pays chauds, qui est la règle pour les animaux, et pour la plupart des paysans, une coutume, paraît répondre à un besoin naturel, physiologique. Tout au plus pourra-t-on faire exception pour les sujets pléthoriques, à congestion facile, que la sieste pourrait prédisposer à l'hémorragie cérébrale.

Si un court sommeil, suivant immédiatement le repas, paraît non seulement inoffensif, mais même utile, on ne saurait en dire autant d'un sommeil prolongé. Il semble en effet qu'au moment de l'évacuation du bol alimentaire l'homme ait besoin de conserver son activité, de se livrer à certains mouvements qui facilitent cette évacuation. D'ailleurs, lorsque à la suite de fatigue, on s'est laissé gagner après le repas par un sommeil qui se prolonge, n'a-t-on pas au réveil la sensation de la reprise d'un travail interrompu de la digestion? Après quelques instants de malaise, des éructations se produisent et l'on perçoit pour ainsi dire les contractions de l'estomac.

Il est donc indiqué de conseiller aux dyspeptiques de ne gagner leur lit que quelques heures après le repas du soir; c'est l'un des moyens pour eux d'éviter les crises nocturnes auxquels ils sont sujets. Mais certains dyspeptiques, objectera-t-on, ont l'habitude de se coucher après leur dîner et s'en trouvent bien; leur sommeil est paisible et ininterrompu. Il n'y a, entre ce qui vient d'être dit et le fait que nous constatons, qu'une contradiction apparente. Les malades qui trouvent bénéfice à se coucher et dormir immédiatement après leur dîner sont des dyspeptiques qui ne sont pas sujets à des crises douloureuses, susceptibles de les réveiller....

Vêtement. — L'hygiène du vêtement a une certaine importance, particulièrement chez la femme; on sait quelle est chez elle la fréquence de la « maladie du corset ». On exigera donc que le corset n'exerce pas la constriction exagérée que s'imposent trop souvent les femmes coquettes; chez l'homme on interdira l'usage des ceintures à boucle qui compriment à l'excès la région épigastrique. Nous avons indiqué que chez les sujets, hommes ou femmes, atteints de ptose, il était indispensable de relever la masse intestinale soit au moyen de la sangle de Glénard, soit d'une ceinture-maillot en tissu rétractile, soit encore, chez la femme, d'un corset-ceinture.

Les dyspeptiques nerveux qui s'alimentent insuffisamment, les anémiques, sont très sensibles au froid, qui paraît avoir une influence nuisible sur leur digestion. On ne saurait que les approuver de protéger le ventre au moyen d'une ceinture de flanelle.

HYGIÈNE CORPORELLE. — Les moyens qui facilitent le fonctionnement de la peau, qui activent la circulation, stimulent le système nerveux périphérique, doivent être employés par tous les dyspeptiques indistinctement. Les *frictions sèches ou à l'alcool,* les *bains* fréquents font partie de la thérapeutique courante.

L'état de la *dentition* ne doit pas être négligé : non seulement la bouche doit être entretenue en parfait état de propreté à l'aide des moyens usuels, mais encore les dents qui manquent doivent être remplacées sans retard ; on sait quelle est l'influence désastreuse d'une mastication incomplète sur la digestion.

HYGIÈNE PHYSIQUE, INTELLECTUELLE ET MORALE. — Il a été indiqué précédemment que si le repos s'imposait, au moins temporairement, pour certaine catégorie de dyspeptiques, pour d'autres au contraire un exercice modéré était d'une utilité incontestable ; mais l'abus de l'exercice, en déterminant une fatigue hors de proportion avec l'état des forces, peut avoir des conséquences désastreuses ; il faut donc mettre en garde contre l'abus des sports, notamment les dyspeptiques nerveux souvent enclins à exagérer les recommandations du médecin.

D'ailleurs toutes les causes de fatigue doivent être évitées avec soin : veillées prolongées et répétées, excès de coït, etc..., ces derniers si déprimants, particulièrement pour les nerveux.

L'hygiène morale ne doit pas moins être surveillée ; dans la mesure du possible on évitera au dyspeptique les émotions, les soucis, les préoccupations d'affaires.

Quant à l'hygiène intellectuelle elle exige également une réglementation rigoureuse ; le travail intensif, outre la fatigue physique, l'usure nerveuse qu'il entraîne, détermine une excitation fâcheuse, d'autant que le travailleur fait appel le plus souvent aux stimulants : café, thé, tabac, dont l'influence nocive s'ajoute à celle du travail lui-même.

Il convient d'interdire de se mettre à la table de travail après le repas. Le repos absolu ou une distraction peu absorbante : partie de cartes, etc., occuperont la première heure qui suit le repas.

D'une façon générale, l'existence doit être réglée ; rien de plus préjudiciable que les repas pris à heures irrégulières, que les rendez-vous donnés à toutes heures, les sorties répétées, etc.... La discipline dans le travail et la distraction ramènent le calme chez les nerveux et par suite influencent favorablement les fonctions digestives.

AGENTS PHYSIQUES

A. CLIMATOTHÉRAPIE

La climatothérapie est à la fois un moyen physique et psychique : physique, parce que le séjour au grand air, l'oxygénation continue améliorent toutes les fonctions et que le climat de montagne particulièrement active l'hématopoïèse, augmente le nombre et la richesse globulaire des hématies ; psychique, parce qu'en procurant le repos complet de l'esprit ce séjour calme l'excitabilité permanente et met le sujet dans les conditions les plus favorables pour recouvrer son équilibre nerveux.

Il en résulte que le changement de climat est utile pour tous les dyspeptiques et qu'il est nécessaire pour certains d'entre eux, pour ceux qui sont anémiés et déprimés, pour les névropathes. Lorsque l'isolement ne s'impose pas, rien ne vaut mieux pour le neurasthénique qu'un déplacement ; lui donner le conseil de « changer d'air », c'est, par une voie détournée, lui permettre de s'éloigner du milieu qui lui est défavorable, de ses occupations et préoccupations.

Tout climat est bon pendant la saison chaude, et la plupart des malades peuvent se rendre indifféremment à la campagne, à la mer, à la montagne. Toutefois la montagne est particulièrement indiquée chez les malades anémiés par une maladie générale antérieure, par un ulcère, à la suite d'alimentation insuffisante et d'autre part chez les névropathes excitables. La vue des vastes horizons, des cimes neigeuses, exerce sur eux une influence salutaire, alors que la mer entretient parfois l'insomnie, l'agitation. Il n'y a rien d'absolu à cet égard d'ailleurs et certains névropathes ne peuvent supporter la montagne qui entretient ou augmente leur tendance à la mélancolie.

De toutes façons il convient de recommander de ne pas

dépasser une altitude modérée (1000 à 1200 mètres), et de conseiller de préférence une station éloignée des glaciers, où la température est égale, plus douce, plus calmante qu'à leur voisinage immédiat.

Il faut mettre en garde les malades contre la tendance qu'ont beaucoup d'entre eux, qui sont habitués à l'immobilité, à faire de longues courses en montagne, des ascensions. Au début, la fatigue n'est pas perçue, car on marche plus aisément, mais celle-ci se traduit bientôt par de l'insomnie, de l'anorexie, etc..., et les malades accusent le climat, disent que le séjour à la montagne ne leur vaut rien, alors qu'en réalité ils devraient s'en prendre uniquement à leurs imprudences.

On doit encore leur recommander de manger sobrement et d'éviter la nourriture trop animalisée qu'on leur offre dans la plupart des grands hôtels; l'alimentation azotée intensive excite à l'excès la sécrétion gastrique et surmène les reins; il faut enfin leur indiquer de préférence une station tranquille où ils puissent trouver le repos, le calme qu'ils doivent chercher.

Pour ces différentes raisons nous recommandons le plus souvent les stations de montagnes des vallées latérales du Haut-Valais : Evolène, Pralong, les Mayens-de-Sion, Vissoie, Saint-Luc, Chandolin, Zinal, Saint-Nicolas, Saas-Fee, Binn, etc... ou quelques-unes de l'Oberland bernois : Wengen, Frutigen, Kandersteg, Adelboden, La Lenk, Grimmialp, etc.... Vie tranquille, horizons reposants, promenades variées et faciles, cuisine simple, toutes ces conditions se trouvent réalisées dans les stations que nous venons d'indiquer

B. HYDROTHÉRAPIE

L'hydrothérapie est au nombre des ressources thérapeutiques que l'on peut utiliser avec le plus de profit chez les dyspeptiques, à la condition de l'employer à bon escient.

On peut avoir recours à l'hydrothérapie locale et à l'hydrothérapie générale.

Il ne faut pas dédaigner les *applications locales chaudes ou froides* de compresses humides sur la région épigastrique ; ces applications donnent les meilleurs résultats.

On se sert, soit de tarlatane pliée en plusieurs épaisseurs, soit d'une pièce de linge, d'un mouchoir que l'on trempe dans l'eau et que l'on exprime, puis que l'on recouvre d'une enveloppe imperméable : gutta-percha laminée, taffetas gommé ou taffetas chiffon et que l'on maintient par une bande de crêpe Velpeau ou une bande de flanelle.

Les applications froides sont particulièrement indiquées chez les dyspeptiques dont l'estomac atone se vide lentement, avec effort. La compresse s'échauffe rapidement en déterminant un appel du sang à la surface cutanée ; ces applications déterminent ainsi une dérivation salutaire et réveillent la tonicité affaiblie de l'estomac ; elles calment de plus les algies, surtout quand on les renouvelle fréquemment, et contribuent à modérer l'intolérance de l'estomac dans les cas de vomissements nerveux. Certains malades dont la circulation est défectueuse, qui sont incapables de la moindre réaction ne tolèrent pas les applications froides qu'il faut remplacer par les chaudes.

Celles-ci, acceptées avec empressement par tous les malades, modèrent la douleur ; elles sont indiquées dans tous les cas où la douleur, le spasme interviennent ; on les emploiera donc dans l'ulcère, dans l'hyperchlorhydrie avec spasme du pylore, dans les cas de périgastrite, etc....

On peut encore employer les *douches locales chaudes ou froides*, mais à la condition que le jet soit brisé par une pomme d'arrosoir et ne vienne pas percuter avec violence la région épigastrique. Les unes et les autres sont indiquées dans les conditions qui viennent d'être mentionnées.

Quant à l'hydrothérapie générale, elle est recommandée dans tous les cas de dyspepsie nerveuse liée au surmenage, à un état neurasthénique manifeste, dans les dyspepsies secondaires à une maladie aiguë de longue durée comme la grippe, la fièvre typhoïde, à l'anémie, au paludisme, etc....

La *douche froide, en jet brisé*, doit être employée chez les sujets jeunes, encore vigoureux ; chez les nerveux déprimés et susceptibles encore de faire la réaction.

Chez ceux qui sont excitables, chez ceux qui sont privés de sommeil, la *douche tiède* à 35° — 38° sera seule indiquée.

La *douche écossaise*, d'abord tiède, puis terminée par un jet froid brusque, est indiquée chez les malades pusillanimes, et non entraînés à l'hydrothérapie.

Le *bain tiède* pris de préférence, soit avant le dîner, soit trois heures au moins après ce repas, constitue le meilleur moyen de ramener le sommeil.

L'*enveloppement dans le drap mouillé* est un procédé économique qui a l'avantage de pouvoir être employé par tous.

Si l'on veut obtenir des effets toniques, on emploie le drap trempé dans l'eau froide à 8° — 12° et tordu. Pendant la durée de l'enveloppement qui n'excédera pas cinq minutes, le malade sera frictionné vigoureusement par-dessus le drap mouillé ; puis on remplacera celui-ci par un drap sec et chauffé avec lequel on continuera la friction ; on terminera par une friction au gant de crin sec ou imbibé d'alcool et le malade se remettra au lit.

On obtient des effets sédatifs avec le drap mouillé froid et ruisselant, sans frictions. Au bout de deux ou trois minutes, le malade est frictionné légèrement avec un drap sec et chauffé.

Pour combattre l'insomnie aucun moyen ne vaut l'enveloppement fait le soir dans un drap imbibé d'eau tiède et tordu, recouvert d'une couverture de laine ; la durée de cet enveloppement sera de dix à quinze minutes.

C. ÉLECTROTHÉRAPIE

A l'égard de la valeur de l'électrothérapie appliquée aux gastropathies, deux opinions diamétralement opposées ont eu cours jusqu'ici.

Certains médecins, insuffisamment documentés sur l'action physiologique de l'électricité et de ses différents modes d'application, professaient un scepticisme intransigeant ; d'autres, spécialisés en électrothérapie, ont vanté peut-être à l'excès l'efficacité de ce mode de traitement et étendu outre mesure le champ de ses applications ; la vérité, comme toujours, se trouve entre les deux extrêmes.

On ne peut attribuer à l'électricité que la valeur d'un traitement palliatif à l'égard de certains symptômes ; elle ne constitue qu'un moyen adjuvant qui doit dans tous les cas être associé aux autres moyens usuels.

On demande à l'électricité tantôt une action locale, tantôt une action générale. Examinons d'abord les effets des applications locales.

L'électricité agit sur la motricité, sur la sécrétion et surtout sur la sensibilité.

L'action sur la motricité est nulle quand les deux électrodes sont portées dans l'estomac (Meltzer, Delaquerrière et Delherm) ; on obtient des contractions quand un pôle est placé dans l'estomac, l'autre sur un point quelconque du corps.

Enfin l'électrisation de l'estomac à travers les parois pourrait dans certaines conditions provoquer des contractions des muscles lisses de l'estomac (Bordier, Delherm) ; elle détermine en tous cas des variations de volume de l'estomac provoquées par les contractions des muscles abdominaux.

L'action sur la sécrétion a été vérifiée à la suite du passage du courant galvanique, les deux pôles étant appliqués sur la peau (creux épigastrique et dos). Il ne semble pas que l'introduction d'un pôle dans l'estomac, l'autre restant placé sur la paroi, augmente sensiblement l'action sécrétoire.

L'action sur la sensibilité est surtout marquée ; non seulement l'expérimentation, mais encore, ce qui est plus important, l'expérience clinique ont permis de constater l'effet du courant électrique sur les algies superficielles et sur les algies profondes que l'on s'accorde aujourd'hui à localiser au plexus solaire.

Les courants continus, à haute intensité et appliqués pendant longtemps, viennent à bout de cette irritabilité douloureuse du plexus solaire.

Tels sont les principaux effets que l'on peut attendre des applications locales de l'électricité ; mais on peut encore demander à l'électricité des effets généraux qui ont leur répercussion directe sur l'état gastrique :

Dans ce but on a recours au *bain statique* (effets sédatifs), aux *courants de haute fréquence.*

Quelques médecins n'attribuent à l'électricité d'autre valeur que celle de médication psychique ; suivant Dubois (de Berne), « un mot bienveillant, un conseil de philosophie est plus précieux qu'une demi-heure de faradisation ». Sans nier l'influence toute psychique que peut exercer l'électrisation comme tout autre moyen d'ailleurs, chez les faux gastropathes, il serait injuste de contester l'action physique de ce mode de traitement, indépendamment de l'influence psychique dont l'efficacité dépend de la mise en scène employée par le médecin et de l'autorité de sa parole.

Bien que l'on ait utilisé les différents modes d'électrisation pour le traitement des gastropathes, c'est aux *courants galvaniques à haute intensité* (jusqu'à 100 milliampères) et mieux encore à la *galvano-faradisation* qu'il convient d'avoir recours dans la majorité des cas. Le courant galvanique pénètre profondément; il agit sur la sécrétion, la motricité, mais surtout sur la sensibilité : la *faradisation* a cependant ses indications ; elle agit en produisant des modifications de tension intra-gastrique, en activant la sécrétion, et produit une sorte de massage de l'estomac (Delherm); elle est également efficace contre les algies superficielles (pinceau); il en est de même, à cet égard, des étincelles de statique et de haute fréquence.

Les méthodes intra-gastriques, surtout préconisées par Einhorn, sont peu usitées en France.

C'est dans le traitement de la dyspepsie nerveuse ou des manifestations gastriques de l'hystérie que l'électricité trouve ses principales indications.

Les troubles de la sensibilité des hystériques : gastralgie, hyperesthésie, points hystérogènes sont justiciables de la faradisation révulsive avec le pinceau de Duchenne; c'est dans ces cas que l'action physique peut être complétée par la suggestion en montrant au malade que sa douleur est calmée, que l'on peut exercer impunément une pression sur la région douloureuse un instant auparavant.

Les algies superficielles des hystériques sont encore influencées favorablement par les étincelles de statique et de haute fréquence.

Les algies profondes des hystériques, des neurasthéniques, sont plutôt justiciables du courant continu à haute intensité.

Pour combattre les sensations de faim nauséeuse, de faim angoissante, on a proposé la faradisation ; contre l'anorexie nerveuse, la galvanisation du pneumogastrique au cou (5 à 10 milliampères), mais l'influence psychique, la rééducation de la volonté a plus d'influence sur cette dernière que les agents physiques.

Par contre, la galvanisation des pneumogastriques au cou exerce une réelle action sur les vomissements nerveux et l'on peut y avoir recours avant d'imposer l'isolement qui n'est pas toujours réalisable aisément.

La méthode d'Apostoli est généralement adoptée :

On place un tampon entre les deux chefs de chacun des muscles sterno-cléido-mastoïdiens, chaque tampon étant relié à l'axe des bornes d'une pile à courants continus et l'on fait passer pendant quelques minutes un courant de faible intensité, soit 2 à 5 milliampères. Au bout de ce temps, on invite le malade à prendre son repas qui a été préparé. En général, dans les cas de vomissements incoercibles, c'est au moment même où les aliments ont pénétré dans l'estomac que se produit la nausée, suivie de rejet des aliments.

A ce moment précis, on porte brusquement l'intensité du courant à 15, 20, 30 milliampères, puis on ramène le courant à l'intensité primitive ; cette manœuvre est répétée plusieurs fois de suite et réussit en général à prévenir la nausée. Il va sans dire que, si les vomissements ne se produisent que tardivement, on pratiquera la galvanisation à l'heure habituelle où ils ont la tendance à se manifester.

Dans la forme commune de la dyspepsie neurasthénique caractérisée par la dépression générale, par les sensations locales de plénitude, de tension intra-gastrique, il faut surtout agir sur l'état général au moyen du bain statique auquel il est utile d'associer la douche statique (effluvation sur la tête) ; les effets sont calmants, le sommeil est meilleur, les sensations de fatigue au réveil sont moins accusées ; d'autre part, la nutrition, la circulation sont heureusement influencées.

Il n'est pas nécessaire en général d'agir localement, d'autant que l'emploi répété de l'électrisation locale a pour conséquence fâcheuse de concentrer sans cesse la pensée du malade sur son estomac et d'enraciner en lui l'idée qu'il est atteint d'une affection grave de cet organe. On peut réveiller la motricité affaiblie en provoquant des étincelles de la région gastrique avec un excitateur ; d'autre part, l'effluvation de haute fréquence, les courants statiques induits, la révulsion faradique calment les sensations pénibles. Cette dernière est également utile contre l'aérophagie. Il est des formes graves de dyspepsie nerveuse dans lesquelles la motricité est particulièrement atteinte et où les manifestations douloureuses sont très accusées. Pour agir sur la motricité on doit donner la préférence aux méthodes percutanées et notamment à la galvano-faradisation, ainsi qu'il a été dit précédemment.

Contre les algies profondes, qui se produisent après les repas, qui se traduisent objectivement par un point douloureux localisé au creux épigastrique et qui sont dues à l'irritabilité du plexus solaire, le courant galvanique à haute intensité (180 milliampères au moins, jusqu'à 150 et même 200) constitue le moyen de choix.

Delherm a utilisé le courant continu à hautes intensités dans les cas de sténose incomplète du pylore avec hypersécrétion; l'électricité ferait disparaître le spasme du pylore qui joue un si grand rôle dans ces sténoses.

Dans les crises gastriques tabétiques, on peut obtenir parfois la sédation ou l'atténuation des douleurs au moyen du courant galvanique (un pôle à la région lombaire, l'autre à l'épigastre, avec une intensité de 50 milliampères; durée 20 à 30 minutes, Delherm).

D. CURES THERMALES

Les cures thermales ont toujours joué un rôle important dans le traitement des gastropathies; pour la plupart des malades, Vichy symbolise la cure thermale anti-dyspeptique, et cependant les médecins recommandent, chacun suivant ses tendances, la plupart des eaux minérales. Est-ce à dire que toutes puissent être utiles aux dyspeptiques ou bien que, leurs indications étant encore peu précises, on les prescrive un peu au hasard, moins pour satisfaire à une indication déterminée que pour prévenir le désir du malade? Telle n'est pas notre pensée.

Ce qui a permis d'attribuer à nombre de stations une influence utile, ce sont les avantages généraux que les malades y trouvent, indépendamment de la composition des eaux. Le repos physique, le repos de l'esprit, le séjour au grand air sont des facteurs d'amélioration qui sont d'une importance capitale pour les névropathes et qui, chez les malades atteints d'une affection organique, ne sont pas négligeables.

D'autre part, depuis quelques années surtout, dans toutes les stations importantes on a développé le traitement par les agents physiques : massage, mécanothérapie, électricité, hydrothérapie, moyens qui jouent un grand rôle dans le traitement des gastropathies et des maladies générales de la nutrition. Si nous ajoutons que les cures thermales exercent toutes, à des titres divers, une influence favorable, sur les échanges nutritifs, sur la circulation, etc., il n'y a pas lieu de s'étonner que la plupart des stations puissent revendiquer une part dans le traitement des troubles digestifs. En améliorant la goutte, le diabète, le brightisme, l'hépatisme, les eaux exercent indirectement une influence salutaire sur les troubles digestifs qui procèdent de ces affections.

De ces brèves considérations on ne peut conclure que le traitement thermal soit inutile, bien que la cure d'air et le repos, que le traitement physique puissent être mis en œuvre, loin de ces stations ; on ne peut conclure non plus que le choix de la station soit indifférent, car un goutteux, un anémique, un simple névropathe ne recueilleront pas un égal bénéfice d'une cure faite dans la même station.

C'est surtout lorsqu'on recherche dans l'eau minérale une action locale, qu'il faut faire un choix avec discernement, car, s'il n'existe qu'un petit nombre d'eaux thermales dont l'action soit utile, il en est qui peuvent être nuisibles et exciter un estomac que l'on voulait calmer.

Il est fort malaisé pour les médecins de se faire une opinion nette sur les effets des eaux. Ceux qui exercent, en dehors des stations thermales, ne peuvent avoir une expérience personnelle de chacune d'entre elles. Quant à ceux qui pratiquent dans les stations thermales, s'ils en connaissent bien les effets, ils ne peuvent comparer les résultats obtenus avec ceux que l'on peut obtenir dans les autres stations.

On attribue les effets locaux et généraux des eaux minérales à leur thermalité, d'une part, et à leur composition chimique, d'autre part ; mais l'une et l'autre ne suffisent pas à expliquer les effets utiles. Il faut sans doute tenir compte des propriétés physiques telles que la radio-activité, dont on commence seulement à soupçonner l'existence et qui permettraient d'expliquer une action dont on ne trouve pas la justification dans les propriétés pharmaco-dynamiques.

La thermalité joue un rôle important, non seulement dans le traitement externe, mais encore dans le traitement interne. Les eaux froides prises à l'intérieur, sont toujours excitantes, quelle que soit leur composition; elles ne conviennent donc pas aux hyperchlorhydriques, aux malades qui ont des spasmes, de l'hyperesthésie gastrique, de la gastralgie, des vomissements nerveux. Les eaux chaudes sont sédatives et conviennent à tous les estomacs excitables. Il en est de même chez les nerveux à estomac atone, sans lésions de gastrite bien définies, de telle sorte qu'en dernier ressort on peut affirmer que les eaux chaudes conviennent dans l'immense majorité des cas pour l'usage interne.

A la vérité, les hypopeptiques supportent assez bien en général les eaux froides de Vichy (Célestins), Vals, Pougues, etc., mais ils se trouvent au moins aussi bien des eaux chaudes de Vichy (Hôpital), Saint-Gervais, Royat.

Les eaux minérales le plus employées dans le traitement des dyspepsies sont les EAUX ALCALINES : BICARBONATÉES SODIQUÉS ET BICARBONATÉES CALCIQUÉS.

Parmi les premières, il faut citer en tête *Vichy*, puis *Vals, le Boulou, Andabre* en France; *Neuenahr, Fachingen* en Allemagne, *Bilin* en Bohême; et parmi les secondes *Pougues, Saint-Galmier, Saint-Alban, Alet, Évian*, en France; *Wildungen* en Allemagne.

Toutes ces eaux contiennent de l'acide carbonique dans une proportion très variable (plus d'un litre dans certaines eaux de Vals). L'action de cet acide carbonique n'est pas indifférente; nous avons indiqué précédemment qu'il excite la sécrétion et l'appétit, qu'il a des propriétés analgésiques, qu'il provoque les mouvements péristaltiques; cependant, les estomacs atones ne se trouvent pas bien de l'ingestion des eaux fortement chargées en acide carbonique.

Nous avons déjà indiqué également les effets du bicarbonate de soude et exposé les opinions contradictoires qui ont cours au sujet de son action.

Le bicarbonate de soude, contenu dans l'eau minérale, comme le bicarbonate de soude médicamenteux, a une action chimique saturante de l'acidité et une action physiologique immédiate qui se traduit toujours par une excitation, action d'autant plus marquée que la sécrétion gastrique est plus appauvrie. D'autre part, le bicarbonate de soude dissout le mucus, et favorise l'évacuation de l'estomac, ce qui explique sans doute qu'il fasse disparaître les malaises tardifs, quel que soit le type de la sécrétion.

Quant aux effets éloignés des cures alcalines ils ont été discutés ; on a reproché au traitement alcalin prolongé et intensif d'exagérer l'hyperchlorhydrie (Hayem), et aussi l'hypochlorhydrie ! A la vérité, les questions de dose interviennent d'une façon capitale dans les effets tardifs des eaux ; si l'on emploie l'eau de Vichy à doses modérées chez un hyperchlorhydrique, on n'aura pas à redouter l'atrophie glandulaire, atrophie qui est le résultat naturel de l'évolution de la maladie.

Les effets tardifs des eaux alcalines sont dus d'ailleurs surtout à l'action générale qu'elles exercent sur l'ensemble de l'organisme.

Revenons aux eaux de Vichy et précisons leurs indications cliniques. Ces eaux ont une teneur très sensiblement analogue en principes fixes (5 grammes à 5 gr. 50 de bicarbonate de soude et 1 gramme environ des autres bicarbonates) ; elles diffèrent entre elles par leur thermalité et la proportion d'acide carbonique qu'elles renferment.

Les sources chaudes sont : Chomel, 43°,5 ; Grande-Grille, 44°,8 ; Hôpital, 30°,8 ; Lucas, 29°,2.

Les sources froides : du Parc, 22°6 ; Lardy 20° ; Mesdames, 16°8 ; Célestins, 14°,3.

La plupart des dyspepsies sont secondaires ; c'est dire que Vichy agit favorablement sur tous les états gastriques liés à la goutte, au diabète, à la lithiase biliaire franche ou larvée, à la cholémie, aux cirrhoses au début, à la congestion hépatique des gros mangeurs.

Chez les névropathes la cure peut également agir dans un sens favorable, surtout s'il existe cette association si fréquente de gastrite et de troubles nerveux dont l'enchaînement est d'interprétation si délicate ; mais, dans cet ordre d'idées, on ne peut attribuer à Vichy une action élective; il faut surtout tenir compte du traitement « à côté » par l'hydrothérapie, les agents physiques; du changement de milieu, sans nier l'influence que peut exercer un traitement local bien conduit sur l'atonie gastrique, sur le réveil de la sécrétion.... Chez les faux dyspeptiques qui sont uniquement des psychopathes, la cure de Vichy est inutile, elle peut être nuisible....

Quels sont les résultats de la cure dans les lésions organiques primitives de l'estomac? Tout d'abord on ne peut se flatter par une cure de quelques jours de modifier les lésions d'une gastrite hypopeptique ou hyperpeptique, ce qui d'ailleurs ne peut être vérifié. C'est donc uniquement par l'étude des modifications de la sécrétion et celle des troubles fonctionnels que l'on peut apprécier les effets de la cure de Vichy.

Ce que nous savons de l'action excito-sécrétoire de l'eau nous explique pourquoi les hypopeptiques, dès le début de la cure, éprouvent un mieux-être évident; pourquoi leur appétit se réveille, leurs digestions s'améliorent, pourquoi les selles se régularisent après la phase habituelle de constipation qui marque le début du traitement; quant à l'exagération du type morbide signalée par M. Hayem, elle ne paraît pas à craindre, si l'on a le soin d'employer l'eau à doses très modérées, en se conformant à la loi énoncée par Lemoine et Linossier, à savoir que « la sensibilité d'un estomac au bicarbonate de soude est en raison inverse de la richesse en acide chlorhydrique de la sécrétion ».

Chez les hyperchlorhydriques, l'eau prise à jeun peut exagérer les phénomènes douloureux et provoquer même du spasme. Il faut donc la faire prendre soit pendant le repas, soit plutôt à distance et par doses échelonnées. Ainsi conduite, la cure a pour effet de calmer les brûlures, les malaises tardifs, de faciliter l'évacuation et, par suite, de combattre la dilatation par troubles évolutifs; mais la sécrétion n'est pas diminuée; l'analyse montre que l'hyperchlorhydrie persiste.

Il ne faut pas, en tous cas, rechercher chez ces malades un effet chimique de neutralisation de l'acide chlorhydrique qu'il serait d'ailleurs impossible d'obtenir, à moins de faire absorber un litre ou plus de liquide.

En résumé Vichy, et les eaux alcalines similaires, peuvent

donner des succès et des échecs indifféremment chez les hypopeptiques et certains hyperchlorhydriques, suivant surtout que la cause première des troubles digestifs est justifiable ou non de la cure alcaline.

Si cette cure est indiquée par l'une des causes que nous avons indiquées plus haut, on peut obtenir des améliorations ou des guérisons « cliniques » remarquables, bien que les lésions de gastrite ne paraissent pas susceptibles d'être modifiées.

Les eaux alcalines sont formellement contre-indiquées quand on est en droit de suspecter un néoplasme, un ulcère, une dilatation par sténose.

Ces cas mis à part, elles sont encore contre-indiquées chez tout malade affaibli par une alimentation insuffisante, présentant un amaigrissement accusé, des troubles nerveux intenses, de l'hypoazoturie.... Chez ces malades une cure d'air et de repos prolongée, la réalimentation devront précéder la cure thermale si on juge celle-ci indispensable.

Suivant les indications, on utilisera à Vichy les agents physiques, en même temps que les ressources de la cure thermale sans toutefois tomber dans l'exagération ni obliger les malades, ce que nous avons observé parfois, à consacrer leur temps heure par heure à la boisson, à la douche, au massage, à l'électrothérapie; le résultat le plus clair de ces traitements intensifs est d'aggraver la dépression nerveuse des malades.

Il convient de recommander aux malades de se reposer pendant la majeure partie du temps qui n'est pas consacré au traitement, de ne pas se laisser entraîner à faire des excursions fatigantes ou à passer leur soirée assis à la table de jeu ou dans une salle de spectacle; ce sont là de mauvaises conditions hygiéniques dont les effets ne sont pas contre-balancés par l'ingestion de quelques verres d'eau!

Contrairement aux eaux de Vichy, les eaux de Vals offrent une gamme très variée de minéralisation (1 gr. 430 Saint-Jean, à 9 grammes source Magdeleine); elles ont sur les eaux de Vichy l'infériorité de ne pas être thermales; mais en raison de leur basse température, de leur richesse en acide chlorhydrique, elles se prêtent aisément au traitement à domicile.

Les eaux bicarbonatées faibles, comme le Boulou (Pyrénées-Orientales) et Andabre (Aveyron), peuvent rendre quelques services dans l'hypopepsie, notamment le Boulou qui est légèrement chlorurée.

Les eaux de Neuenahr (Prusse rhénane), les seules eaux alcalines thermales de l'Allemagne), en raison de leur thermalité (40°), de leur faible teneur en bicarbonate de soude (1 pour 1000 environ), conviennent aux hypopeptiques nerveux et débilités.

Parmi les bicarbonatées calciques, la seule eau qui soit utilisée à la station est celle de Pougues qui contient environ 2 gr. 4 environ de bicarbonates terreux et moins de 1 gramme de bicarbonate de soude. Froides et très gazeuses (3 gr. 39 de CO^2), les eaux de Pougues ne conviennent qu'aux hypochlorhydriques.

Les autres bicarbonatées calciques : Saint-Galmier, Saint-Alban, etc., sont utilisées uniquement pour eaux de table.

L'action des EAUX CHLORURÉES a été controversée, comme celle des eaux alcalines.

Localement le sel est un dépresseur de la sécrétion; il diminue l'acidité chlorhydrique; mais, absorbé, il est au contraire excitant de la sécrétion. Les expériences de Pawlow, Dastre et Frouin, Vincent ont montré que la suppression du sel de l'alimentation peut provoquer une diminution notable de l'acide chlorhydrique; par contre, le sel introduit sous forme de lavements salés par exemple, augmente la sécrétion.... Quoi qu'il en soit, une cure saline prolongée a pour effet de relever le taux de l'acidité; les eaux chlorurées sont donc indiquées dans l'hypopepsie; elles ont de plus une action élective sur l'intestin. Les eaux chlorurées sodiques sont surtout employées à l'étranger, en Allemagne notamment, où les sources alcalines sont rares. Citons les eaux chaudes de *Baden-Baden* (2 grammes de chlorures par litre), que les médecins allemands prescrivent dans les cas peu graves d'atonie; celles de *Wiesbaden* et de *Nauheim* très riches en chlorures (à Nauheim on n'utilise pour le traitement des gastropathies que la source Schwaleim qui contient 1 gr. 3 de chlorure de sodium et 1 gramme de bicarbonates terreux).

Les eaux de *Hombourg*, et surtout celles de *Kissingen*, sont les plus fréquentées des eaux chlorurées allemandes.

En Italie, la station de *Montecatini* (province de Lucques) répond à des indications analogues.

En France, les eaux de *Santenay* (Côte-d'Or), bicarbonatées, chlorurées (5 gr. 23) et sulfatées (3 gr. 22), contenant en plus des doses appréciables de lithine, peuvent être utilisées chez les hypopeptiques ; elles ont une action indéniable sur la motricité et stimulent l'appétit.

Les eaux BICARBONATÉES MIXTES à la fois bicarbonatées et chlorurées, contiennent des doses à peu près égales de principes alcalins et de chlorures. Parmi ces dernières, citons *Châtel-Guyon*, particulièrement indiquée chez les hypopeptiques constipés, Vic-le-Comte, Vic-sur-Cère, Royat, Saint-Nectaire, Ems.

Les eaux de *Royat* ($2^{gr},50$ de bicarbonates ; $1^{gr},50$ de chlorure de sodium), conviennent surtout aux dyspeptiques arthritiques qui sont en même temps anémiques ou nerveux ; moins actives que les eaux de Vichy au point de vue gastrique, elles ont l'avantage d'être reconstituantes ; on les prescrit surtout quand on redoute l'activité des eaux de Vichy. A l'usage de l'eau en boisson (sources de Saint-Mart et Eugénie), les malades excitables se trouveront bien d'associer les bains à eau courante de la source Eugénie.

Ems a des indications comparables à celles de Royat.

Saint-Nectaire a été particulièrement vantée dans ces dernières années ; avec ses sources chaudes et froides, sa minéralisation qui comprend l'association à parties égales des bicarbonates et des chlorures (environ $2^{gr},50$ de chaque), avec son altitude (750 m.), cette station est appelée à rendre de grands services chez les hypopeptiques dont l'état gastrique est lié à l'anémie, au lymphatisme, à l'albuminurie. D'après Arthus, la source du Mont-Cornadore (41°) de Saint-Nectaire-le-Haut, prise à la dose de 200 centimètres cubes, 10 à 30 minutes avant le repas, diminuerait l'acidité gastrique.

Les EAUX SULFATÉES sont peu employées dans la thérapeutique des gastropathies. Il y a lieu d'ailleurs de distinguer les eaux sulfatées sodiques et magnésiennes, surtout purgatives, et les eaux sulfatées calciques.

Le sulfate de soude est toujours nuisible dans l'hyperchlorhydrie. M. Hayem accuse l'abus des eaux purgatives ou des cures d'eaux sulfatées comme celles de Carlsbad et de Marienbad de conduire à l'hypopepsie et même à l'apepsie.

Les eaux sulfatées calciques n'ont pas d'indications bien précises, bien que l'une d'elles, celle de *Bagnères de Bigorre* (source Salut) qui contient $1^{gr},80$ de sulfate de chaux; $0^{gr},38$ de sulfate de magnésie, jouisse d'une certaine réputation dans le traitement des dyspepsies.

On a recommandé parfois les EAUX SULFUREUSES, mais en ayant soin d'utiliser seulement celles des sources qui ne contiennent que des quantités très faibles de soufre. C'est ainsi qu'à *Cauterets* on utilise la source Munhourat (49°) qui ne contient que $0^{gr},010$ de sulfure de sodium ; à *Saint-Sauveur*, la source Hontalade.

On a recommandé à *Olette* la source Saint-Louis, qui est une sulfureuse dégénérée.

Nous avons à mentionner maintenant les EAUX CHLORURÉES MIXTES, soit sulfatées, soit bicarbonatées et sulfatées.

Parmi les premières, nous avons en France, Brides et Saint-Gervais.

Brides a été comparée à tort à Carlsbad ; elle en diffère par la présence d'une grande quantité de sulfate de chaux; l'absence presque complète de bicarbonates. L'eau de Brides (35°) contient $1^{gr},222$ de chlorure de sodium, $2^{gr},350$ de sulfate de chaux; $1^{gr},034$ de sulfate de soude.... On l'a surtout utilisée jusqu'ici chez les obèses, chez les gastropathes atteints de pléthore abdominale.

Les eaux de *Saint-Gervais* ont une composition sensiblement analogue ; elles sont utiles chez les nerveux déprimés, dont l'estomac est atone, et présentent d'ailleurs l'avantage d'un climat à la fois tonique et sédatif.

Parmi les chlorurées mixtes, à la fois bicarbonatées et sulfatées, *Carlsbad* jouit d'une très grande réputation. Les sources contiennent $2^{gr},30$ environ de sulfate de soude ; $1^{gr},20$ de bicarbonate de soude et 1 gramme de chlorures ; leur température varie de 35° à 73° (Sprudel).

Les indications formulées par les médecins allemands sont assez contradictoires ; on les a surtout préconisées dans les dyspepsies récentes avec hyperchlorhydrie, constipation modérée ; dans les formes légères de dyspepsie atonique (nervomotrice) ; dans les dyspepsies liées au fonctionnement défectueux du foie. Elles sont contre-indiquées dans toutes les gastrites d'ancienne date, dans les dyspepsies nerveuses sans troubles chimiques, dans les sténoses....

Boas estime que les doses fortes sont nécessaires pour guérir l'hyperchlorhydrie (500-600 gr.), les doses faibles ayant au contraire une action excitante.

Jaworski a constaté qu'il se produit d'abord une excitation de la sécrétion, remplacée ensuite, après administration prolongée par un affaiblissement de la sécrétion ; il pense que l'abus des eaux de Carlsbad peut conduire à l'apepsie. Cette opinion concorde bien avec les effets que M. Hayem a reconnus au sulfate de soude. Toutefois, Ewald et Sandberg n'ont constaté la diminution de la sécrétion chez les malades traités à Carlsbad qu'à la suite d'un traitement très prolongé.

Si l'on veut essayer d'établir une comparaison entre Carlsbad et Vichy, on peut dire que Carlsbad est plutôt indiqué pour les estomacs à sécrétion exagérée et Vichy pour les estomacs à sécrétion insuffisante. Quant à l'action laxative attribuée plus particulièrement à Carlsbad elle est contestable, souvent au contraire l'usage de l'eau provoque une constipation que l'on est obligé de combattre par l'adjonction de sels de Carlsbad ou de sulfate de soude.

Ajoutons que l'indication de Carlsbad est, comme pour Vichy, donnée le plus souvent par l'état général : arthritisme, hépatisme, etc.

Les eaux de *Marienbad* (Bohême), froides et contenant plus de sulfate de soude (5 gr.) que celles de Carlsbad, ont surtout une action laxative qui les font prescrire chez les dyspeptiques obèses, avec atonie intestinale rebelle.

Les eaux froides de *Tarasp*, en Suisse (Grisons), sont riches en bicarbonates dont 5 grammes de bicarbonate de soude ; en chlorure de sodium (près de 4 gr.) et contiennent relativement peu de sulfate de soude (2 gr). On peut, suivant Boas, y adresser les gastropathes justiciables de Carlsbad, mais dont l'état gastrique se complique d'état nerveux ou dépression générale.

Il reste à mentionner les EAUX INDIFFÉRENTES, c'est-à-dire celles dont la composition ne diffère guère de celle des eaux potables et auxquelles cependant on peut attribuer une certaine efficacité, due en partie à la thermalité, et peut-être aussi à la radioactivité.

Parmi elles, citons *Plombières, Néris, Lureuil, Bagnères de Bigorre*, en France. Ces eaux ont pour effet de calmer l'état nerveux général, la gastralgie chez les névropathes excitables....

A l'étranger, les eaux similaires sont *Bad, Gastein, Wildbad, Schlangenbad, Ragatz*, etc....

Alors même qu'une cure thermale répond à des indications précises, le gastropathe ne peut en retirer un bénéfice marqué que s'il s'astreint à observer à la station les règles hygiéniques et le régime qui lui ont été prescrits. Se fatiguer, veiller, passer des soirées à la table de jeu ou dans une salle de spectacle ou l'air est confiné, sont de mauvaises conditions pour la réussite de la cure.

En ce qui concerne le régime, les malades n'imiteront pas les baigneurs des siècles précédents qui s'appliquaient autant à faire bonne chère qu'à suivre le traitement thermal; s'il est vrai qu'à Pougues, en 1584, Jean Pidoux conseillait d'éviter les « sauces, salures, espiceries, fricassées et autres aiguillons de gueule », les mémoires contemporains relatent que l'on s'adonnait volontiers aux plaisirs de la table dans les différentes stations thermales à la mode et Montaigne lui-même louait la succulente cuisine des Hostesses de Plombières.

L'une des raisons de la vogue de certaines stations étrangères dont l'efficacité n'est pas supérieure aux nôtres est que les hôteliers, dociles aux conseils des médecins, se sont appliqués à servir à leur client des mets simples, sans apprêts compliqués et même à instituer de véritables tables de régime. D'ailleurs, les hôteliers français commencent à entrer dans cette voie et à abandonner la tradition des sauces, des entremets indigestes, etc....

E. RÉVULSION

Il ne faut pas dédaigner la révulsion. S'il faut renoncer au vésicatoire, aux emplâtres et même aux pointes de feu, aux anciens moyens révulsifs qui étaient d'une application pénible et d'une efficacité contestable, par contre on ne saurait nier l'utilité de ceux que l'on utilise de nos jours et qui consistent surtout dans les applications de chaleur humide ou sèche, ou dans les applications froides.

Au chapitre hydrothérapie il est question des applications de *compresses de Priessnitz*; bornons-nous donc à indiquer à cette place que l'on peut employer la chaleur sèche sous forme de serviettes chaudes, de sacs caoutchoutés remplis d'eau chaude, de sacs de sable chaud. M. Larat a construit un petit appareil, le thermoplasme qui utilise l'électricité pour échauffer une compresse.

On peut, d'autre part, obtenir la révulsion par réfrigération au moyen des *pulvérisations d'éther* ou mieux encore de *chlorure d'éthyle*, enfin au moyen de l'*électricité* (*étincelles statiques*, par exemple.)

A la révulsion, on demande des effets excito-moteurs pour réveiller les contractions de l'estomac et surtout des effets sédatifs. Les applications chaudes ou froides agissent sur les filets nerveux cutanés et par voie réflexe agissent sur l'ensemble du système nerveux, activent la circulation périphérique aux dépens de la circulation interstitielle, modèrent le processus inflammatoire. Elles sont donc particulièrement indiquées pour combattre les algies superficielles et profondes soit d'ordre purement fonctionnel, soit liées à un état organique; pour agir sur la périgastrite, etc....

F. LAVAGE DE L'ESTOMAC

Comme beaucoup de médications, la saignée et le vésicatoire, par exemple, le lavage de l'estomac, depuis son introduction dans la thérapeutique par Kussmaul a passé par deux phases : l'une d'enthousiasme excessif, la seconde de méfiance peut-être exagérée. Au début de sa vulgarisation, le lavage a été employé pour ainsi dire dans tous les cas de dyspepsie et notamment lorsqu'on constatait le clapotage, indice de la fameuse dilatation qui, pendant quelques années, a été considérée comme une affection autonome.

Au fur et à mesure que le champ de l'expérience s'est

agrandi, qu'une compréhension plus nette du mécanisme des troubles moteurs et sensitifs est née dans les esprits, les indications du lavage se sont précisées. On a renoncé d'une part à l'employer dans les cas où il était inutile et même nuisible; on l'a surtout réservé pour ceux où il y a nécessité de débarrasser l'estomac des débris alimentaires qui ne peuvent être évacués, ou du moins qui l'encombrent et entravent le travail digestif; on a renoncé surtout à son emploi prolongé outre mesure et l'on ne voit plus aujourd'hui, comme il y a quelques années, des malades condamnés au lavage à perpétuité. Seuls quelques psychopathes, *proprio motu* s'obstinent à en perpétuer l'usage dont ils ont obtenu au début quelque soulagement et il est souvent difficile de les amener à renoncer à leur manie.

Le lavage de l'estomac est, avant tout, un moyen de nettoyage. Mieux que le vomitif, qui est une médication pénible et ne pouvant être utilisée qu'exceptionnellement, il assure l'évacuation de l'estomac; il entraîne mécaniquement les débris alimentaire et le mucus (on peut d'ailleurs dissoudre le mucus en ajoutant à l'eau du bicarbonate de soude).

Accessoirement, le lavage exerce sur la motricité une action qui n'est pas négligeable; il détermine la contraction de l'estomac, ainsi que le prouvent les efforts de vomissements qui se produisent habituellement lors de l'introduction du tube. L'absence de contraction indique une atonie très prononcée de l'organe.

L'action excito-motrice, très marquée en général, lors des premiers lavages, va ensuite en s'atténuant. L'abus des lavages peut même entraîner l'atonie de l'organe, comme celle des lavages intestinaux entraîne celle de l'intestin.

Il est possible que le lavage excité la sécrétion; toutefois l'action excito-sécrétoire doit être médiocre. Depuis longtemps déjà Blondlot avait montré que les excitations mécaniques de l'estomac ont une faible influence sur la sécrétion. Il est possible cependant que la réaction médiocre dans un estomac normal, soit vive dans un estomac malade; il paraît même très probable que les lavages répétés exagèrent l'hypersécrétion chez les hyperchlorhydriques.

L'action sur la sensibilité n'est qu'indirecte : le lavage calme

les douleurs, surtout chez les malades atteints de sténose
en évacuant les débris alimentaires dont le contact prolongé
déterminait l'irritation de la muqueuse.

Enfin, le lavage exerce une action psychique qui s'affirme
chez nombre de faux gastropathes et peut être utilisée dans
les cas de vomissements nerveux.

Peut-il exercer une action médicamenteuse, quand on le
pratique, non plus avec de l'eau purement et simplement, mais
avec de l'eau additionnée de substances médicamenteuses? S'il
est utile d'additionner parfois l'eau de bicarbonate dont
l'action dissolvante sur le mucus est bien connue et qui peut
agir sur le revêtement épithélial, ou bien encore de chlorure
de sodium qui paraît doué de propriétés excito-motrices, on
est devenu sceptique en ce qui concerne l'efficacité de la plupart des médicaments que l'on a proposé de mettre au contact
de l'estomac, tels que le sulfate, le benzoate, le borate, le
salicylate de soude et l'acide salicylique, le chlorure de calcium,
l'acide borique, le nitrate d'argent, le perchlorure de fer, l'eau
chloroformée, etc.... De plus en plus, on se borne à n'utiliser
que les effets mécaniques du lavage.

L'*indication* essentielle du lavage est la *sténose* pylorique,
quelle qu'en soit la cause ; encore ne doit-il être employé
avec quelque persévérance que dans les sténoses avec rétention
alimentaire importante; dans les sténoses incomplètes où il y
a plus d'hypersécrétion que de rétention le lavage ne doit être
employé qu'avec la plus grande réserve.

C'est qu'en effet, à côté de ses avantages incontestables, à
côté du soulagement qu'il procure en supprimant temporairement les douleurs, les vomissements, en atténuant les symptômes généraux d'auto-intoxication il présente de nombreux
inconvénients :

Il soustrait à l'organisme une certaine quantité de matériaux
nutritifs qui auraient pu être évacués dans l'intestin et absorbés;
il déshydrate les tissus en enlevant une grande quantité d'eau,
d'où l'oligurie et l'anurie; enfin il enlève des chlorures et cette
déperdition est une cause rapide d'affaiblissement. Il en résulte,
à la suite de lavages répétés, un affaiblissement, un amaigrissement considérable, parfois même des accidents de collapsus,
de tétanie, de coma dyspeptique.

Pour éviter ces différents accidents, tout en soulageant le patient, il importe de s'entourer de certaines précautions :

Le lavage doit être fait, le matin à jeun, par conséquent à longue distance du dernier repas, ce qui permet à l'évacuation et à l'absorption de se faire aussi complètement qu'il est possible.

Les lavages doivent être espacés; après quelques lavages quotidiens, on mettra des intervalles de plusieurs jours entre les lavages suivants et l'on se guidera surtout pour la répétition de leur emploi sur la fréquence des vomissements, sur l'intensité des douleurs.

Si quelques médecins, Riegel entre autres, ont conseillé le lavage avant le repas du soir; Ewald, Honigman avant le coucher, pour supprimer les douleurs nocturnes et assurer le repos de la nuit, il faut considérer que les lavages pratiqués le soir ont le grave inconvénient d'évacuer presque tous les matériaux du repas précédent.

En somme, pour procéder à un nouveau lavage après les précédents, il convient d'atteindre que le tableau symptomatique de la sténose se reconstitue, ce qui permet d'attendre un délai de quelques jours, l'accumulation des débris alimentaires ne s'effectuant que lentement. Grâce aux lavages espacés on peut maintenir pendant longtemps le malade en un état relativemont satisfaisant, dans les cas de sténose moyenne.

Il est indiqué enfin, pour les raisons indiquées plus haut, de ne vider l'estomac qu'incomplètement à chaque lavage; l'évacuation complète fatigue inutilement, sans présenter de grands avantages. On peut même, dans les cas de sténose qui nécessitent des cathétérismes rapprochés, se borner à évacuer le liquide de stase, par la simple introduction de la sonde, sans procéder au lavage; c'est ce que l'on appelle le tubage à sec que M. Mathieu fait suivre de gavage à la poudre de viande.

En tous cas, il faut éviter, contrairement à ce que font beaucoup de malades qui procèdent eux-mêmes au lavage, ou même de médecins, d'introduire de l'eau dans l'estomac, jusqu'à ce que le liquide ressorte clair, ce qui nécessite parfois l'emploi d'une quantité d'eau considérable. Il en résulte pour l'estomac une fatigue excessive, une exagération de l'atonie du muscle gastrique qui lutte avec effort contre l'obstacle mécanique. Il convient de n'utiliser qu'une quantité d'eau relativement modérée, trois ou quatre litres au plus, en ayant soin de n'introduire qu'un demi-litre à la fois.

Pour parer à la soustraction de l'eau et des chlorures chez les malades très affaiblis, il est utile de faire suivre le lavage d'une injection de sérum physiologique (250 centimètres cubes) et de donner des lavements quotidiens et biquotidiens de la même solution saline (200 centimètres cubes par lavement).

Les effets favorables du lavage sont plus marqués dans les sténoses cicatricielles que dans les sténoses cancéreuses.

Le lavage est contre-indiqué dans le cancer non compliqué de sténose. Il est également contre-indiqué dans l'ulcère où il expose d'ailleurs, plus encore que dans le cancer, aux dangers d'une hémorragie, bien que Fleiner le considère comme inoffensif, à la condition d'être pratiqué par une main exercée et que, dans le cas même d'hémorragie, Bourget (de Lausanne) emploie les lavages avec une solution à 2 pour 100 de perchlorure de fer; Ewald, Minkowski simplement avec de l'eau glacée.

Au début de leur vulgarisation, les lavages ont été utilisés, sans discrétion, dans la plupart des cas de gastrite chronique; il est certain que, dans un assez grand nombre de cas, avec hypersécrétion muqueuse manifeste (gastrite alcoolique), quelques lavages faits avec une solution alcaline procurent une amélioration très réelle, de même dans la gastrique hypopeptique avec fermentations intenses; mais il convient de ne pas en abuser; une série ininterrompue de 8 ou 10 lavages sera suffisante; ensuite, il convient de n'avoir recours à ce moyen qu'à intervalles espacés.

Le lavage donne encore parfois de bons résultats dans certains cas de dyspepsies nervo-motrices, après essai des traitements les plus divers, sans qu'une indication précise puisse en justifier l'emploi. C'est dans ces cas que l'on peut invoquer l'influence « psychique » de ce moyen; il en est de même dans certains cas de troubles gastriques isolés d'origine nerveuse : gastralgie, vomissements, etc.

Rappelons brièvement le *manuel opératoire* du lavage de l'estomac qui, proposé dès 1802 par Casimir Renault comme remède héroïque dans les empoisonnements, n'entra dans la pratique qu'à partir des travaux de Kussmaul, et surtout de l'adoption de l'appareil de Faucher, d'un maniement plus simple que celui de la pompe aspirante dont se servait Kussmaul.

L'appareil de Faucher, qui met en pratique le procédé du siphon, se compose d'un tube de caoutchouc rouge, mesurant 1 m. 50 de longueur et 8 à 12 millimètres de diamètre extérieur; ses parois sont assez épaisses pour que son calibre ne puisse être effacé par les contractions des muscles œsophagiens. Il présente à son extrémité gastrique un orifice circulaire et une fente située latéralement. A l'autre extrémité s'adapte un entonnoir en verre. Un point de repère, situé à 50 centimètres de l'extrémité gastrique, permet de limiter l'introduction du tube.

M. Debove a modifié très légèrement l'appareil de M. Faucher en substituant à la sonde molle une sonde plus rigide, permettant par conséquent de vaincre plus facilement les contractions spasmodiques, mais néanmoins assez souple pour rendre tout traumatisme impossible. Elle se compose de deux parties réunies par une armature métallique; la partie œsophagienne mesure 50 centimètres; l'autre partie, complètement molle, est longue de 90 centimètres.

Pour introduire le tube, on déprime la base de la langue avec l'index de la main gauche et on le fait glisser, après l'avoir trempé dans l'eau tiède, contre la paroi postérieure du pharynx. On prie alors le malade de faire des mouvements de déglutition, et une pression légère fait rapidement pénétrer le tube dans l'œsophage, puis dans l'estomac.

Le malade doit respirer largement, ce qui empêche la congestion excessive de l'extrémité céphalique et permet de s'assurer que la sonde a bien réellement pénétré dans l'œsophage; il doit aussi se pencher en avant pour faciliter l'écoulement de la salive; en effet, le contact de la sonde provoque une hypersécrétion salivaire abondante qui inonde la bouche du malade. D'autre part, surtout lors des premières séances, il détermine un spasme de l'œsophage et de l'estomac, qui provoque souvent l'expulsion de la sonde; aussi faut-il maintenir celle-ci avec une certaine vigueur.

Il est exceptionnel que l'on soit obligé d'anesthésier le pharynx par un badigeonnage préalable à la cocaïne, chez les sujets à réflexes particulièrement exagérés.

Le tube parvenu dans l'estomac, on remplit l'entonnoir d'une certaine quantité d'eau, un tiers de litre environ, et on l'élève ensuite au-dessus de la tête du malade, auquel on confie habituellement le soin de le maintenir. Quand le liquide est sur le point de disparaître, on abaisse vivement le tube et on établit ainsi le siphon. Si l'eau apparaissait teintée de sang, il faudrait interrompre immédiatement le lavage.

Il peut arriver, quand l'estomac est très dilaté et complètement atone, que le premier liquide introduit ne s'écoule pas ; le siphon n'est complètement amorcé, dans ce cas, qu'à la seconde ou à la troisième introduction du liquide. Il est utile, en semblable occurrence, de masser l'estomac de façon à provoquer des contractions, de faire pencher le malade en avant pour comprimer l'estomac contre la sangle abdominale, etc.

Dans certains cas, le liquide qui était d'abord ressorti clair, se trouble tout d'un coup et revient chargé de débris alimentaires.

Cette particularité est un des meilleurs signes de la biloculation de l'estomac.

L'eau est introduite à température indifférente, c'est-à-dire voisine de 38° ; on peut employer de l'eau plus chaude si l'on veut provoquer des contractions plus énergiques, ou bien au contraire de l'eau glacée pour arrêter une hémorragie.

Dans les cas où il n'y a pas de sténose on n'introduit en une séance qu'un litre de liquide, en ayant soin de ne verser dans l'entonnoir qu'un tiers du litre à la fois. Dans le cas de stase, on est conduit à faire passer plusieurs litres d'eau dans l'estomac ; mais, ainsi que nous l'avons indiqué plus haut, 3 ou 4 litres suffisent en général et il est nuisible d'introduire 15 ou 20 litres d'eau, ainsi qu'on le faisait couramment il y a peu d'années.

Il est inutile d'élever le tube à une grande hauteur, ce qui augmenterait la force aspiratrice et pourrait favoriser les gastrorragies.

G. GAVAGE

On a utilisé le gavage chez les hystériques atteintes d'anorexie rebelle ou de vomissements incoercibles, bien que l'isolement suffise habituellement à y mettre un terme; parfois chez les tuberculeux dyspeptiques qui ne peuvent parvenir à s'alimenter. Dans ce dernier cas, on fait précéder habituellement le gavage d'un lavage; on introduit ensuite par la sonde du lait, des œufs, parfois de la poudre de viande.

Dans le cas de stase, MM. Mathieu et Laboulais ont proposé l'emploi combiné du tubage évacuateur suivi de gavage avec de la poudre de viande :

Le tubage fait le matin à jeun suffit, en général, à évacuer l'estomac; toutefois, si la bouillie stomacale est trop épaisse, si elle est trop abondante, il faut d'abord procéder à un lavage avec une petite quantité d'eau (un litre au plus). L'évacuation, sans lavage, se fait par expression, au besoin par aspiration.

Dès le début du traitement, on fera suivre immédiatement l'évacuation du liquide de stase d'un gavage à la poudre de viande pure. On commencera par 60 grammes soigneusement délayés dans 300 centimètres cubes de lait. On augmentera chaque jour, progressivement, la quantité de poudre de viande et de lait, pour arriver à 100 grammes de poudre et 400 centimètres cubes de lait. On maintiendra les malades à un régime sévère : régime lacté absolu au début, en cas de douleurs intenses avec stase abondante, puis lait, potages au lait et œufs; de plus, mais au début seulement, on fera prendre des alcalins à haute dose, soit une cuillerée à café du mélange suivant au début des douleurs :

> Bicarbonate de soude . . . . 40 grammes.
> Magnésie calcinée 10   —

Ce tubage évacuateur avec gavage doit être parfois poursuivi pendant des mois entiers, le régime étant d'ailleurs modifié progressivement au fur et à mesure que l'état du malade s'améliore.

Les douleurs disparaissent au bout de quelques jours; puis le liquide de stase diminue et finit par disparaître, en même temps que les malades augmentent de poids dans des proportions parfois considérables. Ces résultats sont parfois obtenus en quelques semaines. Plusieurs malades, traités de cette façon, avaient fait depuis longtemps, sans avantage appréciable, usage des grands lavages. Ce traitement vise, en somme, tout spécialement la forme bénigne du syndrome de Reichmann (sténose pylorique d'origine ulcéreuse).

Dans les cas de stase par suite de sténose pylorique d'origine néoplasique, on n'obtient aucune amélioration; la stase persiste, et l'échec du traitement peut ainsi devenir un élément de diagnostic dans les cas douteux.

Le gavage à la poudre de viande, dans les cas d'hypersécrétion chlorhydrique continue avec stase le matin à jeun, agit comme un alcalin azoté; la poudre fixe l'acide, fait disparaître l'acide libre et, par suite, la douleur et le spasme du pylore qui l'accompagne. D'autre part, elle détermine le relèvement des forces parce qu'elle est parfaitement assimilée et permet d'alimenter des malades insuffisamment nourris depuis longtemps.

H. MASSAGE

Le massage de l'estomac est d'un emploi relativement récent; pratiqué avec mesure et méthode, il contribue puissamment à l'amélioration de certains malades.

On pratique rarement le massage isolé de l'estomac; c'est au massage général de l'abdomen que l'on a recours; ce massage total seul permet d'obtenir les modifications de circulation, d'innervation. de fonctionnement de l'intestin, du foie, du pancréas qui ont leur répercussion sur les fonctions gastriques.

Le massage réveille la tonicité du muscle gastrique; il diminue la durée du séjour des aliments dans l'estomac, quand l'estomac est atone. Est-ce au contraire un spasme qui s'oppose à l'évacuation ? Celui-ci pourra encore être vaincu par le massage pratiqué sous forme d'effleurage, de vibrations.

Le massage calme les douleurs ou du moins celles d'entre

elles qui ne sont pas déterminées par la sténose ou par un processus inflammatoire aigu ; il est particulièrement efficace dans les algies des névropathes.

Il contribue probablement à améliorer la sécrétion, bien qu'à cet égard son action soit difficile à préciser.

Norström admet qu'il relève la sécrétion chlorurée chez les hypochlorhydriques.

Les effets du massage sont différents, suivant son mode d'application. Le massage peut être superficiel ou profond.

Superficiel, il est calmant quand on pratique l'effleurage, — sorte de frôlement pratiqué avec la face palmaire des deux mains qui agissent simultanément de telle sorte qu'il y ait continuité dans la manœuvre, — et les vibrations.

Celles-ci consistent en une sorte d'ébranlement imprimé à la paroi épigastrique par la main agitée de trémulation par suite de la contraction des muscles du bras. On peut obtenir des vibrations au moyen d'un appareil mû par l'électricité.

Le massage superficiel excitant, est obtenu au moyen de pressions digitales, de hachures, de tapotements légers ; il a pour effet d'exciter les contractions et l'activité sécrétoire.

Le massage *profond* comprend les différentes manœuvres de foulements ou pressions, le pétrissage, les vibrations profondes, les hachures fortes.

Les pressions se font en appuyant les mains à plat sur le ventre et en déprimant la paroi doucement, puis la laissant revenir sur elle-même ; les mains placées l'une à côté de l'autre agissent alternativement et changent de place. Les pressions ont pour effet de brasser les aliments et de suppléer ainsi à l'insuffisance de l'estomac.

Le pétrissage concourt au même but ; il consiste à saisir et à relâcher ensuite certaines parties de l'abdomen.

Les hachures se font avec le bord cubital des mains qui donnent l'une après l'autre, une série de coups secs. Il faut avoir soin de tenir les doigts écartés pour amortir les chocs. En effet les hachures sont douloureuses et sont contre-indiquées quand la gastropathie est douloureuse.

Les vibrations profondes résultent de la combinaison de la vibration avec la pression.

Le massage est indiqué dans les gastro-névroses ; dans ce cas on a surtout recours au massage superficiel calmant; il fait disparaître les algies, les sensations de pesanteur, de gonflement, disparaître l'aérophagie, le hoquet, etc., et peut se pratiquer après comme avant le repas.

Il est indiqué, d'autre part, dans tous les cas où il existe une atonie manifeste de l'estomac (atonie des neurasthéniques, des débilités); c'est alors le massage superficiel excitant, et le massage profond qu'il convient d'employer.

Il trouve sa principale indication dans les gastropathies d'origine statique (ptoses); et peut encore être employé avec avantage chez les obèses, les pléthoriques dont les digestions pénibles sont dues à des troubles de la circulation abdominale.

Ajoutons que le massage général est fort utile chez les dyspeptiques dont l'état gastrique dépend de la sédentarité, d'une prédisposition arthritique.

Il exerce en effet une action générale sur la circulation, sur la nutrition; augmente la sécrétion urinaire, la quantité de l'urée éliminée.

Le massage est contre-indiqué dans l'hyperchlorhydrie, dans l'ulcère, le cancer, les sténoses, les gastrites aiguës ou subaiguës.

MOYENS PSYCHIQUES : PSYCHOTHÉRAPIE, ISOLEMENT

I. PSYCHOTHÉRAPIE

La psychothérapie n'est pas une méthode nouvelle; tout médecin fait de la psychothérapie, comme M. Jourdain, faisait de la prose, sans le savoir; la vue du médecin rassure les malades impressionnables et constitue à elle seule une suggestion; l'ordonnance remise avec autorité, avec l'affirmation nette et réitérée a plus de poids auprès du malade que les conseils formulés sans conviction. Ce n'est pas avec la boutade classique : « Dépêchez-vous de prendre ce médicament pendant qu'il est efficace? » que l'on pourra guérir un dyspeptique nerveux....

Mais la confiance en lui-même que le médecin doit avoir et qu'il doit faire partager au malade n'est, est-il besoin de le dire, qu'un élément de la psychothérapie usuelle, applicable à toutes les maladies indistinctement, aux affections organiques comme aux psychoses. La psychothérapie proprement dite, base du traitement de ces dernières, est une véritable méthode thérapeutique qui exige dans son application des efforts soutenus de la part du médecin, l'étude attentive et minutieuse de la mentalité du sujet, la connaissance approfondie des causes qui ont déterminé l'état nerveux, celle du milieu dans lequel vit le malade, de ses habitudes, de ses occupations.... Pour être fructueuse cette psychothérapie exige de longues conversations journalières, tout au moins au début du traitement.

En quoi doit-elle consister essentiellement?

A démontrer au malade non pas que ses souffrances sont imaginaires, mais qu'elles ont leur origine exclusive dans une modalité spéciale de l'affectivité, dans une manière d'être telle du système nerveux que celui-ci extériorise, grossit toutes les sensations.

La psychothérapie ne pourra être efficace que si elle est précédée d'un examen très minutieux, propre à frapper l'esprit du patient et à le convaincre que l'on s'est rendu un compte exact de la nature de son mal, sinon il sera conduit à faire cette réflexion très naturelle de sa part : « Comment pouvez-vous savoir que tout ce que j'éprouve est nerveux, puisque vous ne m'avez pour ainsi dire pas examiné ! »

Donc, après un examen aussi méthodique que possible, après un interrogatoire ne laissant dans l'ombre aucune particularité, on démontre au malade le mécanisme des malaises ou souffrances qu'il endure, on lui explique que le rétablissement de son équilibre nerveux les fera rapidement disparaître, pour peu qu'il s'y prête, car la rééducation de la volonté, la réfection du caractère constituent des buts que doit toujours viser la thérapeutique.

Le neurasthénique — c'est à lui surtout que s'appliquent ces considérations — est un raisonneur, un douteur et un aboulique.

Mais, s'il doute, il ne demande pas mieux que de se laisser convaincre ; seulement une affirmation brève et dogmatique, non accompagnée de raisonnement, n'a aucune prise sur lui ; son scepticisme ne cède que devant une affirmation faite avec chaleur et appuyée sur une démonstration précise. Prenons un exemple : L'agoraphobie est une des phobies les plus communes chez cette catégorie de malades ; c'est aussi l'une des plus pénibles pour eux, parce qu'elle met obstacle à la vie active et constitue une véritable obsession.

Le neurasthénique se rend bien compte que sa crainte de la foule, des voitures est anormale ; mais abandonné à lui-même il ne cherche pas à lutter contre cette phobie qui s'enracine d'autant plus profondément dans son cerveau qu'elle est plus ancienne. Pour la faire disparaître, il faut s'efforcer moins à lui répéter qu'elle est absurde, ce qu'il sait fort bien, que de l'encourager à faire effort sur lui-même pour en triompher et lui inspirer la confiance en lui qui lui fait défaut. Pour l'amener rapidement à la vaincre, il est même nécessaire parfois de l'accompagner dans ses premières sorties, de détourner son attention, et peu à peu, par cet entraînement, on arrivera à vaincre cette phobie.

La conduite à tenir chez l'hystérique ne diffère guère de celle qui vient d'être indiquée ; mais l'hystérique est moins sensible aux raisonnements que le neurasthénique ; ce qui agit surtout sur elle c'est l'autorité de la parole, la crainte de l'isolement, des moyens thérapeutiques désagréables. Pour sa rééducation on fait appel plutôt à ses sens qu'à sa raison.

Les indications et la « technique » de la psychothérapie devant être formulées au chapitre des gastro-névroses, nous nous bornons ici à ces brèves considérations.

II. ISOLEMENT

L'isolement est un moyen psychique dont l'utilité avait été entrevue lors des « épidémies » d'hystérie en commun observées dans les siècles précédents (possédés de Loudun par exemple) ; appliqué d'abord aux aliénés par Esquirol il est entré dans la pratique courante du traitement de l'hystérie et de la neurasthénie sous l'influence de Weir-Mitchell en Amérique, de Charcot en France ; combiné avec le repos au lit, il constitue un des éléments essentiels du traitement de l'hystérie et un moyen précieux de celui des neurasthénies graves avec dénutrition ou compliquées de phobies rebelles ; « c'est le grand moyen dans les cas où les phobies se multipliant, devenant incessantes, le malade s'immobilise, s'annihile et impose à tous la tyrannie de son encombrante passivité » (Brissaud).

La séparation du milieu familial s'impose pour beaucoup de névropathes quand ce milieu est pour eux une source d'excitations incessantes, quand un entourage inintelligent entrave l'action du médecin. Souvent, en effet, l'entourage contrecarre la psychothérapie et annihile l'influence que le médecin prend sur le malade.

Isolé, le malade est entre les mains du médecin et a conscience qu'il doit s'abandonner à lui.

L'isolement peut être envisagé encore comme un moyen

physique, car il facilite la mise en pratique du repos, si nécessaire pour les nerveux épuisés.

L'isolement est surtout nécessaire pour mettre un terme aux diverses manifestations graves de l'hystérie ; celles-ci ne peuvent guérir que quand la malade est soustraite à toutes les influences extérieures et se sent soumise, sans recours possible, à l'autorité exclusive du médecin.

L'hystérique étant souvent en même temps une morphinomane, une éthéromane, etc., on ne pourrait guérir ces intoxications sans la mettre dans l'impossibilité matérielle de se procurer les poisons auxquels elle est accoutumée.

Pour le neurasthénique l'isolement, ainsi qu'il a été dit, ne devient un moyen de nécessité que dans certaines conditions déterminées.

L'isolement ne peut être réalisé que dans des maisons de santé où règne une discipline sévère, où toute communication avec l'extérieur est rigoureusement interdite, où les prescriptions du médecin sont scrupuleusement observées.

Sa durée est variable ; elle doit être prolongée en tous cas, un certain temps après guérison des troubles pour lesquels il était indiqué ; sinon, surtout chez les hystériques, les rechutes sont à craindre à bref délai.

Ainsi qu'il a été dit, chez l'hystérique comme chez le neurasthénique, il est combiné avec le repos au lit pendant les premières semaines. Lorsque l'état physique des malades le permet, on leur accorde la faculté de se lever et, si les malades en ont le vif désir, on subordonne l'autorisation à leur docilité, à la sincérité des efforts faits par eux pour aider la tâche du médecin ; chez l'hystérique, c'est une ressource précieuse....

TRAITEMENT CHIRURGICAL

L'application des méthodes chirurgicales au traitement de certaines affections gastriques a constitué un progrès considérable et transformé la thérapeutique de l'estomac qui était impuissante en présence de lésions d'ordre mécanique, comme les sténoses, les adhérences, la biloculation ou de certaines complications comme les hémorragies....

Sans doute au début de cette application les résultats furent souvent médiocres ou désastreux; l'engouement que suscite tout nouveau traitement avait conduit quelques chirurgiens à des interventions hasardeuses et à étendre outre mesure le champ des applications de la chirurgie; la technique était encore mal réglée et l'expérience chirurgicale forcément restreinte. Il n'en est plus de même aujourd'hui; les indications et la nature des interventions se sont précisées; la technique de celles-ci s'est perfectionnée, l'habileté des chirurgiens qui s'y sont spécialisés n'est plus contestable. Il en résulte que, malgré l'importance de la plupart d'entre elles, le taux de la mortalité a pu être réduit au minimum et que la principale, la gastro-entérostomie, donne dans nombre de cas, des résultats extrêmement favorables.

Sans doute le taux de la mortalité est encore relativement élevé; mais il ne faut pas perdre de vue que les interventions s'adressent à des affections très graves dont le pronostic serait le plus souvent fatal à brève échéance, si l'on n'avait recours à une opération; que trop souvent encore les malades sont opérés, alors qu'ils sont déjà cachectiques, affaiblis par l'inanition, par des souffrances prolongées (ulcère avec sténose), profondément intoxiqués (cancer) et que ces conditions déplorables assombrissent singulièrement le pronostic opératoire. Si l'on n'attend pas à l'extrême limite pour opérer un malade atteint de sténose, les chances d'insuccès opératoire sont pour ainsi dire nulles entre les mains d'un chirurgien habile, tout au moins dans le cas de sténose cicatricielle.

D'ailleurs, si les interventions ont parfois hâté la mort de cancéreux dont l'existence était menacée irrémédiablement, à brève échéance, par contre, elles ont maintes et maintes fois assuré le salut de malades qui auraient succombé fatalement, si l'on n'était intervenu; le traitement chirurgical des sténoses du pylore est une des plus belles conquêtes de la chirurgie.

Il a été dit plus haut qu'au début on avait étendu outre mesure le champ des applications chirurgicales et pratiqué des opérations d'une exécution délicate (pyloroplastie, divulsion du pylore, par exemple) dont les résultats ne balançaient pas les risques que l'on faisait courir au patient.

Aujourd'hui deux interventions seulement sont pratiquées dans l'immense majorité des cas : la gastro-entérostomie et la résection de l'estomac ou gastrectomie. D'autre part on a renoncé à intervenir dans des affections qui sont du ressort exclusif de la médecine : hyperchlorhydrie avec spasme du pylore, ptoses, dilatation par atonie; on a renoncé également à intervenir dans les cas d'ulcère non compliqué de sténose, car le traitement médical suffit dans ces cas; on a abandonné enfin les interventions dirigées contre les grandes hémorragies, car celles-ci guérissent aussi par les seules ressources du traitement médical, et parce que l'intervention est plus grave encore que la complication, et l'on n'a plus recours au bistouri que contre les hémorragies petites, mais répétées qui sont l'apanage de l'ulcère chronique. L'intervention n'est rigoureusement justifiée que quand il s'agit de remédier à un obstacle mécanique à l'évacuation : sténose, biloculations. Encore ne faut-il pas se hâter d'opérer dans les sténoses incomplètes où l'évacuation n'est entravée que par intermittences et où l'obstacle est dû plutôt au spasme qu'à la rétraction cicatricielle; quand le liquide résiduel retiré le matin à jeun est peu abondant et contient peu de débris alimentaires.

Des deux opérations que l'on pratique, l'une, la gastro-entérostomie, est de beaucoup la plus employée, car elle répond à la plupart des indications précises, tandis que la gastrectomie, abandonnée pour l'ulcère, ne peut être que rarement pratiquée dans le cas de cancer en raison de la difficulté du diagnostic précoce et aussi de la difficulté que l'on éprouve à décider à subir une opération grave un malade qui n'est encore que peu atteint en apparence. S'il est vrai que la gastrectomie faite de bonne heure donne chez les cancéreux des résultats plus favorables que la gastro-entérostomie et assure plus longue survie, elle est aussi d'une plus grande gravité. C'est donc, en dernier ressort, la gastro-entérostomie, qui est l'opération « gastrique » par excellence.

Nous passerons successivement en revue les diverses opérations pratiquées sur l'estomac en précisant leurs suites immédiates et éloignées, leur gravité, leurs indications respectives. Nous insisterons particulièrement sur la gastro-entérostomie et la gastrectomie, nous bornant à citer celles dont l'utilisation est de plus en plus restreinte comme l'exclusion, la divulsion du pylore, la pyloroplastie, la gastrorraphie, la gastropexie, la gastro-anastomose....

La LAPAROTOMIE est à la fois un moyen de diagnostic et le premier temps de toute intervention dirigée sur l'estomac. La laparotomie exploratrice est justifiée dans tous les cas où le malade présente des troubles graves et rebelles au traitement médical, tels que vomissements, douleurs avec état général s'aggravant progressivement; lorsqu'on peut éliminer avec certitude une influence nerveuse et que l'on est en droit de soupçonner un obstacle mécanique à l'évacuation.

La GASTRECTOMIE OU PYLORECTOMIE (car l'opération consiste presque toujours dans l'ablation du pylore) a été la première en date des interventions stomacales. Elle a été pratiquée pour la première fois par Péan et l'opération fut suivie de mort; le premier cas de guérison appartient à Billroth. Depuis cette opération a été pratiquée un grand nombre de fois.

La gastrectomie totale ou presque totale a été pratiquée un assez grand nombre de fois, sur des estomacs infiltrés en nappe par un néoplasme. Elle est plus grave que la pylorectomie, mais les guérisons ne sont cependant pas exceptionnelles.

Habituellement, nous venons de l'indiquer, on pratique la résection de la région pylorique et de la région voisine dans une plus ou moins grande étendue.

Pour que l'opération soit possible, il faut que la tumeur soit mobilisable ou tout au moins que les adhérences contractées par elle soient limitées et facilement libérables, ce dont on ne peut s'assurer qu'après laparotomie exploratrice. Ce sont les adhérences pancréatiques et les adhérences au méso-côlon qui présentent le plus de difficultés et contre-indiquent le plus souvent l'opération radicale. Dans ces cas le chirurgien décidé à pratiquer une gastrectomie doit se résigner à pratiquer une gastro-entérostomie.

Sans compter les accidents de « shock » opératoire qu'il faut toujours redouter chez les malades affaiblis, différents accidents peuvent suivre l'intervention.

La péritonite est à craindre, si les précautions aseptiques n'ont pas été suffisantes; mais sa cause habituelle est un relâchement de sutures qui peut se produire malgré tous les soins apportés par l'opérateur.

Outre les accidents péritonéaux à apparition rapide, il peut en survenir de plus tardifs, du huitième au dixième jour (Tuffier) qui sont dus à la gangrène par ischémie du côlon.

Il peut encore se produire une fistule gastrique qui peut guérir, mais aussi déterminer la mort.

Un accident fréquent est la stase alimentaire qui se traduit par des vomissements persistants et fétides et des signes généreux d'intoxication. Le lavage de l'estomac ramène une grande quantité de liquide contenant des débris de muqueuse sphacélée et d'une odeur extrêmement fétide.

Il est indiqué de procéder à ce lavage le plus souvent possible et de faire absorber immédiatement après du lait, du bouillon, etc....

On a pu parfois supprimer la stase et les vomissements qui en sont la conséquence en faisant coucher l'opéré sur le côté droit, de façon à faciliter le passage des aliments à travers le nouveau « pylore ».

La paralysie intestinale, complication qui peut se produire après toute laparotomie, a été observée parfois après la gastrectomie. On la combattra par les lavements, les courants galvaniques.

Dans d'autres circonstances la diarrhée s'installe due à des causes multiples; on s'efforcera de l'atténuer par le képhir, les féculents administrés exclusivement; par l'emploi prudent, mais répété, des laxatifs salins....

Enfin peuvent se produire, comme après toute intervention grave, des accidents d'infection pleuro-pulmonaire, favorisés par la cachexie, par la pénétration de matières vomies dans l'arbre aérien au cours de l'anesthésie, etc....

Quoi qu'on ait dit la gastrectomie est une opération plus grave que la gastro-entérostomie; la mortalité opératoire est d'environ un tiers des cas.

La gastrectomie a pour résultat clinique immédiat la suppression des hémorragies et celle de l'intoxication; aussi l'état général se relève-t-il plus rapidement qu'après la gastro-entérostomie.

Les résultats éloignés sont l'augmentation de poids et le retour des forces, qui résultent de la possibilité qu'ont les malades de pouvoir s'alimenter normalement; les douleurs, les éructations, les vomissements cessent, l'appétit revient; les selles sont régulières et les urines ont l'abondance normale. Les aliments séjournent dans l'estomac dans le délai normal et l'évacuation se fait par le nouveau pylore; l'insufflation montre en effet que l'occlusion de la bouche est parfaite.

L'intervention peut être suivie de la guérison définitive; dans quelle proportion, c'est ce qu'il est difficile d'indiquer, la plupart des opérés étant perdus de vue. M. Leriche qui a réuni dans sa thèse 1300 cas de gastrectomie, estime que la récidive survient à brève échéance (quelques mois à un an) dans 50 à 60 pour 100 des cas; les malades succombent à la cachexie; il est rare que surviennent des accidents de sténose du nouveau pylore.

Les cas de survie de longue durée ne sont pas exceptionnels; dans 93 cas la récidive n'est survenue que trois ans après l'opération; Von Hacker a signalé des survies de 6 ans et Czerny, Löbker, Franck des survies de 7 ans.

La gastrectomie s'adresse exlusivement au cancer; en effet dans les sténoses non cancéreuses, les résultats, tant immédiats qu'éloignés, ont été bien inférieurs à ceux que donne la gastro-entérostomie.

Quant à la résection de l'ulcère, on y a renoncé, l'opération étant incontestablement plus grave que la maladie elle-même.

Une des conditions essentielles du succès de l'intervention dans le cancer est que l'opération soit faite de bonne heure, tant pour trouver une tumeur petite et mobile, que pour opérer chez un malade présentant un bon état général relatif. Il importe donc que le diagnostic soit précoce.

Gastro-entérostomie. — La gastro-entérostomie consiste dans l'établissement d'une bouche artificielle permettant le passage du contenu de l'estomac dans l'intestin. Cette opération a été pratiquée pour la première fois par Wölfler, le 28 septembre 1881 ; elle est entrée dans la pratique courante quelques années plus tard. Wölfler avait abouché une anse du jéjunum à la face antérieure de l'estomac, au-devant du grand épiploon et du côlon transverse (gastro-entérostomie antérieure précolique), mais le mode d'intervention présente de très sérieux inconvénients. Par suite de la situation de la bouche anastomotique à la face antérieure de l'estomac, il résulte un obstacle très grand à l'évacuation du contenu gastrique, surtout si la bouche est haut placée sur la face antérieure de l'organe. De plus l'anse intestinale peut être tiraillée, comprimée par l'épiploon ou le côlon, ou comprimer à son tour ce dernier, d'où des accidents possibles de circulus vitiosus dus à l'accumulation des matières et se traduisant par des vomissements, par le ballonnement de l'épigastre, par un mauvais état général, etc....

Les artifices opératoires imaginés pour prévenir ces accidents ne sont pas toujours efficaces ; c'est pourquoi on a abandonné la gastro-entérostomie antérieure précolique pour adopter généralement le procédé que Von Hacker a employé le premier (1885), c'est-à-dire la gastro-entérostomie postérieure consistant en l'abouchement du jéjunum à la face postérieure de l'estomac, à travers une boutonnière pratiquée dans le méso-côlon transverse. Roux de Lausanne a modifié le procédé de Hacker (gastro-entérostomie en Y). Ne pouvant entrer ici dans des détails de technique que tout médecin trouvera exposés dans les traités généraux et spéciaux de chirurgie, avec une précision et une compétence que nous ne pourrions atteindre, nous nous bornerons à indiquer les suites immédiates et les suites éloignées de l'intervention, ces dernières étant en partie subordonnées à la nature de l'affection gastrique qui a nécessité l'opération.

Une condition essentielle de son succès est le bon fonctionnementde la bouche anastomotique : on peut observer le reflux ou le circulus vitiosus.

Le *reflux* existe quand le contenu de l'anse afférente vient se vider dans l'estomac. Ce n'est pas une complication, à proprement parler, car le reflux est pour ainsi dire constant ; en d'autres termes la bile reflue toujours dans l'estomac après la gastro-entérostomie, en quantité très variable d'ailleurs et susceptible d'atteindre un volume de plusieurs centaines de centimètres cubes. Au fur et à mesure que l'on s'éloigne du moment de l'opération, le reflux de la bile tend à diminuer et les vomissements bilieux prennent fin.

En même temps que la bile, le suc pancréatique reflue dans l'estomac et l'on a considéré que ce reflux est grave, alors que l'on s'accorde à tenir pour inoffensif celui de la bile. En réalité, le reflux de suc pancréatique n'entraîne pas de conséquences plus fâcheuses que celui de la bile (Katzenstein). Le reflux de l'un et l'autre va en s'atténuant progressivement, et quand un malade présente des vomissements bilieux abondants, incoercibles c'est le circulus vitiosus qu'il faut incriminer.

Le *cercle vicieux* consiste dans l'évacuation du contenu stomacal dans l'anse afférente, au lieu que ce contenu passe par l'anse efférente. Il en résulte que les aliments et les produits de sécrétion de l'estomac et du duodénum viennent distendre au maximum l'estomac et le duodénum, qui présentent, surtout ce dernier, un volume considérable ; à l'autopsie on constate cette distension qui contraste avec la flaccidité et la rétraction de l'anse efférente. C'est en somme une occlusion vraie qui se traduit par des vomissements incessants (mais non fécaloïdes) et une cachexie rapidement mortelle, par suite d'inanition. La cause du circulus vitiosus est encore inconnue ; on a incriminé tantôt la trop grande longueur, tantôt au contraire la brièveté excessive de l'anse anastomosée ? Quoi qu'il en soit, il s'agit, heureusement, d'un accident rare (observé dans 1 à 2 pour 100 des cas) et auquel on peut remédier avec quelques chances de succès au moyen d'une seconde intervention précoce : la jéjuno-jéjunostomie complémentaire.

On peut encore observer l'occlusion intestinale, après la gastro-entérostomie (occlusion par brides, par compression de l'anse efférente par des paquets ganglionnaires) ; son diagnostic est difficile ; elle peut être confondue avec le circulus vitiosus, avec la dilatation aiguë de l'estomac post-opératoire. Une intervention immédiate peut seule sauver le malade.

Ce sont là, sans compter les complications dues à une faute de technique (relâchement des sutures), à une infection surajoutée, etc., les suites immédiates de la gastro-entérostomie.

Il est une suite éloignée que l'on observe chez les malades atteints d'ulcère et opérés pour sténose, c'est l'*ulcère peptique du duodénum*, signalé pour la première fois par Braun, (de Göttingen) en 1899 et dont M. Gosset a réuni un assez grand nombre de cas (31). Cet ulcère, entièrement analogue à l'ulcère gastrique primitif, siège sur l'anse efférente à 1 ou 2 centimètres au-dessous de la bouche. Il est dû sans nul doute à l'action du suc gastrique hyperacide sur la muqueuse de l'anse efférente, ce qui démontre la nécessité de poursuivre un traitement médical sévère et suffisamment prolongé après la gastro-entérostomie

L'ulcère peptique peut se révéler, quelques mois après la gastro-entérostomie, par une péritonite généralisée mortelle ou par une péritonite localisée avec formation d'un plastron, ou bien encore il peut s'ouvrir dans le côlon transverse; dans ce dernier cas on constate un amaigrissement rapide, de la diarrhée, des vomissements fécaloïdes.

Les *résultats statistiques* de la gastro-entérostomie sont des plus variables, ce qui se conçoit aisément, car certains malades sont opérés dans de bonnes conditions générales, alors que d'autres le sont en pleine cachexie ; aussi n'attachons-nous aux statistiques qu'une importance très relative. Tout ce que l'on peut dire c'est que, grâce aux perfectionnements de la technique d'une part et à la généralisation des interventions précoces, la mortalité opératoire qui était de 20 à 30 pour 100 il y a quelques années est aujourd'hui réduite à 5 ou 8 pour 100 d'après les statistiques plus récentes.

Les *résultats cliniques* de l'intervention sont intéressants à considérer ; nous examinerons plus loin si les phénomènes mécaniques et chimiques de la digestion subissent des modifications parallèles à celles des symptômes locaux et à l'amélioration de l'état général. Dans l'immense majorité des cas la gastro-entérostomie est pratiquée pour remédier aux accidents de stase liés à une sténose cancéreuse ou à une sténose ulcéreuse (ulcère en activité ou cicatrisé). Il est évident *a priori* que les résultats ne peuvent être comparables dans l'un et l'autre cas. En effet, si la gastro-entérostomie fait disparaître instantanément les troubles mécaniques dus à la stase, c'est-à-dire les douleurs, les vomissements, si l'état général se relève chez le cancéreux comme chez l'ulcéreux, l'alimentation étant devenue possible, il ne peut s'agir que d'une amélioration relative et temporaire chez le cancéreux, qui reste porteur d'une tumeur dont les progrès seront retardés, mais qui n'en continuera pas moins à évoluer, et dont le retentissement sur l'état général continuera à se manifester ; effectivement le malade ne se remet qu'incomplètement, il ne retrouve pas l'appétit et ses forces ne reviennent qu'à demi. L'ulcéreux, au contraire, bénéficie le plus souvent, d'une façon complète et définitive, de l'intervention. S'il est atteint d'un ulcère en activité, celui-ci guérira facilement sous l'influence du traitement médical ; si la sténose était due à une cicatrice d'ulcère guéri, le résultat sera encore plus favorable. Il n'en est pas toujours ainsi cependant et des troubles digestifs divers peuvent traduire chez l'ulcéreux gastro-entérostomisé la continuation de l'ulcère, ou le réveil d'un ulcère ancien, l'apparition d'un ulcère nouveau (gastrique ou duodénal).

Avant de passer en revue ces troubles, revenons sur les résultats cliniques immédiats de toute gastro-entérostomie : la suppression de la stase a pour conséquence la disparition immédiate des douleurs et des vomissements ; l'alimentation étant reprise dès les premiers jours enraye les progrès de la cachexie par inanition ; le malade reprend des forces et du poids, son teint se modifie ; le volume et la composition des urines redeviennent normaux (ce qui prouve la fausseté des lois de Rommelære, qui faisait de la diminution de l'urée un signe spécifique du cancer). L'appétit diminué ou supprimé reparaît rapidement, même chez les cancéreux (tout au moins passagèrement chez ces derniers) et certains malades absorbent des quantités considérables de nourriture.

Cette suralimentation intensive peut même avoir des conséquences fort graves que nous avons pu constater dans certains cas. Nous avons observé deux malades, opérés pour sténose cicatricielle ulcéreuse, qui après quelques semaines de suralimentation (faite spontanément) ont présenté des œdèmes avec albuminurie très abondante, évolution progressive et fatale d'une néphrite. L'influence de l'alimentation azotée excessive sur des reins déjà touchés antérieurement par le passage de produits toxiques ne nous paraît pas douteuse.

Le Dr Souligoux, chirurgien de l'hôpital Tenon, a observé des cas analogues (communication orale).

Chez le cancéreux, l'amélioration ne se prolonge pas au delà de quelques semaines ou quelques mois au plus tard ; les progrès du mal amènent un état cachectique progressif qui emporte le malade. Pour lui la gastro-entérostomie aura eu pour résultat de prolonger un peu l'existence, de supprimer les souffrances et de donner l'illusion temporaire de la guérison.

Que deviennent les ulcéreux ? Il a été très difficile de se documenter, car la plupart des opérés échappent à une observation prolongée ; cependant, en raison du nombre toujours croissant des gastro-entérostomies, on a pu, dans ces derniers temps, réunir un nombre d'observations suffisant pour permettre d'apprécier les suites cliniques éloignées de l'intervention chez cette catégorie de malades.

Un certain nombre d'entre eux, après l'amélioration passagère que déterminent d'une part la suppression de la stase, et d'autre part l'influence exercée sur l'ulcère en activité par le repos forcé et le régime restreint qui sont le corollaire de l'opération, présentent à nouveau des troubles digestifs analogues à ceux qu'ils présentaient au début et au cours de leur maladie, c'est-à-dire des brûlures, des douleurs tardives, plus rarement des vomissements. Ce sont ceux qui négligent tout régime, tout traitement après l'intervention, qui sont astreints à une vie pénible, peu hygiénique Le réveil de ces troubles indique la continuation ou la récidive de l'ulcère....

Les vomissements se composent de liquide aqueux, hyperacide (contenant une certaine quantité de bile) et parfois quelques débris alimentaires. Le vomissement alimentaire proprement dit est exceptionnel chez les gastro-entérostomisés.

La constipation est fréquente ; dans d'autres circonstances c'est la diarrhée qui domine.

Enfin le symptôme le plus grave de l'ulcère, l'hémorragie

peut reparaître, se traduisant soit par une gastrorragie, soit par le melæna, soit par les deux à la fois.

Si ces différents symptômes indiquent à n'en pas douter l'évolution d'un ulcère, il n'est pas possible de déterminer s'il s'agit de l'ulcère primitif, d'une récidive de cet ulcère ou d'un ulcère nouveau : gastrique, duodénal (ulcère peptique).

Une péritonite par perforation peut frapper subitement un malade qui depuis son opération ne présentait aucun trouble digestif sérieux.

On a vu enfin l'ulcéro-cancer se développer chez les opérés.

En résumé la gastro-entérostomie ne dispense pas les opérés de l'observation d'un régime et d'un traitement sévères. A ceux qui paraissent radicalement guéris on doit recommander de ne pas négliger l'avertissement que donne la réapparition des troubles digestifs et de se soumettre à l'observation du médecin.

Pendant les semaines qui suivront l'opération, après quelques jours de régime lacté, on doit instituer un régime où prédomineront les féculents (bouillies, purées), et qui comprendra en outre quelques œufs, du poisson maigre, de la viande (crue d'abord) en petites quantités, du pain en quantité restreinte, de l'eau comme boisson exclusive.

Il faut non seulement indiquer la nature des aliments permis, mais encore régler la quantité, pour éviter les accidents rénaux dont il a été question plus haut.

En cas de récidive, il faut instituer le traitement classique de l'ulcère : diète hydrique, puis lactée et le pansement au bismuth.

On sera moins étonné de la fréquence relatif des troubles digestifs et des récidives d'ulcère chez les opéré s si l'on considère l'état des fonctions motrices et sécrétoires après l'opération.

On pensait primitivement que la nouvelle bouche fonctionne immédiatement et d'une façon permanente et supprime toute stase. En réalité, il existe un certain degré de stase car on trouve du liquide dans l'estomac 15 ou 20 heures après le dernier repas. Cette particularité est facilement explicable, maintenant que l'on connaît, grâce à la radioscopie principalement, le mode de fonctionnement de l'estomac fistulisé. On a constaté que si la bouche laisse passer une certaine partie des aliments dès leur ingestion, elle ne fonctionne d'une façon générale que par intermittences, au moment où l'estomac se contracte. D'ailleurs, le bol alimentaire continue à filtrer à travers le pylore rétréci « dédaignant » la voie nouvelle qui lui est ouverte. Si le pylore redevient complètement perméable, dans ce cas la bouche s'oblitére, les aliments passant exclusivement par le pylore (expériences radioscopiques de Blake et Cannon).

Quoi qu'il en soit, la dilatation, bien que diminuant, ne disparaît que graduellement et lentement (sauf dans les cas de sténose qui se sont produits rapidement). Dans quelques cas, l'existence d'adhérences explique que l'estomac ne puisse se rétracter.

En somme, les fonctions motrices ne s'améliorent que d'une façon relative. La dilatation persiste jusqu'à un certain point, de même que la stase..., et de toutes façons l'évacuation, après repas d'Ewald, est plus lente qu'à l'état normal.

Quant aux phénomènes chimiques de la digestion, ils ont été souvent contrôlés.

Des différentes recherches publiées, il résulte que chez les ulcéreux, le taux de l'hyperacidité s'abaisse, mais que celle-ci ne disparaît pas complètement.

L'opération fait disparaître l'hyperacidité et l'hypersécrétion dues à la stase, mais n'a sans doute aucune influence sur l'hyperacidité due à la gastrite hyperpeptique antérieure.

L'*indication* essentielle de la gastro-entérostomie est la sténose, prouvée par la constatation de la stase, que la sténose soit due à un cancer, à un ulcère cicatrisé, à un ulcère en évolution. Mais dans ce dernier cas, il ne faut pas se presser d'opérer. Les sténoses de l'ulcère en activité sont des sténoses incomplètes où le spasme prend une part prépondérante et que l'on peut améliorer très notablement par le traitement classique de l'ulcère qui fait disparaître le spasme. Il ne faut pas hésiter à opérer, si en dépit d'un traitement rigoureux, les symptômes de sténose vont en s'aggravant rapidement. Attendre que la cachexie soit très prononcée, c'est aggraver considérablement le pronostic opératoire.

Toutes les sténoses ne sont pas justiciables de la gastro-entérostomie ; quand l'obstacle à l'évacuation est dû à une coudure, à une bride, il peut être levé par une intervention s'adressant directement à la cause de la sténose.

En cas de cancer limité à la région pylorique, mobile, chez un sujet encore résistant, la pylorectomie peut être préférée à la gastro-entérostomie....

La gastro-entérostomie est indiquée dans l'ulcère chronique compliqué de petites hémorragies incessantes; d'ailleurs, dans ces cas, d'autres complications, telles que des adhérences qui empêchent l'estomac de se vider, complètent habituellement les indications opératoires. Il faut s'abstenir de la gastro-entérostomie dans les ulcères récents, non accompagnés de sténose, même quand ils sont compliqués de grandes hématémèses; le traitement médical suffit dans ces cas.

La gastro-entérostomie a été proposée et quelquefois pratiquée dans des cas de dilatation considérable de l'estomac avec altération profonde de l'état général. Son emploi n'est pas justifié dans ces cas, qui réclament exclusivement un traitement médical.

GASTROSTOMIE. — Cette opération consiste dans la production au niveau de l'estomac d'une fistule cutanée destinée à l'alimentation d'un malade atteint de cancer du cardia. Pratiquée habituellement sur des malades devenus rapidement cachectiques par inanition, elle présente une gravité inversement proportionnelle au degré de résistance encore offert par le patient. Un certain nombre meurent rapidement après l'intervention, dont ils ne peuvent faire les frais.

Parmi les accidents éloignés, en plus des douleurs qui sont dues aux adhérences, on peut observer la fermeture de la bouche (rare) et surtout l'incontinence de la bouche. Cette incontinence peut d'ailleurs être intermittente ou définitive; dans ce dernier cas, la peau est ulcérée par le contact incessant avec le suc gastrique; la plaie suppure et le malade éprouve des souffrances intolérables. Cette incontinence a été attribuée a l'état cachectique, à l'acidité anormale du suc gastrique, au diamètre trop considérable de la bouche, etc.

JÉJUNOSTOMIE. — L'abouchement du jéjunum à la peau peut être pratiqué dans le cas de cancer lorsqu'on reconnaît au cours d'une laparotomie exploratrice que la pylorectomie et surtout la gastro-entérostomie sont impossibles. L'opération est surtout grave, en raison des troubles digestifs qui la suivent et ne permettent qu'une survie limitée.

Les autres interventions gastriques sont pratiquées de plus en plus rarement :

EXCLUSION DU PYLORE. — Consiste à supprimer le passage des aliments à travers le pylore, par l'exclusion de ce pylore au moyen de la section de l'estomac et de la tumeur, suivie de suture des deux surfaces de section, après une gastro-entérostomie préliminaire. Elle complique inutilement la gastro-entérostomie.

DILATATION OU DIVULSION DU PYLORE. — L'opération proposée par Loreta (de Bologne), 1894, est abandonnée.

PYLOROPLASTIE. — Pratiquée pour la première fois par Heinecke Mikulicz, en 1886, la pyloroplastie était destinée à remédier à la sténose du pylore. Elle consiste à inciser longitudinalement le pylore, puis à suturer transversalement les lèvres de cette incision longitudinale. Il est bien évident que cette opération ne peut être pratiquée dans le cas de néoplasme, ni quand le pylore est adhérent. On ne peut la réserver que pour les cas de sténose cicatricielle, avec mobilité du pylore. Même dans ces cas elle a donné des résultats médiocres ; aussi doit-on lui préférer la gastro-entérostomie.

GASTROPLASTIE. — Exécutée pour la première fois en 1889 par Bardeleben, cette opération est l'analogue de la pyloroplastie et pratiquée dans le cas d'estomac biloculaire.

GASTRO-ANASTOMOSE. — Contre la même affection a été appliqué par Wölfler la gastro-anastomose qui consiste à établir une communication anastomotique entre les deux poches de l'estomac biloculaire.

GASTRORRAPHIE OU GASTROPLICATION. — L'opération pratiquée par Bircher (d'Aarau) en 1891, a pour but de diminuer, par le plissement de la paroi, un estomac dilaté.

Cette opération n'est évidemment applicable qu'aux dilatations indépendantes d'un obstacle pylorique ; or, ces dilatations s'améliorent toujours sous l'influence du traitement médical.

GASTROPEXIE. — Pratiquée par Duret et d'autres chirurgiens, cette opération a pour but de fixer l'estomac ptosé. Elle ne serait indiquée que dans les cas de ptose limitée à l'estomac.

Quand la ptose gastrique coïncide avec d'autres ptoses abdominales, ce qui est la règle; qu'elle est nettement subordonnée à une cause générale, il serait illogique d'avoir recours à une intervention dont le résultat serait illusoire, étant données la complexité et la multiplicité des éléments morbides.

GASTROLYSE OU LIBÉRATION DES ADHÉRENCES. — Constitue rarement une opération isolée, quand on se trouve en présence d'adhérences limitées que l'on peut libérer sans danger. Habituellement, elle constitue l'un des temps surajoutés d'une autre intervention : gastrectomie ou gastro-entérostomie.

QUATRIÈME PARTIE

DIAGNOSTIC ET TRAITEMENT

DES

MALADIES DE L'ESTOMAC EN PARTICULIER

INDIGESTION ; EMBARRAS GASTRIQUE ; GASTRITES AIGUES, TOXIQUES ET INFECTIEUSES

Abstraction faite de l'indigestion et des gastrites aiguës, toxiques ou infectieuses, qui constituent des types morbides nettement définis, tant par leur causes que par leur expression symptomatique, prennent place dans le groupe des gastropathies à marche aiguë, un grand nombre de cas qui ont reçu la dénomination d'embarras gastrique et dont les causes, la nature donnent lieu encore à des interprétations diverses.

Les uns évoluent sans fièvre ; les autres sont pyrétiques. Ils peuvent survenir primitivement ou bien au cours d'une maladie chronique ; ils constituent, en somme, un assemblage disparate qui devra être dissocié. L'obscurité n'est pas moins grande, en ce qui concerne non plus les causes, et l'expression symptomatique, mais la nature de l'embarras gastrique. Est-ce une maladie *sine materia* ? ; est-ce la manifestation d'une lésion de la muqueuse ? L'incertitude règne depuis longtemps à cet égard et les opinions diamétralement opposées ont cours, de même, qu'au sujet de l'indépendance de la dyspepsie et de la gastrite.

Si Broussais identifiait l'embarras gastrique à la gastrite aiguë, par contre Chomel, Grisolle lui déniaient tout substratum anatomique : « Ce qu'il y a de certain, de parfaitement établi, c'est que l'embarras gastrique n'est point une inflammation », avait écrit Grisolle.... On ne peut souscrire à l'absolutisme de cette formule. Il est incontestable que l'embarras gastrique apyrétique n'est, dans la majorité des cas, qu'un épisode aigu, survenu au cours d'une gastrite chronique, sous l'influence de causes occasionnelles que nous aurons à préciser ; mais il est possible aussi que, sans lésions nettement définies de la muqueuse, le syndrome : embarras gastrique, puisse se développer, soit sous l'influence de fermentations anormales, soit d'épuisement sécrétoire. Au point de vue pratique ces discussions n'ont pas grand intérêt, car les uns et les autres sont d'accord sur la conduite à tenir dans les cas d'embarras gastrique non fébrile.

En ce qui concerne la nature de l'embarras gastrique fébrile, on est encore moins fixé. Il semble bien que certains embarras gastriques « vrais » peuvent évoluer avec fièvre, ce qui est fort compréhensible, puisque les germes infectieux apportés avec les aliments, souvent avariés, qui occasionnent la gastropathie, trouvent dans le milieu gastrique pauvre en acide chlorhydrique, un terrain éminemment propre à leur développement. Mais à côté de ces cas d'embarras gastriques primitifs, combien de maladies sont méconnues et classées à tort comme « embarras gastrique » ? Que de fièvres typhoïdes légères ou de paratyphoïdes (dues aux huîtres), de fièvres tuberculeuses, d'infections d'origine amygdalienne, d'adénoïdites, etc..., ont reçu faussement cette étiquette ?

A. INDIGESTION

L'indigestion, contrairement à l'embarras gastrique, qui se greffe habituellement, sur une gastropathie chronique, est un épisode accidentel qui peut survenir chez les sujets les mieux portants, exempts de dyspepsie habituelle. L'indigestion succède à des excès de table, souvent compliqués d'excès de boisson et d'intoxication tabagique.

Sans que l'on ait à incriminer l'ingestion d'aliments, d'alcool en excès, elle peut être due à la mauvaise qualité des aliments ingérés (charcuterie, pâtés, gibier faisandé, poissons, fromages avariés, etc...). Elle peut être enfin favorisée par la constriction exercée par le corset et par le séjour dans un air surchauffé et confiné (théâtres).

Les symptômes de l'indigestion se manifestent soit presque immédiatement après le repas, soit tardivement, au bout de quelques heures. Le sujet éprouve une sensation de gêne, de pesanteur au creux épigastrique en même temps qu'un mal de tête, plus ou moins violent. La respiration devient gênée, le pouls s'accélère, puis le visage devient pâle, des vertiges, des sueurs froides surviennent et, après quelques nausées pénibles, se produisent des vomissements très abondants après lesquels le malade se trouve en général soulagé, si l'indigestion n'est que la conséquence d'une simple surcharge alimentaire.

Les troubles gastriques peuvent rester limités à la sphère stomacale ou bien parfois s'étendre à l'intestin. Dans ce cas se produisent des coliques, de la diarrhée lientérique.

Les troubles peuvent être plus sérieux, et même très graves dans les cas où l'indigestion est le fait d'une intoxication par des aliments avariés. Les troubles nerveux, respiratoires, circulatoires dominent la scène : les traits sont profondément altérés, le pouls petit, misérable. Un état syncopal peut survenir et la mort peut être la conséquence de ces désordres.

Après la simple indigestion le rétablissement est rapide. Souvent, dès le lendemain, le malade retrouve son appétit. Mais il n'en est pas toujours ainsi et l'embarras gastrique peut succéder pendant quelques jours à l'indigestion. Les malades restent sans appétit ; ils éprouvent des nausées à chaque tentative d'alimentation ; la langue est épaisse, couverte d'un enduit saburral

Le TRAITEMENT de l'indigestion est très simple. Dès que se manifestent les symptômes avant-coureurs, il faut étendre les malades, après les avoir débarrassés des vêtements (corsets, jupes, pantalons) qui compriment l'estomac. Si les vomissements tardent à se produire, on peut les provoquer soit en faisant absorber une boisson chaude, soit simplement en titillant la luette. Il est inutile d'administrer un vomitif qui, dans certains cas, chez les sujets âgés, suspects d'artério-sclérose, pourrait favoriser une rupture artérielle. Quant au lavage de l'estomac il n'est indiqué que si l'indigestion a été provoquée par des aliments avariés.

Il est utile d'administrer un lavement, si l'indigestion est à fois intestinale et gastrique.

Le lendemain de l'indigestion tout est rentré dans l'ordre dans la majorité des cas et les malades peuvent se remettre à une alimentation légère. Si la langue reste chargée, si l'appétit est nul, il est indiqué de prescrire la *diète hydrique* pendant vingt-quatre heures (eau de Vals ou de Vichy), puis de revenir lentement à l'alimentation en prescrivant du *bouillon de légumes* additionné de farines légères, des *purées de féculents,* du *lait écrémé* (en petite quantité). Il peut être utile également de faire prendre un *purgatif salin.*

B. EMBARRAS GASTRIQUE

L'*embarras gastrique apyrétique* est aux hypopeptiques ce qu'est la crise gastrique aux malades atteints d'hyperpepsie ou d'hyperchlorhydrie. Il survient, en effet, habituellement chez des sujets atteints de gastrite chronique du type hypopeptique avec dilatation, et particulièrement prédisposés aux fermentations, en raison de la faible teneur en HCl de la sécrétion gastrique. Il se développe lentement et se caractérise par des malaises plus accentués que de coutume après le repas, par la perte de l'appétit, un dégoût de plus en plus marqué pour les aliments.

Par contre la soif est vive et le malade recherche instinctivement les boissons acidulées; l'haleine est fétide, le malade éprouve dans la bouche une sensation d'amertume. Au bout d'un temps variable surviennent des renvois gazeux, fétides; des nausées fréquentes, des régurgitations acides et des vomissements. Ceux-ci (hormis les cas où l'embarras gastrique succède à une indigestion) sont rares et constitués uniquement par une petite quantité de liquide muqueux ou bilieux.

La constipation est habituelle; il existe parfois du subictère. L'examen permet de constater une sensibilité assez marquée à la pression du creux épigastrique.

Il existe une céphalalgie plus ou moins vive, de l'abattement, de l'inaptitude au travail.

Il n'est pas douteux que ces phénomènes généraux soient la résultante d'une intoxication par les produits viciés de la digestion.

La durée de l'embarras gastrique est variable. Lorsqu'un traitement sévère est institué dès le début, elle n'excède pas en général quatre à cinq jours.

L'*embarras gastrique fébrile* ne diffère du précédent que par l'existence de la fièvre qui affecte le type rémittent à exacerbations viscérales et par l'accentuation des phénomènes généraux. Il est fréquent d'observer de l'herpès labialis ou même différents exanthèmes.

La durée varie de quatre à cinq jours à dix jours et plus.

Le diagnostic de ces formes prolongées d'avec les formes légères de fièvre typhoïde ou de paratyphoïde était impossible avant l'emploi du séro-diagnostic. Jusque-là on donnait comme élément de diagnostic l'état du sang. Dans l'embarras gastrique la fibrine est augmentée ainsi que le nombre des leucocytes et il y a retard marqué de la coagulation ; ce sont là les caractères du sang phlegmasique qui manquent dans la fièvre typhoïde. D'ailleurs le sang peut être absolument normal dans l'embarras gastrique (M. Hayem).

Les causes de l'embarras gastrique apyrétique sont : d'une part les excès alimentaires (mets épicés, charcuterie, gibier, etc.), l'usage d'aliments avariés et l'abus des boissons ; d'autre part l'irritation produite par certains médicaments.

On conçoit que ces causes intervenant au cours d'une gastrite chronique puissent facilement l'aggraver.

Le TRAITEMENT consiste d'abord à supprimer les différentes causes ; ensuite à soumettre le malade à une diète sévère.

Il est indiqué de maintenir le malade à la *diète hydrique absolue* pendant au moins vingt-quatre heures. On ne permet que les eaux minérales alcalines (Vichy, Vals) ou simplement l'eau d'Évian ; puis du bouillon de légumes, additionné de farines légères, des potages aux légumes passés, de la purée de pommes de terre, des pâtes cuites à l'eau salée, des fruits cuits. Quant au lait on ne doit le prescrire qu'à petites doses, car il entretient souvent les fermentations et détermine une flatulence excessive, de la diarrhée.

En somme l'alimentation exclusivement féculente et sucrée est celle qui convient le mieux.

Les œufs, la viande, le poisson ne seront autorisés que progressivement.

La *diète hydrique, puis féculente* suffit habituellement à modérer, et à supprimer l'irritation de l'estomac, les fermentations intenses dont il est le siège.

On prescrivait volontiers les vomitifs autrefois et l'emploi de l'ipéca était classique. Il est certain qu'après un *vomitif* les malades éprouvent souvent un soulagement marqué ; mais on peut habituellement leur épargner l'épreuve désagréable du vomitif, ce qui est d'autant plus prudent que le diagnostic est souvent incertain.

Par contre le *lavage de l'estomac* est souvent utile, lorsque malgré la diète l'embarras gastrique traîne en longueur, lorsque l'intensité des phénomènes locaux (renvois gazeux, régurgitations acides) indique des fermentations intenses.

La révulsion par le *maillot humide* est toujours indiquée.

Faut-il prescrire des agents médicamenteux ? Nous sommes très sceptiques, en dépit des théories, au sujet de l'action des antiseptiques. Bornons-nous donc à signaler que l'on a conseillé le bétol, le benzo-naphtol, la résorcine, associés au charbon, à la magnésie, etc.

La meilleure antisepsie du tube digestif est celle que réalisent les purgatifs : *huile de ricin, sulfate de soude* (10 à 15 grammes).

Le traitement de l'embarras gastrique fébrile ne diffère guère de celui qui vient d'être indiqué. Les malades doivent être maintenus au lit, à la *diète hydrique* mitigée (eau de source, boissons acidulées, sucrées, lait coupé d'eau alcaline). On doit prescrire à plusieurs reprises un *purgatif salin* ou bien le *calomel* et pratiquer de *grands lavages intestinaux*.

C. GASTRITES AIGUËS, TOXIQUES ET INFECTIEUSES

Nous ne décrirons pas une gastrite aiguë *ab ingestis*. Ses symptômes, ses causes, son traitement se confondent avec ceux de l'embarras gastrique.

D'autre part, dans cet ouvrage essentiellement pratique, nous ne pouvons nous étendre sur les gastrites dues à l'absorption de substances toxiques ou sur les gastrites infectieuses, car ces diverses gastrites sont rares et ne donnent lieu qu'à des considérations thérapeutiques restreintes.

La GASTRITE TOXIQUE résulte de l'absorption volontaire ou non d'arsenic, de phosphore, de cantharides, de sublimé, d'acides concentrés (sulfurique, azotique, chlorhydrique, phénique, oxalique), d'alcalis concentrés (potasse, soude, ammoniaque).

La gravité dépend et de la nature du poison et de la dose absorbée.

A la suite de l'ingestion de la substance toxique surviennent des douleurs vives qui siègent au creux épigastrique et derrière le sternum (sensation de chaleur, de cuisson, de brûlure); une soif ardente; des vomissements se produisant avec effort, alimentaires d'abord, puis constitués uniquement par des mucosités sanglantes, parfois par du sang pur.

Il existe une douleur vive à la pression du creux épigastrique; l'abdomen est dur, rétracté.

Les phénomènes généraux sont graves : facies altéré, yeux creux, nez pincé, pâleur extrême, sueurs froides. Le pouls est petit et irrégulier; la respiration est anxieuse, les urines sont rares.

Des phénomènes de collapsus avec cyanose et refroidissement des extrémités peuvent se produire.

Si la mort ne survient pas rapidement on peut observer la diarrhée, l'albuminurie, l'ictère, le purpura, différents troubles nerveux.

La péritonite par perforation est une conséquence possible des ulcérations.

Si l'on est appelé dès le début, on doit essayer de *neutraliser les poisons absorbés* : les alcalis, par le jus de citron, le vinaigre étendu d'eau; les acides, par la magnésie calcinée (éviter les alcalins qui font effervescence). Si le malade a absorbé du sublimé, on lui fait prendre du lait, de l'eau albumineuse (qui transforment le sublimé en albuminate de mercure non toxique et insoluble); s'il a pris de l'arsenic on lui fait absorber du sesquioxyde de fer hydraté (4 à 8 grammes).

Les *vomitifs, le lavage de l'estomac* sont rigoureusement proscrits, pour des raisons aisées à comprendre.

Les GASTRITES INFECTIEUSES sont toujours secondaires. Elles peuvent survenir au cours de la plupart des pyrexies, notamment de la fièvre typhoïde, de la grippe, de l'érysipèle, de l'infection puerpérale, de la variole, de la pneumonie, etc. On les observe également dans les cas de brûlures graves, étendues.

Elles sont rares; en tous cas demeurent latentes le plus souvent, en raison de la gravité habituelle de la maladie primitive.

Les douleurs épigastriques, spontanées ou provoquées par la

pression ; les vomissements répétés ; parfois les hématémèses sont leurs symptômes cardinaux.

Une perforation peut en être l'indice révélateur.

Le traitement est nul ; on doit se borner à prescrire du *lait glacé* en petites quantités et à employer les *lavements d'eau salée*, les *injections de sérum*.

Plus graves encore sont les GASTRITES PHLEGMONEUSES, qui succèdent à une maladie pyohémique ou compliquent un ulcère, un cancer de l'estomac.

Les symptômes locaux sont les mêmes : douleurs, vomissements, soif vive ; de plus on peut constater de la périgastrite.

Quant aux phénomènes généraux, ils sont particulièrement graves. Les malades ont des frissons répétés, une fièvre intense, les traits sont anxieux, le pouls petit, précipité. L'ictère, l'albuminurie, la diarrhée complètent le tableau.

La mort survient très rapidement dans la forme diffuse ; plus ou moins vite dans le cas d'abcès localisé.

Ces différents symptômes et signes, rapprochés de la notion de cause, permettent le diagnostic. Parfois, d'ailleurs, du pus est rejeté par vomissement.

DYSPEPSIES ET GASTRITES CHRONIQUES

A. ÉTUDE SÉMÉIOLOGIQUE

Abstraction faite des lésions organiques graves de l'estomac : ulcère et cancer, sténose; des troubles digestifs liés manifestement à un déplacement ou une compression de l'estomac (gastropathie d'origine statique) ; ou bien de ceux qui sont sous la dépendance exclusive d'une névrose nettement caractérisée, neurasthénie, hystérie; de ceux enfin qui sont provoqués par une maladie générale ou une affection d'organes (cœur, rein, appendice, etc...), il existe un grand nombre de gastropathies dont la symptomatologie est imprécise, car elle varie suivant chaque sujet pour ainsi dire, et que, faute d'éléments nets et indiscutables pouvant servir de base au diagnostic, on classe dans le groupe si confus des gastrites ou dyspepsies.

Dans ces dernières années, sous l'influence des travaux relatifs au chimisme stomacal, l'obscurité qui régnait jusqu'alors au sujet des dyspepsies avait paru se dissiper. Les dyspepsies, avait-on pensé, sont l'expression clinique des déviations du chimisme stomacal; sans ces déviations, pas de dyspepsie; c'est ce qu'avait exprimé notre maître Germain Sée en écrivant que les « dyspepsies sont chimiques ou ne sont pas ». On avait admis, en s'appuyant sur les résultats donnés par l'étude du chimisme, trois grandes classes de dyspepsie : les dyspepsies par excès de sécrétion chlorhydrique ou hyperchlorhydrie; les dyspepsies par insuffisance de cette sécrétion ou hypochlorhydrie, enfin les dyspepsies avec prédominance d'acides organiques de fermentation; on avait essayé d'autre part de constituer des groupes cliniques correspondant à cette classification chimique et l'on avait assigné à chacun d'eux une symptomatologie précise.

Cette classification était très séduisante par sa simplicité;

elle fut adoptée avec empressement par la majorité des praticiens qui s'en rapportaient, sans plus ample examen, à la parole autorisée des maîtres; puisque les dyspepsies sont dues à des modifications du chimisme, il était logique de conclure qu'il suffirait de combattre ces troubles pour guérir les gastropathies. Aux dyspepsies par excès de sécrétion, on opposa le traitement par les alcalins, aux dyspepsies par insuffisance des sécrétions les médications acides, aux dyspepsies par fermentations, l'antisepsie stomacale, les lavages de l'estomac.

L'expérience ne tarda pas à démontrer que la question était infiniment plus complexe qu'elle n'apparaissait, que ces divers traitements n'avaient en réalité aucune influence décisive sur les troubles morbides. Elle montra, d'autre part, qu'il n'existe pas de corrélation nette entre les symptômes observés et les déviations du chimisme constatées par l'analyse; que chez certains sujets, par exemple, on peut déceler une hyperchlorhydrie accentuée, sans que cette hyperchlorhydrie s'accompagne des douleurs tardives et des autres symptômes attribués à l'hyperchlorhydrie; qu'inversement on peut trouver l'hypochlorhydrie chez des malades présentant le complexus symptomatique de l'hyperchlorhydrie; que souvent même on peut constater des déviations très prononcées du chimisme chez des sujets qui ne présentent aucun trouble dyspeptique apparent (l'apepsie, par exemple, peut demeurer latente).

D'ailleurs, la classification chimique ne tenait aucun compte des causes des gastropathies et ne tenait pas compte non plus des lésions de la muqueuse. Tantôt les troubles chimiques étaient observés chez des sujets manifestement nerveux, n'ayant été exposés à aucune des causes d'irritation prolongée de l'estomac susceptibles de créer un état inflammatoire; tantôt ces mêmes troubles étaient constatés chez des malades ayant fait des excès d'alimentation ou de boisson, qui sont les causes habituelles de la gastrite.

La classification chimique proposée était donc défectueuse; on ne pouvait prétendre traiter de la même façon un névropathe ou un malade atteint d'une affection organique de l'estomac; puisque le même trouble du chimisme était constaté dans des cas très dissemblables, il apparaissait donc que les déviations du chimisme n'avaient pas de valeur absolue au point de vue du diagnostic et du traitement et ne pouvaient être prises comme bases d'une classification des dyspepsies.

La dyspepsie, en tant que considérée comme fonction de troubles chimiques, était déjà l'objet de nombreuses discussions lorsque parurent les travaux du professeur Hayem; c'est de ces travaux que date la deuxième étape contemporaine de l'étude des dyspepsies. M. Hayem mit en évidence l'extrême fréquence des gastrites. De même que l'on avait démontré la très grande fréquence des anomalies du chimisme, de même on insista sur celle des lésions inflammatoires ou dégénératives de la muqueuse, lésions qui peuvent d'ailleurs exister chez des sujets ne présentant aucun trouble digestif notable. Si pour Germain Sée les dyspepsies sont chimiques ou ne sont pas, pour M. Hayem il n'existe pas de dyspepsie sans gastrite; c'est la vieille théorie de Broussais.

M. Hayem n'attache pas d'ailleurs une moindre importance que ses devanciers aux modifications du chimisme stomacal; seulement il en précise la nature; il démontre qu'elles ne consistent pas exclusivement en excès ou déficit d'acide et surtout il les subordonne étroitement à la gastrite : A chaque type de gastrite correspondrait une déviation particulière du chimisme stomacal, à telle enseigne que de la constatation de l'état du chimisme gastrique on peut conclure à l'existence d'un type particulier de gastrite. L'importance du chimisme demeure capitale, car la gastrite est latente dans un grand nombre de cas, ne se traduit par aucun trouble appréciable des fonctions motrices ou de la sensibilité ; seules les anomalies de la sécrétion gastrique permettent de reconnaître l'état anatomique de la muqueuse.

Cette classification de M. Hayem, avec sa rigueur scientifique apparente, fut accueillie non moins favorablement que la première, en dépit de la complexité des divisions et subdivisions adoptées par l'auteur.

Toutefois le contrôle de l'expérience ne tarda pas à mettre en lumière son insuffisance. Si la gastrite existe avec une très grande fréquence, à tel point que peu d'adultes en soient exempts et que cependant elle demeure latente dans la majorité des cas, c'est donc que sa valeur nosologique est contestable. Une maladie qui ne se traduit pas par des manifestations extérieures n'existe pas au sens clinique du mot. Pour constituer une entité morbide il faut pouvoir lui assigner des causes précises, une symptomatologie indiscutable ; la classification de M. Hayem ne repose que sur l'anatomie pathologique ; elle nous apprend seulement que peu d'estomacs sont indemnes de lésions, que peu d'estomacs ont un chimisme normal, mais ne nous indique pas les moyens de reconnaître quel degré les lésions de la muqueuse et les déviations du chimisme doivent atteindre pour créer un état pathologique se traduisant par des troubles de la sensibilité, de la motricité, de la nutrition, en un mot par des phénomènes réactionnels appréciables.

« Pour être dyspeptique il faut souffrir et se plaindre », a dit Lasègue ; on ne peut que reconnaître la justesse de cette affirmation. C'est l'hyperesthésie de l'estomac qui crée la dyspepsie, en d'autres termes qui l'extériorise. Nous ne pouvons admettre comme dyspeptique que celui qui « sent » son estomac et s'en plaint. La tendance actuelle, et c'est là la troisième et dernière étape de l'évolution des idées au sujet des dyspepsies, est que le système nerveux est le grand régulateur et aussi le grand « désorganisateur » des fonctions de l'estomac. A lui seul il peut créer une gastropathïe ; les troubles digestifs, souvent d'apparence fort grave, qu'il détermine, constituent le groupe des gastro-névroses, nettement caractérisé si l'on n'envisage que les cas types. D'autre part, il intervient secondairement pour mettre en évidence des lésions de gastrite, qui seraient restées latentes, si les réflexes partis de l'estomac ne trouvaient un système nerveux particulièrement préparé à réagir. Et ce n'est pas là une vue de l'esprit, car le plus souvent le régime ne suffit pas à lui seul à faire disparaître les troubles digestifs ; il faut toujours lui adjoindre l'hygiène générale, la mise en œuvre des moyens qui rétablissent l'équilibre nerveux. La même observation est applicable aux médications qui visent exclusivement l'état local ; on ne peut nier leur influence, mais cette influence reste bien imparfaite, si on ne leur associe les moyens précités. En d'autres termes, pour être efficace, la thérapeutique doit presque toujours s'adresser à la fois à l'estomac et au système nerveux ; c'est là un fait que confirme l'expérience journalière.

Remarquons d'ailleurs que si certains médecins considèrent

tous les troubles digestifs et les troubles à distance comme indépendants des lésions de la muqueuse, M. Hayem, partisan de la théorie de la gastrite, *primum movens* des dyspepsies, ne nie pas l'intervention du système nerveux, puisqu'à côté de la forme dyspeptique commune il admet — ce sont de beaucoup les plus fréquentes, suivant lui, — les formes nerveuses de la gastrite : formes avec symptômes locaux réactionnels intenses tels que douleurs, vomissements, crises gastriques, etc..., et formes nerveuses centrales (neurasthénie, etc.).

Ce qui est certain, c'est qu'à côté des cas types de gastrite dont la gastrite alcoolique est l'exemple le plus net, que l'on admette ou non l'influence du système nerveux pour expliquer les symptômes qui en traduisent l'existence, il existe, d'autre part des formes atténuées de dyspepsie sur la nature desquelles l'incertitude plane encore et que, suivant les tendances doctrinales, on peut envisager comme l'expression de simples troubles fonctionnels, de désordres nerveux fugaces, ou d'une gastrite légère, de même qu'à côté des cas types de gastro-névrose il existe des formes de dyspepsie avec troubles nerveux, dont on ne peut dire s'il s'agit de gastro-névroses pures ou de gastrites avec phénomènes nerveux réactionnels. A trop vouloir préciser on s'expose, dans l'état encore précaire de nos connaissances, à entretenir ou aggraver une confusion déplorable par les conséquences qu'elle peut entraîner au point de vue de la thérapeutique. Or on peut, en se tenant exclusivement sur le terrain de la pratique, éviter les erreurs de traitement qui résulteraient des doctrines exclusives; nous proclamons que, pour traiter utilement tout dyspeptique, il faut prendre en considération à la fois les causes locales et générales susceptibles d'avoir rendu gênantes ou douloureuses les fonctions gastriques qui normalement demeurent latentes; qu'il faut traiter à la fois l'estomac et le système nerveux, c'est-à-dire mettre au repos l'organe « irrité », par un régime approprié; modifier l'état inflammatoire de cet organe par certaines médications, et d'autre part écarter les causes générales qui interviennent habituellement (telles que les intoxications, le surmenage, les préoccupations) et dont la coexistence *habituelle* avec les causes locales rendent si complexe et si obscure la question d'origine et de nature des dyspepsies; nous admettons qu'il faut rétablir l'équilibre nerveux par la mise en œuvre des moyens hygiéniques, physiques et psychiques, après l'éloignement des causes qui l'avaient détruit.

Constatons d'abord que les causes susceptibles d'agir directement sur l'estomac par l'apport d'agents irritants sont moins fréquentes que les causes indirectes, qu'en d'autres termes les dyspepsies secondaires, conséquence des lésions d'organes ou maladies générales, prédominent sur les dyspepsies primitives. Cette observation est importante, car elle permet de comprendre l'extrème fréquence des troubles digestifs, à tel point que l'on pourrait prendre à rebours la phrase souvent citée de Broussais et proclamer que si tout ne vient pas de la gastrite, tout peut y conduire. Elle amène, d'autre part, en présence d'un dyspeptique, à rechercher avant tout si l'estomac est seul en cause ou bien si les troubles de son fonctionnement ne sont pas sous la dépendance d'un autre état morbide. Il sera question dans le chapitre suivant des dyspepsies secondaires; nous y établirons qu'il n'existe pour ainsi dire pas de maladie locale ou générale qui ne puisse retentir sur l'estomac par des mécanismes divers. Dans le présent chapitre nous n'envisagerons que les causes des dyspepsies et gastrites primitives.

En traitant de l'interrogatoire des dyspeptiques nous avons dû passer sommairement en revue ces CAUSES; il nous faut toutefois revenir sur cette question.

Les *vices de l'hygiène alimentaire* sont les causes habituelles de la dyspepsie. Tantôt ce sont les aliments solides qu'il faut incriminer, tantôt les boissons, tantôt les deux à la fois. L'irrégularité, la rapidité dans les repas, l'insuffisance de mastication due à cette rapidité même ou à une dentition défectueuse sont autant de facteurs de dyspepsie qui viennent associer leur influence à celle des écarts de régime ou parfois intervenir isolément.

Les aliments solides nuisent quand ils sont absorbés en excès, qu'ils soient répartis en un nombre de repas normal ou excessif. La dyspepsie des gros mangeurs est d'observation banale; la suralimentation est d'autant plus nuisible que souvent les individus gros mangeurs sont aussi ceux qui dépensent le moins, en raison de leurs occupations sédentaires; or, on ne digère bien qu'avec ses jambes, comme l'avait écrit Chomel. Le surmenage répété qu'impose à l'estomac une alimentation surabondante entraîne une congestion de la muqueuse qui devient permanente par la répétition de la cause, ainsi qu'une excitation glandulaire anormale.

Il est malaisé de faire avouer à un dyspeptique qu'il est gros mangeur; de très bonne foi la plupart des malades croient ne pas dépasser les limites raisonnables; aussi vaut-il mieux inviter le malade à faire l'énumération détaillée de la composition habituelle de ses repas, lui demander s'il a l'habitude de revenir aux plats, etc., que de lui demander s'il abuse de la table....

Certains individus sont gros mangeurs de pain, d'autres de viande, autant de particularités qu'il convient de préciser. L'abus du pain, chez certains sujets, est une cause puissante de dyspepsie.

La qualité des aliments joue un rôle non moins important que leur quantité. L'expérience nous renseigne sur les aliments manifestement nuisibles; parmi ceux-ci il faut citer les viandes salées et fumées, la charcuterie, le gibier faisandé, le foie gras, les graisses et les sauces, les épices, les hors-d'œuvre, les crudités, les fromages fermentés, les pâtisseries et notamment les tartes, les gâteaux à la crème, etc; les petits fours, les bonbons. La qualité du pain est à considérer également; le pain insuffisamment cuit ou préparé avec des farines inférieures est nuisible. Il importe dans l'interrogatoire de rechercher avec précision la nature des aliments, le mode d'apprêt, les assaisonnements qu'affectionne le malade. L'abus du sel que font certaines personnes est une cause d'irritation de la muqueuse gastrique.

De même que les aliments solides, les boissons peuvent nuire par leur quantité et leur qualité. Nombre de personnes ont contracté l'habitude de boire en excès au cours du repas; la présence dans l'estomac d'une grande quantité de liquides entrave le processus digestif; aussi importe-t-il de rationner les liquides chez tous les dyspeptiques, que leur estomac soit ou non dilaté. Certains ne se contentent pas de boire outre mesure aux repas, ils absorbent encore des boissons dans leur intervalle, boissons qui nuisent d'ailleurs aussi par leur qualité, car ce sont le plus souvent des « apéritifs ».

L'abus des boissons alcooliques est une des causes les plus fréquentes de dyspepsie. Pris pur, le vin, même de bonne qualité, congestionne la muqueuse et peut déterminer la gastrite. L'alcool : rhum, cognac, fine champagne, est une cause plus puissante encore d'irritation de l'estomac, qui conduit à l'hyperchlorhydrie d'emblée et plus tard à l'hypopepsie avec fermentations quand la gastrite devient ancienne.

Quant aux apéritifs, aux boissons qui renferment des essences, ils sont nuisibles à la fois par leur action directe sur l'estomac et par leur action sur le système nerveux. Le cidre est une cause de dyspepsie à laquelle il faut surtout penser dans les pays où cette boisson remplace le vin. Beaucoup de dyspeptiques sont des alcooliques inconscients qui ne croient commettre aucun abus en buvant à chaque repas une bouteille de vin.

N'omettons pas l'influence néfaste sur l'estomac des aliments frelatés (vin, lait, beurre, etc...).

Les régimes exclusifs sont presque toujours nuisibles.

Le régime végétarien, surtout utile dans les cas d'auto-intoxication intestinale, d'artério-sclérose, de mal de Bright, peut conduire à la dyspepsie en exigeant l'absorption d'un volume exagéré d'aliments. Le régime lacté peut entraîner des désordres graves quand il est prolongé outre mesure et que le lait est pris en excès ; il en résulte des fermentations anormales caractérisées par l'état saburral de la langue, l'odeur aigrelette de l'haleine, le ballonnement excessif de l'estomac, etc.

Le régime carné exclusif n'est jamais prescrit, mais l'abus de la viande présente de graves inconvénients ; il excite au maximum la sécrétion glandulaire et favorise l'apparition de l'hyperchlorhydrie ; au point de vue général, il conduit à l'uricémie, à l'artério-sclérose.

L'irrégularité des repas est une cause fréquente de dyspepsie ; quand les repas sont trop rapprochés, les digestions deviennent subintrantes et l'estomac finit par se dilater. L'habitude du goûter, du « five-o-clock » est, chez la femme notamment, une cause puissante de troubles digestifs, d'autant que le goûter se compose souvent de pâtisseries indigestes, de vins très alcoolisés et sucrés (Porto, Malaga, etc.).

Les soupers ne sont pas moins à condamner.

La rapidité des repas est l'apanage des gens affairés : financiers, médecins, etc.; elle a pour conséquence une mastication insuffisante, nuisible à l'élaboration des matériaux nutritifs.

La mauvaise dentition entraîne les mêmes conséquences; on ne saurait trop se préoccuper de l'état des dents chez les dyspeptiques.

Ajoutons enfin comme cause de dyspepsie la mauvaise habitude de lire au cours du repas.

Aux infractions à l'hygiène alimentaire s'ajoutent souvent les *intoxications*.

Le tabac paraît surtout nuisible chez les fumeurs de cigarettes qui avalent la fumée; chez ces derniers on constate habituellement le type hypopeptique ou même l'apepsie. Notons que le tabac ne paraît pas cependant déterminer des désordres graves et irrémédiables; en effet, même chez le fumeur invétéré, la suppression du tabac est le plus souvent suivie de la disparition rapide des troubles digestifs : anorexie, flatulence, brûlures....

La morphinomanie est une autre cause toxique de dyspepsie.

Les *dyspepsies de cause médicamenteuse* sont extrêmement fréquentes; c'est là une particularité sur laquelle M. Hayem a insisté avec raison. « L'empoisonnement lent par les médicaments est le plus grand danger que puisse courir un malade chroniquement atteint ». Ce sont les médicaments qui impriment le plus souvent aux dyspepsies la forme gastralgique, voire même à l'ulcère et au cancer. Chez les tabétiques, il peut suffire de supprimer les médicaments pour que les crises gastriques s'espacent ou même disparaissent. Ce sont encore les médicaments qui transforment une gastropathie simple en gastronévrose organopathique (Hayem), en exerçant une influence toxique sur le système nerveux.

Les médicaments employés contre la syphilis (iodure, mercure); contre la blennorragie (copahu, santal, cubèbe), contre le rhumatisme (salicylate de soude), la tuberculose (créosote, arsenic), contre les anémies (fer, vins médicamenteux), contre les névroses et les névralgies (antipyrine, phénacétine, chloral, opiacés, strychnine) etc..., ont tous une action marquée sur l'estomac, quand on en prolonge l'usage.

Si les médicaments peuvent créer de toutes pièces la dyspepsie et la gastrite chez des sujets qui n'étaient pas dyspeptiques, souvent une dyspepsie est aggravée par le traitement destiné à la combattre. Citons dans cet ordre d'idée l'abus des purgatifs répétés (salins ou drastiques), des laxatifs employés contre la constipation habituelle (cascara, aloès, rhubarbe, etc.), celui des antiseptiques et notamment du naphtol, de la strychnine, celui des eaux minérales gazeuses. La plupart des médicaments, notamment les alcalins, quand l'usage en est prolongé, déterminent d'abord l'hyperpepsie, puis l'hypopepsie.

Les *fautes contre l'hygiène générale* sont des facteurs puissants de dyspepsie, qui s'associent souvent aux fautes contre l'hygiène de l'alimentation. Citons le surmenage sous toutes ses formes, la sédentarité à outrance ou bien au contraire l'abus des sports ; les veillées, les émotions du jeu, les émotions déprimantes. Le plus souvent ce sont ces différentes causes qui font que la dyspepsie se complique de troubles nerveux.

N'omettons pas l'*influence du corset*, qui étrangle l'estomac, lui donne une disposition en sablier, mettant obstacle à l'ampliation, à l'évacuation de l'organe.

Il est nuisible de travailler immédiatement après le repas et aussi de prendre pour travailler la position penchée.

A ces causes déterminantes s'ajoute l'influence de causes prédisposantes au premier rang desquelles se place l'*hérédité directe*. Certains sujets par droit de naissance sont voués à l'hépatisme, d'autres au brightisme; l'hérédité directe de la dyspepsie n'est pas douteuse, elle peut s'affirmer dès la première enfance chez des sujets dont le régime est cependant irréprochable, et continuer à se manifester à un âge plus avancé. Plus nette encore est l'influence indirecte de l'état constitutionnel, c'est-à-dire du *neuro-arthritisme* dont il est plus aisé de constater les effets que d'élucider la raison d'être et le mécanisme.

Chez les prédisposés, les effets des causes déterminantes de la dyspepsie seront beaucoup plus marqués que chez les sujets exempts de toute tare héréditaire, de même que l'alcoolisme se développe plus aisément et revêt des allures plus graves chez les hérédo-alcooliques.

L'enfant d'un alcoolique ne « supporte pas la boisson »; le descendant d'un neuro-arthritique est sensible au moindre écart de régime....

L'influence prédisposante des *professions* ne saurait être niée.

Les unes interviennent en entretenant des habitudes alcooliques (cochers, livreurs, cuisiniers, courtiers de commerce); les autres en amenant ceux qui les exercent à faire des repas précipités, à des heures irrégulières, à se livrer à un travail intellectuel immédiatement après le repas (professions libérales).

L'*hérédité nerveuse*, dans ses différentes modalités, constitue la cause prédisposante la plus efficace de dyspepsie. C'est elle qui imprime à bon nombre de gastropathies une allure clinique spéciale. Pour nombre de médecins, la dyspepsie n'existerait pas sans l'intervention du système nerveux; mais c'est là une opinion aussi peu soutenable, dans son absolutisme, que l'opinion diamétralement opposée qui nie l'existence des dyspepsies nerveuses primitives.

Les écarts de régime, les intoxications déterminent des LÉSIONS de l'estomac dont la fréquence est extrême. Ces lésions peuvent demeurer latentes ou bien donner lieu à des troubles fonctionnels qui seront indiqués plus loin. S'il est impossible d'assigner à chaque variété de gastrite des causes et une séméiologie spéciales, on a pu établir certaines relations entre la nature des déviations du chimisme stomacal et celle des lésions de l'estomac (M. Hayem).

On conçoit aisément que l'atrophie des glandes puisse amener une diminution qualitative de la sécrétion chlorhydro-peptique, qu'au contraire l'hyperplasie de certains éléments glandulaires entraîne une sécrétion plus abondante et plus riche en éléments peptiques que la sécrétion normale, etc....

Rappelons, sans entrer dans le détail, les différents types anatomiques de gastrite, admis communément aujourd'hui sous l'influence des travaux du professeur Hayem :

Les lésions de la gastrite chronique peuvent porter d'une manière prépondérante, parfois même pour ainsi dire d'une manière exclusive, sur les glandes ou sur le tissu interstitiel de la muqueuse; dans d'autres cas, les lésions de l'appareil glandulaire et du tissu interstitiel se combinent de façon à donner naissance à une gastrite mixte.

Les différentes gastrites se terminent, soit par transformation muqueuse, soit par atrophie à peu près complète des glandes.

Les *gastrites glandulaires ou parenchymateuses* sont les plus rares; elles comprennent plusieurs variétés :

a) La gastrite parenchymateuse hyperplasique avec multiplication des cellules principales et raréfaction des cellules de bordure ;

b) La gastrite parenchymateuse hyperplasique avec multiplication ou au moins hypertrophie des cellules de bordure et raréfaction des cellules principales ;

c) Enfin une forme où domine la multiplication des deux espèces de cellules, ou, tout au moins, des noyaux de ces cellules.

La variété la plus importante est la seconde, caractérisée par la transformation peptique de la région pylorique (gastrite hyperpeptique).

Quant à l'évolution de la gastrite parenchymateuse elle peut se résumer ainsi :

La première phase est caractérisée par l'hypertrophie de la muqueuse (surtout prononcée dans la troisième variété); dans la deuxième s'ajoutent les lésions du tissu interstitiel qui forme des bandes segmentant les tubes. La troisième phase est celle d'atrophie consistant dans l'envahissement scléreux de toute la muqueuse ...

La gastrite muqueuse dégénérative n'a pas une existence autonome comme la gastrite parenchymateuse hyperplasique ; c'est simplement une lésion surajoutée que l'on observe dans les gastrites mixtes. Les lésions dégénératives forment des îlots limités à la région peptique. Les lésions dégénératives sont surtout marquées chez les buveurs et en particulier chez les absinthiques (M. Hayem).

Dans la *gastrite interstitielle* les lésions, qui peuvent succéder à une gastrite aiguë, prédominent dans le tissu conjonctif. Les tubes glandulaires, grêles, moniliformes, sont séparés par de larges bandes de tissu conjonctif scléreux. Il en résulte une véritable cirrhose stomacale qui entraîne l'atrophie de la muqueuse par suite de l'organisation des éléments conjonctifs embryonnaires en tissu fibreux rétractile....

La *gastrite mixte* est la plus commune des gastrites. Les lésions glandulaires affectent le plus souvent la forme de la gastrite parenchymateuse avec multiplication des cellules principales; le tissu conjonctif est épaissi, mais ne subit pas de transformation fibreuse.

Au bout d'un temps variable cette gastrite aboutit à la transformation muqueuse.

L'atrophie glandulaire, avec ou sans phase intermédiaire de
transformation muqueuse, est le mode de terminaison habituel
de toutes les gastrites.

Les TYPES CHIMIQUES sont, d'après M. Hayem, l'expression même
des différentes lésions.

A la gastrite parenchymateuse hyperpeptique correspon-
draient les diverses variétés d'hyperpepsies avec ou sans hypersécrétion.

La gastrite interstitielle conduisant à l'atrophie des glandes,
se traduit par l'hypopepsie plus ou moins accentuée, puis par
l'apepsie.

Dans la gastrite mixte les déviations du chimisme varient
suivant le siège des lésions et leur intensité. On constate, suivant les cas, de l'hyperpepsie atténuée ou bien de l'hypopepsie
(quand la dégénérescence muqueuse domine).

L'atrophie glandulaire se traduit par l'apepsie.

La DILATATION est fréquente dans les gastrites. Elle paraît due
à la fois aux lésions qui peuvent affaiblir la musculature, aux
troubles chimiques. M. Hayem admet que l'hyperpepsie entraîne la dilatation par troubles évolutifs, mais bien souvent le
trouble moteur paraît primitif.

Rien de plus malaisé qu'une description d'ensemble des
SYMPTÔMES des gastrites ; à trop vouloir schématiser on risque
d'être inexact, car chaque malade individualise la gastropathie
dont il est atteint et réagit à sa manière.

Quel critérium adopter ? Au début des recherches faites sur le
chimisme stomacal on fut porté à croire qu'à chacun des types
chimiques correspondait une symptomatologie invariable ; on
décrivit une dyspepsie hyperchlorhydrique, une dyspepsie hypochlorhydrique, etc..., sans doute, on retrouve, dans la pratique,
un certain nombre de types cliniques qui paraissent correspondre à des déviations déterminées du chimisme ; souvent
chez un malade dont l'appétit est conservé ou exagéré, qui est
sujet à des douleurs tardives, qui est nettement soulagé par
l'usage des alcalins, on constatera l'hyperchlorhydrie ; mais
il en est loin d'en être toujours ainsi. Il est des malades, nous
l'avons déjà indiqué, qui souffrent peu et qui sont hyperchlor-

hydriques, d'autres qui présentent tous les symptômes attribués d'ordinaire à l'hyperchlorhydrie : crises douloureuses, vomissements et qui sont hypopeptiques ou même apeptiques. L'intervention du système nerveux, plus que les déviations du chimisme, domine la symptomatologie.

Le surmenage, les erreurs de régime et de traitement peuvent imprimer à la gastrite une forme clinique particulière : les douleurs sont intenses, les vomissements fréquents, les troubles nerveux accentués : l'examen chimique révèle l'hyperchlorhydrie. Vient-on à supprimer les causes qui ont amené l'excitabilité reflexe du système nerveux, on constate la disparition des *phénomènes d'intolérance* et le chimisme stomacal apparaît peu modifié. Celui-ci peut donc varier comme la symptomatologie, au cours d'une gastrite, ce qui complique singulièrement le diagnostic. Pour écarter les causes d'erreur dans la recherche du type chimique, il faut tout d'abord supprimer les causes intercurrentes et pour ainsi dire surajoutées d'irritation de l'estomac et d'excitation du système nerveux.

A côté des gastropathies intolérantes, existent des *dyspepsies latentes*, où les troubles locaux sont nuls, où seuls les troubles de la nutrition permettent de soupçonner l'existence d'une gastropathie. Or, dans ces formes larvées, souvent les déviations du chimisme sont très accusées et correspondent à des lésions profondes et étendues de gastrite, nouvelle preuve qu'il n'existe pas de corrélation invariable entre les lésions, les déviations du chimisme et la symptomatologie.

Puisque le chimisme stomacal ne peut constituer la base d'une classification des dyspepsies, il faut se résigner à une classification exclusivement clinique, ce qui ne veut pas dire que l'on doive tenir pour négligeables les renseignements obtenus par l'analyse ; ceux-ci sont indispensables pour déterminer la nature, l'ancienneté des lésions.

Ainsi que nous l'avons indiqué au début de ce chapitre, on peut distinguer deux types bien distincts de gastrite, suivant que le système nerveux prend sa part ou non dans le complexus symptomatique. Dans le premier cas, les symptômes locaux existent pour ainsi dire exclusivement ; dans le second cas, des troubles nerveux s'y associent ; ils peuvent même prédominer à tel point que la dyspepsie peut revêtir l'allure d'une gastro-névrose et c'est alors que surgissent les difficultés le plus souvent insurmontables d'interprétation de la nature des troubles digestifs. Suivant les tendances doctrinales, ceux-ci sont interprétés différemment, tantôt mis sur le compte d'une névrose, tantôt attribués à une gastrite avec troubles nerveux secondaires.

A côté de ces deux types de dyspepsie : forme commune et forme nerveuse, on peut admettre un troisième type plus rare, où manquent les troubles nerveux, où les troubles locaux sont pour ainsi dire nuls, et qui s'accuse uniquement par quelques troubles imprécis de la santé, par des altérations variables de l'état général ; ce sont les formes latentes ou pour mieux dire larvées de la dyspepsie, qui échappent souvent à l'observateur.

Un mot d'abord de ces formes larvées.

FORMES LARVÉES. — On ne peut s'étonner qu'une gastrite banale demeure latente, alors qu'assez fréquemment des lésions graves de l'estomac : ulcère ou cancer, peuvent passer inaperçues et ne se révéler que par une complication parfois mortelle, telle que la péritonite par perforation, une hématémèse foudroyante, etc....

Il est à remarquer d'ailleurs, que les gastropathies latentes, contrairement à ce que l'on pourrait supposer *a priori*, correspondent souvent à des lésions anciennes et profondes de gastrite, telles que l'atrophie glandulaire.

Voici un malade qui maigrit sans cause appréciable et que l'on pourrait soupçonner de tuberculose, malade n'éprouvant d'ailleurs aucun malaise défini après ses repas ; en voici un autre dont les forces déclinent, qui accuse une lassitude inaccoutumée, une insomnie rebelle. On cherche chez lui une maladie générale comme le diabète par exemple et l'on ne trouve rien.

Vient-on à faire l'analyse du suc gastrique, on constate un chimisme très altéré ; l'examen physique révèle souvent une dilatation considérable. Un traitement gastrique approprié fait disparaître l'amaigrissement, l'insomnie, la perte des forces, ce qui montre bien la subordination de ces différents troubles de la santé à des anomalies du fonctionnement de l'appareil digestif.

Concluons que l'utilité de l'analyse chimique ne saurait être contestée et que si elle ne permet pas de classer les dyspepsies, elle est d'une aide précieuse, non seulement quand il s'agit de déterminer la nature et l'étendue des lésions d'une dyspepsie reconnue, mais encore pour préciser l'existence de gastropathies latentes....

FORME COMMUNE DE LA DYSPEPSIE. — L'*appétit*, souvent conservé, est habituellement capricieux. Certains malades ont des fringales qu'ils ont de la peine à satisfaire, d'autres sont tout de suite rassasiés ; d'autres se mettent à table sans éprouver la sensation de faim, et cependant font un repas suffisamment copieux. La soif est normale ou quelquefois exagérée ; certains malades ingurgitent de grandes quantités d'eau et ne contribuent pas peu à entretenir leur dyspepsie par cette absorption exagérée de liquide.

Les malades éprouvent, pendant la période digestive, des malaises variables suivant les cas. Soit immédiatement après le repas. soit au bout d'un temps plus ou moins long, ils accusent des *sensations pénibles de gêne, de pesanteur, de gonflement à l'épigastre, de constriction rétro-sternale.* etc... ; les *douleurs* véritables, les sensations de brûlure ou de plaie sont rares dans cette forme. Des *éructations gazeuses* inodores se produisent, ainsi que des *régurgitations acides.*

Pour se soulager, les malades prennent l'habitude de desserrer leurs vêtements à la ceinture ; le port du corset inflige un véritable supplice aux femmes, à ce moment.

Ces malaises sont manifestement exagérés par certains aliments : viandes avec sauces grasses, féculents, graisses, fromages, crudités ; par les acides, le vin et les liqueurs.

La *constipation* est fréquente ; plus rare est la *diarrhée* qui revêt le type chronique chez les hypopeptiques.

Aux malaises locaux s'ajoutent des *baillements*, de la *rougeur de la face*, de *l'inaptitude au travail*, une *tendance au sommeil* qui force les malades à s'étendre et à faire une sieste au sortir de laquelle ils se trouvent brisés, anéantis.

A la longue, la dyspepsie retentit sur la sphère cérébrale en déterminant des *maux de tête fréquents*, des *vertiges*, des *bourdonnements d'oreilles*, de la *torpeur intellectuelle*, des *modifications du caractère.*

Le *sommeil* est fréquemment troublé par des cauchemars ; les malades se réveillent la nuit vers une ou deux heures du matin, en proie à l'anxiété.

Ces différents troubles nerveux ne se présentent avec cette intensité et cette constance que dans les formes nerveuses de la dyspepsie.

L'examen de l'estomac permet de constater si l'organe est dilaté ou non.

Quand la *dilatation* existe, elle est en général modérée. Faible, elle ne dépasse guère l'ombilic et l'estomac ne clapote que pendant quelques heures après le repas ; à jeun il ne clapote pas. A ce degré, la dilatation est très variable d'un jour à l'autre ; un régime approprié, la réduction des boissons, la font disparaître ; au contraire, l'alimentation copieuse, les fatigues l'exagèrent.

Forte, la dilatation dépasse l'ombilic de deux à quatre travers de doigt, il existe une tension très apparente de la région épigastrique. La limite inférieure de l'estomac se rapproche de l'ombilic quatre heures environ après le repas et l'atteint ou la dépasse cinq ou six heures après.

A jeun, on ne constate pas de clapotage, l'estomac se vide pendant la nuit. L'introduction de la sonde au cours d'un repas permet l'extraction facile du liquide, ce qui prouve que l'estomac n'a pas perdu sa contractilité.

Cette dilatation forte ne se constitue que progressivement en plusieurs années ; elle est due à une surcharge alimentaire continuelle et s'observe surtout chez les gros mangeurs et buveurs.

Elle est beaucoup moins facilement influencée par le traitement que la forme précédente.

Pour s'amender et rétracter, elle exige de longs mois de soins.

La dilatation atonique est rare dans les gastrites ; elle se distingue de la précédente par l'absence de contraction tonique, par la difficulté que l'on éprouve à obtenir du liquide par expression au cours de la digestion ; on est obligé d'avoir recours à l'aspiration.

Cependant l'estomac se vide pendant la nuit ; on peut y trouver un peu de liquide résiduel le matin à jeun, mais sans résidus alimentaires.

Ces divers degrés de dilatation appartiennent à la gastrite hyperpeptique avec digestions prolongées ; mais ils peuvent aussi se rencontrer chez des malades qui sont hypopeptiques après avoir été longtemps hyperpeptiques.

L'estomac peut ne pas être dilaté, mais simplement *distendu par des gaz*. On constate une voussure très marquée de la région épigastrique et, peu de temps après le repas, un bruit de clapotage à tonalité très élevé, dû sans doute à la collision de gaz avec une petite quantité de liquide.

La paroi stomacale est exceptionnellement le siège de *douleurs à la pression* ; presque toujours la douleur provoquée manque, comme la douleur spontanée.

Parfois cependant, il existe un point sensible au-dessous de l'appendice xiphoïde. Cette sensibilité existe chez les grands dilatés; la névralgie des nerfs intercostaux inférieurs n'est pas rare.

L'intestin présente souvent des matières accumulées en certains points; parfois on constate la corde colique qui traduit l'existence de spasme.

Du côté des autres organes rien de bien particulier.

Le *foie* est parfois gros; certains malades présentent du subictère. Le *rein mobile* est fréquent, à droite.

Les *troubles cardiaques* : essoufflement, palpitations, tachycardie, faux pas du cœur sont dus au tympanisme.

La gêne de la circulation périphérique s'accuse par la *sensibilité au froid*, un *état cyanotique des extrémités*.

La *nutrition* n'est guère influencée dans la forme commune de la dyspepsie. Les malades pouvant s'alimenter et reposer suffisamment pendant la nuit conservent leurs forces. Ils ne présentent pas de signes d'anémie.

Dyspepsie organopathique a formes nerveuses. — Ce sont les formes graves de la dyspepsie que celles où l'affection de l'estomac produit des réactions nerveuses intenses.

Il peut y avoir, suivant les cas, prédominance des troubles nerveux locaux ou bien des troubles nerveux centraux; les deux formes peuvent d'ailleurs se combiner.

Une gastrite habituellement bien tolérée peut devenir douloureuse sous des influences diverses qui sont habituellement d'ordre général (surmenage, préoccupations), ou bien des causes locales (écarts de régime, abus de médicaments).

La *douleur* se produit après le repas, sous forme d'accès, soit immédiatement après l'ingestion des aliments, soit à une heure plus ou moins avancée de la digestion. L'accès gastralgique tardif, contrairement à ce que l'on avait d'abord admis, n'est pas l'apanage exclusif des hyperchlorhydriques ; il peut exister, bien que beaucoup plus rarement, dans les cas d'hypopepsie. D'ailleurs la douleur des hyperchlorhydriques n'est pas due à l'excès d'HCl libre dans le suc gastrique ; le fait qu'elle est calmée par l'ingestion du bicarbonate de soude n'est pas une preuve suffisante. En tous cas, il est démontré que nombre de sujets peuvent ne ressentir aucune douleur, malgré que leur suc gastrique contienne une forte proportion d'HCl libre. La douleur tardive, ainsi que nous l'avons établi dans un chapitre précédent, est liée au spasme du pylore.

Les *vomissements*, d'ailleurs rares dans la gastrite chronique, sont également indépendants du type chimique. Ils sont plus fréquents chez les hyperchlorhydriques ; chez les alcooliques apeptiques ils consistent dans le rejet de mucus filant (pituite matutinale) ; chez les autres dyspeptiques ils sont habituellement alimentaires, rarement bilieux. Comme la douleur, le vomissement est dû à des causes intercurrentes d'irritation de l'estomac : écarts de régime, médications qu'il suffit de supprimer pour amener sa disparition.

Les *éructations* revêtent la forme nerveuse quand le rejet d'air dégluti se produit avec bruit, sous forme d'accès tenaces. Il en a été longuement question dans un chapitre précédent.

La *sialorrhée* réflexe est habituellement précédée d'accès douloureux ; en effet, la salive déglutie est rejetée à la suite de contractions œsophagiennes douloureuses.

Au degré le plus accentué, douleurs et vomissements s'associent pour constituer une *crise gastrique*, analogue dans son expression symptomatique à celles qui peuvent survenir au cours du tabes. Douleurs et vomissements sont dus à un *spasme du pylore*; il peut y avoir rétention alimentaire passagère sous l'influence de ce spasme qui peut exister dans les différents types chimiques de gastrite, mais est plus fréquent dans l'hyperchlorhydrie. La cause des crises gastriques réside tantôt dans le surmenage sous toutes ses formes, tantôt, ainsi que M. Hayem l'a démontré, dans les médications irritantes.

Ces différents troubles nerveux, bien que plus fréquents chez les sujets présentant une tare héréditaire, peuvent néanmoins se produire chez les malades qui n'ont pas d'hérédité nerveuse.

Il n'en est pas de même dans les cas où la dyspepsie s'accompagne de *troubles psychiques* qui revêtent tantôt la forme neurasthénique, tantôt la forme psychopathique.

Dans ces cas, le rôle de l'hérédité est manifeste. Nous ne décrirons pas ici les formes neurasthéniques et psychopathiques qui sont longuement étudiées au chapitre des gastro-névroses; nombre de médecins admettent que dans ces cas le déséquilibre nerveux est primitif et entraîne secondairement les troubles digestifs, d'autres considèrent que la gastrite joue le rôle de primum movens....

L'ÉVOLUTION des gastrites est essentiellement variable. La maladie passe par des phases successives d'accalmie et de recrudescence. La dyspepsie est tolérée tant que les malades observent un régime convenable et une hygiène appropriée à leur état; elle cesse de l'être s'ils retombent dans leurs errements. Les dyspepsies à forme nerveuse sont plus fixes dans leurs allures, moins sujettes aux rémissions.

On ne meurt pas de gastrite; la guérison est toujours le résultat d'un traitement rationnel et suffisamment prolongé et se maintient si les causes qui ont déterminé les troubles digestifs n'exercent pas à nouveau leur influence.

Toutefois il ne faudrait pas les considérer comme des affections bénignes; elles peuvent entraîner des complications du côté des différents organes : le foie, le rein peuvent subir le retentissement des gastropathies; l'angiocholite, la cirrhose, le mal de Bright sont assez fréquemment la conséquence de gastrite ancienne et la gravité de ces lésions secondaires vient assombrir le pronostic. Ajoutons que la tuberculose vient souvent se greffer sur le terrain peu résistant qu'offrent les gastropathies, particulièrement celles où l'anorexie a pour effet une alimentation insuffisante.

Reconnaître l'existence d'une gastrite est en général facile; l'ensemble des phénomènes subjectifs rapproché des résultats, inconstants d'ailleurs, que donne l'exploration de l'estomac, constitue un faisceau de preuves qui permet le DIAGNOSTIC. Encore convient-il de signaler à nouveau les causes d'erreur qui peuvent se présenter dans les cas de dyspepsie larvée, où les seuls signes révélateurs sont le retentissement sur l'état général, sur la nutrition.

La gastrite reconnue, il faut rechercher si elle est primitive ou sous la dépendance d'une lésion organique : affection hépatique, rénale, pulmonaire, etc....

La gastrite ne saurait être confondue pendant longtemps avec le cancer ou l'ulcère.

Si les crises douloureuses de l'*ulcère* peuvent être confondues avec celles d'une gastrite aggravée, la confusion cesse rapidement ; en effet, l'hématémèse fait rarement défaut dans l'ulcère ; en tous cas la recherche du sang dans les selles par l'épreuve de Weber permet de mettre un terme à l'hésitation.

Il existe cependant une forme de gastrite, la gastrite ulcéreuse des alcooliques, qui peut se compliquer de gastrorragie ; mais l'hémorragie est peu importante ; les vomissements alimentaires sont mélangés d'une petite quantité de sang noir. L'examen chimique révèle habituellement une hypopepsie intense.

En ce qui concerne le *cancer*, la confusion est plus facile. En effet la phase dyspeptique du début du cancer ne diffère guère dans son expression symptomatique de celle de la gastrite chronique. C'est en tenant compte des circonstances dans lesquelles se produit la dyspepsie cancéreuse, des modifications de l'état général et des résultats de l'examen chimique que l'on peut éliminer la gastrite. Le cancer survient en général à l'âge moyen de la vie chez un sujet exempt jusque-là de troubles digestifs, bien que le cancer puisse se greffer sur une gastrite ancienne, ce qui complique le diagnostic.

Ces exceptions mises à part, on ne peut retrouver chez le cancéreux les causes habituelles de gastrite ; de plus, il est un symptôme initial qui manque rarement et dont la persistance doit éveiller les soupçons, c'est l'anorexie, encore que certains sujets conservent un appétit relatif jusqu'à une période avancée de la maladie. De plus, le vomissement, exceptionnel dans la gastrite non irritée par des médications intempestives, doit éveiller l'attention.

Ce qui rend surtout suspecte la dyspepsie symptomatique du cancer, ce sont les modifications rapides de l'état général, notamment l'amaigrissement, la perte des forces qui se produisent rapidement dans le cas de cancer et ne surviennent au contraire que très lentement dans les gastrites; c'est la teinte anémique des téguments si prononcée chez certains cancéreux. L'examen chimique lève définitivement les doutes, dans l'immense majorité des cas, en révélant l'hypopepsie et notamment l'absence d'acide chlorhydrique libre.

Quant au diagnostic avec les *gastro-névroses*, il est d'une extrême difficulté, à ne considérer que les renseignements tirés des phénomènes subjectifs et c'est l'absence de critérium précis qui permet aux médecins de mettre sur un cas déterminé, soit l'étiquette de dyspepsie nerveuse pure, soit de gastrite avec troubles nerveux secondaires.

L'analyse chimique est impuissante à trancher le différend, car le chimisme stomacal n'est jamais normal dans les cas de gastro-névrose; il est vrai que dans ces cas les modifications du suc gastrique sont variables d'un moment à l'autre, qu'elles s'écartent sensiblement peu du type normal schématique....

Le seul critérium admissible, dans l'état actuel de nos connaissances, est l'étiologie.

Lorsque les troubles digestifs surviennent sous l'influence manifeste de causes morales, de surmenage intellectuel chez un sujet exempt en apparence, jusqu'au moment de leur apparition, de tout passé digestif; lorsqu'ils subissent des oscillations parallèles à l'état psychique du sujet et indépendantes des influences alimentaires, le clinicien est autorisé à rattacher au déséquilibre nerveux la cause des désordres observés par lui.

Une autre preuve non moins significative est donnée par les résultats du traitement. Que de malades sont traités inutilement comme dyspeptiques suivant toutes les règles, suivant les indications décevantes de l'analyse chimique, et guérissent à partir du jour où l'on néglige les régimes et les médications antidyspeptiques pour ne s'attacher qu'au traitement de leur système nerveux. Sans doute, l'absence d'éléments précis de diagnostic répugne aux esprits scientifiques, mais rien ne prévaut contre l'observation clinique qui elle aussi a ses règles, ses indications précises et — nous ne craignons pas de l'ajouter — sa rigueur scientifique, lorsqu'elle est appliquée méthodiquement.

Le diagnostic de gastrite étant porté, il reste à préciser sa nature, son degré d'intensité et c'est à ce moment qu'intervient, comme élément important de diagnostic, l'analyse du suc gastrique.

On peut constater :

1° L'*hyperpepsie avec une sécrétion abondante* ; dans ce cas l'évacuation est tardive ; l'estomac est habituellement dilaté ; le liquide obtenu après le repas d'épreuve contient des **débris de pain** ; il est d'une acidité toujours élevée et renferme une forte proportion de peptones.

2° L'*hyperpepsie avec une sécrétion peu abondante, sans dilatation* ; l'estomac se vide rapidement. Il y a prédominance de la flatulence dans ces cas qui, d'après M. Hayem, seraient la conséquence d'une irritation médicamenteuse.

3° L'*hypopepsie, soit permanente, soit passagère.* — Dans ce dernier cas elle est déterminée par l'abus des médicaments et peut faire place à l'hyperpepsie. Le liquide est peu abondant ; assez souvent on constate la réaction des matières albuminoïdes non modifiées.

4° L'*apepsie.*

M. Hayem attache une grande importance à la constatation des *troubles évolutifs* que l'on peut apprécier en interrogeant le rapport $\frac{T}{F}$ qui normalement $= 3$.

T reste faible quand les glandes sont atrophiées ou en transformation muqueuse et par suite $\frac{T}{F}$ reste peu élevé. Ce rapport donne donc la mesure de l'intensité de la digestion ; mais il donne aussi des renseignements précieux sur l'évolution de la digestion. Avec un rapport faible, au bout d'une heure le processus est ralenti si le liquide est abondant, contient de la syntonine si l'estomac est dilaté ; il est accéléré, au contraire, si le liquide est peu abondant, si la syntonine fait défaut, si l'estomac n'est pas dilaté.

Lorsque le rapport $\frac{T}{F}$ est supérieur à 3, il indique l'existence d'une excitation glandulaire intense et de l'exagération du processus fermentatif ; c'est l'indice chimique de la gastrite hyperpeptique. Dans ce cas encore, la digestion peut être accélérée ou ralentie. En effet, au bout d'une heure, la digestion peut être en

décroissance, bien que le rapport $\dfrac{T}{F}$ ait une valeur supérieure à 3 ;
elle peut être ralentie, ainsi que le montre l'extraction du suc gastrique faite seulement au bout d'une heure et demie (tubages en série).

Il ne faut pas se dissimuler que l'interprétation de ces données fournies par l'analyse est extrêmement délicate, même pour les médecins les plus familiarisés avec la lecture des cartons d'analyse. Il faut en effet tenir compte des cas très fréquents où le type chimique, qui est relativement fixe, est dénaturé par une médication intempestive ; le type chimique ne se dégage qu'après la mise au repos de l'estomac irrité.

Retenons, comme faits importants pour la pratique, que la gastrite parenchymateuse pure ou associée à des lésions interstitielles modérées est surtout reconnaissable à l'existence de l'hyperpepsie, à l'abondance de la sécrétion gastrique, à la durée prolongée de la digestion et par suite à l'existence fréquente de la dilatation ; que les gastrites à prédominance interstitielle sont au contraire caractérisées par la diminution de la sécrétion et l'évacuation précoce ; que dans les phases avancées des gastrites le type hypopeptique est la règle et que la transformation muqueuse des glandes s'accuse par la grande quantité de muçus contenu dans le liquide du repas d'épreuve ou dans celui que ramène le lavage.

Constatons encore, pour l'édification du praticien désorienté en présence des difficultés que présente l'interprétation des données de l'analyse chimique, que les mêmes prescriptions sont utilisables dans la plupart des cas de dyspepsie, quel que soit le type chimique de ces dyspepsies ; qu'en particulier un même régime est applicable dans l'immense majorité des cas, qu'il s'agisse d'hyperchlorhydriques ou d'hypopeptiques.

Dans l'institution du régime il faut tenir un compte moindre du chimisme stomacal que de la tolérance de l'estomac éprouvée par la pratique, de l'état des forces, etc.

B. TRAITEMENT

FORMES COMMUNES DE LA DYSPEPSIE

Régime. — Il n'existe pas de régime exclusif applicable aux gastrites chroniques ; le régime lacté n'est nettement indiqué, à titre temporaire, que lors des crises aiguës dépendant d'écarts de régime répétés et surtout d'irritation médicamenteuse.

Le régime normal des dyspeptiques comprend donc l'usage des viandes, des poissons, des œufs, des pâtes, des céréales et légumineuses, des légumes verts, des fruits. Ce qu'il importe surtout de régler, c'est, d'une part, la quantité des aliments qui tantôt doit être augmentée, tantôt diminuée suivant les indications fournies par l'étude de chaque cas en particulier ; c'est, d'autre part, la préparation culinaire des aliments divers. Voici l'énumération de ceux qui sont permis :

Potages : bouillon de poulet, potage au lait et aux différentes farines ou pâtes, potages aux légumes écrasés ;

Viandes de bœuf, de mouton, d'agneau, de veau, de porc, volailles jeunes, maigre de jambon, ris de veau, cervelles.

Les viandes grasses doivent être éliminées, de même que les viandes faisandées (gibier).

Les viandes seront rôties ou grillées ; la viande bouillie est de moindre digestibilité. Il n'y a aucune distinction à établir entre les viandes blanches ou rouges. Souvent la viande froide est plus facilement acceptée par les dyspeptiques anorexiques. La viande doit être présentée sans sauce.

La viande crue est-elle plus tonique, plus nutritive que la viande cuite ? La question est discutable ; son principal avantage paraît résider dans son extrême division qui facilite l'action du suc gastrique et diminue la durée de son séjour dans l'estomac. Alors même que la sécrétion peptique serait appauvrie, elle serait plus facilement attaquée dans l'intestin par les sucs pancréatique et intestinal. Il est donc particulièrement indiqué de la prescrire dans les cas où la digestion est prolongée et où il existe une forte dilatation.

Bien préparée, la viande crue pulpée n'inspire pas de répugnance aux malades qui l'absorbent facilement, délayée dans un peu de bouillon bien dégraissé et tiède, ou bien mélangée avec de la purée de pommes de terre ou de lentilles, des épinards.

La viande cuite doit être mastiquée avec soin. Chez les malades qui mangent gloutonnement ou dont la mastication est défectueuse par suite de mauvaise dentition, il faut la faire mouliner; arrosée de jus bien chaud, elle est facilement absorbée.

Poissons. Le poisson est un aliment de digestion facile, souvent mieux assimilé que la viande par le dyspeptique. Sont seuls autorisés les poissons à chair maigre comme la sole, le merlan, la perche, le turbot, la barbue, le bar, le brochet. L'interdiction porte sur les poissons très gras comme le saumon, le thon, l'anguille, le maquereau.

Le poisson doit être bouilli, grillé ou frit (et dans ce cas dépouillé de la peau frite). Quelques gouttes de jus de citron serviront de condiment. Toutes les sauces (blanche, mayonnaise, vinaigrette, etc...) sont interdites.

Huîtres. Les huîtres constituent un excellent aliment à permettre chez la plupart des dyspeptiques.

OEufs. Il en est de même des œufs, quand leur préparation culinaire est convenable. Cependant certains dyspeptiques présentent de l'intolérance pour cet aliment, notamment ceux qui sont atteints d'hypopepsie intense ou d'apepsie.

Ne sont autorisés que les œufs à la coque peu cuits, les œufs pochés, délayés dans du bouillon dégraissé, du thé léger.... On défendra les œufs brouillés, les omelettes, les œufs frits, l'œuf dur dont la digestion est particulièrement laborieuse, etc....

Féculents. L'interdiction des féculents est nécessaire chez les dyspeptiques qui présentent une flatulence marquée; ils doivent figurer dans l'alimentation dès que la dyspepsie a été améliorée par le traitement, car ils sont nécessaires pour enrayer l'amaigrissement. On autorise les purées de pomme de terre, de pois, lentilles, haricots, châtaignes; les pommes de terre bouillies ou cuites au four; les nouilles et macaronis (sans fromage).

Légumes verts et racines. Les végétaux frais sont nécessaires à divers titres; ils apportent à l'organisme des sels utiles et laissent des résidus qui facilitent le fonctionnement de l'intestin. Dans le cas de grande dilatation, on ne les prescrira qu'en quantité très modérée. Ils doivent être très finement divisés (hachés ou passés au tamis), et peu gras ; on les accommodera au jus, au bouillon, à la crème ; on peut permettre un peu de beurre frais, de qualité irréprochable, ajouté sur l'assiette au moment de l'usage. On autorise les diverses salades cuites (chicorée, cresson, pissenlit, etc...) ; les épinards, les fonds d'artichauts, les purées de navets, de petites carottes, de choux-fleurs. Sont interdits les choux, les choux rouges, l'oseille, les salsifis, etc....

Les salades sont interdites dans tous les cas ; elles sont nuisibles tant par l'introduction de végétaux laissant des résidus abondants inutilisables pour la digestion que par l'assaisonnement qu'elles comportent.

Fruits. Les fruits crus, sauf les pêches, le raisin, parfois les petites fraises des bois, sont également interdits ; ne conviennent aux dyspeptiques que les compotes de fruits non acides (pruneaux, poires, fraises, pêches). Les pommes cuites sont parfois mal tolérées.

Fromages. Les fromages mous (Gervais, à la crème) seront seuls autorisés à l'exclusion des fromages fermentés.

Entremets. Les pâtisseries sont rigoureusement interdites, notamment les tartes, les gâteaux à la crème ; il en est de même des petits fours. On peut autoriser les puddings au riz, à la semoule ; les crèmes renversées, les œufs à la neige, les meringues, les gâteaux mousseline ; parfois les parfaits glacés.

Pain. Le pain doit être habituellement rationné, car les levures qu'il introduit dans l'estomac favorisent les fermentations et le tympanisme qui en est la conséquence ; il séjourne longtemps dans l'estomac chez les malades atteints de dilatation.

On peut soit le rationner, soit le remplacer par les biscottes, les breakfast, les longuets, les grissini, etc....

En tous cas il faut déconseiller le pain mal cuit, le pain riche en mie. Le pain grillé ou le pain rassis conviennent particulièrement aux dyspeptiques ; nous prescrivons en moyenne 50 à 100 grammes par repas.

Boissons. — L'eau pure est la boisson exclusive qui convient à la majorité des dyspeptiques. Le vin même coupé et en petite quantité est souvent mal toléré, particulièrement par les hyperpeptiques, à plus forte raison la bière, le cidre. Chez les malades exempts de flatulence, le lait écrémé ou même coupé avec un tiers d'eau d'Évian ou d'Alet peut constituer la boisson au cours du repas; il contribue à combattre la dénutrition.

Les malades dont l'estomac présente une hyperesthésie manifeste se trouvent souvent mieux de l'usage des boissons chaudes que de l'eau froide. On peut donc leur conseiller le thé en infusion légère ou, si le thé semble irritant, une infusion aromatique (tilleul, menthe, camomille, feuilles d'oranger). Certains se trouvent bien de l'addition à l'eau d'une très petite quantité de vieille eau-de-vie ou de quelques gouttes de jus de citron (hypopeptiques). Le thé, le café, sont bien ou mal tolérés suivant les cas, le chocolat est en général de digestion laborieuse; par contre on peut autoriser en général le cacao au lait ou à l'eau.

Quantité des aliments et des boissons. — On ne peut donner d'indications générales, relativement à la quantité des aliments solides à prescrire. En tous cas, on ne peut laisser les malades s'alimenter à leur appétit, car certains dyspeptiques continuent à s'alimenter d'une façon immodérée, et chez d'autres, anorexiques nerveux, qui ont un besoin urgent d'être réalimentés, on ne doit pas tenir compte de l'anorexie, phénomène purement psychique qui n'est nullement en rapport avec la capacité digestive. Il ne faut pas tenir non plus un compte rigoureux de la dilatation, car parfois celle-ci est exagérée par la faiblesse générale, l'insuffisance d'alimentation et tend à disparaître au fur et à mesure que la nutrition s'améliore sous l'influence d'une alimentation moins réduite; par contre, il faut rationner les dyspeptiques gros mangeurs, à vie sédentaire.

En somme, on ne peut que procéder par tâtonnements pour régler la quantité des aliments à prescrire; l'état de la nutrition jugé par le poids, l'analyse des urines donne d'utiles indications à cet égard. Il faut réalimenter tout dyspeptique qui maigrit progressivement et restreint son régime exagérément, par crainte d'éprouver des malaises pendant la phase digestive; c'est le cas chez la plupart des nerveux.

Il est à remarquer que tout régime anti-dyspeptique détermine au début un certain degré d'amaigrissement (par suite de la réduction du pain, des féculents). Il est bon d'en aviser les malades pour qu'ils ne croient pas à une aggravation de leur état et ne se laissent pas aller au découragement; d'ailleurs cet amaigrissement n'est que momentané; la reprise du poids normal et même l'engraissement ne tardent pas à s'effectuer par suite de l'amélioration de la nutrition, d'une meilleure digestion et utilisation des matériaux nutritifs.

Les boissons doivent toujours être rationnées au cours des repas, surtout chez les malades atteints de dilatation; ce rationnement contribue rapidement à l'amélioration de l'état dyspeptique, car il favorise l'action du suc gastrique sur les aliments. On ne doit pas permettre plus d'un à deux verres par repas; l'usage des boissons chaudes est utile à ce point de vue, car elles incitent moins à boire que les boissons froides. Souvent les malades ont avantage à supprimer toute boisson au cours des repas et à prendre une infusion chaude, soit à la fin du repas, soit une heure environ après celui-ci.

Nombre des repas. — L'usage en France est de faire trois repas; le goûter est nuisible chez les malades dont les digestions se prolongent; la fausse faim de 5 heures de certains dilatés disparaît d'elle-même, après amélioration produite par le traitement.

Le premier déjeuner peut se composer de lait (chez les malades exempts de flatulence) ou de café, de thé au lait, voire même de cacao. Souvent les malades se trouvent mieux d'un potage au lait et aux pâtes. Chez les anorexiques qui sont généralement très déprimés au réveil il est utile, à notre avis, d'ajouter au lait, café, thé cacao, ou potage, soit un œuf, soit une tranche de jambon maigre, du pain grillé et du beurre. Un premier repas un peu copieux, non seulement contribue à atténuer la dépression nerveuse, mais encore à combattre la constipation.

On recommande souvent aux dyspeptiques de faire le principal repas à midi et de dîner sommairement. Il est vrai que souvent le sommeil est meilleur après un dîner frugal, mais un repas copieux pris à midi détermine un malaise qui gêne le travail et expose à la subintrance des digestions chez les malades dont la digestion est très ralentie. Pendant le long intervalle qui sépare le dîner du premier déjeuner du lendemain l'estomac peut se vider plus facilement; il nous semble donc rationnel de faire parfois du dîner le principal repas, à moins qu'il ne détermine l'insomnie, des cauchemars.

Telles sont les indications générales essentielles relatives à l'alimentation des dyspeptiques; nous indiquerons plus loin les modifications qu'il convient d'apporter au régime, suivant la nature de la dyspepsie, suivant qu'il existe une intolérance passagère de l'estomac etc....

Hygiène générale. — L'hygiène comporte d'abord la suppression des causes qui ont provoqué ou entretiennent la dyspepsie. Il faut *supprimer le tabac* d'une façon radicale (car les demi-mesures ne sont suivies d'aucun résultat), l'usage si répandu des *apéritifs*; chez la femme, le port du *corset*. D'autre part on doit *écarter toutes les causes susceptibles de déprimer le système nerveux, les veillées, les émotions, les excès de coït, l'abus des sports*; prescrire au contraire, chez les sédentaires, un exercice modéré (marche, gymnastique suédoise, escrime, bicyclette).

Le séjour à la campagne ou de préférence à la montagne est à conseiller chez les surmenés.

I. TRAITEMENT DE LA GASTRITE HYPERPEPTIQUE

On peut distinguer une forme avec sécrétion abondante ou sécrétion prolongée, qui s'accompagne ou non de dilatation et une forme avec faible sécrétion et digestion courte qui ne se complique jamais de dilatation.

a) Forme hyperpeptique avec sécrétion abondante, sans dilatation.

Le *régime* doit être mixte, avec rationnement du pain, des féculents.

L'*hydrothérapie* doit être conseillée dans la plupart des cas, sous forme de douches froide en jet brisé. De plus les malades doivent employer le maillot humide sur la région épigastrique; ils appliquent pendant la nuit une compresse trempée dans l'eau froide ou chaude, exprimée et recouverte de taffetas chiffon; ce maillot humide est maintenu par une bande de crêpe Velpeau.

Le traitement médicamenteux qui convient dans ces cas est

la *cure de Carlsbad*, soit par l'eau de Carlsbad naturelle (source Mühlbrunnen), soit par la solution suivante :

Eau distillée. . . . . Un litre.
Bicarbonate de soude. 2gr,50
Sulfate de soude. . . . . 3 grammes.
Chlorure de sodium : . . . . . . : . . . 1   —

En prendre 250 grammes en trois fois, tiédis au bain-marie à 40 degrés (laisser un intervalle de 20 minutes entre chaque prise); augmenter chaque jour de 50 gr. jusqu'à un demilitre. La cure doit être poursuivie pendant vingt-cinq jours. On peut encore prescrire le *sulfate de soude* à la dose de 4 à 6 gr. par jour pris dans de l'eau de Vichy tiédie. Nous prescrivons fréquemment la *solution alcalino-phosphatée* suivante :

Phosphate de soude . . . .   10 grammes.
Bicarbonate de soude anhydre . . .)
Sulfate de soude anhydre . . . . .) ãã 4 grammes.

pour un paquet à faire dissoudre dans un litre d'eau distillée ou d'eau de source gazeuse (Évian), dont on prend :

1° 100 gr. le matin à jeun ;
2°   —   au milieu de la matinée ;
3°   —   au milieu de l'après-midi ;
4°   —   avant le coucher.

La solution doit être employée tiède. Le résultat de cette cure saline est une diminution de la sécrétion et de la durée de la digestion. Il entraîne corrélativement la disparition des douleurs, de la constipation et des divers troubles se rattachant à la lenteur de la digestion. Disparaissent également les sensations de fatigue, l'inaptitude au travail, la céphalée.

En cas de douleurs vives le *sous-nitrate de bismuth* doit être employé.

Les malades peuvent être envoyés à Carlsbad, mais la cure thermale est contre-indiquée chez les malades affaiblis ou âgés, chez ceux qui sont cardiaques, tuberculeux.

La constipation cède habituellement à la cure saline sulfatée ; sinon, on la combat par le massage et les lavements. Quand la diarrhée existe, ce qui est plus rare, diarrhée qui se manifeste parfois brusquement au milieu de la nuit ou bien revêt une forme continue s'accompagnant de douleurs intestinales, elle est surtout justiciable de l'eau de Vichy sulfatée.

b) Forme hyperpeptique avec sécrétion abondante et dilatation.

L'existence de la dilatation implique un *régime* plus sévère : potages épais au lait, œufs, viande crue pulpée ; suppression des boissons au cours des repas ; lait dans l'intervalle des petits repas....

Il est indiqué, avant d'employer les cures salines indiquées précédemment, d'avoir recours au *massage de l'estomac*.

Les *lavages de l'estomac* sont parfois utiles pour réveiller la tonicité du muscle gastrique ; on les pratique avec de l'eau bouillie et ramenée à la température de 30 degrés environ ; il importe de ne pas en faire une série de plus de 10 ou 12.

Après emploi de ces moyens, on institue la *cure de Carlsbad* ; celle-ci devra être renouvelée au bout de deux ou trois mois.

c) Forme hyperpeptique avec sécrétion pauvre et digestion courte.

Il est indiqué de s'abstenir de toute médication au début.

Le *régime* comporte la suppression des féculents et des potages, la réduction du pain à 50 ou 60 gr. par repas (pain grillé) en raison du tympanisme qui incommode particulièrement les malades dans cette forme.

Au fur et à mesure que le tympanisme diminue on permet l'usage des farineux en quantité modérée ; celui des compotes pour enrayer l'amaigrissement.

Après amélioration, on peut constituer une cure saline mitigée. A cet effet, M. Hayem conseille *l'eau de Santenay*, qui contient environ 5 gr. de chlorure de sodium et 2 gr. de sulfate de soude par litre. Ses effets sont à la fois sédatifs et reconstituants.

On peut encore prescrire l'eau de Châtel-Guyon ou celle de Saint-Nectaire. De ces diverses eaux on fait prendre un verre le matin à jeun, parfois un second avant le dîner.

II. TRAITEMENT DE LA GASTRITE HYPOPEPTIQUE

a) Forme hypopeptique avec dilatation.

Cette forme n'est pas primitive; elle est l'aboutissant de cas anciens qui ont débuté par la gastrite hyperpeptique avec prolongation des digestions. Peu à peu le type anatomique s'est modifié et corrélativement le type chimique; la dilatation a persisté, est devenue atonique par suite de l'affaiblissement de la motilité. On peut cependant la faire disparaître ou tout au moins l'atténuer dans les cas où l'hypopepsie est d'origine médicamenteuse.

Le régime à prescrire est un régime mixte de viandes très divisées, de poissons, d'œufs, de farineux en quantité plus ou moins grande, suivant le degré du tympanisme, de fruits cuits, etc.

Le *képhir* constitue le meilleur moyen d'exciter la sécrétion glandulaire appauvrie; on le fait prendre aux repas (250 cc.) et dans leur intervalle.

Avant de commencer le régime képhirique, il est indiqué de faire quelques *lavages de l'estomac* avec de l'eau bouillie.

On aura recours de plus au *massage*, à l'application du *maillot humide* et à l'*hydrothérapie*.

b) Forme hypopeptique sans dilatation.

Le traitement est le même, mais le massage n'est pas nécessaire.

Dans ces formes on peut prescrire l'*eau de Santenay*, ou bien celles de *Saint-Nectaire* ou de *Châtel-Guyon* ou bien encore la *solution chlorurée phosphatée*.

Eau distillée.	Un litre.
Chlorure de sodium	5 grammes.
Phosphate de soude	3　—

200-250 gr. tous les matins, à jeun, pendant cinq à six semaines.

L'emploi du *suc gastrique de chien* donne parfois de bons résultats dans l'hypopepsie; il fait disparaître notamment les douleurs tardives que l'on observe parfois. On en fait prendre 60 à 125 gr. au cours du repas, dans du thé, de la bière légère, de la citronnade.

L'*acide phosphorique* à petites doses est également utile, à notre avis. On peut prescrire :

Acide phosphorique. . . . .   5 grammes.
Phosphate acide de soude   20   —
Eau distillée   200   —

1 cuillerée à café, à midi et le soir, dans un verre d'eau, à prendre au cours du repas ou simplement X à XV gouttes d'acide phosphorique officinal dans un verre d'eau aromatisée avec de l'alcoolature de citrons.

L'*acide chlorhydrique* peut être employé.

D'une façon générale, tous les acides sont utiles quand l'hypopepsie s'accompagne de diarrhée.

III. TRAITEMENT DE LA GASTRITE APEPTIQUE

De même que l'hypopepsie peut ne pas être définitive, et c'est le cas quand elle a été déterminée par l'abus des médicaments et peut-être aussi par les fermentations anormales, de même l'apepsie, quand elle ne correspond pas à l'atrophie généralisée des glandes, qu'elle est due à une intoxication médicamenteuse ou tabagique, peut rétrocéder quand on supprime la cause toxique et que l'on soumet les malades au régime de repos de l'estomac. On peut même voir une hyperpepsie accentuée succéder à l'apepsie.

Le traitement est le même que celui de l'hypopepsie; mais il faut insister sur l'emploi du *képhir* et même instituer pendant quelques jours le *régime képhirique exclusif*.

Tant que l'intestin suffit à sa tâche, l'état général peut rester satisfaisant; il fléchit quand la diarrhée lientérique survient.

Dans ces cas, au képhir on peut associer les *acides*; prescrire de plus la *pepsine* ou la *pancréatine* en pilules kératinisées.

FORMES NERVEUSES

FORMES NERVEUSES A SYMPTÔMES GASTRIQUES. — L'indication essentielle est de mettre l'estomac au repos : on supprime toute médication et on institue le *régime lacté absolu*. On peut appliquer le *maillot humide* en permanence et on prescrit le *sous-nitrate de bismuth* à fortes doses (10-20 gr.), prises en une fois, le matin à jeun.

Il est utile de prescrire le repos absolu et même le séjour au lit pendant quelques jours.

Si les vomissements s'associent à la gastralgie pour constituer une crise gastrique, on peut être conduit à *supprimer toute alimentation par la voie buccale*, pendant quelques jours. Pendant cette période de jeûne on donnera quelques *lavements d'eau tiède* (250°) à garder et on fera une série de *lavages de l'estomac*. Les vomissements cèdent en général rapidement.

Les *bains tièdes* calment bien l'éréthisme nerveux qui accompagne habituellement les crises gastriques.

Après la crise on institue le traitement qui convient au type de gastrite.

FORMES CENTRALES. — Le traitement des formes neurasthénique, psychasthénique, est exposé longuement au chapitre des gastro-névroses.

DYSPEPSIES SECONDAIRES

Sous la dénomination de dyspepsies secondaires nous désignons, à l'exemple de la plupart des auteurs, les troubles gastriques que l'on observe au cours des maladies infectieuses aiguës, fébriles ou des maladies générales chroniques, infectieuses ou non, enfin des affections des divers organes.

Il est des cas où les troubles gastriques sont peu accusés, passagers et ne méritent pas de retenir l'attention du médecin; il en est d'autres où ils sont très marqués, rebelles et nécessitent une intervention thérapeutique active; c'est de ceux-ci surtout dont il sera question.

Les différentes maladies générales ou locales retentissent sur l'estomac par des mécanismes divers; souvent c'est la toxi-infection qui est en cause, comme c'est le cas dans les maladies aiguës comme la fièvre typhoïde, la grippe, etc... ; dans d'autres circonstances les troubles digestifs relèvent d'une auto-intoxication, comme dans l'urémie lente, l'acétonémie diabétique, d'une intoxication (plomb, mercure). Ils sont fréquemment dus d'autre part à une excitation anormale du plexus solaire : troubles digestifs d'ordre réflexe que l'on observe dans l'appendicite chronique, la lithiase biliaire, les affections utéro-ovariennes, etc.

Il faut encore tenir compte des troubles digestifs provoqués indirectement par l'état morbide initial; la neurasthénie que provoquent parfois les préoccupations causées par la maladie (tuberculose, syphilis) peut être la seule cause des troubles digestifs; enfin l'abus des médications irritantes peut créer une gastrite médicamenteuse qui intervient dans certains cas comme facteur de troubles digestifs rebelles.

Ce rapide aperçu montre que la pathogénie des dyspepsies secondaires peut être très variable. De ce qu'un sujet est atteint de tuberculose, il ne faut pas conclure *a priori*, sans plus ample informé, que son état dyspeptique dépend de l'infection tuberculeuse ; il faut rechercher si la maladie dont il est atteint n'a pas déterminé chez lui la neurasthénie ou s'il ne s'est pas soumis à des médications irritantes. La notion de la cause réelle des troubles digestifs est loin d'être indifférente pour le traitement.

I. L'ESTOMAC DANS LES MALADIES INFECTIEUSES

Dans toutes les infections, même de courte durée, l'estomac est altéré dans son fonctionnement; ainsi les amygdalites, qui sont parfois très infectantes, peuvent déterminer des troubles gastriques intenses.

Ces troubles varient peu, dans leur expression clinique, quelle que soit la maladie causale. Ils s'accusent toujours par de l'anorexie, un état nauséeux; dans certains cas, par des vomissements qui surviennent spontanément ou sous l'influence de l'alimentation ou des médications, et parfois aussi par des douleurs.

La langue est saburrale; on constate dans quelques cas de la douleur à la pression du creux épigastrique. Vomissements et douleurs s'observent surtout dans les cas où il existe des lésions accentuées de gastrite, voire même des ulcérations comme dans la fièvre typhoïde par exemple. Habituellement les lésions gastriques sont minimes, superficielles et se résument en une congestion plus ou moins accusée de la muqueuse. On conçoit d'ailleurs la difficulté de subordonner les troubles gastriques à des lésions déterminées, puisque les moyens de contrôle font défaut.

Même incertitude en ce qui concerne les altérations de la sécrétion. On admet, avec vraisemblance d'ailleurs, que la sécrétion est moins abondante et surtout moins active, qu'il y a insuffisance de la sécrétion chlorhydro-peptique. Quelques rares examens de suc gastrique (Ewald, Gluzinski, etc.) ont permis d'ailleurs de vérifier l'exactitude de cette hypothèse. Déjà Beaumont, sur son Canadien atteint de fistule gastrique, avait constaté que pendant la fièvre, la sécrétion du suc gastrique est ralentie ou suspendue, même si la muqueuse est excitée par le contact des aliments.

Il est des cas où malgré une fièvre intense et plus ou moins continue, la langue reste nette et l'appétit demeure conservé. C'est uniquement dans la tuberculose que l'on observe cette anomalie.

En général, les troubles digestifs de la période fébrile d'une infection aiguë prennent fin peu de temps après la défervescence. L'appétit renaît, la digestion s'accomplit sans malaise.

Il n'en est pas toujours ainsi : deux maladies fébriles principalement peuvent être suivies de troubles digestifs pendant la convalescence qui est longue, fertile en incidents. Une grippe, même de courte durée et d'ailleurs bénigne, peut être suivie d'une dyspepsie susceptible de se prolonger pendant plusieurs semaines ; *a fortiori*, quand la période d'état a été grave et que la grippe a révêtu un caractère nettement infectieux. Les fièvres typhoïdes graves comptent également la dyspepsie au nombre des incidents de la convalescence. La fièvre typhoïde peut même être la cause initiale d'une gastropathie chronique ; nombre de malades font en effet remonter le début de leurs troubles digestifs à une fièvre typhoïde antérieure.

En général, les troubles digestifs de la convalescence sont caractérisés par la persistance de l'anorexie, de l'état nauséeux déjà observés pendant la période d'état ; les digestions sont lentes, laborieuses, s'accompagnent de flatulence, d'éructations, de malaises nerveux à distance, parfois de gastralgie chez les malades qui ont été médicamentés à outrance, qui ont absorbé notamment les médicaments administrés pour abaisser la fièvre (quinine, antipyrine, phénacétine, cryogénine, etc.). En somme, les symptômes dyspeptiques de la convalescence sont ceux de la dyspepsie atonique ; ils coïncident avec l'insuffisance des sécrétions et l'insuffisance motrice de l'estomac ; on constate d'ailleurs souvent que l'estomac clapote très bas. La dilatation atonique disparaît en général sous l'influence d'une alimentation réparatrice et du relèvement des forces.

Dans quelques cas, fort rares à la vérité, on peut observer, à plus ou moins longue distance d'une maladie infectieuse, le développement d'un ulcère de l'estomac. Dans d'autres circonstances, ainsi que nous l'avons indiqué plus haut, la maladie peut être le point de départ d'une gastropathie qui revêt habituellement les caractères de la dyspepsie nerveuse.

Nous avons constaté que dans quelques cas les troubles digestifs : anorexie, état nauséeux, vomissements, coïncidaient avec une insuffisance passagère du rein, qui se traduisait par l'oligurie, la céphalée, l'abattement et que ceux-ci disparaissaient dès que la diurèse s'établissait.

Pendant la période fébrile des infections, l'intervention du médecin contre les troubles digestifs est forcément discrète, d'ailleurs ses ressources sont des plus limitées. Il faut surtout s'efforcer de prévenir ces troubles ou plutôt de les aggraver par des médications intempestives; on doit notamment se garder d'abuser de l'alcool, comme on le faisait encore il y a quelques années, sous l'influence des idées régnantes. On administrait *larga manu* les boissons alcooliques, notamment l'eau-de-vie, le cognac, dans tous les cas indistinctement et même chez les enfants qui ont une intolérance particulière pour l'alcool. En réalité, si l'administration de l'alcool, à petites doses, est utile comme tonique dans la plupart des infections, il faut se garder de le prescrire à doses massives, sauf dans certains cas où une indication particulière se présente, telle que l'alcoolisme invétéré du malade, que l'on ne peut sevrer de son poison habituel, sans l'exposer à des accidents graves de délire alcoolique; ou bien une complication d'hémorragie grave, de myocardite exposant au collapsus ; une diphtérie accompagnée de troubles bulbaires, etc.

D'autre part, il convient de remplacer l'alcool en nature par le vin rouge, par le vin de Champagne, moins irritants. Chez l'enfant on prescrira uniquement les vins liquoreux et très sucrés comme le Malaga.

Il faut encore avoir soin d'étendre d'eau ces différents vins, de façon à les présenter au malade sous une forme moins irritante pour l'estomac.

Pour l'administration des médicaments et notamment des médicaments antithermiques, il convient d'avoir recours de préférence à la voie rectale (lavements, suppositoires) ou bien à la voie sous-cutanée (injections) quand les médicaments peuvent être administrés sans inconvénients de cette façon.

Il ne faut pas négliger non plus pendant cette période, comme pendant la convalescence d'ailleurs, les mesures d'hygiène dont l'inobservation peut contribuer à entretenir les troubles digestifs. Ainsi l'on ne négligera pas l'aération de la chambre du malade, non plus que les soins de la bouche, si importants.

L'alimentation des fébricitants se compose exclusivement de liquides : lait ou képhir, vin, bouillon de viande, thé et autres infusions, bouillon de légumes et décoctions de céréales, boissons acidulées ou sucrées, eaux minérales gazeuses, alcalines, etc....

S'il est indiqué dans toutes les infections de faire boire abondamment les malades pour obtenir le maximum de diurèse, il faut éviter de leur faire absorber en une fois une trop forte quantité de liquides : d'autre part, quand on fait prendre du vin, il convient d'espacer les doses et d'intercaler entre elles des prises de lait ou d'autres boissons alimentaires. En général, les boissons acidulées, les diverses limonades : citrique, tartrique, sont réclamées par les malades, en raison de leur goût agréable et de leur fraîcheur. Il semble qu'elles excitent la sécrétion du suc gastrique ; les boissons sucrées, l'eau additionnée de sirop sont également bues avec plaisir et ont l'avantage d'introduire dans l'organisme un aliment de premier ordre : le sucre ; rappelons toutefois que la lactose que l'on prescrit souvent comme diurétique n'est pas toujours bien supportée et peut déterminer des nausées ou des vomissements.

Parmi les aliments habituels des fébricitants, il en est un, le lait, qui est bien souvent l'origine des troubles digestifs, soit qu'il soit donné à doses exagérées, soit qu'altéré, il introduise dans l'estomac des éléments de fermentation, soit qu'enfin, et c'est sans doute le cas le plus fréquent, il ne puisse être digéré en raison de l'insuffisance de la sécrétion du lab ferment (?). Lorsqu'il y a intolérance pour le lait, ce liquide est pris avec répugnance ; à peine est-il absorbé qu'il détermine du ballonnement de l'estomac, des éructations gazeuses, des régurgitations acides ; souvent il est rejeté, soit tout de suite, soit tardivement, sous forme de gros blocs de caséine, quand le malade en a absorbé une trop forte dose.

Pour assurer la tolérance du lait, il faut le faire prendre à petites doses (une tasse à thé) régulièrement espacées ; le couper, suivant les cas, d'eau de chaux ou d'eau alcaline (Vals, Vichy), à raison d'une cuillerée à soupe par tasse. Le lait écrémé convient mieux parfois que le lait naturel.

Le képhir peut être substitué avec avantage au lait, dans les cas où ce dernier n'est pas toléré ; on prescrit le képhir n° 2 qui peut être également écrémé (képhir maigre).

Il n'existe pas de moyen efficace de combattre l'ANOREXIE de la période fébrile; l'*eau de Vichy*, fraîche, peut être utile en stimulant quelque peu l'activité sécrétoire; d'ailleurs cette anorexie prend habituellement fin au moment de la défervescence, sauf dans la grippe; dans les fièvres éruptives au contraire l'appétit peut renaître avant l'abaissement de la température.

Quant aux VOMISSEMENTS, quand ils ne sont pas dus à des médications irritantes, à une alimentation défectueuse, à des troubles nerveux, ils indiquent en général, nous l'avons dit, l'existence des lésions accentuées de gastrite, voire même d'ulcérations.

Il est nécessaire, en cas de vomissements persistants, de supprimer le lait et de soumettre les malades à la *diète hydrique*; puis on autorise le *bouillon de légumes*, les *décoctions d'orge* ou *de riz sucrées*, etc. La *potion de Rivière*, l'*eau de seltz*, la *glace pilée* sont les moyens adjuvants que l'on prescrit d'ordinaire; on peut encore prescrire une *potion mentholée* ou la *cocaïne* à petites doses (2 à 5 centigrammes), en solution concentrée, administrée par gouttes.

Les DOULEURS sont dues aux mêmes causes que les vomissements et justiciables d'un même traitement, auquel on peut ajouter la révulsion sous forme de *compresses froides appliquées au creux épigastrique, de pulvérisations de chlorure de méthyle*, etc....

Lors de la CONVALESCENCE, si l'anorexie persiste, il est utile de prescrire quelques gouttes d'une *teinture amère* composée où l'on incorpore la teinture de noix vomique ou bien une *macération de quassia amara*, par exemple.

On recommande une alimentation de plus en plus abondante et reconstituante, mais de digestion facile : œufs, poissons, cervelles, crèmes, etc....

Il convient d'ailleurs d'être sobre de médicaments; ce sont

les moyens physiques tels que le *séjour au grand air*, le *déplacement à la mer* ou *à la montagne* qui réussissent le mieux à triompher de l'atonie gastro-intestinale persistante. Le *massage de l'estomac* peut être utile.

Parmi les maladies infectieuses à évolution chronique deux surtout sont susceptibles de déterminer des troubles digestifs : la tuberculose et la syphilis, surtout la première.

TUBERCULOSE. — La tuberculose retentit sur l'estomac de différentes façons : elle peut provoquer des troubles purement fonctionnels en apparence ; déterminer des lésions de gastrite banale ou des lésions tuberculeuses. La toxi-infection est la cause la plus fréquente des troubles digestifs ; c'est l'altération sanguine qui indirectement retentit sur les fonctions chimiques et motrices ; il peut y avoir également infection directe par les crachats déglutis. Sont encore à incriminer, suivant les cas, une influence mécanique (toux émétisante), toxique (gastrite médicamenteuse ou par suralimentation), enfin la neurasthénie. Cette énumération des nombreuses causes de troubles digestifs chez les tuberculeux permet de supposer que bien peu d'entre eux restent indemnes de dyspepsie.

On peut distinguer une dyspepsie initiale, une dyspepsie tardive et, en troisième lieu, un accident qui peut survenir à toutes les périodes, la toux émétisante.

Les troubles digestifs ouvrent parfois la scène morbide et peuvent même masquer la maladie causale.

Peu à peu, sans causes nettement appréciables, le sujet atteint de tuberculose latente, perd l'appétit, éprouve après les repas une sensation de pesanteur pénible, avec renvois gazeux ; les digestions deviennent lentes, laborieuses. L'estomac clapote ; il existe une atonie manifeste de l'organe. A ces troubles digestifs peu caractéristiques s'ajoutent des manifestations à distance liées directement à l'infection tuberculeuse : amaigrissement, dyspnée, palpitations, aspect anémique et dans certains cas des phénomènes de dépression nerveuse très accentuée, une neurasthénie symptomatique dont les symptômes contribuent parfois à faire errer le diagnostic.

Dans quelques cas la dyspepsie initiale s'accompagne de gastralgie, de douleurs tardives, de sensations de brulûre (Andral), l'appétit pouvant persister.

Ce type de dyspepsie s'observe chez les névropathes de préférence ou bien chez les sujets que l'on soumet à une suralimentation intensive, mal réglée ou à des médications complexes et irritantes (arsenic, créosote, etc....)

L'examen du chimisme stomacal donne des résultats très variables et n'est d'aucune utilité pour le traitement. Il est à remarquer que le type de dyspepsie douloureuse, avec douleurs tardives, ne correspond pas toujours, il s'en faut, à l'hyperchlorhydrie, ce qui démontre une fois de plus, que l'on ne peut établir aucune corrélation entre les phénomènes subjectifs et les déviations du chimisme stomacal.

Il est souvent difficile de rattacher ces troubles digestifs à leur cause ; en effet, l'auscultation, au début, ne donne pas toujours de renseignements suffisants ; on est donc obligé de s'en tenir à des présomptions. Laënnec avait reconnu que la dyspepsie avec dépression nerveuse peut précéder de longtemps l'éclosion des manifestations pulmonaires : « J'ai connu, avait-il écrit, des malades chez lesquels une dyspepsie habituelle et d'autres symptômes d'hypochondrie ont caché, pendant plusieurs années, la phthisie pulmonaire. »

Si les troubles neurasthéniques peuvent faire errer le diagnostic, par contre l'aspect anémique et l'amaigrissement doivent faire soupçonner la tuberculose, même s'il n'existe pas de petite toux sèche significative, à supposer que la connaissance des antécédents héréditaires, de quelques troubles morbides antérieurs n'ait pas attiré l'attention du médecin.

Pour combattre la dyspepsie de la période initiale avec quelque efficacité, il ne faut pas perdre de vue que l'estomac doit être ménagé, qu'il doit être entouré de soins pieux, suivant l'expression de Peter. En d'autres termes, il faut s'abstenir de toute médication prolongée par la voie buccale, les médicaments irritants étant susceptibles d'entretenir et d'aggraver les troubles digestifs ; on doit supprimer ceux que les malades absorbent spontanément, pour « se fortifier », c'est-à-dire les vins de quinquina, de kola, la liqueur de Fowler, etc. Il est pour le moins inutile de prescrire la noix vomique ou les amers, leur action sur le réveil de l'appétit étant inconstante et passagère.

Les seuls moyens efficaces sont ceux qui, par leur action générale, contribuent à renforcer la résistance de l'organisme, c'est-à-dire les moyens physiques d'une part, et l'alimentation reconstituante d'autre part. Dès que l'on soupçonne que la tuberculose peut être incriminée, il faut imposer le repos absolu aux malades et, si leurs ressources leur permettent un déplacement, prescrire la cure d'air et de préférence la cure d'altitude qui seule a une action incontestable sur l'anémie symptomatique et sur la neurasthénie associée. A ces moyens essentiels on joindra la pratique du tub, des frictions sèches ou avec de l'alcool, etc....

En un mot, on instituera, sans tergiverser, le *traitement hygiénique* de la tuberculose. Il ne faut pas négliger non plus la *psychothérapie*; il faut remonter le moral qui est si souvent atteint et s'abstenir de prononcer le mot de tuberculose; on peut parfois par une « psychothérapie » habile dissiper une anorexie qui était surtout psychique.

Le problème de l'*alimentation* est le plus délicat à résoudre : il faut en effet suralimenter ou pour mieux dire réalimenter les malades, en tenant compte de leurs capacités digestives amoindries. On y parvient en prescrivant les aliments à la fois les plus substantiels et les plus facilement digestibles. On prescrit donc un régime composé de potages farineux, de jaunes d'œuf, de poissons, de cervelles, de viande crue pulpée, de pâtes, de purées, de farineux, de fromage blanc et de beurre, de compotes, etc.... Le lait est en général mal supporté et donne lieu à des fermentations. Les malades peuvent boire du vin coupé d'eau, si le vin ne provoque pas des aigreurs; sinon ils ne devront boire qu'une eau minérale légère (Évian, Alet). Les boissons chaudes, prises après le repas, sont toujours recommandables.

Pour ne point se désintéresser de toute intervention médicamenteuse on utilisera la voie hypodermique pour introduire dans l'organisme le cacodylate de soude, la strychnine, etc....

A la période d'état de la tuberculose les troubles digestifs du début peuvent persister, avec des alternatives d'amélioration et d'aggravation, ou bien s'atténuer et disparaître. Ils persistent surtout chez les nerveux, chez les malades médicamentés à outrance, gavés outre mesure d'huile de foie de morue ou bien soumis à une suralimentation mal réglée, trop azotée...;

ils sont la règle dans les formes subaiguës de la tuberculose, avec fièvre constante, bien que quelques fébricitants puissent conserver l'appétit assez longtemps et s'alimenter d'une façon suffisante.

Que la fièvre existe ou non, quand l'anorexie demeure opiniâtre, il faut prescrire le képhir, les jaunes d'œufs, les viandes gélatineuses, la viande crue pulpée ou les diverses préparations de sucs de viande, les compotes, etc., et augmenter la nature et la quantité des aliments dès qu'un réveil de l'appétit se manifeste sous l'influence du repos, de l'aération, etc. Dans certains cas, lorsque les malades opposent à l'alimentation une résistance invincible, il ne faut pas hésiter à employer le gavage : on introduit par la sonde du lait ou du bouillon avec des œufs battus, de la poudre de viande....

Les troubles gastriques de la période d'état sont dus soit à l'infection tuberculeuse, retentissant de différentes façons sur l'état général (action sur le système nerveux, sur le sang, etc.), soit à des lésions de gastrite banale.

Dans certains cas, se forment dans l'estomac des lésions spécifiques, des ulcérations qui peuvent aboutir à l'hématémèse ou à la perforation. Le diagnostic reste obscur, le traitement est nul; il suffit donc de rappeler cette éventualité, fort rare d'ailleurs. Le symptôme qui domine à la période d'état, c'est le VOMISSEMENT PROVOQUÉ PAR LA TOUX. Dans l'immense majorité des cas, quand les phtisiques vomissent, c'est à la suite de quintes de toux qui surviennent après les repas, quintes plus fréquentes, plus violentes que celles qui se produisent à d'autres moments de la journée. Tous les auteurs s'accordent à considérer la toux émétisante comme un réflexe se produisant à la suite de l'excitation des filets terminaux du pneumogastrique que détermine le contact des aliments. Les malades vomissent parce qu'ils toussent et ils toussent parce qu'ils ont mangé. Le diagnostic de ces vomissements réflexes ne comporte aucune difficulté : un individu qui tousse après avoir mangé, qui vomit après avoir toussé, est presque à coup sûr un phtisique (Marfan).

L'indication essentielle est de calmer l'excitation gastrique, point de départ du réflexe. Dans ce but, on peut utiliser les différents anti-spasmodiques, en commençant toutefois par employer un moyen bien simple, mais qui réussit souvent : l'*ingestion de petits fragments de glace* dès que la quinte de toux va survenir.

On prescrit, suivant les cas, l'*eau chloroformée* saturée, diluée dans de l'eau, et prise par cuillerée à soupe au moment de la toux (4 à 6 cuillerées à soupe par jour); la *cocaïne* (1 centigramme) avant chaque repas, en solution ou en pilule associée à quantité égale d'extrait thébaïque; la *morphine* (2 à 5 milligrammes) en solution concentrée; par exemple les gouttes blanches de Gallard.

```
Chlorhydrate de morphine . . . . . . .   0gr,05
Eau de laurier-cerise. . . . . . . . . .   10 grammes.
```

X à XX gouttes, dans une cuillerée à café d'eau, avant le repas.

La *belladone* : un centigramme d'extrait en pilules, ou VI à VII gouttes de teinture avant chaque repas; le *menthol* :

```
Menthol . . . . . . . . . . . . . .   0gr,10 — 0gr,20
Julep gommeux. . . . . . . . . . . .   150 grammes  (agiter).
```

Une cuillerée à soupe prise au moment de la quinte.

```
ou menthol. . . . . . . . . . . . .   0gr,10 — 0gr,20
Huile d'amandes douces. . . . . . . .   10 grammes.
Gomme arabique . . . . . . . . . .   10      —
Eau de fleurs d'oranger . . . . . . .   15      —
Eau distillée q. s. pour. . . . . . .   150     —
```

Mêmes doses.

Il pourra être utile d'alterner l'emploi de ces divers médicaments.

On a encore prescrit la *teinture d'iode*, à la dose de III à IV gouttes.

Les moyens révulsifs : *pulvérisations d'éther*, de *chlorure de méthyle ou d'éthyle*, etc., sont moins efficaces et d'un emploi peu pratique.

Il ne faut pas négliger de traiter la dyspepsie et de supprimer les médicaments irritants : créosote et autres, car bien souvent l'excitabilité anormale de l'estomac, qui aboutit à la toux, a pour point départ une gastrite médicamenteuse.

La dyspepsie ne fait jamais défaut à la période terminale de

la tuberculose. Due à l'infection tuberculeuse, à la gastrite
médicamenteuse, à l'infection directe de l'estomac par les crachats déglutis, parfois à l'insuffisance rénale, etc..., en un mot à
des causes complexes et irrémédiables, elle se traduit par l'anorexie absolue, parfois par des douleurs tout au moins objectives
(à la pression du creux épigastrique), des vomissements, etc. ;
elle s'accompagne habituellement d'une diarrhée incoercible
coïncidant fréquemment avec une dilatation atonique considérable de l'estomac. Contre ces troubles digestifs qui correspondent à
des lésions graves de gastrite atrophique et dans quelques cas à
des lésions tuberculeuses, toute intervention médicamenteuse
est illusoire. On doit s'efforcer d'alimenter les malades avec du
képhir ou du lait, des jaunes d'œufs, des potages où l'on peut
exprimer du jus de viande, etc.... On a proposé de laver l'estomac pour évacuer le liquide puriforme qui recouvre la
muqueuse, mais la faiblesse des malades interdit le plus souvent
d'y avoir recours, quand les lésions laryngées ne s'opposent
pas au passage de la sonde.

Syphilis. — La syphilis gastrique est rare et ses différentes
modalités ne sont bien connues que depuis l'époque contemporaine, bien qu'Andral, dès 1834, ait signalé les lésions syphilitiques de l'estomac. Peut-être sa rareté n'est-elle qu'apparente.
En effet, les troubles digestifs que l'on observe chez les syphilitiques ne présentent aucun caractère distinctif, de telle sorte
que l'on ne peut toujours les rattacher à leur véritable cause.

La syphilis peut retentir sur l'estomac à toutes ses périodes,
soit directement, soit indirectement : elle agit directement en
déterminant des troubles dus à la toxi-infection, à l'anémie
concomitante (ces troubles s'observent uniquement au début de
la période secondaire, pendant les premiers mois), ou bien en
créant des lésions telles que les gommes, les ulcérations, lesquelles peuvent à leur tour entraîner des complications telles
que la sténose; ces lésions graves s'observent à la période ter-
tiaire. Elle peut agir indirectement en favorisant la neurasthénie ou bien en déterminant une gastrite médicamenteuse due
à l'abus du mercure, de l'iodure, etc....

On doit distinguer les troubles digestifs à forme de dyspepsie
banale ou bien de dyspepsie nerveuse; l'ulcère syphilitique, la
tumeur, les accidents de sténose.

Au début de la syphilis on observe fréquemment des troubles digestifs, avant toute intervention médicamenteuse, qui paraissent bien dus à l'infection ; ils coïncident avec l'état anémique, avec la dépression nerveuse si fréquents à cette période. Tantôt ils ont les apparences d'une dyspepsie banale : anorexie, lenteur des digestions, flatulence, etc. ; tantôt ils revêtent les caractères d'une gastropathie nerveuse et se traduisent par l'exagération de l'appétit (Fournier), la polydipsie, des crises douloureuses, etc. Ce qui semble démontrer nettement l'influence directe de la syphilis sur les troubles digestifs, c'est qu'ils disparaissent en général au moyen du traitement mercuriel, en même temps que les autres symptômes généraux qu'ils accompagnent : céphalée, fatigue, insomnie, douleurs musculaires, etc.... C'est l'état antérieur du sujet, la prédisposition névropathique qui imprime dans certains cas aux troubles digestifs les allures de la dyspepsie nerveuse. Si la syphilis reste ignorée, la cause réelle de ces différents troubles passe forcément inaperçue. Dans le cas contraire, il faut surtout s'attacher au traitement de l'infection, tout en ménageant l'estomac, par l'emploi du mercure sous forme de frictions et d'injections intra-musculaires et en surveillant l'alimentation, en supprimant l'alcool, le tabac, etc....

L'ulcère de l'estomac, d'origine syphilitique, ne se traduit par aucun signe particulier : douleurs transfixives, vomissements, hématémèses, sont les symptômes essentiels qui lui sont communs avec ceux de l'ulcère vulgaire. Il est cependant de la plus haute importance de faire le diagnostic étiologique, car le traitement, appliqué à temps, peut amener une guérison radicale et rapide, ce qui n'est pas le cas pour la maladie de Cruveilhier.

Il ne faut donc, dans aucun cas, chez un sujet soupçonné d'être atteint d'ulcère, négliger de rechercher la syphilis dans les antécédents. Si, par ignorance, ou pour toute autre raison la contamination est niée, on n'en doit pas moins procéder à un examen complet et méthodique qui souvent, en révélant soit des stigmates d'anciennes lésions (cicatrices), soit une lésion en évolution, mettra sur la piste. M. le professeur Hayem a publié un cas d'ulcère guéri par le traitement spécifique, chez un homme atteint de sarcocèle ; la lésion testiculaire avait conduit à soupçonner la cause de l'ulcère. Chez une femme âgée qui présentait de vives douleurs gastriques et des hématémèses très abondantes depuis plusieurs mois et chez qui le régime lacté institué par plusieurs médecins n'avait amené aucune amélioration, nous instituâmes le traitement spécifique, après avoir constaté une perforation du voile du palais. Après trois semaines environ d'un traitement intensif (frictions d'onguent napolitain, iodure de potassium en lavement), la guérison complète fut obtenue, bien que la malade eût été autorisée à reprendre l'alimentation ordinaire (clinique de l'Hôtel-Dieu, 1893). On peut en pareil cas administrer le mercure par la bouche; néanmoins pour ménager l'estomac et surtout pour obtenir un maximum d'effet, dans le minimum de temps, par un traitement intensif, il est préférable d'employer la méthode des injections.

Les considérations qui précèdent s'appliquent de tout point aux formes de syphilis stomacale qui simulent le cancer (gastrite gommeuse). Les troubles fonctionnels sont les mêmes que ceux par lesquels se traduit le cancer : anorexie, douleurs plus ou moins accentuées, vomissements, amaigrissement rapide, et l'on perçoit une tumeur. Dans un cas de M. Hayem l'examen du suc gastrique révélait l'absence d'HCl libre. En somme rien ne distingue la syphilis gommeuse de l'estomac d'avec le cancer.

Chez les syphilitiques avérés le devoir du médecin est d'instituer le traitement d'épreuve avant de s'arrêter au diagnostic de cancer.

Une cicatrice d'ulcère syphilitique guéri et une infiltration gommeuse de la région pylorique peuvent provoquer une sténose. Le diagnostic de la cause est impossible et n'a pas d'ailleurs d'importance, s'il s'agit d'une cicatrice, puisque la gastro-entérostomie est le seul traitement efficace à instituer.

A toutes les périodes la syphilis peut être l'occasion de troubles gastriques liés à une gastrite médicamenteuse ou se rattachant à un état neurasthénique qui est fréquent chez les syphilitiques, et que le professeur Fournier a particulièrement contribué à mettre en lumière. Il suffit de signaler ces variétés de troubles digestifs dont le diagnostic est relativement aisé.

II. L'ESTOMAC DANS LES MALADIES GÉNÉRALES CHRONIQUES ET LES INTOXICATIONS

Sous cette dénomination, nous englobons les maladies dues à des troubles de la nutrition : goutte, diabète, etc. ; à des altérations du sang et de l'appareil vasculaire : chlorose, anémies, artério-sclérose; à des altérations des glandes à sécrétion interne : hypothyroïdie, myxœdème, goitre exophtalmique, maladie d'Addison, etc.; enfin aux intoxications : alcool, plomb, mercure, tabac....

Toutes les maladies qui viennent d'être énumérées et d'autres encore, qui peuvent être classées sous la même rubrique, sont susceptibles de déterminer des troubles digestifs dont la pathogénie est complexe, mais dont l'expression clinique est rarement assez différenciée pour qu'on puisse distinguer, par exemple, d'après les symptômes, une dyspepsie anémique, goutteuse, diabétique, tabagique, etc.; aussi est-il inutile, dans cet ouvrage essentiellement pratique, de passer en revue, avec détails et sans en omettre une, toutes les affections au cours desquelles on peut observer des troubles digestifs. Nous ne retiendrons que celles qui prêtent à quelques considérations intéressantes au point de vue du diagnostic et du traitement.

Toutes les ANÉMIES et en particulier la CHLOROSE s'accompagnent de troubles digestifs, quand elles atteignent un degré accentué. En général ils se réduisent à une anorexie plus ou moins marquée, à une sensation de pesanteur et de lenteur anormale des digestions. Dans certains cas cependant existent des douleurs et surviennent des vomissements. Souvent ces symptômes peuvent être mis sur le compte de l'hyperesthésie de la muqueuse gastrique chez les jeunes filles qui présentent des symptômes d'hystérie, en même temps que de la chlorose, ce qui est loin d'être une exception. Il faudra toutefois penser à l'ulcère, qui peut revêtir le masque de la chloro-anémie, et rechercher la présence du sang dans les selles au moyen de l'épreuve de Weber.

L'estomac est souvent dilaté (par atonie ou troubles évolutifs).

Quant au chimisme stomacal il est variable, comme dans toutes les gastropathies secondaires. On a noté une prédominance de l'hyperchlorhydrie, celle-ci étant d'ailleurs modérée; les fermentations anormales existent dans la moitié des cas.

Il n'est pas douteux que par les modifications qu'elles impriment à la crase sanguine, les anémies en général ne puissent, à elles seules, déterminer des altérations du suc gastrique et d'autre part des troubles moteurs, par suite de l'atonie générale. Toutefois il faut tenir compte de la gastrite médicamenteuse : souvent la transformation de la chlorose simple en chlorose dyspeptique est due à l'application mal conçue du traitement martial (emploi d'une préparation ferrugineuse irritante), à l'abus des vins dits « fortifiants », à un régime alimentaire peu rationnel (abus de la viande, etc...).

La dyspepsie peut n'être enfin que la résultante de troubles statiques, de la maladie du corset si fréquente chez les jeunes filles. Il importe donc, quand on constate des troubles digestifs chez un sujet atteint d'anémie, de chercher à faire la part des troubles qui peuvent être dus à la maladie primitive ou à des causes surajoutées, et encore de rechercher s'il ne s'agit pas d'un ulcère avec anémie symptomatique secondaire.

Quand l'anémie seule peut être incriminée, le médecin doit se garder d'instituer d'emblée le traitement martial, si toutefois celui-ci n'avait été institué antérieurement. Il importe de mettre l'estomac dans des conditions telles que ce traitement puisse être appliqué par la suite; le fer est, en effet, indispensable; seul il peut amener les modifications humorales qui ramèneront le chimisme stomacal à son type normal et rendront aux tissus la tonicité qui leur fait défaut. Pendant la période préparatoire le malade doit être soumis au *repos* et à un *régime* composé exclusivement de lait et potages, œufs mollets, poissons légers, viande crue pulpée en petite quantité.... S'il existe des douleurs, le *maillot humide* sera appliqué sur l'estomac. En général, après un délai de quinze jours à trois semaines on peut prescrire le *fer*. Il importe de le prescrire sous la forme où il soit le plus facilement assimilable et le mieux toléré; le protoxalate réalise ces conditions.

Si l'examen du suc gastrique révèle une hypopepsie accentuée, il est utile de prescrire le képhir et d'ajouter au fer de petites doses de *phosphate de soude* (0 gr. 20 à 0 gr. 25). L'*acide chlorhydrique* à petites doses (VI à VIII gouttes après chaque repas) est également indiqué, en pareil cas. Quelques *lavages de l'estomac* peuvent être utiles, s'il existe des fermentations intenses. D'autre part, le *massage* de cet organe contribue à combattre la dilatation atonique.

Au traitement par le fer il est utile de joindre l'*hydrothérapie* froide sous forme de douches en jet brisé ou d'enveloppement dans le drap mouillé.

Dans les anémies symptomatiques on peut instituer d'emblée le traitement par le fer, notamment dans les anémies consécutives à des hémorragies abondantes et répétées.

L'ARTÉRIO-SCLÉROSE ne s'accompagne en général de troubles digestifs que quand elle est compliquée d'insuffisance rénale, ou bien à la période cachectique; il y a « méiopragie » de tous les organes, suivant une expression courante, et l'estomac n'échappe pas à la règle, soit qu'il y ait simplement atonie musculaire et insuffisance motrice, soit encore des lésions de gastrite d'origine vasculaire et des altérations du chimisme. Certaines hématémèses peuvent être rattachées à l'artério-sclérose. Dans tous les cas le régime doit être subordonné au degré d'intégrité des reins et à la capacité digestive de l'estomac; il est indiqué d'introduire dans l'organisme le minimum de principes toxiques; aussi le *régime lacto-végétarien* est-il prescrit chez les artério-scléreux, soit d'une façon intermittente, pour ménager les émonctoires : foie et rein; soit en permanence, quand il existe des symptômes nets d'insuffisance fonctionnelle de ces organes. Le *képhir* est toujours indiqué.

Le DIABÈTE ne s'accompagne pas habituellement de troubles digestifs. Il est même à remarquer que les diabétiques tolèrent pendant fort longtemps l'alimentation intensive et particulièrement azotée que leur impose leur boulimie. La dyspepsie n'est souvent chez eux que la manifestation de l'état névropathique qui existe si fréquemment chez les diabétiques. Il n'existe aucun rapport, en tous cas, entre les troubles digestifs et le degré de la glycosurie.

A une période très avancée de la maladie, ou bien quand il existe des altérations du foie, des reins, peuvent survenir des troubles digestifs, tels que anorexie, lenteur des digestions, etc., dus à ces altérations. Parfois surviennent des crises gastriques avec douleurs, vomissements, dont l'étiologie n'est pas encore élucidée. Peut-être dans certains cas la suralimentation peut-elle être incriminée. L'acétonémie lente, assez fréquente dans les cas de diabètes anciens, n'est pas la cause, mais l'effet des troubles digestifs. Le diabétique éprouve des douleurs abdominales accompagnées de flatulence, de tympanisme; des nausées, des vomissements se produisent, la langue est saburrale....

Quand se produisent des troubles digestifs chez un diabétique qui présente du subictère et dont le foie est gros, il faut supprimer de l'alimentation les graisses, la viande et instituer le *régime lacté*, exclusif d'abord, puis le *régime lacto-végétarien*; prescrire de plus le *calomel* à petites doses, le *sel de Carlsbad* et ultérieurement une cure à *Vichy* ou à *Carlsbad*. Le régime lacté est également indiqué dans le cas d'acétonémie; il faut y joindre l'usage des *purgatifs salins* répétés, des *alcalins* à hautes doses; stimuler la diurèse par les *boissons abondantes*, les *injections de caféine* et *de sérum*.

La GOUTTE, a-t-on dit, est à l'estomac ce que le rhumatisme est au cœur. Cet aphorisme, comme beaucoup d'aphorismes, ne renferme qu'une part de vérité. S'il est exact que nombre de goutteux sont dyspeptiques, il n'en résulte pas que leur dyspepsie soit « goutteuse ». En réalité les troubles digestifs sont imputables le plus souvent à l'alimentation, à la mauvaise hygiène, au genre de vie de ces malades. La goutte est l'apanage des riches et les riches ne ménagent guère leur estomac ni leur système nerveux. Il faut encore tenir compte de la gastrite médicamenteuse provoquée par l'usage prolongée des préparations de colchique, du salicylate de soude, de l'iodure de potassium, etc....

Au cours de l'accès de goutte aiguë, on peut observer différents malaises, tels qu'anorexie, nausées, parfois douleurs. La diète hydrique, puis lactée, sont indiquées en pareil cas.

Dans l'intervalle des accès, les troubles digestifs qui peuvent se produire par intermittence sont caractérisés par la lenteur des digestions, des renvois gazeux, de la flatulence. Tout en instituant un *régime* faiblement azoté, en supprimant les sauces, les graisses, les crudités, les acides, le vin rouge, on aura recours à la *médication alcaline* : eau de Vichy (tiède de préférence), pure ou additionnée de sel de Carlsbad; on prescrira la *noix vomique* à petites doses (VIII à X gouttes de teinture avant chaque repas) ou les gouttes amères de Baumé (III à IV gouttes avant chaque repas), etc.

Il existe parfois des crises de gastralgie que l'on a mises sur le compte de la goutte, mais qui peuvent recevoir une autre interprétation (gastrite médicamenteuse ou gastro-nevrose). Quant à la goutte rétrocédée, admise pendant longtemps, son existence est des plus contestables. Garrod la niait : « Toujours dans les exemples dont j'ai été témoin, a-t-il écrit, l'affection gastrique pouvait recevoir une autre interprétation, et je me range à l'opinion de Watson, lorsqu'il dit que la prétendue goutte à l'estomac n'est souvent rien autre chose qu'une indigestion. »

Lasègue nie également la goutte rétrocédée. « Le prétendu accès de gastralgie convulsive auquel les goutteux seraient sujets, n'existe qu'en vertu d'une de ces traditions qui encombrent la médecine et qui perpétuent les erreurs de diagnostic. Le premier auteur a été trompé par un goutteux qui se trompait lui-même. »

Vichy et *Carlsbad* sont particulièrement indiqués chez les goutteux dyspeptiques dont le foie ne fonctionne pas; il en est de même de *Marienbad*, quand l'obésité complique la goutte. Aux malades un peu affaiblis, atteints d'atonie gastrique, conviennent surtout les eaux de *Pougues* et de *Royat*.

Toutes les INTOXICATIONS peuvent retentir sur l'appareil digestif et sur l'estomac en particulier, les unes par action directe, les autres par action indirecte, sur le sang, le système nerveux.

L'alcool qui est le type des poisons dont l'influence s'exerce directement sur l'estomac, peut aussi troubler les fonctions digestives par les modifications qu'il imprime au système nerveux. La gastrite alcoolique se traduit par l'anorexie, les vomissements pituiteux du matin, les crises gastralgiques; elle s'accompagne souvent d'hyperchlorhydrie. Le régime lacté est rigoureusement indiqué au début du traitement, après suppression du poison.

Le plomb, le mercure modifient l'état du sang et déterminent une anémie qui est vraisemblablement la cause des troubles digestifs que l'on observe au cours du saturnisme ou de l'hydrargyrisme; l'arsenic agit localement en déterminant une gastrite qui s'accompagne de phénomènes douloureux, de vomissements. Quant à la morphine elle entraîne, avec suppression de l'appétit, une sensation de lenteur des digestions, liée à l'action d'arrêt qu'elle exerce sur l'appareil glandulaire de l'estomac; vient-on à supprimer la morphine, l'acide chlorhydrique reparaît et les troubles digestifs cessent. Il y a là des effets analogues à ceux que produit le tabagisme.

L'influence du tabac n'est pas contestable. mais elle nous a paru marquée surtout chez les nerveux, nombre de fumeurs endurcis ne se plaignant pas de leur estomac. La dyspepsie est surtout prononcée chez les fumeurs qui avalent la fumée; on a noté dans ces cas une apepsie très marquée.

Notons, ce qui est en faveur de la nature nerveuse des troubles digestifs chez un grand nombre de fumeurs, que souvent les troubles les plus rebelles et les plus invétérés disparaissent en quelques jours, après suppression de la cause. Le tabac détermine de l'anorexie et de la flatulence; l'acte de fumer prédispose peut-être à la déglutition inconsciente d'air, à l'aérophagie.

III. L'ESTOMAC DANS LES MALADIES DES DIFFÉRENTS ORGANES

Les maladies des organes retentissent sur l'estomac de différentes façons, soit en déterminant des troubles vasculaires (cardiopathies), soit en introduisant dans le sang des principes toxiques (mal de Bright), soit par voie réflexe, en excitant le sympathique abdominal (dyspepsie appendiculaire par exemple).

Les MALADIES DE L'INTESTIN s'accompagnent pour ainsi dire toujours de troubles gastriques. Qui songerait à s'en étonner, étant données les connexions de l'intestin et de l'estomac, leur association pour l'élaboration complète des aliments.

La constipation entraîne-t-elle secondairement des troubles gastriques? La question est encore obscure; d'ailleurs il est acquis aujourd'hui que, le plus souvent, la constipation est la conséquence d'une gastropathie. Cependant on a admis l'existence d'une dyspepsie provoquée par la constipation et Trousseau la considérait comme fréquente, puisque selon lui la moitié des cas de dyspepsie relèvent de la constipation.

On note, chez les constipés d'ancienne date, l'anorexie, l'état nauséeux avec langue saburrale, la flatulence. Ces différents troubles, imputables sans doute à l'auto-intoxication, s'aggravent quand la constipation devient plus marquée et s'atténuent au contraire quand elle cède. Le seul moyen de les faire disparaître et aussi d'en déterminer la cause est de traiter la constipation. L'épreuve du traitement est le critérium du diagnostic.

Beaucoup moins sujets à la critique sont les phénomènes dyspeptiques liés à l'appendicite chronique. Ces troubles sont bien connus depuis quelques années, mais souvent encore leur cause passe inaperçue pendant longtemps; l'attention du médecin n'est pas appelée sur l'appendice, s'il n'a pu suivre le malade depuis le début et constater les crises parfois si légères de l'appendicite chronique d'emblée.

La dyspepsie des appendiculaires n'a rien de spécial. Qu'observe-t-on en général? Un état dyspeptique permanent, qui consiste en sensation de pesanteur survenant dès l'ingestion des aliments, en ballonnement, renvois gazeux, nausées.

Les digestions sont pénibles et elles le sont quelle que soit la nature de l'alimentation, particularité qui déroute le médecin, mais qui peut aussi parfois lui faire soupçonner qu'il se trouve en présence de troubles digestifs d'ordre réflexe. Il est à remarquer que certains malades ont une intolérance inexplicable pour le lait et les œufs.

Dans certains cas la dyspepsie appendiculaire revêt le type douloureux. Le malade éprouve d'une façon intermittente des crises gastralgiques, survenant quelques heures après le repas et se terminant souvent par le rejet d'aliments ou d'un liquide hyperacide. Les douleurs sont parfois angoissantes, provoquent la pâleur du visage, la contraction des traits. Elles ne sont pas localisées strictement au creux épigastrique, mais peuvent être plus diffuses, siéger dans la région ombilicale ; il y a hyperesthésie du plexus solaire à la pression.

Indépendantes de la nature des aliments, les douleurs paraissent souvent provoquées par les mouvements, les courses en voitures, elles se produisent ou s'accentuent au moment des règles. D'une façon générale, il faut se défier des indigestions faciles, des vomissements qui surviennent sans cause nettement appréciable; il faut s'en défier particulièrement chez les enfants, dont l'estomac répond plus facilement aux incitations réflexes parties de l'intestin.

Les vomissements périodiques que l'on observe chez eux ne sont pas toujours dus à un fonctionnement défectueux du foie, à une auto-intoxication comme on l'admet généralement. L'appendicite chronique peut être la cause de ces vomissements, que l'ablation de l'appendice suffit à supprimer.

Ajoutons pour compléter ce tableau de la dyspepsie appendiculaire que l'état général est habituellement atteint. Les malades sont amaigris, ont l'aspect souffreteux; leurs traits sont tirés, leurs yeux cernés de bistre et leur facies est jaunâtre. Il n'est pas rare que des phénomènes neurasthéniques complètent et compliquent le tableau morbide. L'association de la neurasthénie aux troubles digestifs ne peut que contribuer à faire dévier le diagnostic; nombre de malades sont considérés comme atteints de dyspepsie nerveuse et nous ne comptons plus les cas de malades qui se sont présentés à nous comme atteints de gastro-névrose et qui avaient été traités en ce sens, chez qui nous avons dépisté une appendicite chronique. Effectivement les troubles gastriques ne sont que des troubles nerveux, subordonnés à une excitation anormale du sympathique; on constate chez les malades une douleur à la pression du plexus solaire, souvent des zones d'hyperesthésie cutanée siégeant au niveau du creux épigastrique, mais il ne faut pas perdre de vue qu'une dyspepsie nerveuse peut être d'ordre réflexe.

Une de nos malades avait été traitée pour hystérie et isolée pendant plusieurs mois (sa maladie datait de onze ans); un autre avait été considéré comme atteint de neurasthénie et soumis, sans le moindre résultat, aux traitements habituels de cette névrose.

On conçoit l'importance de faire un diagnostic étiologique exact et de le faire sans tarder, car les différents troubles qui viennent d'être esquissés sont rebelles à tout traitement médical et ne disparaissent que par l'ablation de l'appendice.

Il est à remarquer que ces troubles sont souvent dus à une bride, à une adhérence épiploïque qui tiraille l'estomac, à une coudure de l'appendice ; les tractions exercées par les adhérences mettent en jeu les filets sympathiques.

Le diagnostic, suivant les cas, est aisé ou bien au contraire très difficile. Il est aisé si l'on connaît l'existence de crises appendiculaires nettement caractérisées dans le passé du malade, auquel cas il serait impardonnable de ne pas rattacher les troubles gastriques à leur véritable origine. Il est difficile quand les crises antérieures ont été très légères et ont passé inaperçues ou tout au moins mises sur le compte de coliques intestinales, d'indigestions ou bien de coliques néphrétiques, etc.

C'est en pareil cas que la sagacité du médecin est mise à l'épreuve et que son flair clinique doit s'exercer. Avant tout examen de l'abdomen, certaines particularités peuvent mettre sur la piste : si les troubles gastriques considérés isolément n'ont aucun caractére spécial, par contre les circonstances insolites dans lesquelles ils se manifestent peuvent mettre en éveil : influence de la marche, des mouvements ; les exacerbations au moment des règles doivent attirer l'attention ; un signe négatif qui a son importance est tiré du rôle nul de l'alimentation sur le retour ou l'aggravation des troubles gastriques. On doit encore tenir compte du facies des malades, de l'altération de leurs traits. Quoi qu'il en soit, le devoir du médecin, en présence d'une dyspepsie dont il ne peut déterminer la cause, qu'il ne peut mettre sur le compte d'écarts de régime ou d'une maladie générale, ce devoir est de rechercher l'appendicite chronique. L'exploration attentive de la région appendiculaire permet de provoquer une douleur plus ou moins vive à la pression et souvent de sentir l'appendice.

Toutefois on ne trouve pas toujours le noyau appendiculaire ; celui-ci n'est perceptible que lors des poussées subaiguës, de telle sorte que le diagnostic peut rester en suspens. Il ne faut pas négliger le toucher rectal et le toucher vaginal, qui seuls peuvent révéler un appendice situé anormalement et adhérent.

Si l'exploration justifie les soupçons qu'avaient donnés les allures de la gastropathie, on peut habituellement, par un interrogatoire serré, remonter au début des accidents et reconstituer les différentes phases de la maladie. On remet en mémoire au malade certains épisodes morbides auxquels il n'avait pas prêté attention ou qu'il avait interprétés inexactement; on l'amène à déclarer qu'effectivement il a de temps à autre des coliques fugaces, suivies ou non de diarrhée passagère, accompagnées de nausées; qu'il a même eu, tout au début, une crise assez intense avec fièvre et vomissements, considérée comme un embarras gastrique et traitée comme telle; il reconnaît qu'il souffre parfois du ventre en marchant et se trouve dans l'obligation de s'arrêter jusqu'à ce que la douleur se dissipe; qu'il a parfois également des irradiations douloureuses dans la cuisse droite, etc.

Si, malgré tout, une certaine hésitation subsiste dans l'esprit du médecin, parce qu'il n'a pu par le palper sentir l'appendice, il lui faut attendre la première crise douloureuse, la première « colique »: il est alors possible, ainsi que nous l'avons dit plus haut, de percevoir l'appendice.

Il était nécessaire de nous appesantir quelque peu sur les difficultés du diagnostic de la dyspepsie appendiculaire; le traitement nous arrêtera moins; toute la formule du traitement se résume en cette recommandation : faire enlever l'appendice, dès que le diagnostic n'est plus douteux.

En effet, l'influence du traitement médical est nulle sur la dyspepsie appendiculaire : le régime le plus sévère reste sans effet; le repos n'a qu'une influence limitée à la durée de son observation, la désinfection de l'intestin est également illusoire. D'ailleurs quels résultats peut-on en attendre, quand les accidents sont dus à des brides, à des adhérences?

L'ablation de l'appendice s'impose donc; elle est inoffensive; elle est suivie de la disparition complète et définitive des troubles gastriques; les troubles nerveux disparaissent également, pour peu que l'on aide à leur disparition par l'emploi judicieux de l'hydrothérapie, par une médication reconstituante, etc.

On peut rapprocher de la dyspepsie appendiculaire les troubles digestifs provoqués par les hernies épigastriques. Les symptômes ne diffèrent guère et le diagnostic est malaisé, bien que les relations des hernies épigastriques avec les troubles digestifs soient connues depuis fort longtemps (dès 1743 Garengeot les avait signalées).

Tantôt les malades accusent une vague pesanteur, tantôt des douleurs fort vives provoquées par le repos ou disparaissant au contraire sous l'influence de l'alimentation. Les vomissements sont fréquents; ils peuvent disparaître subitement, dès que le malade est au repos absolu.

En somme rien de caractéristique. On pense à une dyspepsie nerveuse, à une lithiase biliaire fruste, jusqu'au jour où une exploration minutieuse de l'abdomen démontre l'existence d'une hernie située entre l'ombilic et l'appendice xiphoïde. Toutes les difficultés cependant ne sont pas résolues par la découverte de cette hernie; il faut encore déterminer si elle est la cause réelle des troubles digestifs, car des coïncidences sont possibles. On ne proposera donc une intervention qu'après échec des moyens diététiques et autres.

Il est à remarquer que les hernies peuvent échapper aux examens les plus attentifs, quand elles sont de petit volume, peu douloureuses, et masquées par l'obésité du sujet.

Les MALADIES DU FOIE, comme celles de l'intestin, retentissent sur les fonctions digestives.

Le rôle capital que joue le foie dans le processus digestif devient manifeste lorsque cet organe est altéré; il apparaît même chez les sujets qui, sans présenter de lésions hépatiques, sont atteints de cholémie familiale.

D'une façon générale, les troubles gastriques liés au fonctionnement défectueux du foie, quelle que soit la nature des lésions (cirrhoses, cancer, etc.), consistent en anorexie, dégoût particulier pour la viande et les graisses, sensation de pesanteur après les repas, digestions longues et difficiles. A la période cachectique des cirrhoses peuvent survenir des vomissements déterminés par la gastrite ou bien des vomissements d'origine mécanique dus à l'ascite.

Le traitement consiste presque exclusivement dans le *régime*, qui doit être lacté d'abord et exclusivement, puis lacto-végétarien. Les *eaux alcalines* (Vichy, Carlsbad), prises à petites doses et tiédies, constituent la seule médication utile.

Une mention spéciale doit être faite des accidents gastriques qui peuvent survenir au cours de la lithiase biliaire. Nombre de malades chez qui la lithiase reste fruste, chez qui jamais n'est survenu un accès franc de colique hépatique avec subictère, décoloration des matières, éprouvent, à intervalles variables, des accès de gastralgie avec vomissements, douleurs à la pression du creux épigastrique.

Chez certains malades les accès sont quotidiens ; les malades accusent une douleur qui se reproduit régulièrement plusieurs heures après le repas et qui s'accompagne également de douleur objective à la pression du creux épigastrique. Il s'agit là, sans nul doute, de troubles nerveux réflexes analogues à ceux que détermine l'appendicite chronique. On conçoit les difficultés du diagnostic en pareil cas, et l'importance pratique de ce diagnostic, car le seul moyen de remédier à ces troubles gastriques si pénibles est de pratiquer la cholécystectomie.

Les MALADIES DU CŒUR s'accompagnent toujours de troubles digestifs aux périodes avancées de leur évolution. On a voulu établir une distinction entre la dyspepsie des mitraux et celle des aortiques.

Chez les aortiques, on a décrit des accès de gastralgie intense qui surviendraient deux ou trois heures après le repas. Nous n'avons jamais observé ces accès chez les aortiques jeunes dont la lésion reste strictement valvulaire ; ils nous paraissent être l'apanage exclusif des artério-scléreux, atteints de lésions vasculaires généralisées et d'insuffisance rénale.

Chez les malades porteurs d'une lésion mitrale, bien compensée en apparence, peuvent survenir des troubles digestifs caractérisés par des digestions longues et pénibles, par une anorexie plus ou moins marquée et notamment par un dégoût pour la viande. Les malades n'éprouvent pas de douleurs vives, mais ont la sensation de barre épigastrique. Ils sont pris de torpeur après le repas et ressentent de l'oppression, des palpitations.

Ces troubles sont déterminés par la stase veineuse ; ils peuvent les premiers annoncer l'imminence de l'asystolie et constituer les symptômes avant-coureurs d'accidents plus sérieux. Les examens du suc gastrique ont montré qu'ils étaient liés à l'hypochlorhydrie.

Dans l'asystolie confirmée, aux troubles précédents peuvent s'ajouter des vomissements. Tout essai d'alimentation solide devient impossible, en raison de l'aggravation de la dyspnée qu'elle détermine. Rappelons incidemment que l'usage prolongé de la digitale peut déterminer l'intolérance gastrique et qu'il suffit parfois de supprimer ce médicament pour mettre un terme aux vomissements.

A la phase d'hyposystolie, alors que se manifestent les premiers troubles gastriques, il est indiqué de soumettre les malades au *régime lacté* pendant quelques jours. Sous l'influence du lait la circulation se régularise, la diurèse devient plus marquée, l'estomac se repose. Ultérieurement on autorise les malades à revenir au régime mixte, en évitant ou restreignant l'usage des aliments fermentescibles, des pâtes, des légumineuses, du pain frais et des pâtisseries, des graisses et sauces de toute nature.

Les repas doivent être peu copieux et multipliés en cas de besoin; on doit conseiller de diviser les viandes avec soin, de réduire les légumes en purée. La meilleure boisson est l'eau rougie; les infusions chaudes à la suite des repas sont utiles, elles favorisent les contractions de l'organe et diminuent les sensations douloureuses. L'alcool en nature est interdit; quant au thé et au café, ils sont utiles à doses modérées, mais les malades doivent se garder d'en faire abus : on sait que le caféisme chronique agit sur le cœur, qu'il rend le pouls petit, fréquent, dépressible, etc ...

En ce qui concerne la quantité des boissons, s'il faut se garder de les faire absorber en trop grande abondance, la diurèse n'étant nullement proportionnelle à la quantité de liquide ingéré, il ne faut pas non plus prescrire le régime sec à outrance; ce régime n'a pas les propriétés diurétiques qu'on s'est plu à lui accorder dans ces dernières années.

Le *rationnement des boissons* est surtout indiqué dans les cas où il existe un œdème considérable des extrémités, de l'ascite. En tous les cas, il faut recommander aux malades de boire de préférence à distance des repas, pour ne pas distendre l'estomac à l'excès.

Il va sans dire que les moyens hygiéniques et physiques tels que le repos, le massage, la gymnastique suédoise employée modérément, tous destinés à modérer la fatigue du cœur, à régulariser la circulation, à activer la diurèse, agissent indirectement, d'une façon favorable, sur le fonctionnement de l'estomac.

Les troubles gastriques sont la règle dans le MAL DE BRIGHT ; tantôt ils accompagnent l'urémie aiguë et sont accompagnés de troubles graves de l'appareil respiratoire, du système nerveux. Ils consistent essentiellement en vomissements incoercibles qui ne cèdent que si l'on peut enrayer l'urémie par les moyens appropriés.

Pendant les phases chroniques de la maladie, les troubles gastriques sont fonction de l'urémie lente et liés à l'auto-intoxication de l'organisme. Ils peuvent prédominer ou même constituer les symptômes exclusifs, isolés, de cette urémie, pendant un temps plus ou moins long.

Tantôt ils procèdent par crises : à l'occasion d'un écart de régime, d'une alimentation trop riche en viande, charcuterie, poisson, fromages fermentés, surviennent des vomissements, suivis d'une phase d'embarras gastrique avec anorexie, état nauséeux, pesanteur stomacale, langue saburrale, etc....

Tantôt les troubles digestifs surviennent insidieusement et se développent progressivement, sans que l'on puisse incriminer des écarts de régime. Ils sont caractérisés par les mêmes symptômes : anorexie, haleine fétide, état nauséeux persistant, vomissements pituiteux ou alimentaires; les vomissements, si le malade s'alimente peu, sont aqueux et troubles, ils ont l'aspect de bouillon tourné, suivant l'expression de M. Lancereaux; ils se renouvellent fréquemment et peuvent persister pendant des semaines si l'on n'intervient pas par un traitement général.

Le diagnostic de ces troubles est en général facile, même si l'attention n'avait pas été appelée sur l'état des reins avant leur apparition. Ils sont toujours accompagnés de certains symptômes qui conduisent à l'examen des urines : tels que fatigue facile, céphalée, épistaxis légères du matin, signes cardiaques, pâleur du visage, etc. Il faut toujours se défier des troubles digestifs accompagnés de céphalée chez un sujet âgé de plus de quarante ans, surtout s'il n'existe pas à leur origine une cause provocatrice nette.

Indépendamment des troubles digestifs qui se rattachent directement à l'urémie lente, il en est, chez les brightiqnes, que l'on peut attribuer au régime lacté exclusif prolongé pendant trop longtemps. Les malades éprouvent une répugnance invincible pour le lait; l'ingestion de chaque dose de cet aliment est suivie de ballonnement, d'éructations gazeuses; l'haleine exhale une odeur qui indique les fermentations lactique et butyrique; de gros blocs de caséine sont rejetés par vomissement.

La suppression du lait, son remplacement par le régime végétarien a pour effet de mettre un terme à ces troubles : la langue se nettoie, l'appétit reparaît, etc....

Le traitement des troubles digestifs liés à l'urémie consiste essentiellement à supprimer ou à atténuer l'auto-intoxication, par la *diète hydrique* d'abord, par le *régime lacto-végétarien* ensuite. Il est souvent utile de substituer le *képhir* au lait, en raison de l'action stimulante qu'il exerce sur la sécrétion et de ses propriétés antifermentescibles. A cette diététique il faut associer la désinfection de l'intestin par les *purgatifs* et par les *lavages intestinaux*, administrés quotidiennement, le soir de préférence.

On connaît depuis longtemps les lésions de la gastrite urémique. Quant aux altérations du chimisme stomacal, elles n'avaient guère été étudiées. Biernatzki a montré que l'hypochlorhydrie est la règle dans les néphrites chroniques, que la pepsine, le ferment lab diminuent ou disparaissent, qu'enfin les variations du chimisme sont parallèles à celles de la sécrétion urinaire. Une amélioration survient-elle dans le fonctionnement des reins, on constate une augmentation de la sécrétion chlorurée de l'estomac.

MM. Enriquez et Ambard ont étudié récemment (1907) les effets du régime déchloruré sur le chimisme stomacal. Il semble résulter de leurs observations que chez les malades atteints du mal de Bright à type interstitiel, avec albuminurie légère ou sans albuminurie, il existe une hyperchlorhydrie habituelle; qu'au contraire, dans les formes du mal de Bright avec œdèmes, albuminurie abondante, existe l'hypochlorhydrie signalée par Biernatzki.

Le régime déchloruré a pour effet de ramener vers un type voisin de la normale le chimisme stomacal, qu'il s'agisse d'hyperchlorhydriques ou d'hypochlorhydriques. Dans les cas où la sécrétion gastrique est peu altérée, le régime déchloruré provoque une hyperchlorhydrie passagère.

Dans le cas de néphrite interstitielle on peut, par une déchloruration brusque, exposer le malade à des douleurs tardives....

Contre les troubles gastriques de l'urémie grave des phases terminales du mal de Bright, les ressources du médecin sont des plus précaires. La diète hydrique ne suffit pas toujours à supprimer les vomissements ; ceux-ci d'ailleurs constituent un moyen de défense de l'organisme ; le liquide rejeté contient non seulement de l'urée, de l'ammoniaque, etc... mais encore du sel, même chez le sujet soumis depuis plusieurs jours à la diète exclusive d'eau lactosée (Widal et Javal).

Si les vomissements sont rebelles à la diète hydrique, on peut essayer de pratiquer quelques *lavages* de l'*estomac*. L'acide lactique proposé par Lécorché et Talamon, la teinture d'iode par Bartels (I à II gouttes), la créosote (II à III gouttes), n'ont qu'une efficacité des plus douteuses.

A côté de la dyspepsie des brightiques, il convient de mentionner la DYSPEPSIE DES URINAIRES, c'est-à-dire des malades chez qui existe un obstacle chronique à l'excrétion urinaire. Cette dyspepsie s'observe donc dans les cas de rétrécissement de l'urètre et surtout d'hypertrophie prostatique.

Il est à remarquer que les troubles digestifs peuvent masquer entièrement et pendant fort longtemps les symptômes propres à la maladie des voies urinaires ; c'est le cas chez les prostatiques âgés. La rétention urinaire s'établit lentement, insidieusement, et les malades n'appellent l'attention que sur le fonctionnement défectueux de leur estomac ; ils se plaignent de digérer mal, mais non d'uriner mal.

Dans les formes légères, les malades ont du dégoût pour les aliments, un état nauséeux fréquent ; ils accusent une sécheresse constante de la bouche et éprouvent parfois des vomissements muqueux, de la diarrhée, de la céphalée (Guyon). La langue d'abord simplement saburrale devient rouge, sèche, collante ; il existe une difficulté réelle de la déglutition. Le milieu buccal est fortement acide, ce qui est une condition favorable au développement du muguet, très fréquent chez les urinaires. L'apparition de la fièvre vient souvent éclairer un diagnostic hésitant.

Ces différents désordres sont liés constamment à la rétention et à l'infection urinaire qui en est la conséquence. Ils disparaissent lorsque l'on évacue régulièrement la vessie et que l'on parvient à la désinfecter.

Les troubles digestifs sont fréquents au cours des MÉTRITES ET DES SALPINGITES, ce qui justifie dans une certaine mesure l'expression de Mauriceau : « il y a commerce entre la matrice et l'estomac ».

Ces troubles paraissent dus à l'infection dans quelques cas, mais le plus souvent à l'hyperesthésie réflexe du plexus solaire.

Il est à remarquer que la menstruation aggrave presque toujours les troubles dyspeptiques, comme dans tous les cas de dyspepsie nerveuse.

Tout en traitant la maladie causale, il est indiqué de modifier l'état nerveux au moyen de pratiques hydrothérapiques.

Des troubles gastriques liés aux affections utérines nous pouvons rapprocher les troubles digestifs et les VOMISSEMENTS DE LA GROSSESSE. Il est inutile de rappeler les nombreuses discussions auxquelles a donné lieu la pathogénie de ces troubles digestifs. Tour à tour la théorie nerveuse et celle de l'auto-intoxication ont été en faveur. Il semble aujourd'hui qu'on ne puisse adopter l'une ou l'autre exclusivement. En effet, si l'on ne peut nier que les vomissements graves, incoercibles, surviennent surtout chez les femmes nerveuses, chez les hystériques, — comme l'indiquent les dépravations du goût, les désirs irrésistibles, les modifications du caractère souvent observés, — on doit, d'autre, part admettre l'existence fréquente, dans les cas suivis de mort, d'altérations graves du foie et des reins; aussi convient-il d'être éclectique et d'admettre à la fois la part de l'hépato-toxémie et celle du nervosisme mis en jeu par l'excitation partie de l'utérus gravide ; suivant les cas, l'une ou l'autre influence paraît prédominer, d'où l'indication de varier quelque peu le traitement, suivant que la femme apparaît surtout comme une nerveuse ou comme une auto-intoxiquée. Une lésion utérine parait être parfois le point de départ du réflexe : rigidité du col, hydramniose, môle hydatique, endométrite de la caduque ou bien encore une déviation, surtout la rétroversion.

Au degré le plus atténué, les troubles gastriques de la grossesse consistent en nausées, dégoût pour certains aliments, perversion de l'appétit.

A un degré de plus apparaissent les vomissements, d'abord

glaireux, survenant le matin à jeun, au moment où la femme va se lever, puis alimentaires, se produisant à l'occasion des repas. Il est à remarquer que la malade peut s'alimenter de nouveau dès qu'elle a vomi.

Le vomissement cesse d'être l'un des symptômes constants de la grossesse pour devenir une complication, souvent fort grave, lorsqu'il se répète de plus en plus fréquemment, à l'occasion de chaque repas, quand l'intolérance pour toute espèce d'aliments est absolue, que les liquides comme l'eau, le lait, le café, sont rejetés. Les vomissements incoercibles s'installent insidieusement par une graduation insensible.

A leur degré le plus grave les vomissements entraînent un amaigrissement considérable; le pouls devient rapide et atteint ou dépasse 100 pulsations par minute; la langue se sèche, l'haleine devient fétide; la malade urine peu et l'urine contient de l'albumine; elle présente tous les signes de l'inanition. Il n'existe pas de fièvre à cette période que Dubois qualifiait de fébrile; au contraire, la température centrale est abaissée.

A la période ultime du délire se produit, la malade tombe dans le coma et succombe. Cette terminaison fatale est d'ailleurs exceptionnelle et paraît exclusive aux cas où il existe des altérations hépatiques et rénales. Dans les vomissements purement nerveux, la langue reste humide, l'haleine n'est pas fétide, l'urine ne contient pas d'albumine, le pouls est peu modifié au point de vue de la fréquence.

Dans la majorité des cas, quand la note névropathique domine, il n'est pas besoin d'un régime sévère; en effet le régime n'a pas d'influence nette sur les vomissements; il ne faut pas oublier qu'il s'agit de troubles gastriques réflexes et que l'estomac ne présente pas d'altérations anatomiques ou sécrétoires. On ne peut toutefois conclure qu'il soit toujours inutile de prescrire un régime; en effet, un certain nombre de femmes gravides étaient dyspeptiques avant de devenir enceintes et il semble qu'une gastropathie antérieure puisse parfois constituer une prédisposition aux vomissements et à leur aggravation.

Quoi qu'il en soit, certaines femmes tolèrent des aliments d'une digestion difficile, d'autres éprouvent des dégoûts pour des aliments d'une parfaite digestibilité.

Il ne faut donc pas imposer de régime qui puisse répugner à la malade, ni lutter contre ses caprices en matière d'alimentation.

Si les vomissements deviennent fréquents, il faut imposer le *repos au lit*, supprimer l'alimentation solide et prescrire la *diète hydrique* d'abord (boissons gazeuses et froides), puis un *régime* composé de lait glacé coupé d'eau alcaline, de consommé froid, de lait de poule, de thé léger pur ou coupé avec du lait. Certaines femmes supportent mieux les aliments demi-solides, tandis que toutes les boissons sont rejetées invariablement; on les alimentera donc avec des œufs à la coque, des potages épais, des purées de légumes.

En aucun cas on ne doit négliger l'*évacuation de l'intestin*. Il faut prescrire des purgatifs salins et l'usage de grands lavements.

Le *calme de l'esprit*, l'*éloignement de toute influence psychique fâcheuse* sont des adjuvants indispensables du traitement. On a constaté la disparition des vomissements à la suite d'un changement de résidence, de l'éloignement du milieu habituel. D'autre part, les vomissements disparaissent parfois à la suite d'une émotion morale, d'un simple examen vaginal fait sous le chloroforme, dans le but unique de faire croire à la malade que l'on a provoqué l'avortement.

Dans un cas cité par M. Pinard, les vomissements survenus chez une femme atteinte de rétroversion utérine persistèrent malgré la réduction spontanée de la rétroversion, tandis qu'ils guérirent sous l'influence des inhalations d'oxygène.

Le fait que les vomissements peuvent disparaître sous ces diverses influences indique suffisamment qu'ils sont d'origine nerveuse; la suggestion hypnotique a d'ailleurs suffi, dans quelques cas, pour les supprimer.

On a proposé de nombreux médicaments pour combattre les vomissements de la grossesse; cette richesse thérapeutique masque en réalité une grande pénurie. La plupart des médicaments nervins ont été employés : cocaïne, opium, belladone, bromure de potassium, chloral; on a prescrit le menthol, l'oxalate et le valérianate de cérium, la pepsine, le valérianate de caféine, l'iode.

Parmi ces moyens, les meilleurs sont : l'*opium* associé à la *belladone* ou au *datura*, en pilules :

Extrait de thébaïque . . . . $\Big\}$ āā 0ᵍʳ,01
Extrait de belladone . . . .

pour une pilule, à prendre avant l'ingestion des aliments ; la *cocaïne* :

Chlorhydrate de cocaïne . . . .   1 gramme.
Eau distillée. . . . .   10 grammes.

V à VIII gouttes avant l'ingestion des aliments.

Le *bromure de potassium* se montre efficace dans nombre de cas ; il faut le prescrire à doses élevées (4-6 gr.) et le faire prendre en lavement ; le *chloral*, à doses moindres, peut être également administré de la même façon.

C'est au bromure que nous accordons la préférence sur les différents médicaments cités plus haut.

D'autres moyens ont été encore utilisés avec des succès divers, puisque encore une fois tous échouent ou réussissent suivant les cas. Parmi eux les *inhalations d'oxygène* méritent d'être mentionnées en premier lieu parce qu'elles ont donné de bons résultats et sont utilisées couramment (Pinard). On a utilisé la *révulsion sur le creux épigastrique* (pulvérisations d'éther ou de chlorure de méthyle) et sur la colonne vertébrale, ou bien encore, soit les applications de sacs de glace sur la région dorso-lombaire, soit au contraire les lotions très chaudes à 45-47°.

Les *courants continus*, parfois utiles dans le cas de vomissements hystériques, ont été mis à l'épreuve contre les vomissements de la grossesse (pôle positif sur le trajet du pneumogastrique au cou et de préférence à droite ; pôle négatif au creux épigastrique ; courant de 8 à 15 milliampères).

Les *enveloppements dans le drap mouillé froid*, les *lotions froides*, les *douches en pluie* sans pression, à 22 ou 30°, ont été employés.

On a eu recours enfin au *gavage de l'estomac.*

Citons encore les innombrables *traitements utérins* que l'on a proposés : applications de cocaïne et de belladone sur le col, massage, cautérisations, réduction de l'utérus rétroversé. Avant de pratiquer *l'avortement*, on peut tenter le traitement de Copeman, c'est-à-dire la *dilatation du col avec le doigt*, et même tenter le *décollement de l'extrémité inférieure de l'œuf*, *sans ouvrir les membranes*, ces petites interventions ayant parfois suffi pour arrêter les vomissements sans interrompre la grossesse. Un simple examen vaginal, pratiqué avec une certaine solennité, peut agir par effet suggestif.

Le traitement le meilleur est, à notre avis, le suivant : on prescrit le repos au lit, la diète hydrique, puis la diète lactée mitigée qui est le régime le moins excitant pour l'estomac. On fait pratiquer des lotions froides ou des enveloppements dans le drap mouillé, on fait inhaler de l'oxygène. L'intestin doit être vidé chaque jour au moyen d'un lavement d'huile ou d'un grand lavage, que l'on fait suivre de l'administration d'un lavement de bromure.

Ce traitement s'applique surtout aux cas où paraît dominer la note nerveuse ; mais il en est d'autres où la nature toxémique se traduit par la sécheresse de la langue, les fuliginosités des lèvres, la fétidité extrême de l'haleine, la diminution considérable des urines qui contiennent de l'albumine, la petitesse et la grande fréquence du pouls (120-140).

Dans ces cas, il faut s'efforcer de combattre l'auto-intoxication par la *diète hydrique* prolongée (eau, thé, eau champagnisée), par les *purgatifs salins*, le *calomel* ; par les *injections et les lavements de sérum*.

Quelle que soit la pathogénie apparente des vomissements, on peut être conduit à proposer et à pratiquer l'avortement prématuré, quand ils compromettent l'existence. Il ne faut pas attendre trop tard, car l'avortement pourrait ne pas empêcher une issue fatale.

Les signes qui commandent l'intervention sont l'amaigrissement considérable (perte de poids quotidienne de 200 à 300 gr.), l'adynamie extrême, la diminution de l'excrétion urinaire et l'albuminurie, et surtout l'accélération du pouls. « Dès que, chez une femme atteinte de vomissements incoercibles ou mieux toxiques, l'accélération du pouls est telle que le nombre des pulsations par minute s'élève à plus de 100, il faut de suite interrompre la grossesse. » (Pinard.)

Les vomissements ne cessent pas toujours immédiatement après l'avortement provoqué.

Les vomissements que l'on observe au cours de la grossesse ne sont pas toujours dus à l'auto-intoxication ou à l'hystérie. Dans certains cas, ils peuvent être mis sur le compte d'une affection organique de l'estomac (gastrite chronique, ulcère, cancer, sténose) ; d'une affection du foie (cancer, lithiase) ; des reins, du péritoine, de l'utérus (métrite, déviations). On conçoit les difficultés du diagnostic, si quelque indication précise ne vient pas servir de fil conducteur.

Bornons-nous à mentionner, pour terminer, les crises gastriques que l'on observe au cours des MALADIES ORGANIQUES DU SYSTÈME NERVEUX : sclérose en plaques, paralysie générale et surtout tabes, — crises qui ont été décrites au chapitre : Douleurs et crises gastriques.

ULCÈRE

A. ULCÈRE SIMPLE

En dépit d'innombrables travaux où l'on a tenté d'élucider la PATHOGÉNIE de l'ulcère simple, on est obligé de constater que la question n'a pas fait de progrès bien sensibles et l'on n'est guère plus avancé aujourd'hui que du temps de Cruveilhier, de sorte que de la connaissance de la cause on ne peut tirer d'indications essentielles pour l'orientation du traitement. Discuter les différentes théories qui ont été proposées pour expliquer la formation de l'ulcère n'entre pas dans le cadre de cet ouvrage; toutes d'ailleurs prêtent le flanc à la critique, aussi bien la dernière en date, celle de l'hyperchlorhydrie, que les théories basées sur les troubles de la circulation intra-gastrique, sur la gastrite interstitielle, sur l'origine microbienne, sur l'auto-digestion de la muqueuse par défaut de résistance des tissus. On admet généralement aujourd'hui que le suc gastrique hyperacide érode la muqueuse gastrique au niveau des points où elle présente quelque altération, une diminution de sa vitalité et que l'ulcération qui se produit s'agrandit et persiste, l'influence de l'hyperacidité gastrique continuant à s'exercer. Il est certain que l'hyperchlorhydrie est pour ainsi dire constante au cours de l'ulcère, voire même la sécrétion continue de suc gastrique très riche en HCl; mais les hyperchlorhydriques sont très nombreux et les malades atteints d'ulcère relativement rares; il faut donc faire intervenir un autre facteur que l'hyperacidité; c'est pourquoi l'on admet, parallèlement à l'action du suc gastrique dont l'hyperacidité favorise l'auto-digestion de la muqueuse, l'existence d'une lésion quelconque, banale, susceptible de se transformer en ulcère. Déjà Cruveilhier pensait que l'ulcère est une érosion folliculaire agrandie. Un argument qui plaide en faveur de l'auto-digestion est l'ulcère peptique, c'est-à-dire cet ulcère qui se développe dans le jéjunum, après la gastro-entérostomie, alors qu'à l'état normal cette partie de l'intestin n'est jamais le siège d'un ulcère simple; cet ulcère paraît déterminé par le contact d'un suc hyper-acide qui, avant l'intervention, était neutralisé au cours de la traversée du duodénum.

La théorie de l'auto-digestion par un suc gastrique hyper-acide mérite donc d'être prise en sérieuse considération; de toutes celles qui ont été émises, c'est celle qui offre le plus de vraisemblance. On a objecté, il est vrai, dans ces derniers temps, que l'hyperchlorhydrie et l'hypersécrétion, au lieu d'être la cause de l'ulcère, pourraient bien en être la conséquence; comme le spasme du pylore, l'hyperchlorhydrie serait un phé-nomène réflexe. Une fort intéressante observation de Pawlow semble démontrer l'influence de l'ulcère sur la sécrétion: chez un chien opéré par sa méthode se produisit un ulcère gastrique dont il put suivre l'évolution; en même temps que cet ulcère se développa, Pawlow observa une hypersécrétion progressivement croissante, qui arriva à dépasser finalement de trois à quatre fois la sécrétion normale. Cette observation unique ne peut toute-fois prévaloir contre les enseignements de la clinique qui a établi la priorité de l'hyperchlorhydrie dans la plupart des cas.

L'expérimentation a pu déterminer des ulcérations de l'es-tomac, soit par l'ingestion de culture de coli-bacille, soit par les injections intra-veineuses d'autres cultures microbiennes, mais n'a pu reproduire l'ulcère rond, à marche lente, chronique, à extension presque fatalement progressive, tel qu'on l'observe chez l'homme; quant aux données fournies par la clinique, elles se résument à ce fait définitivement acquis, à savoir que le suc gastrique, chez les malades atteints d'ulcère, est habituellement hyperacide. On doit tenir grand compte de cette hyperacidité dans le traitement; elle constitue une indication essentielle pour le traitement d'un symptôme, la douleur, car l'hyperaci-dité est l'une des causes de la douleur, souvent sa cause prin-cipale, et la saturation du suc gastrique par les alcalins déter-mine dans la plupart des cas une sédation complète, quoique passagère, des phénomènes douloureux. Toutefois, il ne faut pas se dissumuler, ainsi que nous le rappelons plus haut, qu'il existe encore bien des inconnues à dégager dans le problème de la pathogénie de l'ulcère: lorsqu'on a saturé le suc gastrique d'alcalins on n'a certes pas épuisé toutes les indications thérapeutiques. Il est probable que dans la pathogénie de l'ulcère intervient souvent une influence nerveuse encore obscure; comment expliquer autrement la plus grande fréquence de l'ulcère chez les femmes et notamment chez les femmes nerveuses, alors que la femme est moins exposée que l'homme aux causes locales d'inflammation de l'estomac, à la gastrite? Sans aller jusqu'à partager l'opinion de Gilles de la Tourette qui assimilait l'ulcère chez les femmes hystériques aux troubles trophiques cutanés que l'on peut observer au cours de la névrose, nous estimons que l'on trouvera peut-être dans les altérations des filets nerveux de l'estomac la justification que l'on cherche encore pour de nombreux cas d'ulcère; ce qui complique encore la question c'est que l'ulcère se manifeste dans des cas très dissemblables : tantôt chez de jeunes femmes nerveuses, chlorotiques (on a parfois, il est vrai, pris pour la chlorose vraie, l'anémie consécutive à l'ulcère), tantôt chez des sujets plus ou moins âgés, dyspeptiques anciens, atteints de gastrite alcoolique, d'artério-sclérose, etc.

Si l'étiologie paraît variable, il en est de même de la symptomatologie; aussi le diagnostic de l'ulcère est-il, suivant les cas, d'une extrême facilité ou bien au contraire malaisé. Il est des cas, ce sont les plus fréquents, où l'ulcère évolue lentement, progressivement, avec le cortège complet des symptômes classiques; il en est d'autres où il est latent et guérit sans se traduire par aucun symptôme; à l'autopsie on trouve une cicatrice rayonnée; il en est où l'ulcère, après quelques troubles digestifs vagues, nullement significatifs, aboutit rapidement à une complication redoutable : hémorragie mortelle ou péritonite par perforation; il en est d'autres enfin où les complications dues à l'extension de l'ulcère ou à sa cicatrisation modifient le tableau clinique : les adhérences aux organes voisins, la sténose, la biloculation de l'estomac, etc..., sont autant de complications, pour ne citer que les principales, qui constituent pour ainsi dire autant de syndromes différents, susceptibles de faire errer le diagnostic, surtout si le malade n'a pas été suivi depuis le début de l'ulcère ou si les premières phases de la maladie n'ont pas revêtu la forme classique, avec la triade habituelle : douleurs, vomissements, hémorragies.

On ne peut donc tracer les éléments du diagnostic dans un tableau unique : il est nécessaire de sérier la question et d'indiquer, en des paragraphes différents, comment on peut reconnaître l'ulcère récent, à évolution normale ; les formes frustes de l'ulcère récent où manquent certains symptômes ; enfin l'ulcère chronique avec ses complications habituelles.

FORME COMMUNE DE L'ULCÈRE RÉCENT

La forme commune est caractérisée par trois symptômes principaux dont l'association est pour ainsi dire pathognomonique : la douleur, les vomissements, la gastrorragie ; ce dernier symptôme, qui peut être le premier en date, est assez significatif à lui seul pour permettre d'affirmer l'existence de l'ulcère, surtout quand il s'agit d'un sujet jeune et que le sang évacué est rutilant, assez abondant.

Au début on ne peut soupçonner l'ulcère si le sujet présente des troubles digestifs imprécis.

Puis la dyspepsie devient douloureuse et la DOULEUR revêt en général des caractères spéciaux qui permettent de la différencier de la douleur que l'on peut observer au cours d'autres gastropathies. La douleur chez le malade atteint d'ulcère est une douleur tardive, survenant en général, deux ou trois heures après le repas ou même plus tardivement ; c'est une douleur intense, revêtant parfois chez les névropathes une acuité exceptionnnelle, s'accompagnant de brûlures et dont l'accès se termine parfois par le rejet de quelques gorgées de liquide acide ou même d'aliments ; cette régurgitation soulage le malade. Elle est influencée par la nature des aliments (épices, sauces, vinaigre, etc., aliments laissant des résidus comme la salade, les légumes verts, les fruits, etc.) et les boissons (vins et autres boissons alcooliques). Parfois les malades souffrent immédiatement après le repas, particulièrement les névropathes, mais la douleur s'accentue toujours tardivement ; cette particularité s'explique aisément : l'ulcère siège dans 70 pour 100 des cas au voisinage du pylore et c'est au moment où commence l'évacuation que se produit la douleur par suite de l'intervention du spasme du pylore ; la douleur est surtout précoce quand l'ulcère siège au voisinage du cardia. Il est des malades qui, à certains moments, éprouvent des douleurs continuelles, sans rémission aucune, soit que l'alimentation entretienne l'irritation de l'estomac, soit que l'état névropathique détermine une excitabilité incessante des filets nerveux sensitifs.

La douleur a son point de départ, son maximum d'intensité, en avant, sur la ligne médiane, au milieu de la ligne qui relie l'appendice xiphoïde à l'ombilic, en un point qui correspond au plexus solaire et s'accompagne presque toujours d'une douleur rachidienne, localisée au niveau de la première lombaire (douleur en broche); elle présente de plus des irradiations diverses, au niveau des derniers espaces intercostaux, vers les omoplates, etc. Certaines attitudes ont une influence sur les phénomènes douloureux; les malades trouvent et recherchent celles qui les soulagent, probablement en mettant l'ulcère à l'abri du contact des aliments. En général, ils sont soulagés par la position penchée en avant, qui amène le relachement de la sangle abdominale et diminue la compression de la région épigastrique; il en est de même du décubitus dorsal. La compression du creux épigastrique exagère la douleur au moment des paroxysmes. Un contact superficiel produit le même effet; cette hyperesthésie cutanée, qui n'est pas constante, est surtout prononcée chez les névropathes; d'ailleurs elle existe souvent chez les névropathes sans lésion ulcéreuse. Chez la femme, la menstruation amène souvent une exacerbation des douleurs, en raison de l'excitabilité nerveuse générale qu'elle détermine habituellement. Enfin, la douleur peut être également influencée et aggravée par des causes morales telles qu'émotions, chagrins; elle n'échappe pas à la loi générale qui régit la sensibilité viscérale.

Dans la pathogénie de la douleur interviennent l'hyperacidité, le terrain névropathique, mais surtout le spasme du pylore: la douleur disparaît instantanément après la gastro-entérostomie, alors que l'hyperacidité persiste. Ce fait seul démontre toute l'importance du rôle du spasme dans les phénomènes douloureux. Il faut encore tenir compte dans certains cas de la péritonite plastique qui peut être cause de très vives douleurs.

Le VOMISSEMENT est un vomissement douloureux, c'est-à-dire précédé et provoqué par la douleur qu'il ne suit pas d'ailleurs nécessairement.

Le vomissement, constitué par un liquide acide, n'est pas abondant en général et ne contient pas de débris d'aliments ingérés douze ou quatorze heures auparavant ; dans le cas contraire, il serait symptomatique de stase, mais cette éventualité ne se produit pas dans l'ulcère récent. Alors même que l'ulcère occupe le pylore ou la région prépylorique, il ne détermine — quand il est récent et n'a pas produit de rétrécissement cicatriciel — qu'une sténose incomplète, de nature spasmodique, s'accompagnant surtout d'hypersécrétion et d'une stase insignifiante.

Les matières vomies contiennent souvent des particules noirâtres, vestiges de sang digéré, qui pourraient passer inaperçues si l'on ne se livrait à un examen minutieux des matières vomies.

Le vomissement, comme la douleur, se produit surtout, sous l'influence des causes qui provoquent l'irritation de l'ulcère (écarts de régime) ou exagèrent l'état nerveux du sujet.

Les GASTRORRAGIES sont fréquentes ; on évalue à 50 pour 100 des cas environ ceux où se produit une hémorragie « clinique », c'est-à-dire se traduisant soit par une hématémèse, soit par du melæna facilement reconnaissable ; mais l'hémorragie doit être considérée comme beaucoup plus fréquente, si l'on tient compte des hémorragies latentes, c'est-à-dire de celles que l'on peut déceler par l'examen des selles au moyen de l'épreuve de Weber.

Seulement ces hémorragies latentes de l'ulcère, contrairement à celles du cancer, sont intermittentes ; elles peuvent cesser pendant quelques jours ; aussi faut-il souvent des examens répétés pour parvenir à les déceler.

Les hémorragies peuvent marquer le début apparent de l'ulcère, de même que l'hémoptysie est souvent le premier signe révélateur de la tuberculose.

Habituellement elles surviennent chez un malade présentant, depuis un temps variable, des symptômes de dyspepsie douloureuse.

L'hémorragie peut être foudroyante ; dans ce cas elle est due à l'ulcération d'un gros vaisseau, le plus souvent l'artère splénique, et la mort peut survenir sans que le malade expulse par vomissement le sang accumulé dans l'estomac.

Quand l'hémorragie est abondante, mais pas au point d'entraîner la mort immédiate, elle se traduit par les signes généraux de toute hémorragie grave : pâleur, défaillance, refroidissement des extrémités et par une hématémèse et du melæna, ou seulement du melæna. Quand il y a hématémèse, des nausées surviennent et le malade rejette une grande quantité de sang rutilant; quand le sang est évacué seulement par l'intestin, plusieurs selles se succèdent constituées uniquement par du sang noir. Dans tous les cas le melæna existe et peut se prolonger pendant plusieurs jours; les selles ont l'aspect d'une bouillie noirâtre, d'odeur fétide.

Dans le cas de petites hémorragies, le sang est mélangé aux aliments vomis ou aux matières fécales qu'il colore en noir et, dans ce dernier cas, quand le melæna existe seul, l'hémorragie peut passer inaperçue si l'on ne procède à un examen minutieux des selles. Lorsque ces petites hémorragies se répètent, elles s'accompagnent de pâleur, de vertiges, de tous les symptômes d'une anémie parfois très accentuée qui peuvent être l'indice révélateur.

Quant aux hémorragies latentes, elles ne peuvent être décelées que par le moyen de l'épreuve de Weber.

L'hémorragie, quelle que soit son abondance, peut être unique. Dans d'autres circonstances, les hémorragies se répètent. Lorsqu'elles sont séparées par des intervalles suffisamment espacés, elles n'ont pas d'influence bien marquée sur l'état général. Il n'en est pas de même lorsqu'elles se reproduisent à intervalles très rapprochés, ce qui est le cas des petites hémorragies, et ce sont précisément ces dernières qui déterminent l'anémie ulcéreuse, parfois si marquée, qu'elle revêt les allures de l'anémie pernicieuse progressive. Les cas d'hémorragie foudroyante, due à l'ulcération d'un gros vaisseau, mis à part, — ce qui constitue la gravité de la gastrorragie, — c'est moins son abondance que sa tendance à se répéter.

Tels sont les symptômes cardinaux de l'ulcère, les autres symptômes n'ont qu'une valeur relative.

L'appétit des malades est en général conservé, voire même exagéré; seulement, nombre d'entre eux appréhendent de s'alimenter, de crainte d'exagérer les douleurs, et l'insuffisance d'alimentation entraîne l'amaigrissement, la perte des forces, exagère l'état nerveux.

La constipation est habituelle et peut être expliquée soit par l'action, sur l'intestin du suc gastrique hyperacide qui détermine du spasme, soit par l'insuffisance et la nature de l'alimentation (régime lacté), soit encore par l'affaiblissement du sujet, etc....

L'état général reste relativement satisfaisant dans la majorité des cas ; les malades maigrissent, mais l'amaigrissement est modéré et n'est pas progressif comme dans le cancer, car il est enrayé dans les périodes de rémission où l'alimentation est suffisante. On n'observe des symptômes d'anémie que dans le cas d'hémorragie à répétition, et on constate alors les signes habituels de toute anémie, notamment la pâleur, des souffles vasculaires. Lorsque l'anémie est très accentuée, des œdèmes peuvent survenir ; dans quelques cas, heureusement fort rares, c'est le tableau de l'anémie pernicieuse progressive qui se déroule jusqu'à la mort.

L'aménorrhée est fréquente chez les jeunes filles atteintes d'ulcère, alors même que l'anémie est légère. Il est fréquent encore chez la femme de constater la coïncidence de manifestations hystériques.

L'examen du malade, dans les cas aigus récents d'ulcère, ne donne pas de renseignements utiles. On indique souvent, comme pathognomonique, la douleur à la pression du creux épigastrique ; en réalité, cette douleur fait le plus souvent défaut ; quand elle existe, elle est plutôt en rapport avec la névropathie surajoutée, qu'avec l'ulcère lui-même, ainsi qu'il a été dit plus haut.

L'exploration par la sonde doit être faite avec précaution, car elle peut provoquer une hémorragie ou une perforation. Il faut s'en abstenir dans les ulcères à tendance hémorragique, et de toute façon chez les malades qui viennent d'avoir une hématémèse. Elle permet de constater une hyperchlorhydrie plus ou moins intense et d'autre part l'hypersécrétion ; non seulement le suc gastrique retiré par la sonde est plus abondant qu'à l'état normal, après repas d'épreuve, mais il peut encore exister une certaine quantité de liquide acide dans l'estomac à jeun, sans résidus alimentaires ou avec quelques résidus très peu abondants ; dans ces cas, l'hypersécrétion domine la stase, suivant l'expression de M. Mathieu.

On a beaucoup discuté sur la signification de l'hypersécrétion dans l'ulcère. Pour la majorité des médecins, hyperchlorhydrie et hypersécrétion précèdent l'ulcère dont ils constituent l'un des facteurs pathogéniques ; pour quelques-uns l'ulcère produirait l'hypersécrétion, le spasme du pylore entretenant l'irritation de l'estomac ; cette opinion a été soutenue en Allemagne par Boas, en France par Hayem et tend à prévaloir. Il est certain qu'après la gastro-entérostomie l'hypersécrétion cesse immédiatement, l'hyperchlorhydrie persistant.

L'hyperchlorhydrie, bien qu'habituelle, n'est pas constante. Après une hémorragie abondante, ayant déterminé une anémie aiguë, passagère, ou après des hémorragies répétées, on peut constater une diminution de l'acidité. L'hypopepsie permanente a été notée, mais alors seulement dans les cas d'ulcère très ancien, avec atrophie de la muqueuse.

L'estomac est dilaté ou non ; la dilatation est habituelle dans les cas d'ulcère juxtapylorique qui s'accompagnent de spasme.

L'évolution de l'ulcère n'a pas de cycle défini ; elle est subordonnée, soit à des causes intrinsèques qui échappent à notre appréciation (ulcères à marche rapide), soit à des causes extrinsèques, c'est-à-dire au traitement institué. Souvent une hématémèse est suivie d'une accalmie assez longue.

Certains ulcères, — le cas est rare fort heureusement, — ont une marche pour ainsi dire foudroyante : après quelques troubles digestifs vagues survient brusquement, soit une hémorragie mortelle, soit une péritonite par perforation.

L'évolution habituelle est relativement lente ; c'est en moyenne dans un délai qui varie de six mois à un an que l'ulcère se développe et guérit, à la condition d'être soumis à un traitement rationnel. La guérison peut être définitive ; mais les récidives ne sont pas rares, imputables le plus souvent à des écarts de régime.

Le diagnostic de l'ulcère qui se présente avec la triade symptomatique qui vient d'être esquissée, douleurs, vomissements, hématémèse, ne comporte aucune difficulté. Une seule affection, en effet, pourrait être confondue avec l'ulcère simple, c'est la gastrite ulcéreuse des alcooliques qui elle aussi se traduit par des douleurs, des vomissements, des hématémèses ; mais les vomissements sont surtout pituiteux, les douleurs moins vives en général que dans l'ulcère simple ; quant aux hématémèses, elles consistent dans le rejet d'une petite quantité de sang mélangé aux aliments ; jamais il n'y a une gastrorragie abondante de sang rouge comme dans l'ulcère ; enfin l'examen du suc gastrique permet de constater habituellement l'hypopepsie.

Le diagnostic avec le cancer de l'estomac est également facile ; l'âge, l'anorexie, l'amaigrissement rapide et progressif, l'absence habituelle de douleurs vives sont des éléments suffisants de diagnostic différentiel ; d'autre part, l'hématémèse de sang rouge est rare dans le cancer. L'hésitation n'est légitime que dans les cas d'ulcère survenant chez un sujet âgé, ce qui n'est pas exceptionnel, ou lorsque le cancer succède à l'ulcère ; nous reviendrons sur ce point en traitant de l'ulcère chronique.

FORMES FRUSTES DE L'ULCÈRE RÉCENT

Un ou plusieurs symptômes peuvent faire défaut : le diagnostic peut alors présenter certaines difficultés.

Celles-ci sont réduites au minimum quand l'hémorragie est le premier et l'unique symptôme, qu'elle n'est précédée ni de douleurs ni de vomissements. Seules les hémorragies par rupture de varices stomacales ou liées à une cirrhose du foie pourraient prêter à confusion ; les anamnestiques, les symptômes concomitants suffisent en général à lever les doutes. Quant à l'exulceratio simplex admise par le professeur Dieulafoy, simple érosion pouvant donner lieu à une hémorragie intense, rien ne permet de la soupçonner.

Il est des cas où les phénomènes douloureux constituent pour ainsi dire toute la maladie, au moins pendant fort longtemps. Les malades éprouvent des douleurs paroxystiques extrêmement violentes ; cette forme douloureuse s'observe pour ainsi dire exclusivement chez les jeunes femmes nerveuses, chez les hystériques, ce qui prouve évidemment la part prise par l'élément nerveux dans la pathogénie de la douleur. La coïncidence fréquente des stigmates des paroxysmes hystériques : crises convulsives, troubles de la sensibilité, etc..., peut induire en erreur et faire croire qu'il s'agit de gastralgie ; mais ce diagnostic ne doit être porté que par exclusion. On ne doit pas oublier en effet que l'ulcère est fréquent chez les hystériques et dans aucun cas de ce genre on ne doit négliger la recherche des hémorragies latentes. Il est rare d'ailleurs qu'une hématémèse ne vienne pas, au bout d'un certain temps, confirmer la nature de la maladie.

Le diagnostic avec la colique vésiculaire, sans obstruction des voies biliaires, doit être posé dans quelques cas ; rappelons que les crises vésiculaires sont habituellement séparées par de longs intervalles d'accalmie : il faut également distinguer la forme douloureuse de l'ulcère d'avec les crises gastriques réflexes symptomatiques de l'appendicite chronique, de la néphroptose ; l'exploration méthodique de l'abdomen permet de lever les doutes. Quant au diagnostic avec l'hyperchlorhydrie simple, il n'est possible qu'après constatation de la présence de sang dans les selles qui est particulière à l'ulcère.

La forme vomitive ne prête à la confusion que quand elle survient, ce qui est fréquent, chez les hystériques ; on peut croire dans ce cas qu'il s'agit uniquement de vomissements nerveux ; la recherche du sang dans les selles est encore dans ce cas le seul élément positif de diagnostic différentiel. Un examen attentif du malade permet de ne pas confondre les vomissements de l'ulcère avec les crises gastriques du tabes ; chez les sujets qui présentent ces crises on constate toujours l'abolition des réflexes, les troubles papillaires, etc....

Chez une femme enceinte, les vomissements incoercibles que l'on attribue à la grossesse peuvent parfois être symptomatiques d'un ulcère ; l'existence de crises douloureuses et surtout la présence de sang, soit dans les matières vomies, soit dans les selles, mettront en éveil. Quant à la gastrite toxique, les anamnestiques permettent aisément d'en faire le diagnostic.

Il existe une forme dyspeptique de l'ulcère, c'est-à-dire une forme dont les symptômes ne sont nullement différenciés. On fait le diagnostic de dyspepsie banale ou de gastro-névrose jusqu'au jour où surviennent une hématémèse ou du melæna. On ne peut que suspecter l'ulcère si les malades éprouvent quelques douleurs espacées et si l'on constate l'hyperchlorhydrie.

Parfois l'ulcère demeure absolument latent (c'est le cas notamment d'ulcères voisins de la petite courbure et appartenant à la partie la plus élevée de l'estomac, qui sont indolores parce qu'ils échappent au contact des aliments). Une perforation soudaine de l'estomac vient en révéler l'existence, au mi-

lieu du cortège des signes classiques, de la péritonite par perforation : douleur brusque, syncopale, en coup de poignard, à
siège épigastrique ; vomissements porracés, hoquet, ballonnement du ventre, petitesse et fréquence du pouls, facies péritonéal et disparition de la matité hépatique par suite de l'irrup-
tion des gaz de l'estomac dans la cavité péritonéale.

Dans quelques cas, la perforation survient insidieusement, parfois au cours d'une hématémèse. Il existe seulement une douleur sourde, profonde, sans localisation nette ; il faut alors surtout tenir compte du pouls, de l'accélération du rythme respiratoire, des modifications de la voix qui est éteinte, de la rigidité
de la paroi abdominale, du facies, du refroidissement des extrémités, de la diminution des urines.

Peut-on reconnaître si un ulcère est cicatrisé ou non ? Il
n'existe pas de signes de certitude, mais seulement des signes
de probabilité. Les hématémèses, les vomissements cessent
d'abord ; les douleurs ne prennent fin qu'en dernier lieu ;
encore certains névropathes continuent-ils à souffrir après cicatrisation de leur ulcère. La disparition de l'hypersécrétion est
un élément important du pronostic, ainsi que celle des hémorragies occultes.

La diagnostic du siège de l'ulcère n'a aucune importance,
puisque le même traitement est applicable à tout ulcère récent,
quelle que soit la région de l'estomac occupée par l'ulcération.
L'ulcère des faces est souvent latent ; en tous cas il est impossible de déterminer si l'ulcère occupe la face postérieure ou la
face antérieure ; on admet que les hémorragies sont plus fréquentes quand l'ulcère siège à la face postérieure.

Les signes tirés du siège de la douleur sont peu probants.
Dans le cas d'ulcère de la face antérieure, le malade serait soulagé par le décubitus dorsal ; les douleurs seraient au contraire
calmées par le décubitus sur le ventre dans le cas d'ulcère de la
face postérieure ; enfin la localisation de la douleur vers l'ombilic correspondrait à l'ulcération de la grande courbure.

Quant à l'ulcère duodénal, il serait plus fréquent chez l'homme
que chez la femme et particulièrement chez les alcooliques ; les
hématémèses sont exceptionnelles, tandis que le melæna est
la règle ; de même, les vomissements sont très rares. Les douleurs sont tardives, mais elles le sont aussi dans le cas d'ulcère

prépylorique. Quant au siège de la douleur, il serait plus à droite, sur la ligne parasternale, le long du bord externe du muscle droit de l'abdomen ; les points xiphoïdien et dorsal feraient défaut (Bucquoy). Lorsque l'ulcère intéresse l'orifice du cholédoque, il peut déterminer l'ictère, mais le cas est exceptionnel.

Les ulcères des orifices présentent des particularités qui permettent en général d'en soupçonner le siège.

Lorsque l'ulcère siège au cardia, la douleur est précoce et se produit au moment même de la déglutition du bol alimentaire ; il existe des signes de sténose œsophagienne, et l'introduction de la sonde détermine une vive douleur localisée derrière l'appendice xiphoïde ou une douleur dorsale, dès que la sonde atteint le cardia.

Quant à l'ulcère pylorique, il se traduit, par suite du spasme du pylore, par des signes de sténose incomplète ; les douleurs sont tardives, particulièrement vives et on constate un certain degré de stase ; les vomissements sont fréquents.

FORME CHRONIQUE DE L'ULCÈRE

L'ulcère chronique est celui qui se prolonge pendant plusieurs années sans aucune tendance à la cicatrisation, avec des alternatives d'amélioration et d'aggravation ; qui se complique d'accidents fort graves, dus soit aux progrès de l'ulcération qui érode les organes voisins et détermine des hémorragies ; soit aux adhérences, à la périgastrite qui occasionnent de vives douleurs et gênent l'évacuation, soit encore à l'ouverture de l'ulcère dans le péritoine, dans les organes abdominaux ou thoraciques ; à des accidents infectieux tels que l'endocardite ulcéreuse, la phlegmatia alba, etc. ; à une cachexie progressive due aux hémorragies répétées, aux souffrances incessantes, à l'insuffisance d'alimentation ; à la transformation fréquente en cancer, soit enfin à la sténose cicatricielle du pylore, à la biloculation, car l'ulcère cicatrisé est encore redoutable par les séquelles qu'il laisse.

On ignore les raisons du passage de l'ulcère à l'état chronique. Il est probable que l'absence de traitement méthodique ou suffisamment prolongé n'y est pas étrangère; on admet, d'autre part, l'action irritante d'un suc gastrique très acide (?), celle des excès alimentaires et de boisson, des traumatismes, de la grossesse, de l'allaitement, voire même celle des causes morales. En l'absence de toutes ces causes, on peut constater des récidives d'ulcère, après plusieurs années, même chez des sujets qui ne font aucun excès; nous en avons observé plusieurs exemples. Il est possible que les altérations de la muqueuse rendent impossible tout travail réparateur ou favorisent la formation de nouveaux ulcères.

Quoi qu'il en soit, ainsi qu'il a été dit plus haut, l'évolution de l'ulcère chronique est marquée par des alternatives de rémission et d'aggravation. Pendant plusieurs mois les malades peuvent s'alimenter sans souffrir; puis vomissements, douleurs, hémorragies se reproduisent. Certains malades ont de petites hémorragies incessantes qui déterminent une anémie fort grave et sont beaucoup plus redoutables que les grandes hémorragies qui ne récidivent pas ou ne se reproduisent qu'à intervalles éloignés. Ces hémorragies simulent celles du cancer parce que le sang séjourne dans l'estomac, et est rejeté ensuite par un vomissement marc de café; souvent, même le melæna seul est l'indice révélateur de ces hémorragies.

Il est impossible de tracer une description schématique de l'ulcère chronique. La symptomatologie varie suivant chaque cas, suivant les complications surajoutées.

On ne peut confondre l'anémie de l'ulcère avec la chlorose simple; l'ancienneté, la prédominance des troubles gastriques ne laissent pas prise à l'erreur; pour les mêmes raisons, on ne pourra confondre la cachexie ulcéreuse : amaigrissement, teint jaunâtre, dépression nerveuse avec les cachexies dues à d'autres maladies, notamment avec le cancer de l'estomac. Mais l'ulcère chronique subit parfois la transformation cancéreuse et le diagnostic peut demeurer en suspens pendant un certain temps; on doit soupçonner cette transformation lorsque l'anorexie devient permanente, lorsque l'amaigrissement s'accuse, lorsque l'examen du suc gastrique révèle la diminution de l'acidité (bien que ce dernier signe puisse faire défaut). La constatation d'une tuméfaction, siégeant au niveau de la partie de l'estomac accessible à la palpation, n'est pas d'un grand secours pour le diagnostic, car il est impossible de différencier une plaque de périgastrite plastique d'un nodule cancéreux; l'augmentation progressive de volume de la tumeur est significative, mais le diagnostic est déjà porté lorsque la tumeur s'est notablement développée.

Ce qui importe surtout c'est de reconnaître les complications.

La plus fréquente est la STÉNOSE; tant que l'ulcère est en activité et que la sténose est en partie due au spasme du pylore, elle présente des intermittences, des alternatives d'amélioration et d'aggravation; la sténose reste incomplète et ce sont là les meilleurs signes des sténoses ulcéreuses. La stase est légère, on retire de l'estomac à jeun une petite quantité, soit 50 à 200 centimètres cubes en moyenne d'un liquide très acide, tenant en suspension quelques résidus alimentaires; suivant la juste expression de M. Mathieu, l'hypersécrétion domine la stase dans ces cas. Il ne faut pas se presser de faire opérer ces sténoses qui ne compromettent pas l'existence, car elles permettent une alimentation suffisante et sont d'ailleurs susceptibles de rétrocéder sous l'influence d'un traitement médical sévère.

Il n'en est pas de même des sténoses cicatricielles consécutives à un ulcère guéri; tantôt la sténose évolue lentement et progressivement; tantôt une sténose très serrée présente une marche rapide et se traduit par des douleurs particulièrement intenses, par des vomissements incessants, la contraction en masse de l'estomac, le rejet violent de la bouillie alimentaire après l'introduction de la sonde, par une cachexie très rapide. Dans l'un et l'autre cas, l'intervention est inéluctable et il ne faut pas attendre que les progrès de la cachexie la rendent périlleuse.

La sténose du cardia se traduit par le vomissement œsophagien de liquide constitué par la salive.

La radioscopie permet de constater la dilatation ampullaire de l'extrémité inférieure de l'œsophage.

Le diagnostic de la BILOCULATION est indiqué dans un chapitre spécial.

La PÉRIGASTRITE PLASTIQUE ne peut guère être que soupçonnée dans la majorité des cas. La symphyse peut être totale, ce qui est rare. On donne comme signe l'immobilité de la grande courbure qui ne s'abaisse pas sous l'influence de l'insufflation. Habituellement la symphyse est localisée et l'on distingue une périgastrite pylorique et une périgastrite précardiaque.

La périgastrite pylorique ne peut être distinguée de la sténose que par les poussées de fièvre qui surviennent parfois, ou bien encore l'apparition d'ictère, quand la vésicule ou les canaux biliaires sont comprimés.

Quant à la symphyse précardiaque due à un ulcère de la petite courbure, adhérent en arrière au pancréas, en avant au lobe gauche du foie, elle se traduit surtout par des douleurs très vives qui s'irradient vers le sein gauche et surtout vers l'épaule gauche, mais restent toujours sus-diaphragmatiques; ces douleurs augmentent dans la station debout, et, dans la même attitude, quand le malade s'alimente; elles sont soulagées par le repos au lit. L'hyperesthésie à la pression en dehors de la région épigastrique est presque symptomatique d'adhérences périgastriques. On sent parfois une plaque indurée qui peut être confondue avec une tumeur cancéreuse.

La perforation de l'ulcère chronique a pour conséquence naturelle une péritonite localisée par suite d'adhérences préexistantes. L'ABCÈS PÉRIGASTRIQUE contient du pus, et, le plus souvent, des gaz et des résidus alimentaires.

Le diagnostic est facile ; la collection purulente se traduit par des douleurs aiguës à l'épigastre ou dans l'hypocondre gauche ou vers l'épigastre ; ces douleurs augmentent par la toux, les inspirations profondes. Aux douleurs spontanées s'associent les douleurs provoquées par la pression de la région épigastrique. Cette région est habituellement le siège d'une voussure, bien que la collection purulente se développe plutôt profondément sous le diaphragme que vers la région antérieure. Les vomissements, la fièvre, le hoquet, la dyspnée, la faiblesse du pouls, l'état de shock, le facies péritonéal complètent le tableau morbide.

Si la collection purulente est très profonde, de faible étendue et complètement enkystée, les symptômes sont obscurs et le diagnostic peut rester incertain pendant longtemps; la fièvre, la toux, les douleurs dans le flanc gauche sont des signes trop imprévus. L'attention sera attirée par la dilatation des derniers espaces intercostaux.

S'il n'existe pas de gaz, le diagnostic avec une pleurésie est hérissé de difficultés, d'autant qu'une pleurésie séreuse de la base vient souvent se surajouter.

S'il existe des gaz, on peut entendre la respiration amphorique, le tintement métallique, le bruit d'airain. On distinguera le pyopneumothorax sous-phrénique du pyopneumothorax de la partie inférieure de la plèvre en tenant compte de la voussure de l'épigastre et de l'hypocondre, de l'existence de frottements péritonéaux, de la disparition de la matité hépatique.

La ponction au niveau de la voussure donne du pus, et de la sérosité au niveau de la plèvre, quand il existe des signes de pleurésie. Si l'on relie la canule à un manomètre à deux branches (Leyden), le niveau du liquide s'élève dans la branche libre pendant l'inspiration dans le cas d'épanchement sous-diaphragmatique.

La rupture dans le péritoine est exceptionnelle; un peu moins rare est la FISTULE GASTRO-CUTANÉE.

Il est facile de distinguer la fistule gastro-cutanée des abcès ombilicaux, des fistules consécutives à la péritonite tuberculeuse. On pourra parfois hésiter entre une fistule cancéreuse et une fistule ulcéreuse.

La collection purulente peut encore s'ouvrir dans le côlon transverse (diarrhée subite, lientérique, avec évacuation de pus, odeur fécaloïde de l'haleine, vomissement fécal, etc.), et plus souvent dans la cavité thoracique (pyopneumothorax, gangrène pulmonaire, vomique, péricardite ou pyopneumo-péricarde).

La PÉRITONITE GÉNÉRALISÉE est rare dans l'ulcère chronique, où des adhérences préalables isolent habituellement l'estomac de la cavité abdominale; elle peut être cependant la conséquence d'un abcès périgastrique.

La TRANSFORMATION DE L'ULCÈRE EN CANCER apparaît comme de plus en plus fréquente depuis que l'attention a été attirée sur ce point; elle est évaluée à 10 pour 100 des cas environ (moyenne des statistiques), et même à 22 pour 100 d'après M. Hayem (Ac. de médecine, avril 1908); l'ulcéro-cancer est toujours prépylorique.

Il est des cas, ce sont les plus fréquents, où l'ulcère est pour ainsi dire latent, l'affection revêtant la forme cancéreuse (vo-

missements de sang noir, anorexie, amaigrissement, etc.),
après une période de quelques mois de troubles digestifs
vagues.

Inversement les malades peuvent présenter jusqu'à la fin
l'apparence des ulcéreux; ils ont des hématémèses de sang
rouge, les douleurs aiguës et tardives, etc.

Dans l'une et l'autre éventualité le diagnostic clinique de la
transformation cancéreuse est impossible.

Dans la forme normale de l'ulcéro-cancer il existe des signes
indiscutables d'ulcère pendant plusieurs années; puis l'appétit
diminue, les douleurs se transforment, deviennent plus sourdes,
continues; les hématémèses changent de nature; enfin les modifications du teint, la perte rapide des forces, l'amaigrissement
complètent l'ensemble des signes qui doivent faire penser à la
transformation cancéreuse. Ajoutons qu'en raison du siège
juxta-pylorique habituel les signes de sténose s'ajoutent aux
précédents.

Le diagnostic est difficile à la période de transition; l'examen
du suc gastrique est d'un secours précieux en pareil cas; si l'on
constate que l'anachlorhydrie a rapidement fait place à l'hyperchlorhydrie constatée quelques semaines auparavant, on peut
affirmer l'existence du cancer.

TRAITEMENT DE L'ULCÈRE RÉCENT

Cruveilhier, le premier, a posé nettement l'indication du
repos absolu dans le traitement de l'ulcère :

« Que ferions-nous, dit-il, si nous avions à traiter à l'extérieur un ulcère simple, tendant essentiellement à la guérison,
et qui ne serait entretenu que par une irritation purement
locale? Rien autre chose que condamner au repos l'organe malade et le soustraire à l'action de toutes les causes locales d'irritation. »

D'autre part, Cruveilhier a eu le grand mérite de préconiser
le lait comme l'aliment de choix pour les ulcéreux. « Le régime
lacté, voilà le grand moyen de guérison de l'ulcère simple de
l'estomac. »

Aujourd'hui on va plus loin; non seulement on soumet les

malades au repos absolu au lit qui seul assure le repos de l'organe malade, mais encore on institue la diète absolue qui a pour effet de supprimer l'hypersécrétion de suc gastrique hyperacide, cause permanente d'irritation de l'ulcère et d'obstacle à sa cicatrisation; mais la suppression de toute alimentation ne pouvant être que temporaire, on substitue à cette diète, au bout de quelques jours, l'alimentation exclusive par le lait, qui détermine le minimum d'excitation de la sécrétion glandulaire.

Tels sont les grands principes du traitement de l'ulcère, qui n'ont guère varié depuis Cruveilhier : repos de l'organe, régime lacté.

D'autres moyens adjuvants ont une utilité incontestable et sont d'un emploi récent, mais il convient de ne pas perdre de vue que le traitement de la plus grave, après le cancer, des affections de l'estomac est dû à Cruveilhier.

Le *repos au lit* s'impose : il favorise la cicatrisation de l'ulcère, comme celle de toute plaie; il contribue donc puissamment à modérer les douleurs, l'éréthisme nerveux; il est nécessaire par suite de l'emploi systématique de la diète absolue.

Quant à la *diète absolue ou cure de repos de l'estomac* que l'on avait d'abord réservée aux cas d'ulcère compliqué d'hémorragie récente, on la prescrit aujourd'hui systématiquement au début du traitement de tout ulcère. Cette diète absolue ne supprime pas totalement la sécrétion gastrique, mais elle la restreint considérablement puisque la sécrétion glandulaire n'a lieu que sous l'influence de l'alimentation.

Mais, si l'on supprime l'alimentation ordinaire, il est nécessaire d'introduire de l'eau dans l'organisme, car le malade ne peut supporter pendant le temps nécessaire l'abstinence d'aliments et surtout de boissons. Pour suppléer à cette abstinence, on permet l'ingestion d'une certaine quantité d'eau et l'on a préconisé les *lavements alimentaires.*

L'eau est évacuée rapidement par l'estomac et ne provoque qu'une sécrétion de suc gastrique peu abondant, presque exclusivement chloruré, bien différente par conséquent de la sécrétion riche en acide chlorhydrique que détermine l'alimentation. On peut permettre aux malades de boire un demi-verre d'eau toutes les deux heures; de plus, pour combattre la sécheresse de la bouche, prévenir les infections buccales, on conseille l'emploi fréquent des gargarismes d'eau fraîche et d'eau de Vichy.

En ce qui concerne les lavements alimentaires, leur valeur nutritive a fait l'objet de nombreuses discussions que nous ne rappellerons pas, puisque la question a été traitée dans la partie de cet ouvrage relative au régime. La majorité des médecins n'admettant aujourd'hui que l'absorption de l'eau et des sels se bornent à prescrire des lavements d'eau salée tiède (7 gr. 50 de chlorure de sodium par litre), à raison de 200 ou 250 centimètres cubes d'eau par lavement; on répète l'usage de ces lavements quatre à six fois par jour. Quelques médecins restent fidèles aux lavements alimentaires proprement dits, soit les lavements d'œufs et de bouillon salé, soit les lavements de peptones dont nous avons donné les formules. N'auraient-ils qu'une influence psychique que leur emploi ne saurait être dédaigné; il permet d'obtenir des malades qu'ils se résignent à la diète, en leur inspirant la croyance qu'ils sont alimentés suffisamment par l'intestin.

Le premier lavement alimentaire doit être précédé d'un lavement simple évacuateur; on prescrit trois lavements alimentaires le premier jour et quatre ou cinq les jours suivants. Avec les lavements de peptone on peut craindre que par voie réflexe la sécrétion glandulaire de l'estomac soit exagérée; on sait, en effet, que les matières peptogènes possèdent à un haut degré la propriété d'exciter la sécrétion glandulaire (Scheff).

Pendant combien de temps peut-on prolonger la diète absolue? En moyenne pendant cinq à dix jours; mais dans quelques cas on doit et on peut la prolonger pendant vingt jours sans déterminer un dépérissement trop prononcé.

Quels sont les effets de la cure de repos stomacal? On a admis que l'estomac des ulcéreux pouvait sécréter d'une façon permanente, en dehors de toute excitation alimentaire; mais cette opinion a perdu du terrain de jour en jour; d'ailleurs des expériences précises ont montré que sous l'influence prolongée de la cure de repos l'hypersécrétion diminuait progressivement ainsi que l'acidité.

Voici les résultats instructifs qu'a donnés à M. Tournier

l'exploration de l'estomac chez un malade soumis à la diète
absolue :   .

	Quantité de liquide extraite.	Acidité.	HCl libre.
1er jour . . .	300 cc.	3,65 p. 1000	3 p. 100
7e — . . .	300 cc.	2,94 —	2 —
14e — . . .	30 »	1,8 —	2 —
21e — . . .	0 »	0 —	0 —

La diète prolongée est donc un moyen de tarir l'hypersécrétion et l'hyperchlorhydrie, et par conséquent de placer l'ulcère
dans les conditions les plus favorables à sa cicatrisation.

Il est certain que les lavements alimentaires peuvent déterminer par voie réflexe la sécrétion glandulaire, mais cette
sécrétion, qui n'a pu être précisée, doit être assez faible ; il doit
en être de même de la sécrétion psychique.

Il n'y a point seulement suspension de la sécrétion sous
l'influence de la diète, mais aussi suspension des mouvements
de l'estomac, autre condition favorable à la cicatrisation de
l'ulcère.

La diète est suivie d'un amaigrissement notable et d'une
perte considérable des forces, mais elle ne détermine jamais
d'accidents graves et la reprise de l'alimentation dissipe rapidement les troubles liés à la dénutrition.

Pendant cette première période du traitement de l'ulcère, une
seule médication est utile, médication qui a fait ses preuves
depuis vingt ans qu'elle est employée, c'est la médication par le
sous-nitrate de bismuth. Trousseau employait ce médicament à
petites doses et dès 1874 Bonnemaison en conseilla l'usage aux
doses massives excessives de 70 à 80 grammes par jour. C'est
seulement en 1893 que l'usage du sous-nitrate de bismuth est
devenu d'un emploi courant, depuis que Fleiner sous l'inspiration de Kussmaul en a tracé les règles. Fleiner, après lavage
de l'estomac, introduit par la sonde 15 à 20 grammes de ce sel
en suspension dans 200 grammes d'eau tiède, et il ajoute ensuite
50 grammes d'eau pour laver les parois du tube et entraîner les
particules de bismuth qui auraient pu adhérer aux parois. Après
cinq minutes, on retire l'eau claire, le bismuth restant déposé à
la surface de la muqueuse. Fleiner recommande au malade de
se coucher successivement dix minutes sur le côté droit, sur le

dos, sur le côté gauche et sur le ventre, pour assurer une répartition aussi régulière que possible du bismuth. Il est inutile de faire prendre ces différentes attitudes; en effet, les examens radioscopiques (Leven et Barret) montrent que la masse de bismuth non seulement ne se répartit pas uniformément sur la surface de l'estomac, mais qu'elle se tasse en un point limité, qui est le point le plus déclive.

Aujourd'hui on se borne à faire ingérer le matin 20 grammes de sous-nitrate de bismuth en suspension dans 200 grammes d'eau, sans avoir recours à la sonde pour son introduction et sans recommander les diverses attitudes indiquées plus haut. On admet que le sous-nitrate de bismuth constitue un enduit protecteur à la surface de l'ulcère et qu'il en favorise ainsi la cicatrisation, comme le ferait une poudre inerte déposée sur une plaie cutanée qu'elle met à l'abri des contacts irritants. Outre cette action purement mécanique Fleiner admettait une action sur l'hyperchlorhydrie; mais Olivetti (de Turin) a contesté le fait; il a constaté la persistance de l'hyperchlorhydrie après la médication.

En réalité, le sous-nitrate de bismuth est le médicament idéal de la douleur; le plus souvent celle-ci est très atténuée dès le premier jour de son emploi.

On s'est demandé si l'emploi du bismuth à fortes doses est exempt d'inconvénients. Une expérience déjà longue a démontré son innocuité; jamais on n'a observé d'accidents généraux imputables au bismuth; si Mayer a observé des symptômes toxiques dans quelques cas, il semble que ceux-ci étaient imputables à l'impureté du médicament, contenant des traces d'arsenic et de plomb. M. Cramer a pu administrer 1600 grammes de sous-nitrate de bismuth, sans observer le moindre accident et le professeur Hayem a pu atteindre la dose énorme de 3 kilogrammes. Personnellement, sur plusieurs centaines de cas, nous n'avons observé qu'un seul accident toxique : une stomatite, très légère d'ailleurs, qui a guéri en deux ou trois jours, après suppression de la médication.

Contrairement à ce que l'on pourrait croire, les hautes doses de bismuth ne provoquent pas de constipation opiniâtre; souvent même les selles se régularisent, parfois même nous avons constaté un peu de diarrhée. En tous cas, lorsque la constipation persiste, on doit se borner à la combattre à l'aide de lavements huileux.

Par crainte chimérique de l'intoxication, il est donc inutile de remplacer le bismuth, comme l'a fait Pariser (de Hambourg) par un mélange à partie égale de craie et de talc.

Nous ne ferons que signaler les autres médications internes, car elles sont inefficaces. Trousseau espérait obtenir la cicatrisation de l'ulcère au moyen du nitrate d'argent qu'il prescrivait en pilules; mais il est bien évident que la pilule ne pouvait pas cautériser l'ulcère, comme le ferait un crayon de nitrate d'argent promené à la surface d'une plaie des téguments. Boas a pensé obtenir un résultat plus certain en employant une solution de nitrate d'argent; il faisait prendre trois cuillerées à soupe par jour d'une solution de 0 gr. 20 à 0 gr. 40 de ce sel dans 120 grammes d'eau distillée. Enfin Rosentheim a conseillé les lavages de l'estomac avec une solution de nitrate d'argent au millième.

Bourget (de Lausanne) a vanté le perchlorure de fer. Après avoir lavé l'estomac, il introduit 100 centimètres cubes d'une solution de perchlorure de fer à 1 pour 1000, évacue ensuite le liquide par expression et recommence jusqu'à ce que le liquide ressorte clair, résultat qui est obtenu généralement après quatre à cinq lavages.

On pratique le lavage tous les jours.

Bien que le lavage de l'estomac soit moins dangereux dans le cas d'ulcère qu'on ne l'avait pensé; qu'on l'ait même employé avec succès à la suite d'hémorragies, on ne doit pas cependant perdre de vue qu'il a provoqué des hémorragies mortelles.

En résumé, nous conseillons de s'en tenir à l'emploi du bismuth.

Le traitement de la première période de l'ulcère est complété par la révulsion. Les vésicatoires, les pointes de feu ont perdu leurs derniers partisans. Tous les médecins emploient aujourd'hui le maillot humide constitué par des *compresses chaudes*, recouvertes de taffetas chiffon ou gommé, appliquées en permanence sur la région épigastrique. Elles contribuent à calmer la douleur, mais agissent aussi, sans nul doute, en modifiant la circulation interstitielle.

Après cette première phase du traitement, constituée par la diète absolue, atténuée par l'injection d'eau, par les lavements alimentaires et les applications révulsives, on peut inaugurer la deuxième phase du traitement, c'est-à-dire reprendre l'alimentation qui se composera exclusivement de *lait*.

Celui-ci est administré d'abord à très petites doses; on fait prendre toutes les trois heures environ un demi-verre de lait écrémé; puis on augmente progressivement la quantité de lait; au bout de quelques jours, on rapproche les prises de lait de deux en deux heures; puis on donne trois quarts de verre de lait toutes les deux heures, puis un verre, de façon à atteindre un litre et demi par jour. Cette dose n'est pas suffisante, il faut atteindre au minimum deux litres et demi. « Si l'estomac se vide bien, vous donnerez un verre de lait toutes les heures ou toutes les heures et vingt minutes, ce qui fait dix prises en douze heures; dans le cas contraire, vous augmenterez les doses sans les rapprocher. » (Hayem.) Le lait est pris chaud ou tiède, à la convenance du malade; on peut l'additionner d'eau de chaux (une cuillerée à soupe par verre).

Le régime lacté intégral doit être maintenu pendant quinze à vingt jours au moins ; plus longtemps, soit pendant une, deux ou cinq semaines dans les cas plus rebelles.

Pendant toute cette période, le malade est maintenu au lit et l'on continue l'emploi du bismuth, celui des applications révulsives.

La troisième phase du traitement est celle où l'on institue le *régime lacté mixte*. On fait prendre des soupes au lait claires, préparées avec différentes farines (crème d'orge, de riz, tapioca, etc.); des purées de pomme de terre; des œufs à la coque, des laits de poule, des crèmes et, plus tard, des viandes blanches réduites en pulpe; du ris de veau, des cervelles, des poissons légers (truite, sole), cuits au court-bouillon. M. Debove associe au lait la poudre de viande alcalinisée et fait prendre une, puis deux ou trois fois par jour 25 grammes de poudre de viande délayée dans du lait aromatisé avec de l'essence de menthe et additionné de 10 grammes de bicarbonate de soude.

Nous sommes conduits à discuter la question de l'emploi des *alcalins* dans l'ulcère. On sait que le traitement par les alcalins à hautes doses a été très en faveur, avant l'emploi systématique du bismuth. M. Debove a prescrit jusqu'à 30 ou 40 grammes par jour de bicarbonate de soude pur, ou mélangé à de la craie préparée. Il est incontestable que le bicarbonate de soude est un calmant momentané très efficace des douleurs gastriques ; mais par contre il présente des inconvénients immédiats et détermine des effets éloignés fâcheux qui ont fait abandonner son emploi. L'ingestion à fortes doses de bicarbonate de soude détermine un dégagement abondant d'acide carbonique qui a pour conséquence une distension excessive de l'estomac, condition défavorable à la cicatrisation. Son principal inconvénient est qu'il excite la sécrétion gastrique et exagère l'hyperchlorhydrie ; s'il calme d'une part en neutralisant momentanément l'acidité du suc gastrique, il entretient d'autre part la maladie.

Pour ces raisons on a renoncé à employer les alcalins pendant la période de diète absolue et celle du régime lacté exclusif. Par contre, lorsque le malade revient à l'alimentation mixte, on peut prescrire après les repas, si les malades éprouvent encore quelques malaises, soit le bicarbonate de soude pur (à la dose de 2 ou 3 grammes), soit le bicarbonate associé à la craie, à la magnésie hydratée.

La quatrième et dernière étape du traitement est celle où le malade pent suivre le *régime mixte* qui convient aux dyspeptiques en général ; régime composé de potages maigres, viandes grillées, rôties ; poissons bouillis, pâtes, purées de légumes, etc. Le pain sera rationné et l'on ne permettra d'autre boisson que l'eau ; le lait pourra être supprimé.

C'est à ce moment seulement qu'il convient d'instituer la *cure de Carlsbad* qui sera poursuivie pendant 20 à 25 jours (la formule en a été donnée dans un chapitre précédent).

Le traitement qui vient d'être indiqué est applicable à tous les cas d'ulcère récent. Les variantes à y apporter lorsque certains symptômes révèlent une intensité, une prédominance exceptionnelle, sont peu importantes.

En cas d'HÉMORRAGIE survenant au cours du traitement, on doit *suspendre toute alimentation* par la bouche, remplacer les applications chaudes par les *applications froides* (sac de glace) et pratiquer des *injections de sérum artificiel*. On peut encore administrer en lavement le *chlorure de calcium* (2 grammes pour

250 c. c. d'eau) dont l'action coagulante sur le sang est bien démontrée. Nous sommes moins partisan de l'emploi du *sérum gélatiné*; on peut utiliser ce dernier à la dose de 50 c.c. (sérum à 2 pour 100).

La diète absolue doit être prolongée aussi longtemps que la résistance du malade le permettra; pendant cette période on continuera l'emploi du bismuth à toutes doses.

La DOULEUR est en général calmée très vite par la *cure de repos et de bismuth*. Cependant chez les sujets nerveux, et les malades atteints d'ulcère le sont fréquemment, l'intensité de la douleur est parfois telle que l'on est obligé d'avoir recours aux narcotiques.

Le moyen le plus efficace est l'injection de morphine, mais il convient de n'y avoir recours qu'en dernier ressort chez cette catégorie de malades particulièrement enclins à la morphinomanie.

Lorsque la douleur n'est pas intense au point de nécessiter un soulagement immédiat par le moyen de l'injection de morphine, on peut se borner à prescrire par la bouche différentes préparations opiacées, par exemple : les gouttes noires anglaises (II à IV gouttes par dose) ou les gouttes blanches de Gallard (II à IV gouttes), l'extrait thébaïque en pilules (4 à 10 centigrammes); ou bien encore l'extrait de belladone en pilules (2 à 4 centigrammes); la cocaïne (2 à 5 centigrammes).

Les VOMISSEMENTS cèdent en général immédiatement au traitement général; s'ils persistent, c'est qu'il existe quelque complication qu'il convient de rechercher; mais ces complications s'observent pour ainsi dire exclusivement dans l'ulcère chronique.

Le malade convalescent d'ulcère est toujours quelque peu anémié. On lui conseillera avec grand avantage un séjour au grand air, à la montagne de préférence; les bains salés, les frictions quotidiennes, etc. L'emploi des ferrugineux étant contre-indiqué, on pourra pratiquer des injections sous-cutanées de cacodylate de soude.

L'ulcère est éminemment sujet à récidives; la moindre infraction au régime, les fatigues, les efforts, les émotions même peuvent les entraîner; aussi doit-on mettre les malades en garde contre toutes les causes susceptibles de provoquer le retour de l'ulcère ; ne souffrant plus, ceux-ci ne sont, que trop enclins à abandonner tout régime. Il faut leur interdire les épices, les sauces, la charcuterie, le gibier, le homard, les hors-d'œuvre et crudités, etc., le vin pur, les liqueurs.

Il n'a pas été question jusqu'ici du *traitement chirurgical* de l'ulcère récent non compliqué, en effet ce traitement est condamné aujourd'hui universellement.

On a pratiqué la résection de l'ulcère et d'autre part la gastro-entérostomie.

La résection est une opération dont la gravité est incontestablement plus grande que celle de l'ulcère traité par les seules ressources médicales. Lorsque Rydygier eut publié le résultat de la première résection d'ulcère, son audacieuse tentative, qui cependant avait été suivie de succès, fut qualifiée sévèrement. Son travail était intitulé : « la première résection de l'estomac pour ulcère » ; ce sera la dernière, lui fut-il répondu dans le *Centralblatt für Chirurgie.*

La gastro-entérostomie est une opération qui fait courir beaucoup moins de risques au malade que la résection ; sa mortalité est tombée aujourd'hui à 5 pour 100 environ, d'après les statistiques les plus récentes ; mais il ne faut pas envisager uniquement les risques plus ou moins grands que fait courir cette intervention, il faut surtout n'en considérer que les résultats cliniques. Or, il n'est pas douteux que la gastro-entérostomie ne laisse subsister en entier les dangers inhérents à l'ulcère, car elle ne guérit pas la lésion ; elle permet seulement à l'ulcère juxtapylorique de guérir plus facilement ; elle supprime le spasme du pylore et par suite les douleurs, les vomissements, la stase incomplète : elle raccourcit le cycle digestif ; mais n'assure pas le repos de l'organe, ainsi qu'on l'a prétendu, et l'ulcère continue à évoluer. Quant aux ulcères éloignés du pylore, aucune preuve ne peut être donnée de l'influence favorable que pourrait exercer sur eux la gastro-entérostomie ; de telle sorte qu'on ne s'avance pas trop en disant que la gastro-entérostomie, par les risques opératoires qu'elle fait courir, est un facteur de gravité surajouté à ceux inhérents à l'ulcère lui-même.

Pour ces raisons le traitement chirurgical est réservé aux seules complications de l'ulcère récent : l'hémorragie et la perforation; encore, pour la première, l'opportunité de l'intervention est-elle de plus en plus contestée.

La gastrorragie n'est à proprement parler une complication que quand, par son abondance, elle menace l'existence à bref délai, ou quand par sa répétition elle entraîne une anémie grave également menaçante. Or, dans l'ulcère aigu, les hémorragies mortelles sont rares; les hémorragies très abondantes le sont moins, mais souvent elles sont uniques ou, quand elles se répètent, c'est après des intervalles assez longs pour que les symptômes d'anémie aiguë consécutifs à la première hémorragie aient eu le temps de se dissiper. Les hémorragies petites, mais se répétant incessamment, sont l'apanage de l'ulcère chronique; elles sont liées habituellement à la sténose, et ce sont elles surtout au sujet desquelles peut se discuter l'opportunité d'une intervention.

En effet, les premières, quelle que soit leur abondance, guérissent pour ainsi dire toutes, sous l'influence du traitement médical indiqué plus haut. D'autre part, on doit être très réservé, en pareil cas, à l'égard de l'intervention sur un malade déprimé, exsangue, n'offrant qu'une très faible résistance. En somme, les grandes hémorragies de l'ulcère récent tuent immédiatement ou guérissent sans opération.

D'ailleurs, depuis la première intervention tentée par Mickulicz en 1887, les opérations pratiquées pour remédier à de grandes hémorragies ont été peu nombreuses (M. Tuffier n'a pu en réunir que 52 cas épars dans la littérature médicale) et la mortalité a été considérable : elle est évaluée à 63 pour 100; aussi l'intervention a-t-elle été résolument condamnée par la Société de chirurgie (juin 1904). Si l'on rapproche cette mortalité de celle très réduite, de 5 pour 100, des hémorragies traitées par les moyens médicaux, on est conduit à repousser l'intervention. Celle-ci d'ailleurs ne met pas sûrement à l'abri de nouvelles hémorragies; on a observé des hémorragies mortelles après la gastro-entérostomie (Quénu, Hartmann).

En revanche l'hésitation n'est pas permise en présence d'une perforation. En pareille occurrence, le salut du malade dépend de la rapidité avec laquelle le diagnostic est porté; car les chances de succès sont infiniment plus grandes si l'on intervient avant que la péritonite ne se soit déclarée.

Sans doute, dans quelques cas fort rares, la guérison est survenue sans intervention, parce que l'estomac était vide au moment de la perforation ; mais cette éventualité est tellement rare qu'il ne faut pas en tenir compte dans la pratique.

Dès que l'on soupçonne la perforation, pendant les heures qui précèdent l'intervention, le malade est soumis à la diète la plus absolue ; on applique une vessie de glace sur l'abdomen et on pratique des injections de sérum, d'huile camphrée.

L'opération comprend la recherche de la perforation, son traitement et le traitement de la péritonite. Habituellement la perforation est facile à constater ; parfois il faut la chercher (presque toujours à la face antérieure, souvent assez haut, au-dessous du foie). En raison de la friabilité des bords de la perforation, il faut les réséquer de façon que les fils portent sur le tissu sain.

Si la péritonite existe, on nettoie le péritoine avec de la gaze sèche ; la pratique des grands lavages est abandonnée. On laisse un tampon au-dessous du foyer infecté et on draine.

La mortalité est considérable ; elle varie d'ailleurs suivant le moment de l'intervention. Elle est estimée en bloc à 71 pour 100, d'après Weir et Foote ; elle n'est que de 39 pour 100 pour les cas opérés dans les premières heures ; de 75 pour 100 pour les cas opérés entre la douzième et la quatorzième heure, de 87 pour 100 pour les cas opérés plus tardivement.

TRAITEMENT DE L'ULCÈRE CHRONIQUE

Le traitement médical de l'ulcère chronique est le même que celui de l'ulcère récent, seulement il doit être plus sévère, plus prolongé. Tandis qu'il est habituellement efficace dans l'ulcère récent, il demeure souvent impuissant dans l'ulcère chronique, parce que cette chronicité est entretenue par des complications accessibles au seul traitement chirurgical. C'est donc pour ainsi dire exclusivement dans le cas d'ulcère chronique que le chirurgien peut et doit intervenir.

Mais il ne suffit pas que l'ulcère soit chronique pour que l'on se croie autorisé à intervenir, d'autant que la gastro-entéro-stomie, comme nous l'indiquerons plus loin, ne met pas à l'abri des récidives et n'empêche pas la formation de nouveaux ulcères.

L'indication principale, essentielle, de la gastro-entérostomie est la sténose du pylore confirmée, permanente, apportant un obstacle sérieux et définitif à l'alimentation. Les autres indications moins fréquentes, mais non moins formelles sont la perforation dans le péritoine, les abcès périgastriques, les péritonites adhésives, la biloculation.

En l'absence même d'un diagnostic précis de la nature des désordres entraînés par les progrès de l'ulcère, on peut'être conduit à intervenir lorsque le malade s'achemine vers la cachexie malgré un traitement interne suffisamment prolongé, lorsque les douleurs incessantes, les petites hémorragies répétées, les vomissements, l'insuffisance d'alimentation amènent une déchéance irrémédiable.

Gastrorragies. — Presque tous les chirurgiens sont d'accord pour intervenir lorsque se produisent les hémorragies, petites, mais incessantes qui sont particulières à l'ulcère chronique; on intervient d'autant plus volontiers que ces hémorragies sont liées à la sténose et que leur répétition est due à la stase alimentaire qui provoque une irritation permanente de la surface ulcérée.

Leube, Mickulicz, Körte, au 26ᵉ Congrès allemand de chirurgie, se prononcent nettement en faveur de l'intervention. Si la résection est possible, elle sera tentée ; sinon c'est la gastro-entérostomie qui devra être pratiquée, bien qu'elle ne mette pas sûrement à l'abri du retour des hémorragies.

D'après Pinatelle, la mortalité opératoire dans les cas d'hémorragie chronique est de 12 pour 100 environ.

Perforation ; péritonite généralisée. — Si la perforation a lieu dans le péritoine libre, on doit intervenir dès que le diagnostic de perforation est posé et le succès dépend, ainsi qu'il a été dit plus haut, de la précocité de l'intervention et aussi de l'état de plénitude ou de vacuité de l'estomac.

Abcès sous-phrénique. — Habituellement la perforation a lieu dans un péritoine cloisonné par des adhérences ; c'est l'abcès sous-phrénique qu'il faut ouvrir.

Il importe de savoir que plusieurs collections purulentes peuvent exister distinctes les unes des autres. Comte a réuni

23 cas opérés, avec 11 guérisons, ce qui constitue une proportion des plus encourageantes, alors que la guérison spontanée par évacuation dans un organe voisin est exceptionnelle (6 guérisons seulement sur 104 cas, Lauenstein).

Périgastrite. — Quand elle est la conséquence d'un ulcère en activité, la périgastrite peut se résoudre sous l'influence d'un traitement qui se confond avec celui de l'ulcère lui-même : régime lacté, maillot humide, etc. ; mais quand la périgastrite a déterminé la formation d'adhérences anciennes, fibreuses, reliquat d'un ulcère cicatrisé, elle est justiciable seulement du traitement chirurgical.

Si parfois on peut se borner à sectionner les brides cicatricielles, souvent on est conduit à pratiquer la gastro-entérostomie, la libération des adhérences étant impossible. Cette opération est la seule praticable dans les cas de symphyse totale. Quant à l'extirpation de l'ulcère adhérent, elle a été rarement pratiquée, car elle est le plus souvent impossible.

Le pronostic opératoire de la gastrolyse (libération des adhérences) et celui de la gastro-entérostomie sont bons, mais les résultats thérapeutiques, parfaits après la gastrolyse, sont forcément incomplets après la gastro-entérostomie.

On constate parfois, après la gastro-entérostomie, la disparition rapide de la tumeur due à la périgastrite, tumeur qui simulait le cancer....

Biloculation. — On peut lever l'obstacle par résection du rétrécissement (gastroplastie) ou tourner l'obstacle au moyen de la gastro-anastomose ou de la gastro-entérostomie.

Cette dernière opération est l'opération de choix parce qu'elle remédie en même temps à la sténose pylorique qui coïncide fréquemment avec la biloculation. On la pratique sur la poche cardiaque, ce qui réalise l'exclusion de la poche pylorique.

Sténose pylorique. — C'est la complication la plus fréquente de l'ulcère chronique; c'est elle qui conduit le plus souvent à l'intervention, qu'elle soit provoquée par un ulcère en évolution ou par un ulcère cicatrisé.

C'est une véritable résurrection que l'on observe après la gastro-entérostomie; tous les accidents de rétention disparaissent rapidement, mais il n'en est pas de même des troubles moteurs et du chimisme qui souvent ne se modifient que lentement et incomplètement. Au chapitre du traitement chirurgical on trouvera exposé avec détail l'état de nos connaissances sur les suites immédiates et éloignés de la gastro-entérostomie.

Rappelons seulement qu'elle ne met pas à l'abri des récidives de l'ulcère stomacal et qu'elle peut être la cause de la production de l'ulcère peptique du duodénum au voisinage de l'orifice anastomotique; cette complication, signalée par Braun, est rare (2 cas, sur 160 gastro-entérostomies, Mickulicz), mais très grave, car l'ulcère peptique a une tendance particulière à la perforation.

Ulcéro-cancer. — Dès que le diagnostic est posé, on doit intervenir et pratiquer la résection, si elle est possible, sinon la gastro-entérostomie.

Arrivés au terme de cette étude du traitement de l'ulcère récent et chronique, nous devons nous demander *ce que deviennent les ulcéreux opérés.* La question a déjà été traitée partiellement lorsque nous avons indiqué quelles étaient les suites immédiates et éloignées de la gastro-entérostomie, en général, mais il nous paraît utile de la reprendre à cette place et de l'envisager surtout au point de vue clinique chez les ulcéreux.

Dans 70 pour 100 des cas environ (Denéchau. *Thèse de Paris*, 1907), on peut observer différents troubles fonctionnels soit locaux, soit généraux. Ces troubles sont très variables suivant les cas et ne se prêtent guère à une description d'ensemble. Néanmoins, on peut distinguer les cas où l'on observe seulement des troubles digestifs, qui peuvent d'ailleurs revêtir différentes formes, de ceux où l'on a observé des signes d'ulcère en activité, soit qu'il s'agisse d'une récidive d'ulcère ancien, soit d'un nouvel ulcère.

Forme dyspeptique. — La douleur est le symptôme que l'on retrouve le plus communément; elle peut constituer le seul trouble morbide.

Après l'accalmie que détermine toujours la gastro-entérostomie, apparaît une douleur limitée à l'épigastre, d'abord sourde, légère, puis de plus en plus accusée; comparable soit à une brûlure intense, soit à une torsion (Denéchau) et obligeant les malades à prendre différentes attitudes : à se courber en deux, à se courber en chien de fusil, à s'accroupir, etc.... Ces douleurs sont souvent transfixiantes. Elles sont tardives, se manifestant de trois à cinq heures après le repas, et d'autre part surviennent par crises d'une durée de quelques jours. Ajoutons qu'en général elles sont moins vives que les douleurs qui existaient avant l'intervention ; cependant elles peuvent être prononcées au point de condamner le malade au repos absolu. Elles paraissent provoquées habituellement par le surmenage ou des écarts de régime.

Les vomissements sont beaucoup moins fréquents que les douleurs (il n'est pas question des vomissements bilieux par suite d'une faute opératoire ou d'une insuffisance fonctionnelle de l'anastomose).

Les vomissements surviennent, comme les douleurs, à une époque plus ou moins éloignée de l'opération ; ils sont aqueux ou alimentaires.

Le plus souvent ils consistent en régurgitations d'eau acide, qui se produisent comme les douleurs à distance des repas ; le liquide contient le plus souvent une certaine quantité de bile et parfois quelques débris alimentaires rejetés avec les dernières gorgées.

Quant aux vomissements alimentaires ils sont fort rares.

Aux troubles gastriques s'ajoutent des désordres intestinaux, constipation ou diarrhée ; celle-ci peut être tenace.

Ces différents troubles digestifs s'accompagnent parfois de troubles nerveux, chez les sujets prédisposés, ou retentissent sur l'état général : le sujet maigrit, perd ses forces, présente un mauvais état général.

L'influence des excès alimentaires sur la production de ces accidents est indéniable.

Les sujets qui n'observent aucune précaution dans leur régime, qui absorbent du vin, etc..., sont particulièrement prédisposés.

Forme ulcéreuse. — Il est probable que les différents troubles digestifs dont le tableau vient d'être esquissé ne sont que le prélude des accidents d'ulcère confirmé que l'on peut observer chez les gastro-entérostomisés et qui se traduisent par des hémorragies. M. Denéchau a pu réunir 45 cas d'hémorragie survenue chez des malades gastro-entérostomisés.

Ces hémorragies, comme celles de l'ulcère non opéré, peuvent être insignifiantes et passeraient inaperçues si l'on ne recherchait la présence du sang dans les selles par le procédé de Weber, ou bien elles peuvent être très abondantes et mettre l'existence en danger.

Parfois même survient une tumeur, un plastron dû à la péritonite localisée, témoignage de la formation d'un ulcère qui est le plus souvent un ulcère peptique du jéjunum. Cet ulcère peut s'ouvrir dans le côlon transverse et donner lieu à différents phénomènes tels qu'amaigrissement rapide, diarrhée, vomissements fécaloïdes qui ne laissent aucun doute sur la cause des accidents.

On ne peut mettre sur le compte d'une récidive d'ulcère ou de la formation d'un ulcère peptique les hémorragies qui surviennent immédiatement après l'opération et qui sont la conséquence du traumatisme, des efforts de vomissement, etc.

Nous venons de faire allusion aux cas où les symptômes d'ulcère confirmés sont précédés d'une phase dyspeptique ; mais il est des cas où l'ulcère est latent comme chez les malades non opérés et où surviennent brusquement soit une hématémèse des plus graves, soit une péritonite par perforation (cas de Tuffier, Hahn, Körte, Göpel).

Transformation cancéreuse. — On peut observer les transformations cancéreuses chez les malades gastro-entérostomisés.

Il importe après la gastro-entérostomie de soumettre les malades à un régime sévère pour éviter, dans la mesure du possible, la récidive. On n'a que trop tendance à les laisser s'alimenter à leur guise et beaucoup d'entre eux, mettant à profit l'accalmie produite par l'opération, en abusent pour faire des excès de table et notamment des excès de boissons.

On doit commencer par permettre, deux jours après l'intervention, l'usage du lait seul ; puis on lui adjoint successivement les bouillies, le riz au lait, les jaunes d'œuf et au bout de quinze jours ou trois semaines seulement les pâtes, les purées, les puddings, le jambon, la viande pulpée. L'eau de source, les infusions seront les seules boissons permises....

Le pain doit être proscrit pendant longtemps.

En somme le seul moyen d'empêcher les récidives est de prescrire un régime analogue à celui que l'on prescrit aux malades non opérés, régime où souvent prédominent les aliments hydrocarbonés qui excitent au minimum la sécrétion gastrique.

Il va sans dire que si si l'on constate la réapparition des symptômes d'ulcère on doit instituer le traitement déjà indiqué: bismuth à fortes doses, maillot humide, repos au lit, diète lactée.

B. ULCÉRATIONS GASTRIQUES

L'ulcère simple n'est qu'une des modalités anatomo-pathologiques dont l'estomac peut être le siège. Il existe d'autres ulcérations, distinguées depuis Cruveilhier en érosions folliculaires et érosions hémorragiques, dont l'étude est surtout intéressante au point de vue anatomo-pathologique, car leur symptomatologie est imprécise et ce n'est qu'exceptionnellement qu'elles donnent lieu à des accidents graves, c'est-à-dire à une hémorragie abondante.

Ces érosions se produisent au cours des gastrites aiguës : typhique, pneumonique, tuberculeuse, cholérique, charbonneuse, septicémique (infection puerpérale), variolique, grippale, érysipélateuse, etc. ; au cours des auto-intoxications (urémie) et des intoxications (alcoolisme, hydrargyrisme, etc.), des traumatismes, des brûlures.

Sous le nom d'exulcératio simplex M. Dieulafoy a décrit des ulcérations très superficielles, qui se produisent sur une muqueuse saine et peuvent entamer des vaisseaux qui ne présentent aucune lésion d'artérite.

L'exulcératio simplex demeure latente; il n'existe notamment ni douleurs ni vomissements jusqu'au jour où se produisent inopinément, au milieu du cortège des symptômes communs à toute hémorragie, une hématémèse abondante qui peut entraîner la mort, ou bien encore une perforation.

Peut-être cette « exulceratio simplex » est-elle le premier stade de l'ulcère simple? mais ce n'est là encore qu'une hypothèse qui demande confirmation.

En présence d'hémorragie survenant dans ces conditions de bonne santé apparente, on peut éliminer assez aisément les causes telles que varices de l'œsophage, cirrhose hépatique, susceptibles de déterminer des hémorragies stomacales et l'on ne peut qu'incriminer soit l'ulcère simple à sa période d'état, soit l'exulceratio simplex.

M. Dieulafoy est d'avis que si l'hématémèse est fort abondante, que si elle atteint par exemple plus d'un demi-litre, il faut intervenir ; à plus forte raison si elle se répète en un court laps de temps, car de telles hématémèses prouvent qu'une artère importante est ouverte.

Il est à remarquer cependant qu'après ouverture de l'estomac l'ulcération peut échapper aux recherches et que le sang peut provenir d'un vaisseau de très petit calibre.

CANCER

Rien de plus malaisé ou de plus facile que le diagnostic du cancer de l'estomac, suivant la période de la maladie à laquelle le médecin est appelé à la dépister, suivant le siège qu'elle affecte, suivant l'état de santé antérieur du sujet, enfin suivant qu'il existe ou non des symptômes surajoutés tenant à l'envahissement des organes de voisinage, aux adhérences contractées avec des organes, aux complications d'ordre infectieux ou liées à la cachexie ou des symptômes anormaux, incomplets (forme anémique, cancer des sujets jeunes, etc.). La symptomatologie est donc des plus variables et, s'il faut se souvenir des descriptions classiques, il faut aussi savoir les oublier parfois, sinon on s'exposerait à de graves erreurs de diagnostic. Il importe notamment de savoir que la durée du cancer est souvent fort longue et que la connaissance d'un état dyspeptique existant depuis plusieurs années ne doit pas, il s'en faut, autoriser à écarter *a priori* le diagnostic de cancer.

La symptomatologie dépend avant tout du siège du cancer. Celui des faces ou des courbures, qui respecte les orifices, qui ne met pas obstacle à l'entrée ou à la sortie des aliments, a une expression clinique très différente du cancer atteignant primitivement ou secondairement les orifices. Cette symptomatologie est souvent très effacée et le cancer des faces reste souvent latent pour ainsi dire pendant fort longtemps.

L'âge du sujet peut être à lui seul une cause d'erreur En raison de la rareté du cancer avant quarante ans, on peut être conduit, en présence de troubles digestifs peu significatifs, à faire un diagnostic erroné, celui par exemple de gastrite chronique ou d'ulcère ou bien encore de maladie générale à retentissement secondaire sur l'estomac. Chez les vieillards la symptomatologie, comme celle de la plupart des maladies en général, est peu accusée, moins nettement différenciée que chez les adultes. La coexistence d'artério-sclérose, de l'état languissant des fonctions digestives lié à la sénilité, celle possible de lésions rénales, prostatiques, etc., susceptibles d'expliquer les troubles digestifs, sont autant de causes d'erreur qu'il convient de signaler.

L'état de santé antérieur peut influencer le diagnostic. Si le cancer débute, à l'âge habituel, chez un sujet exempt de tout passé dyspeptique, les troubles digestifs devront être suspects; à la condition, bien entendu, qu'ils ne reconnaissent aucune cause apparente. Par contre, si le cancer se développe chez un dyspeptique ancien, chez un malade atteint d'ulcère chronique, de grandes difficultés surgissent; il est pour ainsi dire inévitable que le cancer soit méconnu pendant un temps plus ou moins long; or l'ulcère se transforme en cancer dans 9 pour 100 des cas d'après Lebert.

La notion d'hérédité n'a qu'une valeur très relative; l'hérédité cancéreuse similaire ne se constate que dans 6 à 7 pour 100 des cas.

Il est à peine besoin d'indiquer que les symptômes surajoutés, quels qu'ils soient, sont de nature à faire errer le diagnostic. Les adhérences contractées avec les organes de voisinage, l'envahissement du foie, du pancréas, etc., la fièvre et les autres complications d'ordre infectieux (endocardites, pleurésies, etc.), les œdèmes liés à la cachexie, l'anémie elle-même, bien que significatifs, sont autant de causes d'erreurs possibles.... Le seul signe positif, la tumeur, fait défaut dans un grand nombre de cas, c'est-à-dire que la tumeur, quoique existant, n'est perceptible, en raison de son petit volume, qu'à la période ultime.

Ces brèves considérations suffisent, croyons-nous, à justifier ce qui a été dit plus haut, au sujet de l'imprécision et de la variabilité habituelle de la symptomatologie du cancer de l'estomac. Pour établir le diagnostic, on ne saurait trop utiliser toutes les ressources de l'examen clinique le plus complet, associées aux renseignements que sont susceptibles de donner les moyens modernes d'analyse des sécrétions gastriques, du sang, etc....

Il ressort de ce qui vient d'être dit qu'on ne peut faire une description d'ensemble du cancer de l'estomac s'appliquant à la généralité des cas. Il ne suffit pas de rappeler aux praticiens que dyspepsie, anorexie, hématémèse de sang noir, amaigrissement, tumeur sont les signes et symptômes cardinaux du cancer de l'estomac; il faut surtout appeler leur attention sur les difficultés de ce diagnostic dans certains cas, sur les grandes différences que présente la symptomatologie suivant la localisation du cancer.

Il faut donc décrire à part le cancer des orifices, le cancer des faces et des courbures.

A. CANCER DES FACES ET DES COURBURES

Parmi les cancers des faces et des courbures, il y a lieu de décrire des formes typiques où sont associés les symptômes cardinaux du cancer; des formes frustes où manquent certains symptômes, dont l'absence enlève au tableau clinique sa netteté habituelle; enfin des formes larvées où certains symptômes anormaux occupent le premier plan et masquent le cancer.

I· FORMES TYPIQUES

La forme typique « idéale » est celle où le cancer débute chez un sujet âgé de plus de 40 ans, exempt de tout passé dyspeptique. C'est alors qu'il convient de se rappeler, avec Lasègue, le caractère inquiétant des dyspepsies tardives, surtout lorsqu'elles s'accompagnent rapidement d'une altération de l'état général.

Période dyspeptique. — Les troubles dyspeptiques, considérés isolément, ne sont pas d'ailleurs absolument pathognomoniques; c'est surtout leur ensemble qui fait impression sur le médecin.

L'*anorexie*, symptôme presque constant (85 fois sur 100, Brinton), est aussi l'un des premiers symptômes, souvent le premier; les malades éprouvent du dégoût pour tous les aliments en général, mais ils ont une répulsion élective pour la viande, les aliments gras. On a signalé chez les fumeurs un dégoût subit pour le tabac. Sans doute l'anorexie est commune à nombre de dyspepsies ou de maladies à retentissement gastrique, mais rarement elle est aussi persistante et prononcée que dans le cancer; aussi doit-on tenir grand compte de ce symptôme. En même temps que l'anorexie les digestions deviennent lentes, laborieuses, s'accompagnent de *sensations de plénitude après le repas*, de *renvois fétides*, de *pyrosis*, parfois de *hoquet*. Ce dernier signe, sans avoir de valeur absolue, doit retenir l'attention lorsqu'il se manifeste sous forme de crises se répétant.

La *douleur* est un symptôme relativement peu important, en raison des variétés qu'elle présente, tant au point de vue de la forme qu'elle revêt que de son intensité. Elle peut d'ailleurs faire défaut, tout au moins à cette première période.

Le malade accuse une douleur plus ou moins vive, persistante, plus marquée pendant la phase digestive, pouvant exister aussi pendant la nuit et localisée à la région épigastrique. Il est rare que la douleur éclate sous forme de crises paroxystiques; les crises appartiennent plutôt à l'ulcère.

Les irradiations sont variables et pourraient, suivant certains auteurs, donner quelques indications relativement au siège du néoplasme. La douleur de la région interscapulaire indiquerait un cancer de la petite courbure; dans le cancer siégeant au voisinage du pylore la douleur se propagerait à droite; elle se propagerait au contraire vers l'hypocondre gauche dans le cas de cancer de la grande courbure. En réalité, on ne doit pas tenir grand compte des irradiations douloureuses qui peuvent être dues à de nombreuses causes dont l'interprétation est malaisée.

Quant à l'intensité de la douleur elle dépend avant tout de l'état du sujet; cette observation est d'ordre général et applicable à toutes les maladies organiques et fonctionnelles de l'estomac, voire même à l'ulcère, la gastropathie douloureuse par excellence. Chez les névropathes les réactions sont infiniment plus marquées que chez les autres sujets.

Le *vomissement* est un symptôme d'une tout autre importance, surtout lorsqu'il se produit dans les conditions indiquées plus haut, chez un sujet parvenu à l'âge moyen de la vie et exempt jusqu'alors de troubles digestifs; il acquiert une valeur diagnostique pour ainsi dire absolue lorsqu'il est constitué par du sang pur ou mélangé aux aliments; mais le vomissement de sang est plus rare que les autres.

Le vomissement est d'ailleurs rare pendant la première

phase de la maladie et quand les orifices ne sont pas envahis par le néoplasme. Il est constitué par les aliments plus ou moins digérés et mélangés à du mucus; il n'offre pas le degré d'abondance que l'on constate dans le cancer avec sténose. On a voulu attacher une certaine importance séméiologique aux vomissements pituiteux œsophagiens, aux « eaux du cancer », qui se produisent soit le matin à jeun, soit dans le courant de la journée, sans effort, et sont constitués par un liquide filant, muqueux. S'il est exact qu'on peut les observer chez les cancéreux, ils peuvent aussi se produire chez les alcooliques, chez les sujets atteints de mal de Bright.

L'*hématémèse* a, nous venons de l'indiquer, une signification autrement précise; elle survient dans 42 pour 100 des cas environ, d'après Brinton. Le vomissement d'une grande quantité de sang rouge est exceptionnel et s'observe surtout à une période avancée du cancer. L'hématémèse est habituellement représentée par du sang noir épanché en petite quantité, mélangé à des débris alimentaires et semblable à de la suie délayée, à du marc de café, suivant l'expression classique. Le sang suinte continuellement, en petite quantité, mais n'est rejeté par vomissement qu'à intervalles assez éloignés; aussi doit-on examiner les selles avec soin, car le melæna est souvent le seul signe des petites gastrorragies du cancer.

Lorsque le suintement sanguin est des plus minimes, il n'existe ni vomissement, ni melæna; les selles ont leur aspect normal et la gastrorragie passerait inaperçue, si l'on ne disposait, pour la déceler, de certaines réactions chimiques qui permettent de reconnaître les gastrorragies microscopiques. Ces réactions constituent un moyen de diagnostic de premier ordre; en effet, ainsi que de nombreux travaux récents l'ont démontré, le suintement sanguin à la surface du néoplasme est un phénomène pour ainsi dire constant et précoce.

Tels sont les principaux symptômes locaux; ajoutons que l'on constate une constipation habituelle, due en partie à la réduction de l'alimentation, parfois entrecoupée par des crises de diarrhée passagère.

L'examen des urines auquel on attachait une certaine importance, il y a quelques années, n'a en réalité aucune signification; la réduction de l'urée, des chlorures (Rommelœre), est due uniquement à l'alimentation insuffisante. On doit tenir compte cependant de la présence d'indican en quantité notable.

La palpation de l'estomac, à cette période, ne donne aucune indication; la tumeur n'est pas perceptible à cette période; l'estomac n'est pas dilaté; il est même souvent rétracté, toujours pour cause d'alimentation insuffisante.

Le retentissement sur l'état général est souvent précoce.

L'*amaigrissement* s'observe dès le début, même chez des malades qui s'alimentent encore d'une façon suffisante, et constitue un signe révélateur de très grande importance. Chez un malade qui perd l'appétit et maigrit, chez qui l'on ne peut déceler ni névrose grave, ni mal de Bright, ni artério-sclérose accentuée, il y a lieu de soupçonner l'existence d'un cancer.

L'amaigrissement s'accompagne d'une *perte des forces* qui contraste singulièrement avec le peu d'intensité des symptômes locaux, d'un état anémique plus ou moins marqué. La teinte jaune paille des téguments, sur laquelle les auteurs classiques insistent avec tant de complaisance, est exceptionnelle à la phase dyspeptique du cancer; mais on constate le plus souvent un teint terreux assez significatif aux yeux d'un praticien expérimenté; la peau est déjà, à cette période, sèche, flasque, dépourvue d'élasticité.

En somme, à la première phase du cancer respectant les orifices et survenant dans les conditions indiquées plus haut de bonne santé antérieure du sujet, les données cliniques ne conduisent qu'à un diagnostic de présomption, mais non de certitude, dont les éléments essentiels sont l'anorexie persistante, l'amaigrissement et la perte des forces, les vomissements alimentaires, muqueux, et les hémorragies, mais ces dernières rares, à ne tenir compte que des hémorragies « visibles ».

Existe-t-il des éléments de diagnostic plus précis? C'est ce qu'il importe d'examiner en rappelant les renseignements que l'on peut tirer de l'examen du suc gastrique, du sang et de la recherche du sang dans les fèces.

Le *cathétérisme de l'estomac* pratiqué le matin, à jeun, ne ramène aucun résidu alimentaire; cependant dans quelques cas on extrait quelques centimètres cubes d'un liquide contenant des débris d'aliments. N'y a-t-il pas sténose pylorique incomplète dans ces cas? C'est ce qu'il est difficile de déterminer. On attribue cette stase à la destruction de la tunique musculaire par le néoplasme ou bien à des adhérences immobilisant l'estomac.

L'examen microscopique du résidu montre de nombreux leucocytes et quelques globules rouges.

L'*analyse du suc gastrique* donne des renseignements de premier ordre, surtout quand on les rapproche des renseignements tirés de la clinique.

Depuis que Van den Velden en 1879 a signalé l'absence d'acide chlorhydrique libre dans la sécrétion gastrique des malades atteints de cancer de l'estomac, cette anachlorhydrie a été constatée par tous les médecins qui ont fait des examens méthodiques du suc gastrique. L'acide chlorhydrique libre fait totalement défaut ou bien est diminué dans des proportions considérables. L'acide chlorhydrique combiné est lui-même très notablement diminué.

On admet que l'anachlorhydrie est liée essentiellement, non à l'évolution du cancer lui-même, mais à l'atrophie concomitante des éléments glandulaires.

D'autres modifications de la sécrétion gastrique ont été signalées : on a noté la diminution de la pepsine et celle du ferment-lab; on a même voulu tirer de la proportion relative de ces éléments des indications relativement au siège du cancer (Glässner). Les glandes de la région pylorique, ne produisant que de la pepsine, on a prétendu que la diminution de la pepsine, sans diminution parallèle du ferment-lab, indique un néoplasme siégeant au niveau de la région pylorique, tandis que la diminution de la pepsine et de la présure indique un néoplasme de la grande courbure, région dont les glandes produisent à la fois de la pepsine et de la présure. Outre qu'il est très délicat de doser la pepsine et le ferment-lab, les conclusions que l'on a voulu tirer de leur diminution isolée ou simultanée nous paraissent fort contestables.

Il ne faut pas attacher non plus d'importance à l'augmentation de l'acide lactique, qui d'ailleurs est surtout marquée dans les cas de rétention alimentaire, c'est-à-dire de sténose.

Il ne faut donc tenir compte, dans l'état actuel de la science, que de l'anachlorhydrie ou de l'hypochlorhydrie; mais d'une part l'anachlorhydrie peut s'observer dans certaines dyspepsies nerveuses, dans certaines gastrites chroniques; d'autre part elle peut faire défaut dans le cas de cancer (ulcéro-cancer); sa valeur séméiologique n'est donc rien moins qu'absolue. L'*examen du sang* donne quelques indications qu'il convient de ne pas négliger, il démontre une anémie d'autant plus marquée, que le cancer est plus avancé dans son évolution; le nombre des hématies peut tomber à un million et même à un chiffre inférieur; il existe de nombreux types de déformations globulaires (globules nains, globules géants, globules en forme de pseudo-parasites avec une partie renflée et un prolongement). La richesse en hémoglobine s'abaisse parallèlement. On constate encore les « plaquettes cachectiques », c'est-à-dire les plaques granuleuses emprisonnant quelques leucocytes, quand on examine le sang dilué avec le sérum de M. Hayem. Mais le signe le plus important est la leucocytose qui peut atteindre 15 à 18000. En somme l'hématologie du cancer a pour caractéristique une anémie prononcée avec hyperleucocytose.

Le signe révélateur le plus important que peuvent donner les nouvelles méthodes de recherches est la *présence du sang dans les fèces*, car c'est un signe précoce et pour ainsi dire constant que l'on peut déceler, alors qu'il n'existe que quelques troubles digestifs sans tumeur, ni état cachectique, contrairement à l'opinion exprimée par Ewald. Nous avons exposé précédemment comment on obtient la réaction de Weber.

Il est de la plus haute importance de faire le diagnostic du cancer de l'estomac à sa première période, car c'est à ce moment que l'on peut proposer et pratiquer avec de grandes chances de succès la résection du cancer. Ce diagnostic, lorsqu'on s'entoure de tous les éléments d'appréciation qui viennent d'être énumérés, est possible dans la grande majorité des cas. On ne peut guère songer qu'à la gastrite chronique, mais quelle est la gastrite qui détermine un amaigrissement rapide, une anorexie aussi rebelle que le cancer? d'ailleurs la gastrite évolue lentement, plusieurs années sont nécessaires pour qu'elle détermine un retentissement sur l'ensemble de l'organisme alors que dans le cas de cancer la déchéance est rapide.

Période de tumeur et de cachexie. — Le diagnostic est plus facile cependant à la période où apparaît la tumeur et où l'état cachectique se manifeste; mais à ce moment la résection totale du néoplasme est impossible.

La *tumeur* est plus ou moins facile à percevoir, suivant son siège. Lorsqu'elle siège sur la face antérieure ou sur la grande courbure, le palper la révèle aisément. Il n'en est pas de même quand elle siège sur la petite courbure ou sur le pylore, à moins que l'estomac ne soit abaissé, qu'il n'y ait dislocation verticale.

L'existence d'adhérences vient gêner considérablement la constatation de la tumeur; quand la tumeur a contracté des adhérences avec la face inférieure du foie, on ne peut la percevoir. Quand elle est mobile, elle ne suit pas les mouvements respiratoires, comme les tumeurs du foie, ce qui constitue un signe différentiel de premier ordre. Son volume est essentiellement variable; souvent on a la sensation d'une nappe dure, étalée à la surface de l'estomac. Il est à remarquer que la tumeur, après laparotomie, apparaît comme beaucoup plus étendue que ne le laissait croire la palpation. En tous cas, la sensation de diffusion est importante; elle indique le plus souvent que l'intervention radicale ne pourra être effectuée. La surface est bosselée, peu sensible à la pression (à moins qu'il n'y ait coexistence de périgastrite).

Mobile dans certains cas, elle est adhérente dans d'autres. L'*insufflation de l'estomac* détermine l'abaissement de la tumeur, quand celle-ci est mobile, et facilite la palpation des tumeurs de la face antérieure. Elle permet également de distinguer les tumeurs du foie, de la rate, du pancréas, car elle refoule celles du foie à droite, de la rate à gauche, du pancréas en arrière. Il convient d'être prudent dans l'emploi de l'insufflation, car des accidents mortels tels que perforation, hémorragies ont été signalés.

L'*examen radioscopique*, après absorption d'une bouillie de bismuth, donne également des renseignements utiles; en effet, les aliments, dans leur mouvement de descente, ne suivent plus leur trajet normal (Holzknecht) et, d'autre part, les mouvements péristaltiques sont modifiés quand il y a destruction de la tunique musculaire.

A l'examen de la région épigastrique, il faut joindre, est-il à peine besoin d'ajouter, l'examen méthodique de tout l'abdomen et notamment celui du foie. La constatation de l'augmentation de volume du foie, de l'inégalité de son bord inférieur, de bosselures à sa surface, indique une généralisation hépatique et contre-indique, bien entendu, toute intervention.

En somme, il est aisé, en général, de déterminer la localisation gastrique de la tumeur perçue ; un examen attentif permet d'éliminer les différentes tumeurs du foie (qui suivent les mouvements du diaphragme) : le cancer, les cholécystites, calculeuses ou non Quant aux tumeurs de l'intestin grêle ou du côlon transverse, la prédominance des phénomènes intestinaux, c'est-à-dire des alternatives de diarrhée et de constipation, des selles glaireuses et sanguinolentes, des crises intermittentes d'occlusion, permet de les différencier d'avec les tumeurs gastriques.

Dans certains cas, l'accumulation des scybales dans le côlon transverse a pu induire en erreur, surtout quand le malade constipé et dyspeptique de vieille date est amaigri et présente un teint jaunâtre. Qu'il nous suffise de rappeler « la tumeur du pot de chambre » de Trousseau et la possibilité de la faire disparaître par l'emploi répété de purgatifs. Le diagnostic avec la linite plastique de Brinton (1862) est impossible, la linite plastique n'est d'ailleurs qu'une variété de cancer à marche lente.

Beaucoup plus difficile, presque impossible, est le diagnostic avec les tumeurs du pancréas, quand elles ne s'accompagnent pas d'obstruction des voies biliaires, c'est-à-dire d'ictère. On attache à l'examen des selles une certaine importance, la constatation d'une grande quantité de graisse dans les selles plaide en faveur d'une lésion du pancréas.

Il importe de ne pas confondre une tumeur cancéreuse avec la périgastrite chronique accompagnant un ulcère ancien. Sans doute les commémoratifs donnent à cet égard des éléments suffisants de diagnostic différentiel, mais, comme le cancer peut succéder à l'ulcère, il peut subsister un doute.

On a attaché une importance exagérée à l'examen des ganglions lymphatiques du pli de l'aine et du creux sus-claviculaire. On sait que ceux du pli de l'aine sont envahis quand le péritoine est lui-même intéressé et que l'augmentation de volume des ganglions sus-claviculaires (à gauche, dans l'angle formé par la clavicule et le sterno-cléido-mastoïdien) indique la propagation du cancer par l'intermédiaire du canal thoracique; mais cette adénopathie cancéreuse est un signe tardif (sauf dans de rares exceptions) et dès lors n'a plus grande valeur pour le diagnostic. En tous cas sa constatation contre-indique toute intervention.

Il est inutile d'insister sur les caractères de la *cachexie cancéreuse* : amaigrissement considérable, adynamie, teinte jaune paille ou terreuse des téguments, œdèmes fugaces ou permanents.

2° FORMES FRUSTES

Ces formes sont celles où manquent un ou plusieurs des symptômes cardinaux précédemment énumérés. Chez les sujets jeunes l'anorexie peut faire défaut pendant longtemps ; les douleurs, les hémorragies sont rares; le sujet présente plutôt un teint anémique que la coloration jaune paille classique.

Il est des cas où les symptômes locaux sont peu accusés et où au contraire l'anémie est très prononcée, de telle sorte que l'on peut être induit à mettre l'ensemble des symptômes observés sur le compte d'une anémie pernicieuse progressive; mais, outre que dans l'anémie l'amaigrissement est moins marqué, les altérations hématiques diffèrent de celles que l'on observe chez les cancéreux : les hématoblastes sont rares, le caillot n'est pas rétractile, la valeur globulaire reste élevée, etc.

Signalons la confusion possible avec la syphilis stomacale qui n'est évitable que par la connaissance des antécédents et surtout par un traitement d'épreuve qui ne sera pas prolongé outre mesure, car l'iodure donne un coup de fouet au cancer. On peut encore, dans certains cas, songer à la tuberculose; toutefois l'âge du malade, l'absence de toux, d'expectoration, sont des signes négatifs qui devront éloigner ce diagnostic. Il existe une forme cachectique où les symptômes gastriques sont pour ainsi dire nuls; quand chez un sujet cachectique on ne peut dénoter aucune lésion organique permettant d'expliquer son état, il faut songer au cancer de l'estomac.

3° FORMES LARVÉES

L'envahissement plus ou moins rapide des organes de voisinage peut masquer le cancer primitif : ainsi lorsque le péritoine est pris, l'ascite empêche la palpation de l'estomac et peut faire admettre l'existence d'une cirrhose du foie ou d'une péritonite cancéreuse; en tout cas, la nature hémorragique du liquide indique que le cancer est en cause et c'est là l'essentiel.

L'envahissement du côlon (forme gastro-colique) donne lieu à un syndrome où les troubles intestinaux prédominent : lientérie, parfois occlusion (par une bride) peuvent masquer les phénomènes gastriques.

Souvent aussi les complications d'ordre infectieux peuvent faire dévier le diagnostic quand elles occupent le premier plan sur la scène morbide et que l'on n'a pu suivre l'évolution de la maladie depuis son début.

Si l'apparition d'une phlébite chez un malade atteint de troubles digestifs graves est souvent un signe révélateur bien connu, depuis l'exemple classique de Trousseau, ou bien encore celle d'une périgastrite, il n'en est pas de même lorsque survient une fièvre intermittente, irrégulière, qu'il y ait ou non hypertrophie du foie; cette fièvre peut être attribuée à une angiocholite, à un réveil de paludisme ancien, à une tuberculose au début, etc.

De même, l'apparition d'une pleurésie peut contribuer à induire en erreur; toutefois on devra se méfier des pleurésies doubles, accompagnées d'une dyspnée intense, d'une température très élevée; le liquide peut être séro-fibrineux, purulent, hémorragique.

La gangrène pulmonaire, la pneumonie peuvent encore masquer la maladie primitive; toutefois, il convient de remarquer que ces complications surviennent de préférence après intervention.

Chez les femmes enceintes, les vomissements liés à un cancer revêtent souvent la forme incoercible et l'on conçoit aisément la difficulté du diagnostic en pareil cas.

Quand il existe une fistule cutanée précoce (éventualité rare), il importe de la distinguer d'avec celles que peuvent déterminer une péritonite tuberculeuse, une fistule biliaire (écoulement de bile), une fistule stercorale (écoulement purulent et stercoral).

De toutes les formes larvées — et nous n'en avons indiqué que quelques-unes — la plus importante, de par sa fréquence, est l'association de l'ulcère au cancer, l'*ulcéro-cancer*.

Le cancer se greffe toujours sur un ulcère prépylorique ou juxta-pylorique et 8 à 10 pour 100 des cas de cancer sont en réalité des ulcéro-cancers.

Au début, les symptômes sont uniquement ceux de l'ulcère simple ; cependant l'ulcère peut être latent, le cancer semble primitif et ce n'est qu'à l'autopsie que l'on découvre l'existence de l'ulcère ou bien on retrouve dans les antécédents du malade les signes d'un ulcère ancien remontant à plusieurs années et paraissant guéri. Quoi qu'il en soit, la phase terminale, celle de cancer, est caractérisée par les symptômes habituels : anorexie, douleurs, hématémèses.

Les douleurs, quand elles existaient à la phase ulcéreuse, se modifient, deviennent plus diffuses. Les vomissements sont constants, plus abondants que dans les formes habituelles du cancer. Tous ces symptômes apparaissent brusquement et deviennent rapidement graves. Les hématémèses sont fréquentes et notamment les hématémèses de sang rouge.

La tumeur manque généralement. Enfin, il existe des signes de sténose plus ou moins serrée, de sorte que l'ulcéro-cancer devrait être décrit avec le cancer du pylore. L'examen du suc gastrique n'a pas l'importance qu'on serait tenté de lui accorder *a priori* ; en effet, l'hypochlorhydrie ne succède pas fatalement à l'hyperchlorhydrie et, d'autre part, il n'est pas rare de constater l'absence d'acide chlorhydrique dans le cas d'ulcère chronique.

Les phénomènes généraux sont ceux de la cachexie cancéreuse, la teinte jaune paille peut faire défaut (Hayem), mais l'anémie est extrême.

En somme, le diagnostic est facile lorsque, chez un malade atteint d'ulcère simple, on voit survenir les troubles gastriques précédemment indiqués ; il est impossible si la phase ulcéreuse est latente. La seule particularité qui pourra attirer l'attention est la rapidité de l'évolution de l'ulcéro-cancer prépylorique ; rarement le cancer du pylore a une marche aussi rapide.

Nous avons décrit précédemment la forme typique du cancer, celle qui débute chez un sujet exempt de passé dyspeptique. Le diagnostic est facile en pareil cas ; il n'en est pas de même lorsque le cancer, que nous venons de voir se greffer sur un ulcère ancien, succède à une dyspepsie ancienne, à une gas-

trite chronique. Dans ce cas, le début est insidieux, l'aggravation des troubles digestifs ne se produit qu'insensiblement.
L'apparition des vomissements, l'amaigrissement rapide, l'altération du teint devront attirer l'attention; l'examen du suc
gastrique ne peut donner aucun renseignement utile si le sujet
était un hypopeptique d'ancienne date; par contre, la constatation de traces de sang dans les fèces, constatation dont nous
avons déjà indiqué l'importance, pourra mettre sur la voie du
diagnostic.

B. CANCER DU PYLORE

Nous ne donnerons sur cette localisation du cancer de l'estomac que de brè-
ves indications, car
nous étudierons
plus loin les sténo-
ses en général, et
le cancer du pylore
a pour caractéris-
tique essentielle la
sténose.

Outre les symp-
tômes habituels du
cancer, on constate
donc ceux d'une
sténose : vomisse-
ments plus ou moins
espacés, très abon-
dants, d'un liquide
nauséabond, conte-
nant mélangés à du
mucus de nombreux
détritus alimentai-
res et de fines par-
ticules noirâtres de

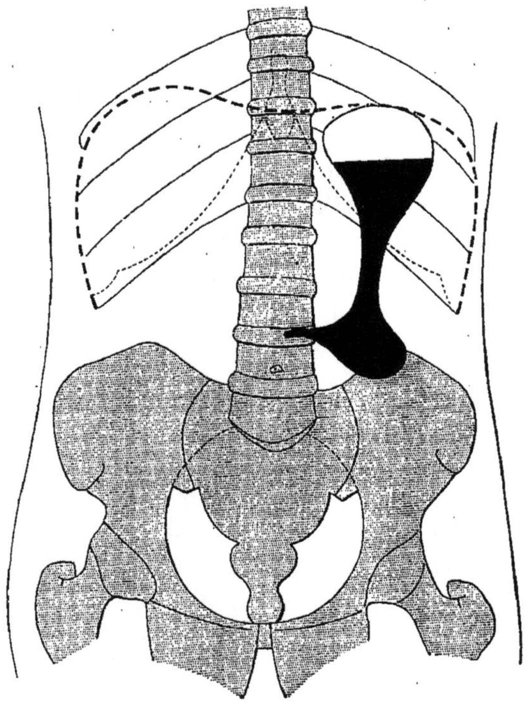

Fig. 12. — Cancer du pylore (la région pylorique
se présente sous la forme d'un canal très étroit).

sang extravasé; parmi les détritus, on distingue souvent des
débris d'aliments ingérés plusieurs jours avant (pépins, pel-

licules de fruits, etc.). La sonde, introduite dans l'estomac, le matin au réveil, ramène une quantité plus ou moins grande de la même bouillie fétide, contenant en abondance des acides gras volatils. La radioscopie (fig. 12) donne une image caractéristique; elle montre le bismuth filtrant très ténu, à travers un canal pylorique présentant un amincissement anormal....

L'estomac est en général très dilaté, à moins que la sténose n'ait évolué très rapidement et que l'estomac, se vidant incessamment de son contenu, n'ait pas eu le temps de se laisser distendre.

Il est aisé de diagnostiquer la sténose; il importe d'en déterminer la cause : le plus souvent, on perçoit la tumeur. Normalement le pylore est caché par le foie et reste inaccessible à la palpation. Il peut donc être le siège d'un néoplasme, même volumineux, sans qu'il soit possible de constater l'existence de celui-ci; cependant, dans la majorité des cas, la tumeur est accessible dès le début ou bien au bout d'un certain temps, soit que le développement de la tumeur ait déterminé son déplacement, soit que le poids des aliments accumulés dans l'estomac produise le même effet, soit encore qu'elle se développe chez une femme atteinte de ptose, ou qu'une traction exercée par des brides péritonéales ait amené le déplacement.

La tumeur siège au creux épigastrique, parfois à droite de la ligne médiane, au-dessous du foie, au voisinage de la vésicule biliaire (dans ce cas, on aura à faire le diagnostic différentiel avec une tumeur de la vésicule (cancer, cholélithiase); on songera aussi à une cause d'erreur déjà signalée (accumulation de scybales dans le voisinage de l'angle droit du côlon). Chez la femme, dans le cas d'estomac vertical par maladie du corset, la tumeur peut se trouver au voisinage de l'ombilic. Il est exceptionnel de la constater à gauche de la ligne médiane.

Sa mobilité, son indépendance des mouvements respiratoires aident au diagnostic de la localisation stomacale; mais l'immobilité n'implique pas que la tumeur ne siège pas au pylore.

En l'absence de tumeur, il faut éliminer toutes les causes de sténose, autres que le cancer; nous exposerons au chapitre des sténoses les éléments du diagnostic différentiel.

Le tableau morbide peut se modifier dans certains cas, lorsque la valvule pylorique est détruite par les progrès de l'ulcération de la tumeur. Il se produit alors une insuffisance pylorique que l'on soupçonnera si une diarrhée incoercible s'installe, en même temps que survient un tympanisme excessif dû au passage incessant de gaz dans l'intestin. L'insufflation de l'estomac est impossible et l'estomac n'est pas dilaté.

C. CANCER DU CARDIA

Le cancer du cardia n'est pas un cancer gastrique ; en effet, les troubles dyspeptiques habituels font défaut et ce qui caractérise le cancer c'est la gêne progressive de la déglutition. Les substances solides passent d'abord difficilement, puis les liquides eux-mêmes ont de la peine à franchir la région sténosée. A cette difficulté de la déglutition s'ajoutent des douleurs plus ou moins vives, localisées en général à l'extrémité inférieure du sternum, des vomissements de salive accumulée au-dessus de l'obstacle et contenant parfois des stries sanguinolentes.

Il faut tout d'abord déterminer s'il existe une sténose de nature organique ou un simple spasme, ensuite rechercher la cause de la sténose.

L'introduction d'une sonde molle était jusqu'à ces derniers temps le seul moyen de différencier la sténose d'un simple spasme ; on sait que le spasme est en général vaincu par la sonde maintenue pendant un temps suffisant au contact de la région où il siège ; on possède aujourd'hui dans la radioscopie un moyen de diagnostic plus élégant et plus précis qui permet à la fois de reconnaître l'existence de la sténose et son siège. On fait absorber au malade un cachet de bismuth et on note le point de l'œsophage au niveau duquel il s'arrête. Ensuite on lui fait absorber 20 ou 40 grammes de bismuth en suspension dans l'eau ; ce bismuth s'arrête au-dessus de l'obstacle et son ombre projetée sur l'écran dessine les contours de l'œsophage et montre la dilatation de cet organe.

Il est donc aisé de faire le diagnostic de la sténose ; le spasme est l'apanage des sujets jeunes, névropathes avérés ou même hystériques; il est intermittent.

Quant à la cause de la sténose, elle ne peut échapper à un observateur attentif; l'âge du sujet, l'absence de commémoratifs indiquant l'ingestion de caustiques, une contamination syphilitique, etc..., plaident en faveur du cancer; d'ailleurs, de toutes les causes de sténose œsophagienne, le cancer est de beaucoup la plus fréquente.

D. TRAITEMENT CHIRURGICAL

Il paraît logique d'accorder la première place au traitement chirurgical; en effet, l'ablation précoce du cancer, la résection large permettent dans certains cas une survie prolongée avec maintien d'un bon état général, et, d'autre part, en cas de sténose, une opération palliative précoce, la gastro-entérostomie, permet également de prolonger les jours du malade, bien que la survie soit moins longue, et, en tous cas, procure au patient un soulagement inespéré et l'illusion de la guérison.

« Le cancer de l'estomac est un *cancer essentiellement chirurgical*, bien plus que ceux d'autres régions, comme la langue ou le rectum, qui récidivent avec une fréquence désespérante. C'est un cancer à marche lente, situé dans un organe bien indépendant, isolable, sans connexion impossible à déterminer, avec des lymphatiques faciles à découvrir et dont on peut préciser l'état *de visu*. » (Hartmann.) Mais, pour que l'on puisse tenter avec chance de succès la cure radicale, c'est-à-dire la résection, il faut intervenir au début, alors que la tumeur est limitée, non adhérente; il importe donc de faire le diagnostic précoce. Le plus souvent, malheureusement, le diagnostic n'est pas fait en temps utile, soit que le malade ait négligé de consulter, soit que le médecin peu avisé ne songe pas immédiatement au cancer. D'ailleurs, on ne peut contester que l'obstacle à l'intervention réside le plus souvent dans la résistance opposée par l'entourage du malade à la proposition d'intervention, alors que les symptômes ne sont pas suffisamment accentués pour l'impressionner; de plus, on ne peut contester la légitimité des scrupules du médecin à proposer une intervention chez un sujet présentant des troubles dyspeptiques peu accusés, alors même que l'âge, l'absence des causes habituelles de dyspepsie, l'amaigrissement, etc., rendent suspecte la gastropathie. La localisation du cancer au pylore amenant rapidement la sténose est, pour ainsi dire, un événement favorable pour le malade, car elle permet d'imposer une intervention immédiate. « Heureux ceux dont une sténose pylorique serrée sera le signe prédominant! Ceux-là seront presque toujours justiciables de l'opération à prétention radicale. » (Souligoux.)

Supposons qu'il n'existe pas de sténose, que l'on ne constate pas non plus l'existence d'une tumeur, mais que les troubles fonctionnels et les renseignements fournis par l'examen du suc gastrique, du sang, des fèces, permettent de soupçonner l'existence d'un cancer. Dans ce cas, il ne faut pas hésiter à proposer une *laparotomie exploratrice*, qui pourra être le premier temps de l'intervention, si elle permet de confirmer l'existence d'un cancer. Cette laparotomie, pour être instructive, devra être faite largement.

Lorsque l'on constate une tumeur, on ne doit pas non plus hésiter à proposer la laparotomie; en effet, bien que la constatation de la tumeur implique en général l'existence d'un cancer avancé dans son évolution, la tumeur peut encore présenter des conditions favorables à son ablation. En somme, l'intervention ne peut être décidée qu'après constatation *de visu* de l'étendue de la tumeur, de sa mobilité, de l'absence de généralisation, c'est-à-dire après laparotomie exploratrice. Il est inutile de proposer celle-ci s'il existe des signes de généralisation hépatique ou péritonéale.

La *résection du cancer*, qui le plus souvent consiste en une pylorectomie, n'est praticable avec des chances de succès que quand la tumeur est relativement petite, nettement délimitée et mobile. Dans le cas contraire, l'intervention expose à de trop grands dangers.

Il est des cas intermédiaires entre ceux où les conditions les plus favorables se trouvent réalisées, et ceux où l'étendue de la tumeur, ses adhérences, etc., écartent d'emblée toute idée d'intervention. Dans ces cas, surtout quand l'état général est déjà précaire, l'hésitation est naturelle et les chirurgiens se trouvent partagés en deux camps, les uns tentant la résection, les autres donnant la préférence à la gastro-entérostomie.

Il est certain, les risques à courir n'entrant pas en ligne de compte, que les suites de la gastrectomie sont meilleures que celles de la gastro-entérostomie. La résection de la tumeur supprime les hémorragies, met un terme à l'intoxication cancéreuse ; aussi l'état général se relève-t-il plus rapidement. D'ailleurs, si l'on peut faire la suture gastro-duodénale, les aliments suivent leur cours normal, avantage précieux sur la gastro-entérostomie qui expose à de nombreux inconvénients : reflux de la bile dans l'estomac, suppression de la digestion duodénale et surtout possibilité du *circulus vitiosus* qui peut entraîner la mort.

La pylorectomie, pas plus que la gastro-entérostomie, n'assure la guérison radicale ; mais la survie est-elle plus longue après la première opération qu'après la seconde, et la mortalité opératoire n'est-elle pas plus grande ? Quoi qu'on ait dit, la résection ne fait pas courir sensiblement plus de dangers que la gastro-entérostomie, si l'on n'envisage que les cas où elle est faite dans des conditions nettement favorables (on conçoit qu'il nous soit difficile de préciser davantage). Quant à la survie, il n'est pas rare d'obtenir des survies de trois, quatre ans et plus, après résection, ce qu'on ne peut espérer après la gastro-entérostomie ; il est vrai que celle-ci est pratiquée, le plus souvent, dans de mauvaises conditions, chez un malade déjà cachectique, inanitié par suite de la sténose.

La mortalité opératoire de la gastrectomie a été très grande, pendant les premières années où cette opération a été pratiquée. Puis, grâce au perfectionnement de la technique, aux progrès de l'asepsie et aussi à l'expérience croissante des chirurgiens, la mortalité est tombée à un taux relativement très faible.

W. Mayo, dans une des statistiques les plus récentes, indique 9,5 pour 100 pour 63 interventions et admet que la mortalité des cas *opérables* est de 10 pour 100, celle des cas favorables de 5 pour 100.

Il est certain que l'on ne peut tabler sur une seule statistique pour établir sur des bases certaines le bilan de la mortalité, car celle-ci est essentiellement variable suivant de nombreux facteurs, au premier rang desquels il faut placer l'habileté de l'opérateur et les difficultés opératoires.

Il est très difficile également de donner des chiffres précis en ce qui concerne les résultats éloignés de l'opération, car nombre des malades sont perdus de vue. On admet que la moitié des malades environ succombent ou présentent une récidive à courte échéance, que néanmoins, même après récidive rapide, la survie moyenne est d'un à deux ans. Mais il est des cas heureux, où la survie, sans récidive, s'est maintenue pendant trois ans (93 cas mentionnés dans la thèse de M. Leriche), sept ans (cas de Tuffier) et même seize ans (cas de Kocher).

Chez tous ces opérés la santé est parfaite; le poids, les forces reviennent et les fonctions digestives s'accomplissent régulièrement, même quand la gastrectomie a été totale. Les selles sont normales, les fermentations intestinales ne sont pas plus intenses que dans les conditions physiologiques.

Dans un cas de Schuchardt où le cardia avait été uni au duodénum, on trouva à l'autopsie une dilatation atteignant presque la capacité normale de l'estomac et formée en grande partie aux dépens du cardia.

On constate, au moyen de la sonde, que les aliments séjournent dans l'estomac un temps normal, et, par l'insufflation, que le nouveau pylore fonctionne comme un pylore normal. Il ne s'ouvre qu'au moment où la digestion stomacale est terminée, pour livrer passage aux aliments ayant subi une élaboration complète. L'évacuation n'est pas ralentie; après le repas d'épreuve elle s'effectue au bout d'une heure et demie environ et l'on ne retire pas de liquide résiduel de l'estomac, le matin à jeun.

La *gastro-entérostomie* consiste à créer un orifice artificiel entre l'estomac et la première portion de l'intestin grêle; elle permet de tourner l'obstacle au passage des aliments opposé par le pylore qu'obstrue la tumeur. La gastro-entérostomie ne s'impose que si la pylorectomie est impossible et, d'autre part, ne doit pas être pratiquée s'il n'existe pas d'obstacle au cours des aliments. En somme, son indication essentielle est la sténose pylorique, quand le pylore ne peut être réséqué; mais, pour qu'elle soit possible dans ces conditions, il faut que l'on trouve sur les parois de l'estomac une région saine, indemne de toute infiltration cancéreuse, qui puisse être utilisée sans que l'on ait à craindre l'obstruction rapide de la nouvelle bouche; la gastro-entérostomie est le plus souvent possible. La gastro-entérostomie ne remédie qu'à la stase; elle supprime uniquement les douleurs, les vomissements; elle permet au malade de s'alimenter; aussi reprend-t-il du poids et des forces, son appétit reparaît dans une certaine mesure; mais l'amélioration n'est jamais que relative, car l'opération ne supprime pas l'intoxication....

La *gastrostomie* est uniquement indiquée dans le cas de cancer du cardia, l'ablation de ce cancer étant impossible.

C'est une opération palliative, qui est au cancer du cardia ce qu'est la gastro-entérostomie au cancer du pylore. Elle est préférable à la jéjunostomie, car elle permet aux aliments de subir dans l'estomac leur élaboration normale et d'exciter, lors de leur passage dans le duodénum, la sécrétion de la bile et du suc pancréatique, indispensables pour la digestion intestinale.

La *jéjunostomie* consiste à aboucher le jéjunum à la peau; elle assure une survie de quelque durée en permettant l'alimentation des malades, dans les cas où la pylorectomie et la gastro-entérostomie ne peuvent être pratiquées par suite de l'étendue de la tumeur, de ses adhérences, etc. On ne doit avoir recours à cette opération que dans les conditions précitées, car elle nécessite l'alimentation par la sonde, ce qui constitue une grande infériorité par rapport à la gastro-entérostomie et, de plus, parce que les aliments ne peuvent être introduits, au moins au début, qu'en très petite quantité, les contractions intestinales faisant refluer le surplus par la fistule. La bouche intestinale n'est pas continente, la bile et le liquide intestinal s'écoulent par la plaie, ce qui est une cause d'irritation et surtout d'affaiblissement. Pour le surplus, les résultats fonctionnels sont sensiblement identiques à ceux que l'on obtient après la gastro-entérostomie : les douleurs, les hémorragies et surtout les vomissements cessent et l'état général s'améliore sensiblement.

D'ailleurs, sous l'influence de la mise au repos de l'estomac, le spasme du pylore, qui joue un rôle important dans les phénomènes d'obstruction pylorique, cesse et les malades peuvent absorber quelques aliments par la bouche. En somme, les indications de la jéjunostomie sont les contre-indications de la gastro-entérostomie, c'est-à-dire l'envahissement des deux faces de l'estomac par le cancer; l'existence d'adhérences, empêchant d'attirer à la surface une partie saine de l'estomac; exceptionnellement une fistule gastro-colique nécessitant l'exclusion de l'estomac (Tuffier); ce n'est qu'une opération de pis aller car les résultats n'en peuvent être brillants.

Les indications des différentes opérations que l'on peut tenter dans les cas de cancer de l'estomac peuvent être résumées ainsi :

La pylorectomie est l'opération de choix, qu'il y ait ou non sténose pylorique, quand elle est praticable. Car sa mortalité est aujourd'hui très réduite et les résultats en sont très brillants dans nombre de cas opérés de bonne heure.

Elle confère au malade une guérison temporaire, parfois fort longue, en tous cas absolue.

La gastro-entérostomie est une ressource précieuse dans le cas de cancer pylorique, quand la résection ne peut être pratiquée, mais ce n'est qu'une opération palliative, ne modifiant qu'imparfaitement l'état général et n'assurant qu'une survie assez brève, puisque le cancer continue à évoluer.

Quant à la gastrostomie et la jéjunostomie leurs seules indications sont les contre-indications de la résection et de la gastro-entérostomie.

TRAITEMENT MÉDICAL

Il n'existe pas de traitement médical du cancer de l'estomac, si l'on entend par cette expression un traitement capable, sinon d'assurer la guérison, du moins d'enrayer les progrès de la maladie. Les moyens que l'on peut utiliser sont purement palliatifs et répondent aux indications suivantes : combattre l'anorexie, les douleurs, les hémorragies et les vomissements, relever l'état général, éventuellement parer aux conséquences de la sténose; en tous les cas assurer l'alimentation au moyen d'un régime judicieusement réglé.

Nous venons d'indiquer qu'aucun médicament ne possède

d'action sur le cancer : il est donc inutile de nous appesantir sur l'emploi du condurango, de l'aristol, du chlorate de soude, du bichlorhydrate de quinine (en injections sous-cutanées). En ce qui concerne le *condurango*, celui-ci exerce l'influence passagère commune à tous les amers. Quant au *chlorate de soude*, prescrit à la dose de 8 à 10 grammes en solution dans l'eau, il n'a pas sur les hématémèses, les vomissements, la cachexie, l'influence quasi spécifique que l'on a voulu lui attribuer ; nous l'avons prescrit parfois associé au condurango.

Le premier devoir du médecin est d'assurer l'alimentation. Il ne peut être question d'un *régime* uniforme ; en effet, chez certains malades atteints d'un cancer limité, l'alimentation est possible et la plupart des aliments usuels peuvent être autorisés ; chez d'autres, atteints d'un cancer diffus, avec atrophie complète des éléments glandulaires, le lait, le képhir, quelques pâtes alimentaires seuls sont tolérés.

D'une façon générale, en raison de l'anorexie, de l'appauvrissement en pepsine, en acide chlorhydrique de la sécrétion gastrique, il faut réduire les aliments azotés. On conseillera donc aux malades de se nourrir avec du lait, des potages au lait, des œufs, des féculents en purée, des pâtes, des compotes. Chez les malades qui conservent une intégrité relative des fonctions digestives on pourra autoriser de plus les poissons bouillis, à chair maigre ; les viandes gélatineuses, les gelées, un peu de viande cuite moulinée, ou de viande crue.

Le képhir est souvent mieux toléré que le lait, il a de plus l'avantage de stimuler l'appétit ; aussi le conseillons-nous à la plupart des cancéreux qui l'utilisent partie aux repas, partie dans leur intervalle, quand ils peuvent encore faire des repas réguliers.

Dans les périodes ultimes il constitue pour ainsi dire l'unique aliment.

Aux malades qui ne peuvent s'accommoder du képhir comme boisson au cours des repas, on conseillera l'usage de la bière de préférence au vin.

Combattre l'anorexie est une tâche qui est au-dessus des ressources du médecin, car l'étendue progressive des lésions cancéreuses, de l'atrophie glandulaire, ne permet pas de thérapeutique efficace. On peut indirectement contribuer au relèvement de l'appétit en instituant un régime convenable, en supprimant les médications irritantes, en relevant l'état moral du malade, car la neurasthénie joue aussi un rôle dans l'anorexie, quand le cancer survient chez un névropathe qui s'affecte facilement.

Dans certains cas le *lavage de l'estomac* contribue également à réveiller quelque appétit, en débarrassant l'estomac des produits de sécrétion du cancer. A titre accessoire on pourra prescrire le *condurango*, le *persulfate de soude*, etc.

Les DOULEURS, dans le cas de cancer, sans généralisation, sans association d'ulcère, sans sténose, sont rarement assez intenses pour nécessiter l'emploi de la *morphine*. Chez nombre de malades elles s'atténuent sous l'influence du régime lacto-féculent.

On peut les calmer habituellement, soit par le *sous-nitrate de bismuth* associé à la magnésie, à la craie, au bicarbonate de soude et à une petite quantité de poudre d'opium ou de racine de belladone ; soit par les calmants anodins : eau *chloroformée, codéine, cocaïne* et *stovaïne*, etc.

Quant aux VOMISSEMENTS, ils sont rares, nous l'avons indiqué, quand il n'existe pas de sténose ou un cancer diffus intéressant la majeure partie de l'estomac.

La diète suffit en général à les arrêter ; on peut prescrire les *boissons gazeuses*, la *potion de Rivière*, l'*eau chloroformée*, etc. En cas de sténose, ils ne cèdent temporairement qu'aux lavages. Les HÉMATÉMÈSES nécessitent la *diète* absolue ; à la reprise de l'alimentation on permettra uniquement le lait ou le képhir. Si les hématémèses, quoique peu abondantes, se perpétuent, il ne faut pas hésiter à employer le *lavage de l'estomac* qui, fait avec précaution, ne présente pas de dangers.

Il est aussi malaisé de modifier l'ÉTAT GÉNÉRAL que de supprimer les principaux troubles fonctionnels ; on y parvient cependant, dans une certaine mesure, tant qu'il n'existe pas de complication de sténose, ou de généralisation, soit hépatique, soit péritonéale, à la fois par une alimentation judicieuse et par l'emploi des toniques : *strychnine, cacodylate de soude, sérum* à petites doses, administrés par la voie sous-cutanée. Il faut imposer aux malades un repos absolu.

Contre la STÉNOSE le médecin dispose d'une seule ressource,

précieuse à la vérité, c'est le *lavage de l'estomac*. Quand la sténose est peu serrée, le lavage et un régime restreint, composé de pâtes, de lait ou de képhir, apportent au malade un certain soulagement. Il faut se garder de multiplier les lavages à l'excès, car ils constituent une cause d'affaiblissement. On s'efforcera de ne pratiquer le lavage que tous les deux jours, malheureusement on a souvent la main forcée par les sollicitations des malades qui le réclament avec insistance et aussi par les progrès de la sténose. On suppléera à l'insuffisance de l'alimentation par quelques lavements nutritifs et d'eau salée.

STÉNOSES PYLORIQUES

A. STÉNOSES CHEZ L'ADULTE

Jusqu'à l'époque relativement récente où l'emploi de la sonde stomacale fut vulgarisé et celle plus récente encore de l'intervention de la chirurgie dans le domaine des gastropathies, l'histoire des sténoses du pylore resta enveloppée d'obscurité et bien des cas de sténose passèrent inaperçus.

Grâce aux moyens actuels d'exploration de l'estomac, grâce aussi à une connaissance plus précise des troubles fonctionnels qu'entraînent les sténoses, le diagnostic de ces affections est aujourd'hui aisé, même dans les formes légères, incomplètes.

D'une façon générale le syndrome morbide varie peu, quelle que soit la cause, les symptômes essentiels, dus à la stase, étant toujours les mêmes; ce qui modifie le tableau clinique, ce sont les symptômes surajoutés dus, suivant les cas, à un ulcère, à un cancer en évolution, aux différentes affections de voisinage susceptibles d'exercer une compression sur le pylore....

D'autre part, le tableau varie suivant que la sténose présente une marche rapide (ce qui s'observe surtout dans le cancer), ou bien une marche lentement progressive, ce qui appartient surtout aux sténoses constituées à la suite d'une cicatrice d'ulcère; suivant encore que la sténose est très serrée, ou bien incomplète, laissant encore plus ou moins facilement passage à la bouillie alimentaire.

Prenons le cas qui se rencontre le plus fréquemment, celui d'une *sténose moyenne, à marche lentement progressive* et développée à la suite d'un ulcère guéri et passons en revue les principaux éléments de diagnostic. Il convient d'établir de suite que, si les commémoratifs et les troubles fonctionnels constituent pour le médecin expérimenté de sérieux éléments de diagnostic, celui-ci ne peut être positif qu'après exploration méthodique de l'estomac et emploi de la sonde.

Dans le passé du malade on retrouve les signes habituels de l'ulcère : douleurs, hémorragies. Celles-ci ont pris fin, les douleurs sont moins vives et ont changé de caractère.

Les DOULEURS consistent surtout en une sensation de gêne, de pesanteur, en général tolérable lorsque l'estomac n'est pas rempli d'aliments, mais s'accentuant après le repas. Alors la douleur devient de plus en plus pénible et peut se traduire, trois ou quatre heures après le repas, par une crise des plus violentes, manifestement due à un spasme du pylore. Le vomissement provoqué ou spontané soulage les malades.

Les VOMISSEMENTS sont constants, mais leur fréquence est variable. Ils sont surtout fréquents au début de la sténose; il semble que l'estomac utilise toute son énergie contractile pour s'exonérer de son contenu ; les vomissements sont alors quotidiens ou même se répètent à l'occasion de chaque repas. Plus tard ils s'espacent, peuvent ne survenir que tous les deux ou trois jours, en même temps que la dilatation de l'estomac s'accuse; les contractions s'affaiblissent et l'organe se laisse distendre ; mais alors les vomissement deviennent très abondants et chaque vomissement peut atteindre le volume d'un à deux litres ou même davantage. Cette abondance est, à elle seule, pathognomonique.

Le vomissement est constitué par une bouillie alimentaire, exhalant dans le cas d'ulcère une odeur aigrelette, acétique. On y reconnaît des débris d'aliments ingérés depuis plusieurs jours, tels que les noyaux de fruits, les fragments de légumes qui n'ont pu subir l'influence du suc gastrique.

Dans certains cas, lorsque l'estomac très dilaté a perdu toute tonicité, celui-ci ne se vide que par regorgement, comme une vessie distendue depuis longtemps; les malades rejettent quelques gorgées de liquide, le trop-plein de leur estomac.

Dans l'intervalle des vomissements on note d'une façon constante les régurgitations, le pyrosis, les éructations de gaz plus ou moins fétides, parfois d'hydrogène sulfuré quand des œufs ou d'autres matières albuminoïdes ont été ingérés.

Il est à remarquer que les vomissements peuvent être rares et peu abondants chez les malades qui se sont soumis volontairement à une alimentation des plus restreintes. Chez eux le vomissement ne se produit qu'à l'occasion d'un repas plus copieux que de coutume.

A ces symptômes locaux essentiels s'en ajoutent d'autres tels que la soif, conséquence naturelle du vomissement et de la rétention des liquides dans l'estomac. Pour les mêmes motifs la sécrétion urinaire diminue dans de notables proportions. La constipation opiniâtre est la conséquence de l'affaiblissement et surtout de l'insuffisance de matériaux qui passent dans l'intestin; elle s'accompagne fréquemment de muco-membranes par suite de la stagnation des matières, qui détermine l'irritation de l'intestin.

Dans la sténose à marche lente, que nous décrivons, l'estomac est toujours dilaté et sa DILATATION décelée par le clapotage recherché le matin à jeun peut être considérable.

Bien que les très grandes dilatations appartiennent pour ainsi dire exclusivement aux sténoses, elles ont relativement moins d'importance pour le diagnostic que les ONDULATIONS OU CONTRACTIONS PÉRISTALTIQUES visibles que Kussmaul le premier a décrites. Ces ondulations que l'on perçoit, à l'état normal, seulement chez les femmes très maigres, à paroi abdominale amincie, et seulement au niveau de la région pylorique, s'observent dans les cas de sténose, sur toute l'étendue de l'estomac; elles se propagent de gauche à droite et sont parfois très intenses, au point de soulever la paroi abdominale. Les ondulations sont intermittentes et spontanées; on peut d'ailleurs les provoquer par la succussion ou bien encore par l'insufflation.

Les contractions péristaltiques appartiennent en propre aux sténoses organiques et signifient que l'estomac lutte contre un obstacle; mais on ne les observe pas dans tous les cas de sténose. Il est difficile d'expliquer la raison de cette inconstance.

Phénomène du même ordre est la contraction en masse de l'estomac ou TENSION INTERMITTENTE DE L'ÉPIGASTRE, sans ondulation (Bouveret); Cruveilhier avait d'ailleurs signalé ce signe et l'avait comparé à la contraction de l'utérus sous la main qui le palpe. On constate que l'estomac soulève en masse la paroi abdominale, mais l'ondulation péristaltique fait défaut. Au bout de quelques instants, la paroi abdominale s'affaisse, puis la contraction reparaît. Ce signe, quoique important, n'est pas pathognomonique comme le précédent; on peut l'observer en dehors des sténoses du pylore, notamment chez les sujets à paroi abdominale mince, dont l'estomac est distendu par les gaz.

Le signe essentiel, qui est nécessaire et suffisant pour le diagnostic de la sténose, est la constatation, au moyen de la sonde, de la STASE, c'est-à-dire de la présence de liquide et de débris alimentaires, en quantité parfois considérable, dans l'estomac vidé le matin, à jeun.

Toutes les fois que chez un malade, après quatorze heures de jeûne absolu, même de boissons, on constate par le cathétérisme que l'estomac n'est pas vide, il y a sténose.

Le liquide de stase peut atteindre un volume d'un litre ou plus; il est très trouble, par suite de la présence des débris alimentaires; mais ceux-ci, par rapport à la masse du liquide, ne s'y trouvent qu'en faible proportion. Lorsqu'on laisse déposer le liquide dans un verre à expérience, il ne tarde pas à se diviser en trois couches : la première est constituée par les débris alimentaires qui se composent exclusivement de débris végétaux et de grains d'amidon. On n'y trouve pas de débris de viande ou d'albumine de l'œuf.

Au-dessus de cette première couche en est une bien plus considérable, de couleur grise ou verdâtre. Enfin au-dessus de celle-ci surnage une troisième couche, formée d'écume provenant de la fermentation des aliments.

Après filtration on obtient un liquide clair, d'odeur piquante et aigrelette (dans les cas d'ulcère). L'acidité totale est très variable; elle est due en partie à l'acide chlorhydrique, dans la proportion de 2 à 3 pour 1000, en partie aux acides organiques; la teneur du liquide en acides organiques peut varier et c'est de ces variations que dépendent celles de l'acidité totale. Il est à remarquer qu'après quelques lavages de l'estomac l'acidité totale diminue, parce que les fermentations sont elles-mêmes amoindries. Porté à l'étuve le liquide est susceptible d'opérer une digestion *in vitro*.

Il n'en est pas toujours ainsi cependant; dans les sténoses anciennes le liquide peut ne pas contenir d'acide chlorhydrique libre et être constitué uniquement par une sécrétion chlorurée sodique. Cette particularité s'explique par l'existence d'une gastrite atrophique qui a détruit les éléments glandulaires sécréteurs.

Il est à remarquer encore que le liquide de stase et celui obtenu par le repas d'épreuve peuvent ne pas présenter la même composition.

Alors que le liquide de stase contient de l'acide chlorhydrique en notable proportion (hyperchlorhydrie par rétention), le liquide du repas d'épreuve peut être hypochlorhydrique; mais, pour écarter toute cause d'erreur, lorsqu'on veut étudier la sécrétion gastrique après le repas d'épreuve, il importe d'évacuer complètement l'estomac. Or, comme nous l'indiquerons à l'occasion du traitement, il est parfois très difficile de vider et de nettoyer complètement l'estomac, lorsque la dilatation et la stase sont considérables. Il faut laver l'estomac pendant plusieurs jours consécutifs, pour parvenir à le débarrasser complètement des débris alimentaires qu'il contient.

Une déchéance plus ou moins accentuée de l'organisme est la conséquence inévitable des vomissements, de l'inanition, de l'absence d'absorption des liquides. Elle se produit plus ou moins vite, suivant le degré de la sténose, les malades présentent un AMAIGRISSEMENT considérable et se déshydratent. La peau perd toute souplesse, les muqueuses se dessèchent, les sécrétions salivaires, urinaires, se tarissent. Par suite de la perte des forces les malades sont incapables de se livrer à leurs occupations habituelles et parfois obligés de garder le lit; ils présentent une série de troubles nerveux tels qu'insomnie, céphalée, vertiges, etc. La TÉTANIE (Kussmaul, 1869) peut survenir et être suivie de mort : elle se caractérise par des accès de contractures très douloureuses, affectant les extrémités et pouvant se propager aux muscles respiratoires et laryngés. Elle a été attribuée à la déshydratation : il est possible qu'elle soit aussi parfois la conséquence d'une auto-intoxication.

Tel est le tableau classique des signes de la sténose la plus fréquente, la sténose moyenne, à marche lente.

Il se modifie lorsque la sténose est serrée et présente une marche rapide ou bien encore dans le cas de sténose légère, incomplète.

Tandis que la sténose qui vient d'être décrite peut durer

pendant des années, en raison de son évolution lentement progressive, il est des cas de *sténoses très serrées* qui parcourent leur cycle en quelques semaines. Ces sténoses peuvent s'observer dans le cas d'ulcère, de gastrite toxique, mais elles appartiennent surtout au cancer (petit cancer annulaire).

Les troubles fonctionnels diffèrent de ceux que l'on constate dans les sténoses moyennes à évolution lente. Les douleurs sont particulièrement intenses ; elles sont probablement liées au spasme du pylore, aux contractions énergiques de l'estomac qui lutte contre l'obstacle. Les vomissements sont incessants, car l'estomac ne s'est pas laissé distendre.

Applique-t-on la main sur l'abdomen, on constate la contraction en masse de l'estomac, et vient-on à introduire la sonde, on constate que la bouillie alimentaire est projetée avec la dernière violence. Il est à remarquer que la dilatation de l'estomac fait habituellement défaut ; c'est l'absence de ce signe qui différencie surtout les sténoses serrées, à marche rapide, des précédentes. L'estomac ne se dilate pas parce que les vomissements le vident incessamment. Dans le cas de sténose serrée la cachexie survient très rapidement, si l'on n'intervient pas à temps.

Les *sténoses légères*, correspondant à l'ancienne maladie de Reichmann, se distinguent par leur évolution lente, pendant des années. Beaucoup d'entre elles sont des sténoses sous-pyloriques, c'est-à-dire que l'obstacle siège sur le trajet du duodénum, au-dessous de l'ampoule de Vater ; on ne peut d'ailleurs affirmer que l'obstacle siège en ce point, que quand le liquide contenu dans l'estomac est régulièrement bilieux, ce dont on s'assure au moyen de la réaction de Gmelin. Il est important de reconnaître ces sténoses qui sont extrêmement fréquentes et peuvent être méconnues en raison de l'imprécision de leurs symptômes. Comme dans tous les cas de sténose il y a stase, mais la stase est réduite au minimum. Le liquide retiré de l'estomac à jeun est en quantité modérée, 50 à 200 centimètres cubes, et ne contient que peu de résidus alimentaires. Parfois même il n'en contient pas et c'est du suc gastrique pur que l'on extrait. Ce liquide est toujours acide ; il l'est moins cependant que dans les cas de sténose serrée et le taux de l'acidité ne dépasse pas 1,5 pour 1000 en moyenne.

Après le repas d'épreuve le suc gastrique obtenu décèle presque toujours une hyperchlorhydrie accentuée.

La dilatation de l'estomac est modérée ou nulle.

Les symptômes sont ceux de l'ulcère ; c'est-à-dire que les malades éprouvent des douleurs paroxystiques tardives, survenant deux ou trois heures après le repas, et ont des régurgitations de quelques gorgées de liquide acide contenant des résidus alimentaires du repas précédent (on ne trouve jamais, après lavage, des débris d'aliments ingérés plusieurs jours auparavant). Il est à remarquer que d'assez longues rémissions peuvent survenir, si le malade se soumet à un régime sévère. Pendant ces périodes les malades ne souffrent pas ; puis, s'ils se relâchent dans l'observation de leur régime, les crises reparaissent, parfois une gastrorragie se produit. Au moment des crises on retrouve des traces de sang dans les selles, au moyen de la réaction de Weber. L'état général peut se maintenir satisfaisant pendant fort longtemps ; l'amaigrissement est bien marqué.

Le DIAGNOSTIC des sténoses du pylore est en général facile, tout au moins en ce qui concerne la forme habituelle de la sténose, la sténose moyenne à marche lente. La constatation de la stase est pathognomonique ; sans doute dans quelques cas de grande dilatation myasthénique, comme on peut en observer au cours de maladies chroniques ou cachectisantes, comme la chlorose, la tuberculose, on peut retirer de l'estomac un liquide contenant quelques débris alimentaires ; mais le liquide est très pauvre en acide chlorhydrique ; quant à la stase alimentaire elle disparaît après quelques lavages ; elle n'est pas permanente comme dans le cas de sténose.

Les grands vomissements, se produisant tous les trois ou quatre jours, sont également significatifs et n'existent dans aucune autre maladie ; la présence d'enveloppes de fruits, de débris de légumes absorbés depuis plusieurs jours, est un signe d'égale valeur à celle de la stase constatée par la sonde.

Les douleurs tardives ne sont pas exclusives aux sténoses ; elles s'observent dans tous les cas où il existe du spasme du pylore ; mais ce spasme, quand il existe chez de simples hyperchlorhydriques n'est que passager ; un traitement approprié le fait rapidement disparaître. Quant au spasme permanent que Doyen et d'autres ont décrit, il n'existe pas, indépendamment

d'une lésion organique. La sténose pylorique « fonctionnelle »
par spasme du pylore n'existe pas. Toujours, dans les cas étiquetés « spasme du pylore », on trouve une lésion organique, cicatrice d'ulcère juxta-pylorique, qui explique la permanence du
spasme. Qu'il nous suffise de signaler une confusion possible
avec les crises gastriques des tabétiques, des paralytiques généraux, des malades atteints de sclérose en plaques, etc. Cette
confusion, à supposer qu'un médecin peu avisé puisse la faire,
ne saurait être que de courte durée. Les crises gastriques sont
intermittentes et, dans leur intervalle, les malades n'éprouvent
aucun malaise gastrique ; par contre ils présentent de nombreux
stigmates d'affection nerveuse organique (troubles de la motilité et de la sensibilité, modifications des pupilles et troubles de
l'accommodation, état des reflexes, etc.), qui lèveraient tous les
doutes.

La sténose doit être différenciée de la gastroptose et de la dislocation verticale. La gastroptose totale est exceptionnelle.
Quant à la dislocation verticale si fréquente chez la femme,
elle peut s'accompagner, quand elle est très accentuée, que le
pylore est coudé, d'un léger degré de stase avec liquide résiduel
hypopeptique, mais l'insufflation permet de la distinguer, à
supposer qu'il y ait doute, que les commémoratifs, l'évolution de
la maladie n'aient pas suffisamment précisé l'existence d'une
sténose.

Plus délicat est le diagnostic de la sténose d'avec les troubles
fonctionnels déterminés par des adhérences périgastriques,
immobilisant l'estomac et occasionnant de la stase ; cependant
on soupçonnera cette dernière cause, si l'estomac n'est pas dilaté
ou même au contraire est petit, ce que démontre l'insufflation ;
si l'on constate que la grande courbure ne s'abaisse pas, etc....
Ajoutons que l'erreur ne saurait être bien préjudiciable aux
malades, car la nécessité de l'intervention s'impose dans le cas
d'adhérences comme dans le cas de sténose.

Plus difficile encore est le diagnostic d'avec les troubles
déterminés par l'estomac en sablier, par l'estomac biloculaire.
Rappelons que, dans le cas d'estomac biloculaire, l'estomac vidé
en apparence par un lavage contient encore du liquide provenant de la seconde poche, liquide qui peut être évacué si l'on
vient à masser la région épigastrique ; qu'il existe un clapotage

persistant alors que la sonde pénètre dans une poche gastrique entièrement vide ; qu'enfin l'insufflation et surtout la radioscopie viennent lever les doutes....

Peut-on confondre une sténose du pylore avec une sténose intestinale ? La confusion peut être évitée aisément ; en effet, si l'on peut constater, au niveau d'une anse dilatée au-dessus d'un segment rétréci de l'intestin, un bruit de flot, des mouvements péristaltiques visibles ou une contraction en masse, l'exploration de l'estomac à l'état de vacuité, l'absence de stase, montrent que l'obstacle siège dans l'intestin ; d'ailleurs les modifications dans l'aspect des selles, la constipation opiniâtre ou les alternatives de diarrhée et de constipation sont significatives.... La radioscopie permet de lever définitivement les doutes.

Le tableau dramatique des accidents causés par les sténoses serrées ne laisse guère de prise à l'erreur. Les vomissements incessants avec douleurs intenses, la cachexie rapide, l'abaissement de la température, l'oligurie, etc..., éveillent immédiatement l'attention et cet ensemble ne peut être confondu avec aucun autre syndrome.

Par contre, les sténoses légères, pyloriques ou sous-pyloriques, en raison de la bénignité relative de leurs symptômes, des rémissions qui se produisent au cours de leur lente évolution, sont parfois d'une interprétation délicate. Ce sont ces sténoses qui, pendant plusieurs années, ont été confondues avec la « prétendue » maladie de Reichmann.

En 1882, Reichmann publia l'observation d'un malade dont l'estomac contenait, le matin à jeun, après lavage fait la veille au soir, plus d'un litre de liquide présentant tous les caractères d'un suc gastrique actif ; il pensa qu'il s'agissait d'une sécrétion continuelle du suc gastrique.

Des observations analogues à celles de Reichmann furent publiées peu de temps après lui et Riegel décrivit la « gastro-succorrhée » ou hypersécrétion continue, tenant sous sa dépendance la dilatation, la stase, les différents troubles fonctionnels. Bouveret et Devic, dans une monographie très étudiée (1892), donnèrent du syndrome une description et une explication qui étaient le reflet fidèle des idées en cours.

Ces différents auteurs admettaient qu'au début l'hypersécrétion est intermittente et procède par crises, en dehors des quelles il y a hyperchlorhydrie simple ; puis, au fur et à mesure que l'affection s'aggrave et devient plus ancienne, l'hypersécrétion devient continue ; la stase est permanente et l'on constate tous les signes qui ont été décrits précédemment ; grande dilatation, ondulations péristaltiques, vomissements plus ou moins espacés, amaigrissement progressif, etc.... L'hypersécrétion continue serait sous la dépendance de troubles nerveux. Le spasme du pylore déterminé par la présence d'un liquide hyperacide serait permanent et contribuerait à mettre obstacle à l'évacuation de l'estomac.... Secondairement se produit une gastrite parenchymateuse.

Le dernier terme de la maladie est une gastrite atrophique ; alors le liquide de rétention devient moins abondant et ne contient plus qu'une faible proportion d'éléments chlorurés et de ferments digestifs.

Cette interprétation eut cours jusqu'en 1897, époque à laquelle le professeur Hayem donna le premier une interprétation exacte du syndrome de Reichmann. Dans tous les cas de maladie de Reichmann, observés par M. Hayem, existait une sténose organique du pylore ; tous les auteurs à sa suite ont confirmé l'opinion émise par M. Hayem et établi, par la publication de protocoles d'autopsie ou d'observations d'intervention chirurgicale, la constance de la sténose. Il est donc établi aujourd'hui que, dans tous les cas où l'on trouve dans l'estomac à jeun une quantité plus ou moins grande de liquide avec des résidus alimentaires abondants, il existe une sténose organique du pylore. « En voulant créer une sorte d'entité morbide, sans s'appuyer sur l'anatomie pathologique, on a mis sur un certain tableau clinique une étiquette de fantaisie, des faits avec autopsie démontrant que ce tableau, d'ailleurs bien observé, est celui de la sténose pylorique ; l'étiquette est à changer » (Hayem).

Mais il est des cas où le liquide de stase est peu abondant et ne contient que peu de résidus alimentaires, que le microscope seul peut déceler parfois. Faut-il réserver à ces cas le nom de gastro-succhorrée primitive ? Dans ces cas encore on doit faire intervenir l'existence d'une lésion organique. Toujours existe un ulcère provoquant une hypersécrétion réflexe et un spasme du pylore qui détermine une sténose spasmodique ; c'est la sténose légère que nous avons décrite, avec ses rémissions dues à la disparition temporaire du spasme sous l'influence du régime, du traitement.

En résumé, l'opinion actuelle est que la gastro-succhorrée, que l'hypersécrétion d'origine nerveuse, avec ou sans stase, est à rayer du cadre nosologique. Elle coïncide toujours, soit avec un obstacle pylorique (ulcère ou cancer), quand elle s'accompagne d'une stase accentuée ; soit avec un ulcère qui ne rétrécit pas le pylore, mais détermine un spasme et une hypersécrétion réflexe, apportant à l'évacuation un obstacle intermittent, sans toutefois s'accompagner d'une stase aussi prononcée que dans le cas précédent. Dans ces sténoses légères à la fois organiques et spasmodiques, l'hypersécrétion déborde la stase, suivant l'expression de M. Mathieu.

Bien que le diagnostic de la cause de la sténose ait relativement peu d'importance au point de vue thérapeutique, puisque toute sténose permanente, apportant un obstacle sérieux à l'évacuation de l'estomac, nécessite une intervention, il n'en est pas moins nécessaire de déterminer l'origine de la sténose, car le pronostic est lié à la connaissance de la cause et la nature de l'intervention peut différer suivant les cas.

Si les causes des sténoses sont nombreuses, si l'on peut distinguer des causes intrinsèques dues à un obstacle siégeant au niveau des parois de l'estomac ou dans la cavité de l'organe, et des causes extrinsèques agissant par compression ou déterminant une coudure du pylore, il n'en est pas moins vrai que deux causes principales déterminent la sténose, et qu'il faut avant tout rechercher l'existence de l'une ou l'autre d'entre elles. Ces causes sont le cancer et l'ulcère.

Les symptômes qui précèdent la sténose sont les troubles digestifs qui ont été déjà décrits et qui sont en général suffisamment significatifs pour permettre de diagnostiquer la cause de la sténose quand celle-ci se produit. Le *cancer* détermine des sténoses à marche lente ou bien des sténoses très serrées, à marche rapide.

Au point de vue objectif, le diagnostic se fait d'après la nature du liquide de stase et les résultats donnés par l'examen du suc gastrique obtenu après repas d'épreuve. Le liquide retiré par la sonde, le matin à jeun, est plus épais en général que dans la sténose par ulcère; il exhale une odeur fétide, véritable odeur de putréfaction; il est souvent coloré en brun par le sang extravasé. Son acidité est élevée, mais due presque exclusivement aux acides da fermentation; en effet, l'acide chlorhydrique libre y est diminué ou absent.

Quand il existe en quantité notable, il y a lieu de soupçonner la coexistence d'un ulcère (ulcéro-cancer prépylorique). D'ailleurs, après le repas d'épreuve, l'examen du chimisme gastrique démontre l'absence d'acide chlorhydrique libre. Pour procéder à ce dernier examen, il est nécessaire de faire pratiquer des lavages de l'estomac pendant plusieurs jours de suite pour enlever tous les résidus. On peut faire un premier lavage le matin, ne faire absorber au malade dans la journée qu'une faible quantité de lait, puis procéder le soir à un lavage minutieux avec plusieurs litres d'eau jusqu'à ce que le liquide ressorte clair. Le second jour, au réveil, on pratique un tubage, sans introduction d'eau, pour vider l'estomac, et l'on fait absorber le repas d'Ewald aussitôt après cette opération.

Ajoutons qu'il ne faut négliger dans aucun cas l'examen des selles qui donne toujours un résultat positif avec 'la réaction de Weber; dans l'ulcère chronique le sang peut disparaître des selles sous l'influence du traitement.

La constatation d'une tumeur lèverait tous les doutes, s'il subsistait une hésitation entre le diagnostic de cancer et celui d'ulcère.

Dans le cas d'*ulcère*, outre les commémoratifs dont l'importance n'est pas discutable, le liquide de stase se présente avec des aspects particuliers; il exhale une odeur acétique et non putride; son acidité est également très élevée, mais due en majeure partie à l'acide chlorhydrique, etc. Nous avons déjà donné ces indications dans la description de la sténose en tête de ce chapitre.

Il est difficile de déterminer si la sténose est la conséquence d'un ulcère cicatrisé, ou bien si elle accompagne un ulcère chronique en activité, ou bien encore si elle est produite par une périgastrite plastique. La périgastrite est une cause d'erreur; elle peut faire croire indûment à l'existence d'un cancer. On a donné comme signes de la périgastrite avec adhérence l'exagération des phénomènes douloureux après la marche ou la station debout, l'immobilisation de l'estomac et de la grande courbure que montre l'insufflation, etc....

Les sténoses légères, incomplètes, relèvent exclusivement de l'ulcère chronique, ainsi qu'il a été indiqué précédemment.

Si l'on ne peut mettre en cause le cancer ou l'ulcère simple, on doit songer à l'existence d'une *sténose cicatricielle consécutive à l'ingestion de liquides caustiques.*

Les commémoratifs mettent sur la voie. En général, dans ces cas, la sténose est précoce et présente une marche rapide ; cependant il existe quelques exemples de sténose tardive et à évolution lente (notamment à la suite d'ingestion d'acide chlorhydrique).

D'autres tumeurs que le cancer peuvent déterminer la sténose, tels les polyadénomes, les fibromes, etc... ; de même, en dehors de l'ulcère simple, les *ulcérations syphilitiques, tuberculeuses,* peuvent déterminer une sténose cicatricielle. Le diagnostic dans ces différents cas ne peut être fait ; d'ailleurs, nous l'avons indiqué, l'erreur ne serait pas préjudiciable au malade. Ricard et Chevrier donnent comme caractères positifs des sténoses tuberculeuses la fréquence des adénopathies, de la diarrhée et l'absence d'ondulation péristaltique ?

Parmi les causes de compression et d'adhérences, la *cholécystite* est une des plus fréquentes. Les commémoratifs renseignent sur l'existence, dans le passé, de lithiase biliaire et d'accidents de cholécystite. Mentionnons que l'existence d'un ictère associé aux symptômes de la sténose pylorique n'implique pas nécessairement celle d'une cholécystite ; l'ictère peut être dû à une périgastrite d'origine ulcéreuse, comprimant les voies biliaires ou à un cancer de l'estomac propagé du foie.

Les autres causes de sténose ne peuvent guère être soupçonnées ; bornons-nous donc à mentionner les *sténoses dues à l'obturation du pylore par des calculs biliaires*; à la *compression* par un *rein mobile*; par un *abcès*, un *kyste*, un *néoplasme du foie*; par *une tumeur ou un kyste du pancréas....*

Le TRAITEMENT d'une sténose du pylore, abstraction faite de sa cause, est variable suivant que la sténose est serrée ou non.

Dans toute sténose serrée, avec vomissements incessants, sténose apportant à l'évacuation de l'estomac un obstacle presque absolu, déterminant un amaigrissement considérable et rapide, il faut intervenir, sans retard, que la sténose ait évolué en peu de jours ou qu'elle se soit développée lentement et progressivement. Si le malade est très cachectique, le pronostic opératoire sera douteux, mais, le malade étant inévitablement condamné à succomber à brève échéance lorsque l'on n'intervient pas, il ne faut pas hésiter à proposer l'opération, tout en prévenant la famille du malade des dangers qu'elle comporte....

Dans les sténoses où le danger n'apparaît pas comme immédiatement menaçant, dans ces sténoses dites moyennes, bien que l'intervention ne puisse le plus souvent être évitée, il est indiqué d'instituer d'abord le traitement médical qui souvent amène une amélioration très notable en faisant disparaître le spasme du pylore qui aggravait l'obstacle à l'évacuation.

Enfin dans les sténoses légères le traitement médical suffit. D'ailleurs ces sténoses, dont le complexus symptomatologique s'identifie avec celui que l'on désignait il y a quelques années sous le nom de forme chronique de maladie de Reichmann, sont dues à un ulcère en activité, liées en partie au spasme du pylore et par suite curables puisqu'il n'existe pas de cicatrice fibreuse.

Le traitement médical des sténoses comporte deux indications essentielles : traiter l'ulcère en activité, cause habituelle des sténoses ; combattre la stase alimentaire quelle que soit la cause de la sténose.

Il est inutile de relater en détail à cette place les moyens à employer contre l'ulcère ; ils ont été exposés dans un chapitre précédent. Rappelons que les malades doivent être soumis au *repos absolu au lit*, pendant un temps suffisant. Le repos atténue les phénomènes spasmodiques et met le malade dans les conditions les plus favorables pour la cicatrisation de l'ulcère.

Les *alcalins* administrés par doses suffisamment rapprochées, de façon à saturer le suc gastrique hyperacide et à calmer les douleurs, ou mieux le *sous-nitrate de bismuth* à doses massives, le « pansement au bismuth » qui nous paraît préférable, constituent les seuls médicaments utiles à employer.

Conheim a proposé d'utiliser l'*huile d'olives*, à la dose de 100 à 150 grammes par jour. Il faut prendre une verre à madère d'huile le matin à jeun, une cuillerée à soupe avant le repas de midi, une autre avant celui du soir. On peut utiliser la sonde pour l'introduction de l'huile si le malade éprouve de la répugnance à l'avaler. L'huile calmerait le spasme et par conséquent les douleurs tardives et favoriserait ainsi l'évacuation de l'estomac. De plus le taux de la nutrition se relèverait par suite de l'absorption de l'huile dans l'intestin. Nous n'avons pas de ce moyen une expérience suffisante pour pouvoir le recommander en toute assurance.

On complète ultérieurement le traitement médical en faisant suivre au malade la *cure d'eau de Carlsbad*. Le malade prend le matin à jeun de l'eau de Carlsbad naturelle ou artificielle, tiédie au bain-marie jusqu'à 40 degrés, à la dose de 250 grammes portée progressivement jusqu'à 500 ou 600 grammes.

Il est utile de faire appliquer en permanence sur l'estomac, pendant la période de repos au lit, des *compresses humides chaudes* ou *froides* ou bien encore d'utiliser la chaleur sèche (sacs caoutchoutés remplis d'eau chaude). Ces moyens contribuent puissamment à modérer le spasme.

Quant au régime il consiste au début dans le *régime lacté absolu* (commencer par de très petites doses de lait, soit un litre à un litre et demi par jour) et ultérieurement dans une alimentation comprenant les potages épais, les purées de féculents, les pâtes alimentaires, les jaunes d'œuf, la poudre de viande. Nous indiquerons ultérieurement comment on peut utiliser le tubogavage pour l'introduction de la poudre de viande.

Il est parfois utile, au début, pour obtenir le maximum de résultats dans un délai minimum, de *supprimer toute alimentation par la bouche* et de mettre ainsi l'estomac au repos absolu. Le spasme pylorique peut disparaître très rapidement par ce moyen radical. Pendant cette période d'abstinence, on soutient les forces au moyen de *lavements alimentaires* ou simplement d'*eau salée* et l'on pratique des *injections de sérum artificiel*.

Le traitement de la stase consiste essentiellement dans l'emploi du *lavage de l'estomac*. Le soulagement est immédiat, les douleurs, en tous cas les vomissements, disparaissent ; aussi les malades réclament-ils avec insistance le lavage que bientôt ils pratiquent eux-mêmes et qu'ils répètent parfois plusieurs fois par jour. Il y a là un écueil à éviter ; en effet, la répétition abusive des lavages aggrave rapidement l'affaiblissement en déshydratant l'organisme et en lui soustrayant des aliments en voie de digestion qui auraient pu franchir le pylore et être assimilés; de plus l'introduction d'une grande quantité d'eau augmente l'atonie de l'estomac, par la distension excessive qu'elle lui impose; enfin le passage répété de la sonde excite l'estomac et peut entretenir le spasme. On a pu accuser les lavages de provoquer la tétanie et le coma dyspeptique en contribuant à déshydrater l'organisme. Pour ces différentes raisons, il faut espacer les lavages le plus rapidement possible et n'introduire qu'une quantité d'eau modérée.

Si la stase est considérable, les lavages seront quotidiens au début; on les pratique avec de l'eau bouillie purement et simplement ou bien avec de l'eau additionnée de salicylate de soude (5 grammes par litre). Pendant cette période où les lavages sont rapprochés il est utile de pratiquer des injections de sérum qui remédient à la déshydratation de l'organisme et à son appauvrissement en chlorures. Après quelques lavages quotidiens, on n'aura plus recours à ce moyen que tous les trois ou quatre jours en moyenne. D'autre part, s'il est utile, dans le cas de stase alimentaire considérable, de vider et nettoyer une première fois l'estomac aussi complètement que possible par l'introduction de plusieurs litres d'eau, jusqu'à ce que le lavage ne ramène plus de débris et que l'eau ressorte claire, il ne faut pas persévérer dans cette pratique qui peut être dangereuse. On se bornera, lors des levages ultérieurs, à n'utiliser qu'une quantité modérée d'eau, soit deux ou trois litres, sans chercher à vider complètement l'estomac. Il faudra se résigner à une évacuation incomplète.

Aux lavages on substitue de plus en plus aujourd'hui l'*évacuation simple de l'estomac par la sonde, sans lavage*. M. Mathieu et M. Laboulais ont proposé de faire suivre cette évacuation d'un *gavage* à la poudre de viande : on introduit la sonde le matin à jeun et l'on évacue la bouillie stomacale par expression ou par aspiration au besoin, mais sans faire de lavage, ou en ne faisant qu'un ou deux lavages par semaine (avec un litre d'eau seulement). Après évacuation du liquide de stase, on introduit immédiatement de la poudre de viande au moyen de la sonde laissée dans l'estomac. On commence par 60 grammes de poudre de viande soigneusement délayée dans 300 centimètres cubes de lait et on augmente chaque jour progressivement la quantité de poudre de viande et de lait pour arriver à

100 grammes de poudre et 500 centimètres cubes de lait. Ce traitement peut être poursuivi pendant plusieurs mois. Dans la journée le malade absorbe du lait, des potages, des œufs.

Grâce à ce traitement les douleurs disparaissent rapidement, le poids se relève et la stase diminue. La poudre de viande agit en effet comme un alcalin azoté; elle sature l'acide chlorhydrique. D'ailleurs on peut administrer simultanément les alcalins à hautes doses, faire prendre par exemple chaque jour un mélange de 20 grammes de bicarbonate de soude et 5 grammes de magnésie ou craie préparée, par doses fractionnées (cuillerée à café).

Si l'estomac est très atone et contient une très grande quantité de liquide dont les vomissements évacuent seulement le trop-plein, comme le fait la vessie des prostatiques qui urinent par regorgement, il ne faut pas chercher à vider l'estomac complètement au moyen du tubage, pratique qui exposerait le malade au collapsus par soustraction brusque d'une grande quantité de liquide. En pareil cas il faut se comporter de la façon suivante : on évacue partiellement l'estomac et aussi rapidement que possible, et on remplace le liquide soustrait par une certaine quantité de sérum artificiel, un demi-litre environ, que l'on introduit par la sonde (Mathieu). Celle-ci est ensuite retirée. Il est utile également, avant de pratiquer l'évacuation, de faire une injection sous-cutanée de sérum. Le gavage à la poudre de viande ne sera essayé qu'au bout de quelques jours, mais on ne persistera pas dans son emploi, s'il n'est pas suivi d'une amélioration nette. En effet, dans ces cas, il existe une sténose serrée qui exige une intervention aussi prompte que possible.

Tels sont les éléments du traitement médical des sténoses pyloriques. Si le traitement ne détermine aucune modification immédiate, il ne faut pas hésiter à intervenir, sinon l'intervention sur un malade complètement inanitié n'aurait que des chances bien minimes de réussite.

Si au contraire une amélioration survient et s'accentue progressivement, il faut persévérer dans l'emploi du traitement. Mais on ne peut indéfiniment maintenir les malades au repos ni à un régime insuffisant. Si donc après un mois ou deux de traitement, dès que les malades sont autorisés à reprendre la vie active, à s'alimenter davantage, les douleurs, les vomissemtôts réapparaissent, il faut conseiller l'intervention.

La dilatation du pylore, la pyloroplastie sont abandonnées aujourd'hui. La seule opération indiquée dans la plupart des cas est la *gastro-entérostomie*. Nous avons exposé son pronostic opératoire et ses suites éloignées qui sont essentiellement variables suivant la cause de la sténose : cancer ou ulcère. A n'envisager que ses résultats immédiats, ceux-ci sont excellents : les douleurs, les vomissements disparaissent presque immédiatement. L'appétit reparaît, même chez les cancéreux, le poids augmente, l'état général se modifie pour ainsi dire à vue d'œil. L'amélioration se maintient chez les malades atteints d'ulcère, à la condition toutefois qu'ils continuent à observer un régime approprié, car si la gastro-entérostomie remédie à la sténose et favorise la cicatrisation de l'ulcère en activité, par la mise au repos de l'estomac, elle ne peut évidemment empêcher les récidives ou la formation d'un nouvel ulcère, pour peu que les causes d'irritation de l'estomac subsistent.

Parfois, après la laparotomie exploratrice, on peut reconnaître et supprimer la cause de la sténose. Si l'on constate des brides faciles à sectionner, on pratiquera cette section; sinon on se résignera à la gastro-entérostomie. Si la sténose est due à l'obstruction du pylore par un calcul, on incisera le pylore, on extraira le calcul et on fera la suture, à moins que des adhérences péri-pyloriques ne rendent cette intervention périlleuse; dans ce cas encore la gastro-entérostomie restera seule indiquée.

Enfin, si, après la laparotomie, on constate un cancer limité, sans adhérences, sans généralisations ganglionnaires, on pourra tenter la *résection*.

B. STÉNOSE CHEZ LE NOUVEAU-NÉ

Sous la dénomination de sténose des nourrissons on a décrit dans ces dernières années (Hirschprung en 1887, Finkelstein, Weill et Péhu, Duval, etc...) un syndrome qui paraît dû à des causes diverses. Tantôt il s'agit de sténose vraie; tantôt — et le plus souvent, semble-t-il — de spasme du pylore, sans lésions.

La sténose vraie est due soit à un vice congénital de développement (estomac terminé en cul-de-sac complètement fermé au niveau du pylore, Von Ammon), soit à des brides par péritonite fœtale, à une compression par tumeur congénitale (Finkelstein), soit et le plus souvent à une hypertrophie de l'anneau musculaire du pylore qui présente un volume de la grosseur d'une noisette (Sarvonnat), il en était ainsi dans des cas observés par MM. Guinon, Dufour, traités avec succès par la pyloroplastie (Frédet).

Dans le cas de STÉNOSE CONGÉNITALE, le vomissement apparaît dès la naissance; quand il est dû à l'hypertrophie musculaire, les troubles graves ne surviennent qu'au bout d'un mois ou deux; alors les vomissements deviennent incessants; ils comprennent parfois le lait absorbé en plusieurs tétées; ils surviennent plusieurs heures après le repas, comme chez l'adulte.

L'enfant vomit avec force, en fusée (Cautley).

Le liquide vomi exhale le plus souvent une odeur butyrique ou lactique très accentuée, indiquant la rétention. La constipation, l'oligurie sont la conséquence des vomissements. L'estomac est considérablement dilaté; et l'on perçoit des mouvements péristaltiques; parfois la palpation permet de reconnaître la tumeur pylorique. Par la sonde on retire le liquide de stase.

L'état général décline plus ou moins rapidement; l'émaciation s'accentue de jour en jour, la température est au-dessous de la normale et la mort survient en quelques semaines.

Il ne faut pas confondre ces accidents très graves avec ceux qui détermine le PYLOROSPASME, simple trouble fonctionnel. On tend d'ailleurs à admettre en France que les auteurs allemands ont notablement exagéré la fréquence de la sténose organique chez le nourrisson et que le plus souvent il s'agit d'un spasme par gastrite, susceptible de durer quelques semaines.

Pfaundler nie d'ailleurs la sténose par hypertrophie musculaire. Cependant l'existence de celle-ci a été constatée par Audry et Sarvonnat dans une autopsie. Le pylorospasme est l'apanage des enfants élevés au biberon et gavés; il se traduit par des vomissements fréquents, mais survenant facilement et peu de temps après les tétées; les liquides vomis n'exhalent pas d'odeur.

Ils provoquent la dénutrition, un amaigrissement très prononcé, néanmoins l'état général est moins gravement atteint que dans la sténose vraie. Enfin on ne constate pas de tumeur.

On a proposé et pratiqué la *gastro-entérostomie*, la *dilatation du pylore*, la *pyloroplastie* (préférable, suivant Cautley) pour remédier à la sténose. Le pronostic de ces diverses interventions est très grave, la mort survient dans plus de la moitié des cas (statistique d'Ibrahim), les enfants succombant au choc opératoire.

Pour cette raison il faut prolonger le plus possible le traitement médical, d'autant que le spasme du pylore paraît être la cause habituelle des accidents.

Le traitement consiste essentiellement à supprimer l'allaitement artificiel et à *régler très sévèrement les tétées*, qui au début seront espacées et réduites en quantité.

On peut utiliser avec modération le *lavage de l'estomac* (Pfaundler) et essayer de combattre directement le spasme par les *applications chaudes permanentes au creux épigastrique*, par l'emploi du *bicarbonate de soude*, à la dose de quelques centigrammes, administré après les tétées; ou même par la *cocaïne* à très petites doses.

> Chlorhydrate de cocaïne . . . . $0^{gr},50$
> Eau distillée. . . . . 15 grammes.

Une goutte avant chaque tétée.

GASTROPATHIES D'ORIGINE STATIQUE :
DISLOCATION VERTICALE, PTOSE ; BILOCULATION

Sous le nom de gastropathies d'origine statique nous comprenons l'ensemble des troubles morbides qui sont sous la dépendance du déplacement de l'estomac ou de sa déformation. On doit distinguer la dislocation verticale de l'estomac et la biloculation.

La dislocation verticale est associée à la ptose des autres organes de l'abdomen (intestin, rein, foie) ; la biloculation est la conséquence exclusive d'un ulcère chronique ; bien étudiée dans ces dernières années, la dislocation verticale a été décrite par Cruveilhier, mais sa description passa inaperçue et ce n'est qu'en 1880 que l'attention se porta de nouveau sur elle (Kussmaul).

A. DISLOCATION VERTICALE ; PTOSE

Le terme de dislocation verticale convient mieux que celui de ptose ; en effet, il y a plutôt changement de direction de l'estomac qu'abaissement en masse de ce viscère. La grosse tubérosité est fixée au diaphragme par un repli du péritoine ; le cardia est fixé contre la onzième vertèbre dorsale. L'abaissement total de l'estomac ne pourrait donc exister qui si le diaphragme lui-même s'abaissait ; en fait, la gastroptose vraie, l'abaissement en masse de l'estomac, est admise par quelques auteurs et coïncide avec les ptoses très prononcées ; mais dans l'immense majorité des cas l'abaissement n'est que partiel et porte seulement sur le segment inférieur de l'organe.

Dans la dislocation verticale, la petite courbure suit une

direction verticale dans la majeure partie de son trajet. Sa partie horizontale est moins étendue qu'à l'état normal : elle est abaissée au-dessous de l'appendice xiphoïde et l'estomac est rejeté complètement du côté gauche. L'abaissement de la petite courbure entraîne celui du pylore qui est ramené sur la ligne médiane et peut descendre très bas. Le duodénum ne peut suivre le pylore que dans une partie de sa première portion, dont la seconde reste très solidement fixée à la colonne vertébrale ; à ce niveau existe ce que M. Glénard appelle l'orifice gastro-duodénal. Cette région restant fixe, si la dislocation verticale est très prononcée, les aliments ont tendance à séjourner et à s'accumuler dans la région sous-pylorique qui devient la partie la plus déclive de l'estomac : « de là une traction exercée sur le duodénum, laquelle a pour conséquence de rendre moins perméable encore l'orifice gastro-duodénal. Il en résulte une évacuation de plus en plus difficile du contenu stomacal dans l'intestin. C'est très probablement de cette façon que certaines dislocations verticales finissent par se compliquer d'abord de rétention, puis d'ectasie gastrique » (Bouveret).

La poche sous-pylorique peut descendre très bas dans l'abdomen, parfois jusqu'au pubis. On comprend qu'à ce degré elle puisse exercer une traction sur la totalité de l'organe et abaisse l'estomac ; ainsi se trouverait réalisée la gastroptose totale. C'est là toutefois une éventualité rare.

Ce n'est pas tout : l'estomac abaissé peut entraîner à son tour le prolapsus du côlon transverse, de l'intestin grêle, du rein droit, du foie ; la splanchnoptose totale se trouve ainsi réalisée. Si donc la dislocation verticale peut exister seule, elle peut aussi, lorsqu'elle est très prononcée, déterminer l'entéroptose, surtout si la paroi abdominale est relâchée de son côté, soit par asthénie congénitale ou acquise (maladies cachectisantes), soit par le fait de grossesses répétées.

Toutes les ptoses ne reconnaissent pas cette pathogénie ; il est des cas fort nombreux où ces ptoses reconnaissent une cause générale entraînant l'abaissement simultané de tous les organes abdominaux ; en tous cas notre observation relative à l'enchaînement des déplacements d'organes consécutifs à la dislocation verticale montre que les déplacements des différents organes abdominaux sont solidaires les uns des autres et qu'il est impossible de les décrire séparément.

L'estomac peut non seulement être atteint de dislocation verticale, mais encore devenir biloculaire sous l'influence de la constriction du corset. Il présente à sa partie moyenne un étranglement qui contribue à gêner les mouvements de l'estomac et l'évacuation des aliments.

Cruveilhier avait parfaitement décrit la dislocation verticale de l'estomac et l'avait rattachée à la constriction exercée par le corset ; mais sa description resta ignorée et c'est de nos jours seulement que l'attention fut de nouveau attirée sur les déformations de l'estomac (Kussmaul, Hayem, Hertz, Meltzing, etc...).

M. Hayem admet trois variétés de déformation du thorax et de l'abdomen produites par le corset :

a) *La constriction sus-hépatique ou sous-mammaire, la plus commune.* — Le thorax est carré ou rond, parfois élargi à sa base par évasement des dernières côtes, l'angle xiphoïdien est peu modifié.

On constate un enfoncement qui s'étend de la cinquième à la huitième ou neuvième côte. L'enfoncement des côtes à la partie antérieure et inférieure des deux moitiés de la cage thoracique diminue le diamètre antéro-postérieur et produit une excavation qui donne à la région une forme en bateau. Enfin il y a un déjettement des dernières côtes en dehors. Les femmes ainsi déformées ont une taille courte, carrée, disgracieuse.

b) *Constriction hépatique.* — L'anneau constricteur siège en plein sur le foie. Le thorax est long, plus effilé par en bas ; l'angle xiphoïdien est aigu. La cage thoracique n'est guère déformée. On constate seulement un peu d'évasement de la base. La taille est fine, élégante, mais le ventre est déformé.

c) *Constriction sous-hépatique.* — Cette variété est caractérisée par ce fait que la constriction se fait au niveau des dernières côtes et du bord inférieur du foie ou même au défaut de la taille.

Les côtes sont refoulées en dedans, la poitrine est normale, mais effilée ; l'angle xiphoïdien est aigu. La taille est longue, remarquablement fine (taille de guêpe) et le ventre est déformé.

Chacune de ces variétés de constriction entraîne des conséquences différentes.

La variété sus-hépatique détermine la production de l'entéroptose, car la compression s'exerçant sur la face convexe du foie a pour effet de repousser par en bas le foie et tous les organes abdominaux. Le foie ptosé déborde les fausses côtes et parfois se mobilise ; il est creusé de dépressions à sa face supérieure. L'estomac prend la position verticale, et le côlon transverse, qui suit le contour de l'estomac, prend une forme en V ; le rein droit est chassé de sa loge.

La variété hépatique a pour caractéristique l'aplatissement du foie qui s'allonge et se creuse de sillons ; le pylore et la première portion du duodénum sont comprimés entre le foie et la colonne vertébrale, ce qui entraîne la dilatation de l'antre pylorique. L'estomac, resserré entre le foie, la rate, la paroi abdominale et la colonne vertébrale, prend la forme biloculaire. Le plus ordinairement, il n'y a pas de néphroptose (M. Hayem).

La variété sous-hépatique entraîne le refoulement par en haut des viscères abdominaux, d'où toute une série de troubles (étouffements, palpitations, etc.). La portion transverse prend la forme en V et la constipation résulte de l'obstacle au cours des matières.

En somme, dans la variété sus-hépatique, il y a ptose et refoulement des organes.

Dans la variété hépatique, il y a constriction des organes qui sont allongés, comme passés à la filière, mais non nécessairement ptosés.

Dans la variété sous-hépatique il y a refoulement intra-thoracique des organes.

En somme le corset nuit en immobilisant une région qui normalement est soumise à des variations de forme et de volume en rapport avec les mouvements respiratoires et les actes digestifs ; mais le plus souvent il détermine une déformation du squelette du thorax, d'où refoulement en bas de tous les organes compris dans la région sous-diaphragmatique.

A n'envisager que les causes agissant sur l'estomac isolément, on pourrait n'indiquer qu'une cause unique, la constriction exercée par le corset ; mais souvent la déformation de l'estomac, son abaissement sont liés aux déplacements des autres organes de l'abdomen et dépendent comme eux de causes communes, générales, qu'il est nécessaire de passer en revue.

L'amaigrissement, la diminution du volume du contenu intra-abdominal (Glénard), le relâchement de la paroi abdominale, la constriction thoracique ou abdominale, certaines malformations congénitales, telles sont les diverses modalités pathogéniques, aboutissant de causes multiples de ptoses gastrique, intestinale, rénale, hépatique, qu'il convient de passer en revue.

De ces causes les unes sont communes aux deux sexes, les autres spéciales à la femme. Les ptoses sont plus communes dans le sexe féminin, en raison de l'influence prépondérante, chez la femme, du port du corset, de celle de la grossesse, de la neurasthénie.

Causes communes aux deux sexes. — Les *maladies graves*, de longue durée, entraînent en général un amaigrissement prononcé, susceptible de faire disparaître les moyens de soutènement, les coussinets graisseux interposés entre les organes, et par suite de modifier la statique abdominale; elles déterminent de plus une atonie des tissus qui ajoute son influence à la précédente.

La *dyspepsie nerveuse* grave paraît agir d'une façon sensiblement analogue : les dyspeptiques nerveux gravement atteints maigrissent considérablement, parce qu'ils s'alimentent d'une façon insuffisante et peut-être aussi sous l'influence de l'intervention directe du système nerveux (amaigrissement d'origine trophique) ; il en résulte la rétraction de l'intestin, la disparition des gaz qui sont l'un des facteurs de la tension abdominale.

L'entéroptose d'origine traumatique reconnaît la même pathogénie.

On sait que les traumatismes peuvent déterminer des troubles nerveux divers (hystéro-neurasthénie) qui ont pour résultante l'atonie des organes digestifs.

Aux causes générales précitées il convient d'ajouter des *ptoses d'origine congénitale* par suite d'une faiblesse congénitale des tissus fibreux et musculaires lisses. Avec ces ptoses, les sujets qui en sont atteints présentent des varices, des varicocèles, des hernies. On peut observer la même disposition congénitale chez plusieurs membres de la même famille.

Ajoutons qu'une malformation congénitale du thorax peut favoriser la dislocation de l'estomac chez certains sujets chétifs, maigres, à poitrine étroite, à thorax allongé.

Le *relâchement de la paroi abdominale* qui s'observe surtout à la suite de la grossesse peut être dû, dans les deux sexes, à d'autres influences, notamment à l'amaigrissement rapide. Il peut se produire encore à la suite de la résorption de grands épanchements du péritoine (par cirrhose, kystes ovariques, etc.).

Si la compression de la taille par le corset est exclusive à la femme, par contre certaines *déformations thoraciques acquises* sont susceptibles d'entraîner les ptoses ou tout au moins de les favoriser si d'autres causes interviennent : signalons les vices de développement du thorax par rachitisme, le thorax aplati des tuberculeux, les déviations de la colonne vertébrale amenant un rétrécissement de la ceinture osseuse abdominale.

Certaines *hypertrophies* ou *tumeurs du lobe gauche du foie* peuvent déplacer le pylore et modifier par suite la direction de l'estomac.

Causes spéciales a la femme. — Bien que réduites à deux principales, ces causes sont de beaucoup les plus fréquentes.

1° Le *corset* immobilise, abaisse et déforme, ainsi qu'il a été dit plus haut.

2° Pendant la *grossesse* il se produit une ampliation de la paroi abdominale qui, cessant brusquement après l'accouchement, favorise le relâchement de tous les viscères abdominaux.

D'ailleurs à l'influence de la grossesse se combine souvent celle de la compression exercée par le corset.

Les ptoses d'origine puerpérale succèdent ordinairement à des grossesses répétées. Dans certains cas, le relâchement de la paroi abdominale est extrêmement prononcé. Il se forme une vaste poche abdominale où retombent les intestins et même la grande courbure de l'estomac. Le foie et le rein droit sont abaissés. Enfin l'effondrement du plancher pelvien peut intervenir également et déterminer le prolapsus des organes du petit bassin.

A ces deux causes principales il convient d'en ajouter une troisième intervenant plus rarement, c'est l'*intervention chirurgicale sur l'utérus et les annexes*, susceptible d'entraîner les ptoses par différents mécanismes : relâchement du plancher pelvien, de la paroi abdominale, asthénie nerveuse.

Il était nécessaire d'indiquer les causes des ptoses, car leur connaissance contribue à mettre sur la voie du diagnostic; par contre, nous ne pouvons engager de discussion au sujet de la pathogénie des ptoses, ni suivre M. Glénard sur le terrain parfois glissant où il s'est engagé pour s'efforcer d'en élucider le mécanisme; rendons incidemment justice à ce médecin qui a puissamment contribué à montrer la fréquence des ptoses, le rôle important qu'elles jouent en pathologie et qui a bien mis en relief toutes les ressources que donne un examen méthodique pour le diagnostic.

Les troubles fonctionnels sont des plus variables; considérés isolément, ils ne sont pas pathognomoniques, ils se confondent avec ceux qui caractérisent la myasthénie gastrique ou dilatation atonique, ils peuvent même contribuer à induire en erreur sur la nature de la maladie; l'examen physique seul permet de faire le diagnostic des ptoses.

De ces troubles fonctionnels les uns relèvent de l'insuffisance motrice, des difficultés apportées à l'évacuation de l'estomac; les autres sont dus aux modifications du chimisme, à l'irritation de la muqueuse que provoque le séjour prolongé des aliments dans l'estomac, dans les cas accentués où l'estomac est très dilaté.

Aux différents troubles locaux s'ajoutent des symptômes généraux, presque tous d'ordre nerveux, et peut-être dus à l'action réflexe partie du sympathique abdominal irrité et tiraillé par le déplacement des organes qu'il innerve.

Rappelons ces différents TROUBLES FONCTIONNELS, sans essayer de les catégoriser suivant leur pathogénie probable :

Les malades éprouvent après les repas une sensation de *ballonnement* de l'estomac, de *tension épigastrique* avec oppressions, palpitations, bouffées de chaleur au visage; ils ont des *éructations*, des *régurgitations acides*.

Ces troubles sont dus à la difficulté qu'éprouve l'estomac à se faire place au milieu des organes qui le compriment; il n'y a pas encore d'obstacle très marqué à l'évacuation.

Lorsque la maladie s'aggrave, c'est-à-dire quand au déplacement vertical s'ajoute la dilatation par formation d'une poche sous-pylorique et par suite la rétention, l'obstacle à l'évacuation se traduit par des *douleurs tardives*, des crampes, des sensations très pénibles de serrement à l'épigastre qui se produisent plusieurs heures après les repas; les crampes paraissent bien dues aux contractions de l'estomac.

Le tableau est plus complexe encore quand la gastrite, conséquence de la rétention, s'est produite.

Alors, après le repas, une flatulence excessive se manifeste; on observe le pyrosis, des régurgitations acides, parfois même des vomissements.

Dans quelques cas assez rares on a signalé des *vomissements abondants et persistants de bile*.

Le reflux permanent de la bile dans l'estomac s'explique par la dislocation de la première partie du duodénum poussée si loin que l'orifice du cholédoque se trouve au niveau de la partie coudée et que la bile a plus de tendance à refluer vers l'estomac qu'à s'écouler dans l'intestin. Dans un cas rapporté par M. Weill (de Lyon), le vomissement bilieux cessa avec l'application de la sangle.

En dépit de la lenteur, de la gêne des digestions, l'appétit reste bon pendant fort longtemps; souvent même des fringales se manifestent vers la fin de la journée. Si nombre de malades s'alimentent d'une façon insuffisante, c'est moins parce que l'appétit leur fait défaut, que par la crainte d'augmenter leurs malaises par des repas copieux. Cependant, dans un certain nombre de cas, l'appétit disparaît par suite des progrès de la gastrite. M. Glénard insiste sur l'*intolérance pour le lait* qui serait presque pathognomonique. Cette intolérance est réelle, mais elle l'est aussi pour les graisses, le pain, les légumes verts, pour tout ce qui fermente dans l'estomac ou y laisse des résidus abondants.

Fait capital, la plupart de ces malaises, notamment ceux qui sont liés directement à la dislocation de l'estomac, à la ptose intestinale, disparaissent quand les malades sont alités, ou tout au moins dans le *décubitus horizontal*.

Dans ces conditions, la sensation de resserrement, la douleur cessent; il en est de même si l'on fait l'*épreuve de la sangle*, c'est-à-dire, si le malade étant debout, le médecin placé derrière lui relève la masse intestinale avec les mains entre-croisées, appliquées au-dessus de la symphyse et formant une sorte de sangle. L'effet est immédiat et saisissant. La contre-épreuve est non moins probante.

Les troubles intestinaux sont accusés quand la ptose intestinale accompagne la dislocation verticale de l'estomac. La *constipation* est le symptôme dominant; elle est d'autant plus marquée et opiniâtre que l'entéroptose est plus ancienne.

Il n'est pas rare de voir des malades rester cinq, six jours et plus sans évacuation. Les matières se présentent sous l'aspect de scybales; elles sont souvent accompagnées de mucosités, de membranes rubanées, tubulaires avec les douleurs habituelles de l'*entérite muco-membraneuse.*

Lorsque la diarrhée survient, c'est que le malade a irrité son intestin par des purgatifs répétés ou bien encore que la rétention stercorale a provoqué une entérite secondaire.

La constipation est due à l'obstacle mécanique, à la coudure du côlon transverse et sans doute aussi à la contracture réflexe de l'intestin.

L'abaissement des viscères abdominaux, les tiraillements des plexus nerveux déterminent des phénomènes douloureux dont le pathogénie n'est pas douteuse, puisqu'ils disparaissent sous l'influence du repos au lit.

Les *troubles nerveux généraux* sont multiples et se confondent avec ceux de la neurasthénie. Sous l'influence des souffrances répétées, de l'affaiblissement causé par l'insuffisance de l'alimentation, des préoccupations engendrées par l'impossibilité de se livrer à l'exercice régulier d'une profession, probablement aussi sous l'influence de l'excitation réflexe déterminée dans la sphère du sympathique par les tiraillements des filets nerveux, se développe peu à peu un état neurasthénique très grave, très rebelle, particulièrement accusé chez les névropathes héréditaires : le sommeil devient mauvais, insuffisamment réparateur. Le malade lent à s'endormir se réveille plusieurs fois dans le cours de la nuit, en tous cas est souvent réveillé à heure fixe vers deux ou trois heures du matin (au moment où l'estomac fait effort pour se vider) et ne se rendort qu'au petit jour, brisé de fatigue. D'ailleurs son sommeil est troublé par des rêves, des cauchemars. L'insuffisance du sommeil est, à elle seule, une cause puissante d'inaptitude au travail.

Levé le malade est en proie à des vertiges, parfois même à des lipothymies subites. Il éprouve des troubles vaso-moteurs et circulatoires tels que congestion du visage après les repas, refroidissement des extrémités, ralentissement et faiblesse du pouls; des troubles respiratoires (sorte de difficulté à obtenir des inspirations complètes et profondes).

La céphalée est fréquente (céphalée en casque, occipitale). La mémoire s'affaiblit, le caractère se modifie et le malade devient sombre, irritable. Il est sans cesse obsédé par l'idée de combattre sa constipation et devient pharmacomane. Ajoutons qu'il existe une sensation d'asthénie profonde.

Il est à remarquer d'ailleurs que chez certains malades les symptômes de neurasthénie sont primitifs et que la ptose est la conséquence, non la cause des troubles nerveux. L'influence de la dyspepsie nerveuse grave sur le développement de la ptose ne nous paraît pas contestable. D'ailleurs nous accordons que l'interprétation des faits est bien délicate, que l'enchaînement des troubles morbides peut échapper au médecin lorsque celui-ci, ce qui est le cas ordinaire, n'a pu suivre le malade depuis le début des accidents.

Les troubles de la nutrition relèvent probablement de causes complexes : insuffisance de l'alimentation, influence trophique, etc. Quoi qu'il en soit, l'amaigrissement est la règle dans les formes graves et anciennes.

Si certaines femmes atteintes de ptose à la suite de grossesses répétées ou d'interventions chirurgicales conservent leur embonpoint, il n'en est pas de même dans les cas de ptose d'origine nerveuse; l'amaigrissement est alors extrême. L'analyse des urines décèle la dénutrition; on constate souvent la phosphaturie.

Si l'ensemble de ces symptômes joint à la connaissance des causes qui ont présidé à leur apparition met sur la voie du diagnostic, il n'en est pas moins vrai que les SIGNES PHYSIQUES seuls ont une valeur pathognomonique.

Les résultats de l'exploration méthodique de l'abdomen sont en général si nets, qu'ils équivalent, suivant l'expression de M. Glénard, à une sorte d'autopsie faite sur le vivant.

INSPECTION. — *a*) du thorax. — Cette inspection révèle les signes extérieurs de la compression de la taille (dépression costale, évasement de l'orifice inférieur du thorax, angle xiphoïdien plus aigu; dépression sterno-ombilicale plus marquée si l'estomac est abaissé en même temps que disloqué.

· *b*) de l'abdomen. — L'abdomen doit être examiné quand le malade est dans le decubitus horizontal et quand il est debout.

Dans le decubitus horizontal le ventre est en général étalé, s'affalant sur les côtés. Il oscille et ballotte à la moindre secousse « donnant l'impression d'un contenant devenu beaucoup trop grand pour le contenu » (Bouveret).

Toutefois le relâchement de la paroi abdominale n'est pas toujours aussi apparent; souvent chez les sujets très amaigris le ventre est plutôt rétracté, creusé en bateau, avec saillie exagérée des os de la cavité thoracique et de la cavité iliaque.

Lorsque le malade est debout et qu'on l'observe de profil, on constate nettement que le ventre est déprimé de l'épigastre à l'ombilic et globuleux dans la région sous-ombilicale; que parfois même il forme comme une besace (ptose consécutive à la grossesse).

Quand le malade s'assied, la proéminence s'accentue.

Il n'est pas rare de constater une hernie ombilicale. L'ombilic se présente souvent comme s'il était tiré en arrière et en bas, dans la direction du promontoire.

Chez les sujets très maigres, on peut voir les mouvements péristaltiques de l'estomac, parfois même le relief de la petite courbure (mais celui-ci surtout après insufflation). On peut voir encore dans le flanc droit le cæcum formant un ovoïde saillant, bien limité.

La peau présente souvent des vergetures; elle offre parfois l'aspect d'une menbrane flétrie, considérablement ridée.

PALPATION. — La palpation méthodique constitue le moyen de diagnostic par excellence.

Le degré de dépressibilité de la paroi renseigne sur la *tension abdominale*. Parfois on croit palper un ventre en caoutchouc; les intestins sont bosselés, saillants.

Un autre élément d'appréciation de la tension réside dans l'étude de la ligne blanche : on peut parfois, dans le décubitus dorsal, pénétrer entre les droits et « entrer dans le ventre », pour palper les organes Dans ce cas, si l'on conseille au malade de se redresser, on voit se former un énorme boudin vertical par la poussée de l'intestin entre les bords contigus des droits.

On détermine parfois une *douleur* à deux travers de doigts à partir et au-dessus de l'ombilic (côlon transverse) et à l'extrémité de la neuvième côte droite (foie), dans le flanc droit (cæcum). On constate d'autre part, le plus souvent, l'*hyperesthésie du plexus solaire, à la pression*.

La palpation permet encore de constater la *transmission à l'épigastre des battements aortiques*, M. Glénard en fait un signe de l'entéroptose ; la rétraction et le prolapsus du côlon transverse rendraient plus apparente la pulsation de l'aorte. Remarquons toutefois que ces battements s'observent chez des hommes et des femmes amaigris, atteints d'hystérie ou de neurasthénie, mais exempts d'entéroptose.

La palpation permet de constater le bruit de *clapotage* qui existe indifféremment dans les cas de dilatation et de dislocation verticales.

Il peut exister, d'autre part, des *bruits gastriques rythmés par la respiration*, bruits de glouglou, isochrones aux mouvements respiratoires, indépendants de la volonté. On entend deux bruits : l'un plus court, au moment de l'inspiration, l'autre plus long, au moment de l'expiration. Clozier, Bouveret, Chapotot ont rapporté ces bruits à leur véritable cause qui est la biloculation de l'estomac, déterminée par la compression du corset.

Les mouvements respiratoires du diaphragme et de la paroi abdominale font circuler les liquides gastriques dans les deux poches communiquant par un orifice rétréci, que forme l'estomac biloculaire. Il en résulte une collision de gaz et de liquides produisant un gargouillement rythmé par la respiration. Ce bruit cesse par la suppression de la constriction de la taille et surtout par le décubitus horizontal, même si la taille est serrée par le corset; il cesse également par la suppression des mouvements respiratoires, par la compression énergique de la région hypogastrique dirigée de bas en haut.

La palpation méthodique de l'intestin comporte l'exploration systématique des diverses parties du côlon (transverse, cæcum, S iliaque, coudes du côlon) et de l'intestin grêle (iléon, duodénum), au point de vue de la sensibilité à la pression, du calibre, du contenu, de la tension, de la situation et du mode de fixation (Glénard).

A l'état normal il est impossible de délimiter exactement la situation et le volume du côlon transverse. Dans le cas de la ptose, on perçoit la *corde colique* : la main rencontre un peu au-dessus de l'ombilic une petite masse donnant la sensation d'une corde aplatie, large de 1 centimètre et demi au plus et épaisse de 1 centimètre environ, dont la direction est transversale et qui s'étend à 6 ou 10 centimètres de chaque côté de la ligne blanche. Cette corde est facilement repoussée vers en haut, mais elle résiste aux efforts de traction par en bas; après une excursion de 2 centimètres et quand on atteint le niveau de l'ombilic, elle échappe au doigt qui voulait l'abaisser encore, glisse sous lui et regagne sa position primitive.

Une pression exercée sur la fosse iliaque droite, au commencement du côlon ascendant, produit des bruits de gargouillement dans la « corde transverse »; dans quelques cas favorables, on peut suivre la continuité du cordon rétracté, jusqu'au cæcum ou jusqu'au côlon descendant.

En somme, la corde transverse est constituée par le côlon transverse à la fois rétracté, vide de gaz et abaissé. Ewald nie la valeur de ce signe et déclare que la sensation d'un cordon transversal est donnée par le pancréas ou la troisième portion du duodénum. Il semble bien que l'interprétation de M. Glénard soit la bonne, mais il convient de remarquer que l'on ne perçoit pas la corde colique dans tous les cas. M. Roux, dans deux laparotomies, a pu voir et toucher dans le ventre ouvert la corde transverse qu'il avait palpée et diagnostiquée.

La palpation du cæcum donne la sensation d'une sorte de *boudin*, déjeté en dedans, large de 4 à 5 centimètres, sensible à la pression et qui est le siège de gargouillements. Parfois on y perçoit des masses fécales, reconnaissables à leur consistance mollasse et que le doigt peut mobiliser.

Ces différents caractères indiquent que le cæcum est dilaté, ce qui est, en effet, son état habituel, au début de l'entéroptose; mais, plus tard, il peut être au contraire rétracté avec le côlon transverse et donner, lui aussi, la sensation de corde. On peut percevoir parfois sa continuation avec la corde colique.

Glénard indique pour la recherche du cæcum le procédé du glissement, consistant à faire glisser la main de dedans en dehors, de façon à faire accrocher le cæcum par les doigts qui en sentent le relief.

On peut également percevoir la rétraction de l'S iliaque (*cordon sigmoïdal*).

Pour palper le rein on peut utiliser le procédé de Glénard :

La main gauche largement ouverte est enfoncée sous la région lombaire droite, entre la douzième côte et la crête iliaque; le pouce est ramené en avant de façon à saisir le flanc à pleine main, comme si on voulait pincer entre le pouce et les deux premiers doigts le rein descendant. La main droite est appliquée sur la région médiane et comprime la paroi abdominale, de façon à empêchr que l'organe exploré ne se dérobe et ne se porte en dedans vers la colonne vertébrale.

Vient-on à faire respirer le malade, lentement et profondément, on sent le rein abaissé s'engager, à la fin d'une inspiration, entre les deux branches de la pince formée par la main gauche.

Le *prolapsus du rein droit* est la règle dans l'entéroptose; la localisation presque exclusive à droite indique suffisamment l'influence exercée par la compression de la taille; d'ailleurs, sur 148 cas de néphroptose, M. Glénard en a trouvé 131 chez la femme et 17 seulement chez l'homme. Trois fois seulement la néphroptose existait à gauche, 18 fois elle était double, 11 fois seulement elle existait à droite.

Le *foie est également abaissé*. Pour reconnaître son bord antérieur, il faut se placer à droite du malade, placé dans le décubitus dorsal. Les bras passant par-dessus le thorax, on enfonce légèrement l'extrémité des doigts des deux mains réunis en ligne, à quelque distance au-dessous des fausses côtes, en déprimant la paroi abdominale. On remonte ainsi en cherchant à accrocher, avec l'extrémité des doigts légèrement infléchis en crochet, toute saillie sous-jacente à la paroi; pendant ce temps le malade doit faire des mouvements respiratoires assez amples.

Il peut être utile d'explorer les *organes pelviens* dont le prolapsus coïncide parfois avec des organes digestifs.

Percussion. — La percussion révèle parfois une diminution de la sonorité intestinale, surtout marquée dans la région hypogastrique et la fosse iliaque, indice de la rétraction de l'intestin; mais on peut constater aussi une sonorité exagérée au niveau du cæcum dilaté (parfois par l'abus des lavages intestinaux).

La diminution de la sonorité indique toujours l'ancienneté et la gravité de la ptose ; elle fait défaut chez les femmes non amaigries, entéroptosiques à la suite de grossesses. La percussion donne surtout des renseignements intéressants quand elle est combinée à l'insufflation. Elle permet alors de constater la situation de l'estomac.

INSUFFLATION. — L'insufflation de l'estomac a été appliquée au diagnostic de la gastroptose par Éwald, par Roux (de Lausanne), etc. Avant eux on ne demandait au ballonnement artificiel de l'estomac que des notions sur la capacité de cet organe et la situation de sa grande courbure ; c'est dans ce but que Fenwick, Frerichs et Mannkopf avaient proposé ce procédé d'exploration.

Or « c'est la situation de la petite courbure qu'il importe surtout de connaître, car elle permettra de ne pas confondre, comme on l'a fait jusqu'ici, la dilatation avec la gastroptose » (Éwald).

On a abandonné le procédé d'insufflation au moyen des poudres effervescentes (acide tartrique et bicarbonate de soude) pour adopter le procédé de Runeberg ; insufflation d'air par une sonde introduite dans l'estomac, au moyen d'une poire de Richardson ou simplement de la pompe du thermocautère.

Roux (de Lausanne) considère l'insufflation directe par la bouche comme le procédé de choix.

Après l'insufflation, l'estomac se dessine à la vue chez les sujets très amaigris ; ses contours peuvent être appréciés par la main qui le percute. On constate que la voussure épigastrique, habituelle après l'insufflation, est remplacée ici par une dépression : que la *petite courbure est abaissée* et rapprochée de l'ombilic ; que la grande courbure s'éloigne de ce point ; que le pylore est très rapproché de la ligne médiane et se trouve, soit au voisinage de l'ombilic, soit même au-dessous (Von Ziemmsen l'a trouvé, dans un cas, à peu de distance du promontoire) ; que le grand axe de l'estomac est vertical ; que le diamètre transverse est rétréci ; enfin, quand à la dislocation verticale s'ajoute un abaissement de l'organe, que la limite supérieure normale de l'estomac n'est plus au niveau du troisième espace sur la ligne para-sternale, ni à la hauteur de la sixième côte, sur la ligne mamelonnaire..., mais que le tympanisme stomacal remonte moins haut.

AUSCULTATION. — L'auscultation donne quelques renseignements dans les cas où l'estomac est biloculaire ; elle permet de constater le bruit de glouglou rythmique déjà signalé.

RADIOSCOPIE. — La radioscopie donne des renseignements très caractéristiques. Elle montre d'abord l'abaissement du bord inférieur de l'estomac, abaissement tel que ce bord peut se trouver jusqu'à 10 ou 12 centimètres au-dessous de l'ombilic ; le diaphragme est lui-même abaissé du côté gauche et l'estomac tout entier est rejeté à gauche.

La petite courbure, au lieu de dessiner une courbe arrondie, apparaît comme formée par deux lignes verticales qui s'unissent à angle aigu, d'où une coudure qui constitue un obstacle mécanique à l'évacuation ; cet obstacle s'ajoute à celui qui résulte de l'abaissement de la petite courbure et l'on conçoit que les aliments ne puissent être évacués facilement que lorsque le malade est dans le décubitus horizontal (fig. 13).

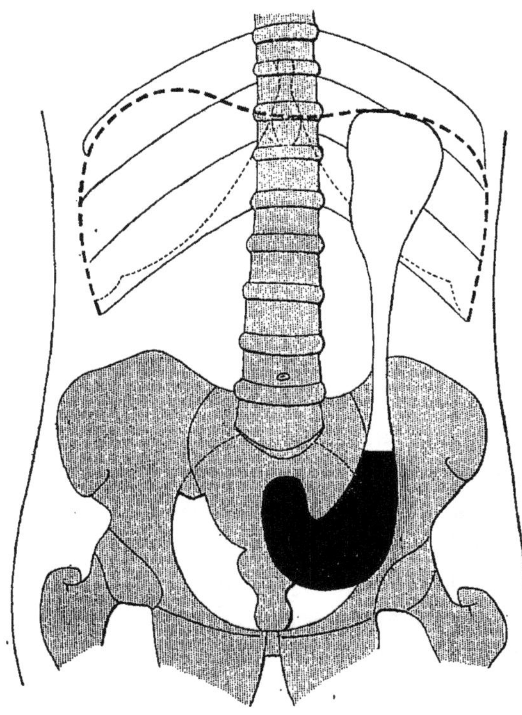

FIG. 13. — Ptose.

On peut d'autre part mesurer la dilatation par la hauteur de niveau qu'atteint le lait de bismuth et qui est bien inférieure à celle qu'elle atteint normalement avec la même quantité de bismuth. Remarquons enfin que l'estomac ptosé est non seulenemt dilaté, mais atone ; on voit le calibre du tube vertical, sur l'image radioscopique, se rétrécir vers la partie moyenne, au fur et à mesure que l'on introduit dans l'estomac une plus grande quantité de lait bismuthé ; si l'on vient à exercer avec la main une pression de bas en haut sur la partie de l'estomac la plus déclive on voit le rétrécissement disparaître.

La radioscopie confirme donc ce que l'on savait déjà sur la part importante prise dans les cas de ptose par la dilatation et l'atonie.

On peut par la radioscopie distinguer la ptose de la dilatation simple. Voici à cet égard les indications que donnent Leven et Barret : si le sujet est placé dans le décubitus latéral droit, on voit, dans le cas de dilatation, l'ombre du liquide contenu dans l'estomac venir en contact immédiat avec la coupole diaphragmatique; si l'estomac se contracte, on le voit se présenter tout entier sous l'aspect d'une masse noire moulée exactement dans la cavité de diaphragme. Dans le cas de ptose, l'ombre du liquide reste distante de la courbe diaphragmatique, on ne voit plus la masse noire stomacale exactement moulée dans la concavité du diaphragme.

EXPLORATION PAR LA SONDE. — Dans les cas où à la dislocation verticale de l'estomac s'ajoute la rétention par suite de la formation d'une poche sous-pylorique, la sonde introduite le matin à jeun ramène un liquide résiduel contenant des débris alimentaires; l'analyse du contenu stomacal, après le repas d'épreuve, démontre l'existence d'une hyperpepsie avec hypersécrétion.

La ptose n'est pas une maladie à cycle régulier. C'est une affection à début insidieux, à marche essentiellement chronique et qui ne présente aucune tendance à la régression spontanée. D'ailleurs son ÉVOLUTION varie suivant la nature des causes qui la déterminent. Dans la dislocation verticale due au port du corset, on peut obtenir une guérison assez rapide par la suppression de la constriction thoracique. Dans les ptoses liées à la grossesse, la maladie peut être constituée dès la première grossesse, ou bien s'aggraver à chaque grossesse ultérieure. Enfin, dans les cas de ptose de cause générale, par débilité congénitale, à la suite de neurasthénie grave, la maladie poursuit un cours progressif et s'aggrave quand la dilatation stomacale se produit et quand l'insuffisance de l'alimentation vient accentuer les troubles nerveux, etc.

Le DIAGNOSTIC est aisé si l'on prend en considération les causes déterminantes, les renseignements fournis par l'examen du malade. Constatons incidemment que des ptoses très accentuées ne donnent pour ainsi dire lieu à aucun trouble fonctionnel et ne sont découvertes que par hasard. Il semble que la part du terrain nerveux, de la prédisposition névropathique soit très grande dans la production des symptômes réactionnels.

La constatation d'une grande dilatation avec stase, dans les cas anciens, peut faire croire à l'existence d'une sténose. Les commémoratifs, les résultats du traitement (soulagement immédiat, sinon absolu par le port de la sangle) permettent de trancher la question.

Il est essentiel de formuler un diagnostic exact, car un traitement approprié détermine la guérison complète dans les cas de dislocation gastrique, non compliquée de ptose intestinale et rénale; est un soulagement très appréciable dans les cas graves de ptose généralisée.

Il importe également de faire le diagnostic de la FORME revêtue par la ptose :

On peut observer une forme douloureuse permanente, habituelle chez les grands neurasthéniques, avec névralgies multiples, irradiations dans les membres inférieurs, hyperesthésie du plexus solaire, colopathie muco-membraneuse, et, d'autre part, des formes où la douleur survient sous forme d'accès paroxystiques accompagnés de vomissements incoercibles, à la suite de fatigues, de choc moral, etc.

Il existe une forme cachectique où prédominent l'inanition, l'amaigrissement; les malades sont incapables de tout travail et l'on peut croire chez eux à l'existence d'un cancer.

Lorsque la maladie est de cause locale (maladie dn corset) les symptômes généraux sont beaucoup moins accusés.

Un mot d'abord de la PROPHYLAXIE. Chez les sujets jeunes, débiles, présentant une prédisposition évidente aux ptoses, se manifestant par l'existence de hernies, de varices, de relâchement des tissus, etc., on emploiera tous les moyens propres à combattre la faiblesse congénitale des tissus, c'est-à-dire les *ablutions froides*, les *frictions*, la *gymnastique suédoise*, le *massage*, la *vie au grand air*, une *alimentation substantielle*, mais non encombrante, enfin les toniques avec discrétion : *fer*, *arsenic*, etc. D'autre part, ou surveillera la jeune fille à l'époque où elle adopte le *corset*. Celui-ci devra être souple, fait sur mesure et disposé de telle sorte que la taille ne soit comprimée en aucune façon.

Chez la femme, après l'accouchement, on imposera un *repos au lit* d'une durée suffisante et l'on maintiendra l'abdomen sanglé pendant la durée de la rétraction utérine. La constatation d'un relâchement prononcé de la paroi abdominale justifiera le port immédiat d'une *ceinture*.

Les MOYENS CURATIFS à employer sont multiples : Les indications essentielles sont de procurer une sédation immédiate par le repos au lit; d'assurer ensuite un point d'appui à l'estomac et à l'intestin, quand les malades se lèvent, de relever par une sangle la masse des viscères abdominaux, de façon à supprimer les douleurs et les sensations pénibles de poids, à faciliter l'évacuation de l'estomac et le cours des matières intestinales; de supprimer dans tous les cas le corset, même quand il n'est pas la cause première des accidents et de le remplacer par une simple ceinture souple, à laquelle pourront être fixés les jupons.

Il faut encore diminuer la tâche de l'estomac, faciliter son évacuation en prescrivant un régime approprié, laissant un minimum de résidus, en réveillant sa tonicité par le massage, peut-être aussi par l'électrisation; celle de l'intestin, exclusivement à l'aide des moyens doux (lavements, laxatifs non irritants). Enfin on doit se préoccuper de modifier l'état général, de combattre les troubles nerveux et la dénutrition, particulièrement dans les ptoses multiples, de cause générale. Ici encore les moyens physiques jouent un rôle prédominant : hydrothérapie, repos au grand air, etc.

Le *repos au lit* est le moyen à employer en premier lieu pour procurer un soulagement immédiat aux malades qui souffrent continuellement et qui sont atteints de troubles neurasthéniques accentués. D'ailleurs beaucoup de malades y ont recours instinctivement. Ceux qui n'y avaient pas eu recours encore sont frappés de la détente qui se produit rapidement dans leur état; ils reprennent courage et ne se considèrent plus comme irrémédiablement atteints. Nous considérons donc ce traitement préliminaire comme rigoureusement indispensable dans les ptoses accompagnées de troubles nerveux graves. Il ne faut pas hésiter à le prolonger pendant plusieurs semaines, s'il y a lieu. On utilisera d'ailleurs cette période de repos absolu pour instituer une suralimentation progressive chez les malades qui avaient restreint à l'extrême leur alimentation, pour pratiquer le massage.

Lorsqu'on permet aux malades de se lever, il n'en faut pas moins leur recommander de s'étendre dans le *décubitus horizontal, pendant une heure au moins, après chaque repas*, attitude qui atténue considérablement les phénomènes douloureux de la période digestive. Il va sans dire que pendant cette période le corset ne gênera pas l'expansion de l'estomac.

M. Bouveret conseille de remplacer le corset par une sorte de ceinture sous-mammaire comparable à la brassière des jeunes enfants, maintenue par des bretelles qui passent sur les épaules, ceinture à laquelle sont fixées les diverses pièces du vêtement; on a proposé dans ces dernières années l'emploi de corsets-ceintures dont la partie antérieure exclusivement sous-ombilicale relève la masse intestinale, à la manière de la sangle de Glénard. Toutefois, rien ne peut remplacer la *sangle de Glénard* qui procure aux malades un soulagement tel que la plupart ne peuvent la quitter, même un instant. Cette ceinture relève tous les organes prolabés, augmente la tension dans la cavité abdominale et répond par conséquent d'une façon parfaite aux indications essentielles qu'elle doit remplir.

Elle est constituée par une bande de tissu élastique à bords parallèles, s'appliquant sur la région hypogastrique et prenant son point d'appui sur les hanches. Elle est haute de 14 à 15 centimètres environ et de longueur variable suivant les sujets. Elle se termine en arrière, d'un côté par trois bandelettes formant courroie, de tissu non élastique, de l'autre côté par trois boucles où l'on fixe les bandelettes.

Cette ceinture doit être appliquée immédiatement au-dessus du pubis, de façon que son bord supérieur ne dépasse pas la crête iliaque de plus de deux travers de doigt. On boucle l'une après l'autre chaque bandelette, en commençant par l'inférieure.

Pour empêcher la ceinture de remonter, on la complète habituellement par des tubes de caoutchouc (sous-cuisses) qui passent dans les plis inguinaux, contournent les cuisses et se fixent en arrière. Lorsque les ptoses sont compliquées de déplacement du rein, on peut compléter la sangle par l'adjonction d'une pelote destinée à maintenir le rein, bien que la ceinture, à elle seule, puisse le soutenir. D'autre part, si le ventre est excavé, il est

utile d'ajouter à la sangle une pelote médiane, s'appliquant au-
dessus du pubis, assez large, plus épaisse en bas qu'en haut,
qui refoule et comprime plus efficacement la paroi antérieure de
l'abdomen.

Chez les sujets dont le ventre est très excavé les moyens de
contention et de relèvement précités ne produisent pas toujours
l'effet que l'on en attend; aussi M. Enriquez a-t-il proposé de
doubler la sangle d'une pelote spéciale qu'il désigne sous le nom
de *pelote pneumatique hypsogastrique* (ὐ ψ σ ω, je relève). Cette
pelote en caoutchouc creux est aplatie et allongée en forme de
navette; son grand diamètre varie de 16 à 20 centimètres et sa
hauteur de 6 à 8. Elle est fixée par des lacets à la partie inférieure
de la sangle. Sur la face intérieure est adapté un tube de caoutchouc qui traverse la sangle et qui se termine par un robinet
permettant de gonfler la pelote, une fois que la sangle est appliqué et bien maintenue, aussi bas que possible, par des sous-
cuisses ou par des jarretelles.

Ajoutons que parfois les malades sont très nettement soulagés
par le plus simple et le plus économique des moyens de contention : une *bande de crêpe velpeau* large de 20 centimètres,
enroulée plusieurs fois autour de l'hypogastre et épinglée verticalement pour qu'elle ne se roule pas en corde.

Le *régime alimentaire* doit être l'objet de soins particuliers.
Ce régime doit être mixte; il importe surtout que les aliments
soient introduits très divisés (les viandes seront pulpées) et dépouillés de tous les débris celluleux, fibreux, etc., qui ne peuvent
être utilisés par l'estomac et encombrent cet organe; il importe
d'autre part que les aliments aient une consistance molle ou
demi-molle. L'alimentation se composera donc surtout de bouillies, de potages épais, d'œufs mollets, de pâtes (nouilles, macaronis), de purées, de crèmes, de fromages mous, de poissons
bouillis, de cervelles, ris de veau, de viande grillée ou rôtie,
pulpée avec un masticateur. Nous prescrivons également la
viande crue qui, à son état d'extrême division assurant sa parfaite digestibilité, joint le mérite d'être un tonique de premier
ordre. Les boissons doivent être prises en quantité restreinte.
Les malades boiront peu au cours du repas et prendront des
boissons chaudes pendant la période de la digestion.

Doivent être interdits les sauces, les ragoûts, les graisses (sauf le beurre cru en petite quantité), les aliments fermentescibles (gibier, charcuterie, viandes marinées, etc..). les fromages fermentés, les pâtisseries, les crudités en général, etc.

Le pain ne sera autorisé qu'en très faible quantité et pourra être avantageusement remplacé par des biscottes. Le lait est en général très mal supporté, ainsi d'ailleurs que les liquides en général.

Il est indiqué de faire faire aux malades trois repas à peu près égaux de façon à éviter la surcharge de l'estomac, tout en assurant une alimentation suffisante. Ainsi, au premier déjeuner, on recommandera de prendre des œufs, une bouillie ou un peu de viande froide de la veille.

Il ne suffit pas de donner les indications relatives au choix des aliments et à la répartition des repas, il faut encore donner tous ses soins à la suralimentation ou plutôt à la *réalimentation* chez les nombreux malades qui ne prennent qu'une nourriture notoirement insuffisante.

La suralimentation a une double influence : locale, en permettant l'engraissement et notamment « l'engraissement abdominal » qui renforce la tension de l'abdomen ; générale, en relevant les forces et influençant par suite le système nerveux.

Le *massage abdominal* est un moyen précieux dans les cas de ptoses. Dans les cas récents, dans ceux où la dislocation verticale est seule en cause, il nous a paru avoir une influence incontestable ; dans les cas anciens et compliqués, il produit toujours un soulagement manifeste.

Le massage exerce une action mécanique en favorisant l'évacuation de l'estomac ; de plus, une action trophique, en réveillant la tonicité de l'estomac et de l'intestin. Il ne faut pas le pratiquer lors des périodes de crises douloureuses avec spasme.

Dans quelques cas, si la poche sous-pylorique est considérable et s'il existe de la stase alimentaire, on peut être conduit à pratiquer quelques *lavages de l'estomac*, mais il faudra toujours être réservé sur l'emploi de ce moyen dont l'usage répété peut amener une dénutrition rapide.

Pour combattre la constipation, on aura recours de préférence aux *lavements* d'un litre administrés au moyen du bock et de la canule à entéroclyse, sous faible pression (30 centimètres), le malade étant dans le décubitus horizontal ; ou, mieux encore aux *lavements d'huile pure* tiédie au bain-marie, à la dose de 100 à 200 grammes, administrés le soir. Ces lavements sont en général conservés pendant toute la nuit et provoquent une selle au réveil. Il importe, d'ailleurs, de ne pas abuser des lavages, de ne pas les répéter deux fois par jour ni même quotidiennement, de ne pas employer des pressions supérieures à celle que nous avons indiquée, ni une quantité d'eau supérieure, sinon l'intestin se laisse distendre, paralyser et ne répond plus à aucune sollicitation.

On alternera l'emploi des lavages et des lavements huileux avec celui des *graines de lin* ou de *psyllium*, de l'*infusion de rhamnus frangula* (5 grammes d'écorce), de l'*huile de ricin* à petites doses. Ce dernier laxatif est surtout recommandable.

Il importe de se rappeler que la catégorie des malades atteints de ptoses est celle qui fait le plus abus des purgatifs de toute sorte; les malades superposent ainsi à l'affection primitive une gastro-entérite médicamenteuse. L'emploi répété du sulfate de soude et de magnésie (5 à 10 grammes du premier, 3 à 5 du second), recommandé par Glénard, nous paraît contre-indiqué. L'abus de ce sel irrite l'intestin, sans que la constipation soit influencée.

Les différents modes d'*électrothérapie* ont été appliqués au traitement des ptoses On peut utiliser le bain statique, avec étincelles au niveau des fosses iliaques, la galvano-faradisation de l'intestin (courant de Watteville).

Le traitement général est un complément indispensable du traitement local. La suralimentation, déjà indiquée, contribue à relever les forces. D'autre part, le repos au lit, puis le *séjour au grand air*, à *une altitude modérée* (1000-1200 mètres), contribuent puissamment à modifier l'état neurasthénique. Il faut y joindre les pratiques hydrothérapiques, notamment l'*enveloppement dans le drap mouillé* (deux minutes d'application du drap ruisselant avec friction pendant ce temps, suivi de l'essuyage, d'une friction avec un alcoolat quelconque; ensuite repos au lit pour achever la réaction). Il est indiqué, d'autre part, d'administrer *la lécithine* dont nous avons souvent constaté les effets indéniables (0 gr. 60 à 0 gr. 80 par jour en pilules), la *phytine* (1 gr. par jour en cachets), le *cacodylate de soude*, en injections sous-cutanées (0 gr. 05 par jour, pendant huit jours, puis huit jours de repos). On se gardera d'administrer par la bouche les médicaments irritants pour les voies digestives, tels que le fer, l'arsenic, le quinquina. Les *injections de sérum normal* sont parfois indiquées temporairement chez les malades dont il est urgent de relever rapidement les forces.

Une cure aux eaux indifférentes, telles que *Plombières, Néris, Luxeuil,* etc., peut exercer une influence favorable sur l'état nerveux, mais n'a, cela va sans dire, aucune action directe sur les troubles statiques.

En somme, si l'on ne peut se flatter de rétablir dans son intégrité l'équilibre statique des viscères abdominaux par l'emploi des moyens qui viennent d'être indiqués, il n'en est pas moins vrai qu'à la plupart des malades, surtout à ceux dont la maladie ne remonte pas à une date trop reculée, on peut assurer une existence très supportable, exempte des troubles fonctionnels les plus pénibles. Ils peuvent s'alimenter d'une façon suffisante, marcher sans ressentir de douleurs ni de fatigue rapide; ils reprennent de l'embonpoint, condition favorable, ainsi qu'il a été dit, au soutènement des différents viscères abdominaux.

Peut-on faire plus et rétablir définitivement l'équilibre statique au moyen d'une *intervention chirurgicale?*

Quelques interventions chirurgicales ont été pratiquées, soit dans les cas de dislocation verticale sans ptoses généralisées, soit même dans des cas de ptoses multiples.

M. Duret (de Lille), le premier, a proposé la fixation de l'estomac à la paroi abdominale, c'est-à-dire la gastropexie (1895); ce chirurgien a proposé également l'entéropexie du côlon transverse pour remédier au prolapsus de la masse intestinale.

MM. Terrier et Hartmann ont pratiqué une gastrorraphie combinée à une gastropexie à la voûte diaphragmatique pour une dilatation avec dislocation verticale de l'estomac et les résultats ont été excellents.

M. Vautrin (Congrès français de chirurgie, 1901) a relaté une intervention analogue.

Jusqu'ici, en somme, les interventions ont été très rares et les indications opératoires nous paraissent devoir être très limitées. Admissible pour les cas de dislocation verticale très marquée avec dilatation sous-pylorique et stase, avec obstacle considérable à l'évacuation et cachexie menaçante, l'intervention chirurgicale ne peut se justifier dans les cas de ptoses généralisées, de cause générale, avec atonie de tous les tissus, relâchement de la paroi abdominale. A ces formes convient seul le traitement médical qui, poursuivi avec persévérance, apportera sinon la guérison, du moins un soulagement très appréciable, sans faire courir au malade l'aléa d'une opération qui n'est pas exempte de danger.

Ces considérations visent également les opérations pratiquées sur le rein et le foie (néphropexie, hépatopexie) dans les cas de ptoses généralisées. On a renoncé aujourd'hui à pratiquer des interventions dont le bénéfice pour les malades n'était rien moins que douteux.

B. BILOCULATION

Sous le nom d'estomac biloculaire, on désigne une déformation permanente de l'estomac constituée par le rétrécissement de l'estomac en un point, d'où sa division en deux poches qui communiquent entre elles par un orifice ou canal plus ou moins étroit.

Le *corset* peut déterminer la biloculation de l'estomac, mais celle-ci est passagère et disparaît dès que cesse la constriction thoracique. Elle a pour symptôme essentiel le bruit de glouglou rythmé par la respiration, qui se produit quand l'estomac contient une quantité suffisante de liquide. Ce bruit devient permanent chez les malades nerveux, hystériques, qui le provoquent par des mouvements inconscients du ventre et du diaphragme, sorte de tic dont il faut les déshabituer en même temps que l'on en supprime la cause.

L'estomac biloculaire vrai est celui, ainsi qu'il a été dit plus haut, dont la déformation est permanente et produite par une lésion, par une *bride cicatricielle*, ou dérive d'un *vice de développement congénital*.

Il existe, en effet, une variété congénitale d'estomac biloculaire ; bornons-nous à la signaler, car c'est une trouvaille d'autopsie, elle ne se traduit par aucun symptôme. L'estomac biloculaire congénital coïncide avec d'autres malformations. On en retrouve l'analogue chez certains animaux (porc, cheval, tapir, rongeurs).

L'estomac biloculaire acquis est une complication de l'ulcère de l'estomac guéri. La cicatrice en se rétractant déforme l'estomac et détermine par une bride sa division en deux poches.

D'autres causes peuvent intervenir, mais elles sont exceptionnelles. Bornons-nous à signaler le traumatisme (cas de Potain), les ulcérations syphilitiques, le cancer.

Les symptômes qui précèdent l'apparition de l'estomac biloculaire sont ceux de l'ulcère chronique.

Quand la biloculation s'est produite, se manifestent différents troubles, qui se confondent en grande partie avec ceux que l'on observe dans les cas de sténose, mais que l'on peut cependant rattacher à leur cause, après un examen attentif.

Les troubles fonctionnels sont peu significatifs : les malades éprouvent des *douleurs* et ont des *vomissements*, souvent abondants, renfermant des débris d'aliments ingérés un ou plusieurs jours auparavant. Ils ont, de plus, différents malaises tels que *ballonnement, régurgitations acides*, etc....

L'inspection de la région épigastrique révèle parfois des *ondulations* et la palpation peut faire sentir une tumeur (adhérences, spasme?) qui dans quelques cas a pu faire croire à un cancer.

On peut constater du *clapotage*, mais celui-ci n'est pas constant.

Par l'auscultation on peut percevoir un *bruit de glouglou rythmé par la respiration*.

Vient-on à introduire la sonde, *le matin, à jeun, on retire du liquide contenant des résidus alimentaires*; ce liquide est généralement hyperchlorhydrique.

Avant l'emploi de la radioscopie, c'étaient surtout les résultats du *lavage* qui mettaient sur la voie du diagnostic. Tout d'abord on ne réussit pas toujours à retirer l'eau introduite, le liquide ayant pénétré dans la seconde poche (poche pylorique). Si l'on est parvenu à vider l'estomac, le clapotage, perçu avant l'introduction du liquide, persiste encore (ectasie paradoxale de Jaworski).

Enfin, et c'est là le signe le plus important, on peut croire l'évacuation terminée, lorsque le liquide, d'abord sale, ressort

peu à peu plus clair; mais soudain, sous l'influence d'un effort
du malade, une nouvelle quantité de liquide sale et mélangé de
résidus alimentaires se présente à l'orifice de la sonde.

La constatation de cette particularité conduit à employer l'*insufflation*. Si la paroi abdominale est mince, on peut voir se
dessiner nettement la biloculation, et en pressant sur l'une des
poches on peut faire
refluer l'air dans
l'autre; il se pro-
duit en même temps
un bruit de gar-
gouillement; on
peut soupçonner
l'existence d'adhé-
rences, si l'estomac
reste fixé malgré sa
distension.

Il peut se faire
que pendant l'in-
sufflation il y ait
occlusion complète
de l'orifice de com-
munication des
deux poches ; dans
ce cas, il y a con-
tradiction entre les
résultats que donne
la recherche du

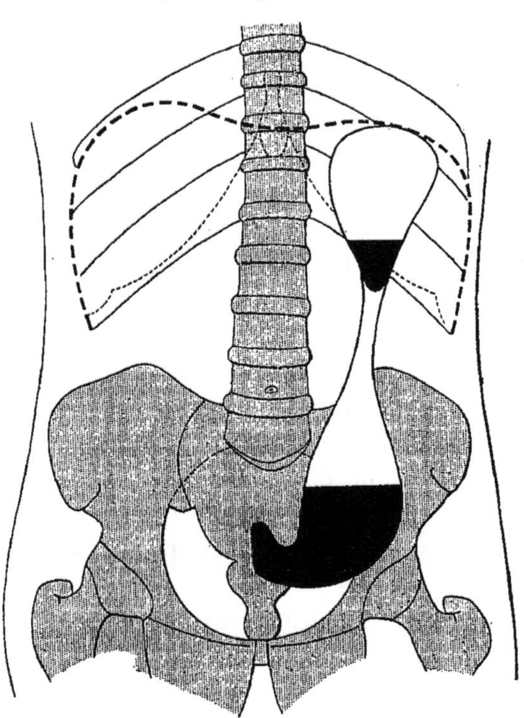

Fig. 14. — Estomac biloculaire.

bruit de clapotage et ceux que donne l'insufflation (Bouveret).

En effet, tandis que la recherche du bruit de clapotage fait
reconnaître un grand estomac dépassant notablement l'ombilic,
l'insufflation ne distend que la première poche, siégeant dans
l'hypocondre gauche et située tout entière au-dessus de l'ombilic (sténose médio-gastrique).

La complication d'adhérences aggrave encore le pronostic et
la biloculation ; l'insufflation permet de les soupçonner en montrant la fixité de l'estomac, malgré sa distension.

La *radioscopie* permet de voir, après ingestion d'un lait de
bismuth, l'estomac biloculaire se dessinant avec netteté sous

forme de deux poches séparées par une incisure allant de la grande à la petite courbure. On voit le lait de bismuth se répandre dans les deux poches gastriques superposées (fig. 14). La radioscopie est, en l'espèce, un procédé précieux qui permet le diagnostic précoce et, par suite, une intervention qui peut se faire dans de bonnes conditions snr des sujets non encore cachectisés.

Les résultats comparatifs des différents procédés de diagnostic qui viennent d'être indiqués permettent de distinguer deux catégories d'estomac en sablier, suivant qu'ils s'accompagnent ou non de sténose médio-gastrique :

Dans le premier groupe le rétrécissement est assez prononcé pour entraver considérablement le passage des aliments de la poche supérieure dans la poche inférieure ; on constate le syndrome de la sténose pylorique ; dans le second, le rétrécissement n'est pas assez prononcé pour empêcher le passage des aliments de la poche supérieure dans la poche inférieure.

Les sténoses médio-gastriques présentent elles-mêmes plusieurs variétés (G. Lion) :

1°) *Il y a des sténoses médio-gastriques avec libre passage de l'air insufflé d'une poche dans l'autre* ; elles se caractérisent par la distension totale de l'estomac, et la déformation en sablier qui se dessine sous la peau à la suite de l'insufflation ; par le retour incomplet de l'eau de lavage et le reflux brusque de liquide trouble à la fin du lavage, par l'ectasie paradoxale signalée plus haut.

2°) *Il y a des sténoses médio-gastriques avec occlusion de l'orifice médio-gastrique pendant l'insufflation* ; on constate le signe indiqué par Bouveret. L'eau reste dans la poche supérieure et peut être évacuée dans sa totalité.

La même occlusion, sans insufflation, peut se produire par la seule influence des aliments. La poche cardiaque forme une tumeur dans l'hypocondre gauche et peut simuler un kyste (cas de Bouveret). Le tumeur disparaît après évacuation du contenu gastrique et reparaît quand on pratique l'insufflation.

3°) *Il y a des sténoses médio-gastriques avec occlusion incomplète ou inconstante de l'orifice médio-gastrique.* Dans ce cas, l'insufflation se fait en deux temps.

L'évolution de la maladie est celle de la sténose du pylore ;

les malades parviennent peu à peu à une cachexie profonde à laquelle ils finissent par succomber, si l'on n'intervient pas. Ils sont, d'ailleurs, exposés aux diverses complications : Hémorragies, perforation de l'ulcère.

Les ressources du traitement médical étant nulles, il faut avoir recours à l'INTERVENTION CHIRURGICALE dès que le diagnostic est posé. Nous venons d'indiquer que ce diagnostic, quoique délicat, était possible, si l'on tenait compte de tous les renseignements fournis par l'examen méthodique de l'estomac.

On ne peut d'ailleurs confondre la biloculation qu'avec la sténose et une erreur serait peu préjudiciable au malade; en effet, le traitement à appliquer est le même dans les deux cas (gastro-entérostomie).

On a, il est vrai, tenté, non seulement de tourner l'obstacle, en pratiquant la gastro-entérostomie, comme dans la sténose, mais de lever l'obstacle, soit en pratiquant la résection du rétrécissement (gastrectomie partielle), soit en dilatant la portion rétrécie, en pratiquant la gastroplastie, à l'exemple de Bardeleben (1889). Cette opération consiste à inciser le rétrécissement suivant le grand axe de l'estomac, parallèlement aux courbures et à suturer ensuite la plaie opératoire perpendiculairement à sa direction. Cette opération est mauvaise; en effet, on opère sur des tissus enflammés ou sclérosés qui donnent une mauvaise réunion. Les sutures tendues coupent les tissus sclérosés et la récidive peut se produire.

On a encore employé la gastro-anastomose ou gastro-gastrostomie qui consiste à établir une communication entre les deux poches, en tissu sain, à une certaine distance du rétrécissement.

Cette opération est simple et donne d'excellents résultats, mais elle ne met pas l'organe au repos aussi complètement que la gastro-entérostomie; elle est impraticable si l'estomac est fixé par de larges adhérences; elle est inutile enfin s'il existe une sténose pylorique ou sous-pylorique.

Pour ces raisons, la gastro-entérostomie est, en dernier ressort, l'opération qui convient pour l'estomac biloculaire. On pratique l'anastomose sur la poche cardiaque, en excluant ainsi la poche pylorique. Les résultats fonctionnels sont excellents. Entre autres avantages, elle présente celui d'amener la guérison de l'ulcère, si celui-ci est encore en activité.

GASTRO-NÉVROSES

Il n'est pas de question qui ait donné lieu à plus de controverses que celle des dyspepsies nerveuses, auxquelles on donne généralement aujourd'hui le nom de gastro-névroses. Les frontières des gastro-névroses, leur existence même sont matière à discussion, car si tous les médecins admettent la coïncidence fréquente de troubles nerveux avec les troubles gastriques, un certain nombre contestent l'origine nerveuse primitive de ces derniers et pensent que les troubles nerveux se développent secondairement, au cours de la gastrite, chez des sujets prédisposés.

L'emploi méthodique des procédés d'analyse du chimisme stomacal joint à l'étude histologique de l'estomac chez les malades ayant succombé accidentellement au cours d'affections considérées comme dyspepsies nerveuses; celui de l'insufflation, de la radioscopie, qui ont montré la fréquence des troubles statiques, ont conduit, en effet, un certain nombre de médecins à nier l'influence primitive et exclusive du nervosisme. Pour eux il existe toujours des lésions de gastrite et des déviations du chimisme dans les cas étiquetés : gastro-névroses, et les troubles nerveux ne se développent que sous diverses influences telles que chagrins, surmenage, abus des médicaments, etc., l'hérédité nerveuse associant à ces causes déterminantes son influence prédisposante. Toutefois les partisans les plus convaincus de cette théorie ne nient pas d'une façon absolue l'origine névropathique de certains troubles gastriques, notamment de ceux que l'on observe au cours de l'hystérie....

D'autres médecins, considérant au contraire l'influence considérable du surmenage nerveux, sous toutes ses formes, sur le fonctionnement de l'estomac; l'apparition subite de troubles gastriques à la suite d'émotions diverses, de travaux excessifs; les oscillations de ces troubles parallèlement à celles de l'état nerveux, enfin leur guérison radicale sous la seule influence des moyens psychiques, hygiéniques et physiques qui rétablissent l'équilibre du système nerveux…, ces médecins admettent comme indubitable l'existence des gastro-névroses, qui constituraient d'ailleurs la majorité des dyspepsies.

Depuis le commencement du XIXᵉ siècle jusqu'à nos jours les deux théories ont compté des partisans, et chacune d'elles a prédominé à certaines époques.

Broussais est le premier auteur qui ait formulé nettement la subordination des troubles nerveux à la gastrite : « Il n'y a jamais de gastro-entérite sans un degré d'irritation cérébrale.…

« L'hypochondrie est l'effet d'une gastro-entérite qui agit avec énergie sur un cerveau prédisposé à l'irritation. La plupart des dyspepsies, gastrodynies, gastralgies, pyrosis, cardialgies et toutes les boulimies sont l'effet d'une gastro-entérite chronique. »

De nos jours M. Leven et le professeur Hayem ont renouvelé et rajeuni la théorie de Broussais. M. Hayem, sans nier d'une façon absolue l'existence de troubles sécrétoires, moteurs et sensitifs d'origine nerveuse, admet que, dans l'immense majorité des cas, la dyspepsie nerveuse pure, c'est-à-dire de cause et d'essence uniquement fonctionnelles, n'existe pas. Suivant cet auteur on trouve à l'origine de la prétendue dyspepsie nerveuse, d'une part, les causes habituelles de la dyspepsie, telles que les écarts de régime, les intoxications (tabagisme, alcoolisme, abus des médicaments, etc.); d'autre part, des modifications constantes du chimisme stomacal, des lésions constantes de gastrite. On a méconnu la complexité des causes qui chez le même individu peuvent s'associer pour exercer une influence nocive sur les fonctions digestives. La plupart des neurasthéniques seraient dyspeptiques avant de devenir neurasthéniques et, si la dyspepsie paraît secondaire chez eux, c'est qu'elle était demeurée latente pendant un certain temps.

« Dans la majorité des cas, déclare M. Hayem, la dyspepsie nerveuse est une gastropathie vulgaire ayant pris naissance, souvent sous l'influence de causes banales, dans un terrain pathologique particulier, névropathique et revêtant les caractères séméiologiques d'une névrose en vertu des aptitudes spéciales du malade, qui dans maints cas sera un héréditaire ou un dégénéré. »

A l'appui de cette opinion M. Hayem invoque des arguments empruntés à l'anatomie pathologique et à l'analyse chimique. *A priori* on peut admettre qu'il existe des troubles sécrétoires de l'estomac relevant de perturbations nerveuses. La physiologie démontre, en effet, que certains nerfs, le pneumogastrique en particulier, agissent sur la sécrétion de l'estomac; on peut logiquement penser, dès lors, que tout état morbide influençant le nerf vague aura pour résultat de modifier le suc gastrique dans ses qualités ou sa quantité. Cependant, pour M. Hayem, la démonstration de l'existence de troubles sécrétoires d'origine névropathique est loin d'être faite; dans tous les cas d'hyperpepsie dont il a pu faire l'autopsie, il a constamment rencontré des lésions glandulaires. L'hyperchlorhydrie ne serait donc pas d'origine nerveuse. bien qu'elle coïncide habituellement avec des troubles nerveux. Il n'existerait pas non plus d'anachlorhydrie nerveuse, les prétendues anachlorhydries nerveuses ne seraient autres que des gastrites médicamenteuses.

En résumé, M. Hayem n'admet pas la dyspepsie nerveuse, créée et entretenue par la neurasthénie; mais ses conclusions sont moins formelles en ce qui concerne les troubles gastriques observés chez les hystériques. Bien que M. Hayem ait vu l'hystérie gastrique se développer dans le cours même d'une dyspepsie organopathique, il admet cependant que l'hystérie peut créer de toutes pièces l'affection gastrique.

Enfin en ce qui concerne les troubles gastriques observés, non plus dans les névroses, mais au cours des affections organiques du système nerveux : tabes, paralysie générale, sclérose en plaques, etc..., troubles qui se manifestent exclusivement sous formes de crises, il est incontestable qu'ils ont pour cause une lésion nerveuse centrale; cependant l'influence prédisposante de la gastrite ne serait pas négligeable. Ainsi dans le tabes, les modifications du chimisme sont variables; on note tantôt l'hyperpepsie, tantôt l'hypopepsie, ces modifications dépendant de l'état antérieur de la muqueuse gastrique. On a constaté de plus que chez les tabétiques qui n'étaient pas soumis à des médications irritantes les crises gastriques s'espacaient ou disparaissaient.

D'ailleurs, dans toutes les dyspepsies accompagnées de phénomènes douloureux paroxystiques, de crises, les troubles nerveux surajoutés sont également provoqués par les médications. Supprimons les irritations locales, le malade restera un gastro-pathe nerveux, mais n'aura plus de crises.

Les opinions de Broussais rajeunies de nos jours par M. Hayem n'ont pas trouvé universellement des adeptes à l'époque où elles furent admises. En 1829, Barras, dans son remarquable *Traité sur les gastralgies et entéralgies, ou maladies nerveuses de l'estomac et des intestins*, s'élevait contre l'opinion des organicistes et décrivait la dyspepsie nerveuse avec observations à l'appui. La plus intéressante est, à coup sûr, la sienne ; elle est identique à celle de ces névropathes que, de nos jours, nous voyons errer de médecin en médecin et s'essayer inutilement aux traitements les plus divers. Barras, atteint d'une « dyspepsie » rebelle, va consulter les médecins les plus réputés de son temps ; tous diagnostiquent chez lui une gastro-entérite et le soumettent à des régimes débilitants, à des traitements antiphlogistiques. Il persévère docilement dans l'observation de ces traitements, bien que convaincu de leur inutilité, jusqu'au jour où un événement grave survient qui l'absorbe tout entier : une maladie grave de son enfant atteint de tuberculose. « De ce moment, dit Barras, mon attention se porta tout entière sur mon enfant ; je ne pensais plus à moi, et je fus guéri. »

Nombreux, après Barras, furent les médecins qui décrivirent les principaux symptômes de la dyspepsie nerveuse et admirent l'existence des troubles digestifs de nature fonctionnelle. Bornons-nous à citer les travaux de Beau, de Lasègue qui dessina de main de maître le tableau de l'anorexie nerveuse, ceux de Briquet sur les troubles digestifs des hystériques, etc.

Charcot, avec son jugement sûr et la grande expérience que lui apportait le nombre considérable de malades qui passèrent dans son cabinet, affirma catégoriquement l'origine nerveuse de nombre de dyspepsies. « Un autre phénomène de la neurasthénie, a-t-il écrit, c'est cette fameuse dyspepsie dont les malades ont si souvent à souffrir, et qui a fait croire à certains cliniciens que tous les désordres nerveux avaient pour point de départ les affections gastriques, tandis que c'est tout le contraire qui est vrai ; c'est la neurasthénie qui commence et c'est l'affection de l'estomac qui complète le tableau. »

Notre maître Germain Sée et son élève Mathieu ont décrit

sous le nom de dyspepsie nervo-motrice une partie des dyspepsies nerveuses.

M. Bouveret (de Lyon) est également partisan de l'origine nerveuse de la dyspepsie chez les neurasthéniques ; mais, de nos jours, nul n'a fait un plaidoyer plus net et plus persuasif en faveur de l'existence des dyspepsies nerveuses que le professeur Dubois, de Berne, dans son très remarquable ouvrage sur les psycho-névroses et leur traitement moral.

« J'ose affirmer, écrit-il, que 90 pour 100 des dyspeptiques sont des psycho-névrosés et que tous ces malades n'ont que faire du régime restreint et des médications stomachiques. C'est sur ce point de doctrine que je me sépare complètement de mes confrères.

« Je sais très bien qu'en entrant quelque peu dans les vues du malade, on peut soigner l'estomac, amender les symptômes et, par cette voie, agir sur l'esprit du patient. Mais pour un neurasthénique qui a pu guérir par cette suggestion thérapeutique indirecte, il y en a dix qui doivent à cette méthode la longue durée de leur mal et quelquefois leur incurabilité. Je vois très souvent des malades qui étaient sur le point de voir clair, qui allaient échapper à leurs auto-suggestions ; ils y ont été ramenés par le médecin. Bien plus, il y en a qui doutaient de la réalité de leur mal, qui étaient prêts à le négliger. On ne le leur a pas permis. Il a fallu qu'ils fussent classés, qu'on donnât un nom à leur maladie ; il a fallu qu'ils fussent malades selon les règles de l'art.

« Ils sont légions, ces malades dyspeptiques qui visitent chaque année les stations balnéaires et sont arrivés à ne plus rien manger tout en souffrant toujours. Au début, ils ont eux-mêmes restreint leur régime ; ils ont, par exemple, supprimé les choux, les crudités, et l'amélioration obtenue semblait leur donner raison. Plus tard, les troubles gastriques ayant reparu, ils ont supprimé quelque autre aliment ; nouvelle amélioration momentanée, mais aussi nouvel insuccès motivant de nouvelles restrictions. Le médecin, appelé, a réussi à faire clapoter l'estomac. Alors le malade se croit atteint de dilatation d'estomac, et on lui prescrit un régime plus sévère encore. Parfois le malade s'adresse à un spécialiste de l'estomac, expert consciencieux. Celui-ci n'admet pas d'emblée la dilatation ; il la constate par l'insufflation, analyse le contenu gastrique après le déjeuner d'essai. Si cet examen reste négatif, le malade a de la chance, car alors le spécialiste reconnaîtra que c'est « nerveux », et, sans renoncer tout à fait au régime de précautions, il pourra amender l'état de son malade.

« Mais malheur à celui-ci, s'il y a rétention d'aliments dans l'estomac, hypo-acidité, s'il y a excès de mucus. Alors le malade reste dans la catégorie des gastriques : il subira les lavages d'estomac et les prescriptions de régime exclusif variant suivant les idées théoriques du médecin traitant ; le malade pourra être condamné à ingurgiter de la viande crue ; d'autres fois, on ne lui donnera que des farineux. Tel médecin considère le lait comme un poison et ne craindra pas de prescrire du vin à jeun ou de faire manger jusqu'à 250 grammes de sucre ; l'autre imposera à son malade une cure de lait prolongé. Ici on lui donnera des douches sur la région stomacale, là, on l'électrisera intus et extra. Enfin dans les cas graves, on le nourrira de reconstituants pris à la pharmacie, de jus de viande, de phosphates.

« Et toujours plus le malade s'enfonce dans son hypocondrie gastrique ; son idée fixe a été soigneusement cultivée.

« Heureusement elle n'est pas si tenace qu'on pourrait le croire. Les pauvres malades ont déjà fait leurs réflexions, et j'en vois qui, avant d'avoir mon avis, me disent : « Je crois qu'on a eu tort de me traiter pour l'estomac ; il me semble que ce « sont plutôt les nerfs qui souffrent ». Il y en a même qui, plus royalistes que le roi, disent tout bonnement : « Je crois que je m'imagine tout cela ! »

A très juste titre, suivant nous, M. Dubois fait remarquer que si l'on ne doit pas négliger les symptômes locaux, il ne faut pas méconnaître non plus le déséquilibre général de l'organisme ; il ne faut pas s'absorber dans la contemplation isolée de l'estomac assimilé à une cornue, ni admettre le rôle isolé du plexus solaire ! Les pauvres nerfs que l'on accuse sont des conducteurs positifs ; ils n'ont pas d'autonomie et c'est plus haut qu'il faut chercher la cause du mal.

« Le médecin qui réfléchit considère l'homme tout entier non seulement dans son fonctionnement animal, mais dans sa psychologie ; il ne voit pas seulement ce qu'il mange ou boit, mais s'intéresse à ce qu'il pense. Et peu à peu il constate la prédominance des influences psychiques. Il s'aperçoit toujours plus que c'est sur le moral qu'il faut agir et les succès viennent lui montrer la justesse de ses vues » (Dubois).

Contrairement à la règle que nous nous sommes imposée jusqu'ici d'exposer uniquement nos opinions personnelles et d'éviter tout détail historique, toute citation, nous avons cru devoir faire une exception à cette place, car le problème des dyspepsies nerveuses est trop complexe, trop épineux pour que nous puissions en aborder la discussion et tenter de le résoudre, sans nous appuyer sur les travaux antérieurs et sans montrer les divergences profondes qui séparent les médecins les plus autorisés sur ce point de doctrine. Comment décrire les gastronévroses sans mentionner que leur existence même a été contestée et sans justifier par des arguments empruntés à différentes sources les raisons qui nous autorisent à leur faire une place et même une place prédominante dans le cadre des gastropathies ?

Nous admettons, en effet, sans restriction aucune, l'existence de gastro-névroses, c'est-à-dire de troubles gastriques, se produisant sous la seule influence de modifications psychiques et guérissant sous l'influence presque exclusive d'un traitement psychique. Nous écrivons : presque, parce que, contrairement à M. Dubois, nous estimons que les traitements physiques, qui visent à combattre l'asthénie, à ramener *ad integrum* le dynamisme nerveux, ont sur la guérison une influence nullement négligeable et qu'on ne saurait les laisser de côté.

Comme Dubois, par contre, nous estimons que les dyspepsies nerveuses englobent la majeure partie des cas de dyspepsie primitive. Si l'on met à part les troubles digestifs secondaires aux maladies des divers organes : foie, cœur, rein, aux maladies générales comme la tuberculose, etc.; si l'on met à part également les dyspepsies primitives causées par l'abus de l'alcool, du tabac, par les écarts de régime, celles qui procèdent du cancer ou de l'ulcère et de troubles statiques, on doit reconnaître que tous les autres cas de dyspepsie, et ce sont les plus nombreux, rentrent dans le cadre des gastro-névroses.

La définition des gastro-névroses est très malaisée à donner, car nous manquons de tout critérium précis, et ce sont uniquement l'interrogatoire des malades, l'apprécation de leur état mental, la marche capricieuse de la maladie, les résultats de la thérapeutique qui permettent de placer l'étiquette nerveuse sur certaines gastropathies. Nous entendons par gastro-névroses les gastropathies qui reconnaissent pour origine exclusive soit l'influence psychique pure, soit l'asthénie nerveuse, soit l'hystérie; qui guérissent par un traitement psychique visant à corriger l'état mental du sujet en même temps que par les moyens physiques et hygiéniques propres à relever l'énergie nerveuse. Peu importent les troubles du chimisme, ceux de la motricité de l'estomac; secondaires, ils disparaissent sous la seule influence du traitement de la cause et n'apportent aucune indication essentielle pour l'orientation de la thérapeutique.

Nous ne nous dissimulons pas le vague de cette définition; toutefois elle est suffisante pour permettre au clinicien de préciser l'intervention du système nerveux dans un cas donné de gastropathie et pour diriger son traitement dans le sens que lui indique l'étiologie.

D'ailleurs il n'existe pas une dyspepsie nerveuse, mais plusieurs catégories de gastropathies, très dissemblables, et qu'il importe de distinguer. Elles se différencient moins par les réactions locales de l'estomac que par les troubles mentaux particuliers à chacune d'elles.

Nous admettons trois variétés bien distinctes de gastro-névroses :

a) Celle des neurasthéniques;

b) Celle des psychasthéniques;

c) Celle des hystériques.

Du cadre des gastro-névroses nous excluons les troubles gastriques : perversions du goût, de l'appétit, etc..., que l'on observe chez les déments.

Nous n'essaierons pas de condenser dans une définition succincte les frontières et les attributs de chacune de ces variétés de gastro-névroses.

Le tableau clinique que nous allons en présenter sera plus démonstratif qu'une définition qui pour être exacte exigerait de longs développements.

Tantôt la dyspepsie nerveuse se traduit par un ensemble de troubles digestifs complexe et variable d'ailleurs d'un sujet à l'autre; tantôt elle se traduit par un symptôme isolé tel que

l'anorexie, le vomissement, l'aérophagie, par exemple; ces gastro-névroses monosymptomatiques se rattachent exclusivement
à l'hystérie.

A. GASTRO-NÉVROSE NEURASTHÉNIQUE

C'est le type de la dyspepsie nerveuse. Connue depuis fort
longtemps, elle a été décrite sous différents noms, notamment
sous la dénomination de dyspepsie nervo-motrice et confondue
parfois avec la variété psychasthénique que l'on distingue depuis
peu seulement. On peut aujourd'hui décrire avec une précision
suffisante ses causes, son évolution, son traitement.

Pour indiquer ses causes il est nécessaire de rappeler en
quelques mots ce qu'on entend par le terme : neurasthénie,
étendu trop facilement à des états morbides qui s'en distinguent
à divers titres.

Tout d'abord il importe d'indiquer que la neurasthénie n'est
pas une maladie autonome. C'est un syndrome qui, suivant les
cas, reconnaît une cause purement psychique : émotions déprimantes, surmenage cérébral, choc traumatique; tantôt des causes
physiques : fatigue, affections organiques, toxi-infection chronique. La plupart des médecins contemporains sont d'accord
sur ce point important qu'il n'existe pas une neurasthénie, mais
des états neurasthéniques.

Par contre, quelle que soit la cause de ces états, il existe un
type neurasthénique, un syndrome identique dans tous les cas,
qui traduit la souffrance générale du système nerveux; tous les
symptômes de la neurasthénie, et en particulier les troubles
gastriques, sont la conséquence de l'asthénie, de l'insuffisance
du dynamisme nerveux, produites par les causes diverses qui
viennent d'être indiquées.

Le type neurasthénique comprend des signes physiques et
des signes psychiques; les uns et les autres traduisent la
dépression générale du système nerveux, lequel se trouve en état
de « faiblesse irritable », ainsi qu'il a été dit très justement.

De la neurasthénie, acquise sous l'influence de causes très
nettes, doivent être distraits tous les cas où l'on constate des

états obsédants et anxieux (phobies), des idées fixes de toute nature, etc., cas rattachés jusqu'ici à une forme grave de neurasthénie dite constitutionnelle ou héréditaire (Charcot), mais qui constituent en réalité l'expression d'un trouble mental particulier et dont M. Janet a fait une psycho-névrose distincte, la psychasthénie.

La neurasthénie est donc uniquement l'asthénie nerveuse ; tous ses symptômes trouvent leur explication pathogénique dans la fatigue, dans l'épuisement nerveux, quelle qu'en soit la cause. « La plupart des symptômes dont on l'a surchargée, et avec lesquels on a créé la dernière variété, ne relèvent plus de la même pathogénie. La fatigue seule ne suffit pas à créer l'aboulie systématisée, les sentiments d'incomplétude de Janet, les états obsédants durables, les idées fixes, les tics systématisés, etc.... Il y faut autre chose d'antérieur et de plus profond. » (Raymond, névroses et psycho-névroses 1907).

Les causes de la neurasthénie trouvent en général un terrain tout préparé par une PRÉDISPOSITION HÉRÉDITAIRE AU NERVOSISME ; mais cette prédisposition est toujours faible et cachée. Sans causes extrinsèques et puissantes elle demeurerait latente ; en d'autres termes, avant de devenir neurasthénique le sujet ne présente pas de tare nerveuse appréciable ; après sa guérison, il redevient normal et la récidive ne survient pas, si de nouvelles causes ne viennent pas produire les mêmes effets.

D'ailleurs la prédisposition héréditaire, bien que fréquente, n'est pas constante. La neurasthénie peut être créée de toutes pièces par les causes indiquées, sans intervention de la prédisposition névropathique.

Les frontières entre la neurasthénie et la psychasthénie sont donc bien tranchées ; en effet, dans cette dernière, ainsi que nous le verrons, la prédisposition héréditaire est l'élément essentiel de l'état morbide et il suffit de la moindre influence, de l'occasion la plus légère pour faire éclore les troubles psychiques ; aussi la guérison n'est-elle jamais complète ; il reste toujours des traces apparentes, des stigmates permanents (Raymond).

La confusion perpétuée jusqu'ici entre les états neurasthéniques acquis et la psychasthénie constitutionnelle nous permet de comprendre pourquoi les médecins ont été en désaccord sur la définition de la neurasthénie, sur ses causes, sur son évolution, son pronostic et son traitement. La neurasthénie, telle que nous l'avons définie, est, au contraire, facile à délimiter et à traiter.

A la vérité, ce qui complique un tant soi peu le problème, c'est qu'il n'existe pas une démarcation absolument tranchée entre la neurasthénie et la psychasthénie; c'est qu'il existe des formes de transition, des formes graves de neurasthénie où les troubles mentaux rappellent ceux de la psychasthénie. Ce sont des formes où la prédisposition héréditaire est très accusée.

L'asthénie nerveuse, la neurasthénie est constituée par deux éléments : un élément physique, expression de la fatigue musculaire et de la fatigue « viscérale », s'il nous est permis de nous exprimer ainsi, et un élément psychique, qui est l'expression de la dépression nerveuse cérébrale; cet élément psychique ne comprend, ainsi que le fait remarquer justement M. Raymond, que des phénomènes simples, élémentaires : fatigue cérébrale rapide, difficulté d'attention, inquiétude, émotivité, etc.

On conçoit que suivant les cas la dépression pourra prédominer sur tel ou tel appareil; tantôt la neurasthénie se traduira surtout par la dépression psychique; tantôt par la dépression « organique », suivant d'ailleurs les causes déterminantes; d'où la diversité, des types cliniques; mais, quelle que soit cette diversité, ces types présentent toujours le caractère commun d'asthénie, d'insuffisance dynamique qui permet de les grouper dans le même faisceau. D'ailleurs la solidarité des différentes parties du système nerveux permet de supposer *a priori* qu'il ne peut y avoir, par exemple, une neurasthénie cérébrale isolée; l'insuffisance d'influx cérébral s'étend par contre-coup aux appareils sensoriels (troubles de l'ouïe, de la vue), au système nerveux ganglionnaire (troubles dyspeptiques, circulatoires, etc.), à la moelle et aux nerfs périphériques (rachialgie, troubles divers des sensibilités, etc.); ce qui relie encore entre eux les divers états neurasthéniques, c'est le sentiment constant de fatigue, d'asthénie neuro-musculaire....

Revenons sur les CAUSES de la neurasthénie : bien que nous ne puissions décrire à cette place la neurasthénie dans son ensemble ni passer en revue avec détail les nombreuses causes qui sont susceptibles de la déterminer, il nous paraît cependant indispensable de les rappeler brièvement, car, pour le traitement des troubles digestifs, il n'est pas indifférent de savoir quelles causes ont pu déterminer l'épuisement nerveux.

Il est entendu que la neurasthénie procède habituellement du *surmenage psychique*, de *préoccupations morales*, d'*émotions déprimantes*; mais si ces causes restent parfois isolées, dans d'autres circonstances d'autres viennent s'y associer : ce sont le *surmenage physique* par l'abus des veillées, des sports, des efforts musculaires,. en général; ce sont la *grossesse*, l'*allaitement*; ce sont encore les *intoxications* exogènes par l'alcool, le tabac, notamment, excitants auxquels le déprimé demande une stimulation factice et passagère; ce sont les intoxications endogènes créées par une *maladie infectieuse*, telles que la grippe, la fièvre typhoïde, la tuberculose, la syphilis; par une *maladie constitutionnelle* telle que la goutte, le diabète, le rhumatisme chronique, l'artério-sclérose, etc.; par une *maladie organique du système nerveux* comme le tabes, la sclérose en plaques, la paralysie générale.

Le *traumatisme*, cause fréquente de neurasthénie, paraît agir à la fois par l'ébranlement psychique résultant de l'émotion et par l'ébranlement physique imprimé au système nerveux.

A ces causes déterminantes ajoutons l'influence prédisposante, fréquente et puissante, du *terrain arthritique et nerveux*. Il est à remarquer que la cause occasionnelle peut être de minime importance; il suffit qu'elle rencontre un terrain peu résistant.

Par quel mécanisme les différentes causes indiquées agissent-elles pour créer l'affaiblissement nerveux, l'insuffisance du dynamisme? Il est probable qu'il s'agit d'une intoxication; que les poisons exogènes ou endogènes, y compris ceux qu'engendre l'état de fatigue, jouent un rôle capital dans la pathogénie et créent peut-être des « lésions » inaccessibles actuellement à nos moyens d'investigation; mais ce sont là des hypothèses, très séduisantes d'ailleurs, auxquelles il ne nous convient pas de nous arrêter.

Maintenant que le terrain est déblayé, que nous connaissons les causes de la neurasthénie, sinon leur mécanisme intime, nous pouvons aborder avec assurance l'étude des troubles digestifs chez les neurasthéniques et celle de leur traitement.

Ces troubles sont plus ou moins accusés suivant les cas, suivant que le sujet était dyspeptique avant de devenir neurasthénique ou bien au contraire en possession d'un bon estomac, suivant aussi l'intensité de la neurasthénie. Notre description sera donc forcément schématique et s'applique à la moyenne des cas observés.

Le DÉBUT est habituellement lent, progressif; mais il peut être subit. Du jour au lendemain on peut devenir dyspeptique sous l'influence d'un choc nerveux. « Pendant son repas, dit M. Bouveret, un homme jusque-là bien portant, apprend tout à coup une mauvaise nouvelle; brusquement il perd l'appétit, cesse de manger, éprouve quelque sensation de tension ou de plénitude à l'épigastre. Voilà un fait d'observation journalière et qui met bien en lumière l'influence d'un état cérébral sur les fonctions de l'estomac. Sans doute, les symptômes seront probablement fugaces, passagers; ils auront entièrement disparu au bout de quelques jours, peut-être quelques heures. Ils représentent cependant une esquisse de la dyspepsie nerveuse.

De même un traumatisme violent, une commotion cérébrale peut entraîner brusquement des troubles digestifs.

Si les causes d'ébranlement nerveux, au lieu d'être passagères, sont permanentes, exercent une influence prolongée, les troubles gastriques persisteront et s'aggraveront même, car l'état mental particulier du neurasthénique, qui grossit ses sensations et a son attention sans cesse appelée sur le fonctionnement de ses organes, exagère à son tour la dyspepsie. Il y a là un cercle vicieux.

Les TROUBLES DIGESTIFS accusés par les malades traduisent à la fois l'asthénie du muscle gastrique, d'où la lenteur des digestions, et, d'autre part, l'hyperesthésie de la muqueuse; la sensibilité du viscère, nulle à l'état normal, est très accusée parfois chez les neurasthéniques; c'est une des nombreuses modalités de l'état de faiblesse véritable.

Au réveil à jeun, les malades éprouvent souvent, pas toujours, une sensation pénible à la région épigastrique, parfois accompagnée d'un état nauséeux. Le premier déjeuner atténue en général ces sensations anormales.

C'est principalement après le repas de midi et après le dîner que les malaises sont le plus accusés.

Ils peuvent débuter dès l'ingestion des aliments ou ne se produire qu'au bout d'un certain temps, une demi-heure ou une heure après le repas. Ils sont constitués par une *sensation de plénitude*, de *pesanteur*, par du *ballonnement*, par des *éructations fréquentes*, parfois par du *pyrosis*. Les éructations soulagent momentanément les malades; aussi beaucoup d'entre eux contractent-ils rapidement l'habitude, d'abord voulue, puis réflexe, inconsciente, de déglutir de l'air et deviennent-ils aérophages. Cette déglutition d'air augmente le ballonnement, la tension épigastrique, d'où un cercle vicieux difficile à rompre.

Les malades croient que les gaz éructés sont dus à des fermentations, et cette croyance les conduit soit à des traitements inutiles ou nuisibles, soit à l'observation de régime non moins inutile, mais débilitant. En réalité le ballonnement est dû à la distension de l'estomac atone par l'air dégluti.

Le début précoce des malaises après le repas semble indiquer — c'est l'opinion de Leube qui nous paraît rationnelle — une excitation anormale, d'ailleurs toute mécanique, des ingesta sur les terminaisons des nerfs sensitifs de l'estomac. De fait la *qualité des aliments n'a pas grande influence sur l'intensité des troubles perçus par le malade*. Il semble bien plutôt que la disposition générale intervienne d'une façon effective. En de bonnes dispositions le neurasthénique « sent » moins son estomac.

Outre la gêne précoce, certains malades éprouvent à la fin de la journée de nouveaux malaises, liés sans doute à l'évacuation lente et laborieuse, aux efforts que fait le viscère pour chasser le chyme dans l'intestin.

Les mêmes malaises se reproduisent après le repas du soir, mais atténués en général; cependant, à deux ou trois heures du matin, le malade peut être éveillé par des crampes, des besoins d'éructation correspondant aussi à la fin de la digestion.

Jusqu'ici il n'a été question que de malaises pénibles, de sensations de tension, de plénitude, qu'on ne peut guère qualifier de *douleurs*.

Celles-ci ne se produisent que chez un certain nombre de malades. Chez eux la faim peut être douloureuse, anxieuse; de plus, après le repas surviennent des douleurs aiguës comparées par le patient, tantôt à une sensation de plaie, tantôt de brûlure, tantôt de tiraillements, de morsures, etc.

Ce sont ces sensations de brûlure qui font croire à certains médecins que le malade est hyperchlorhydrique et suscitent de leur part des médications locales impuissantes à calmer les douleurs, mais parfois nuisibles parce qu'elles augmentent l'hyperexcitabilité nerveuse.

En réalité ces douleurs indiquent que le sympathique est excité de façon anormale. Ce qui le prouve c'est qu'elles ne sont pas limitées à l'estomac; elles sont étendues à toute la sphère du sympathique abdominal et les causes les plus légères d'excitation de ce sympathique en provoquent l'apparition : un lavement les éveille; les règles également.

Si l'on vient à exercer une pression légère au point épigastrique (pression ne dépassant pas quelques centaines de grammes à l'esthésiomètre), on provoque une douleur très vive, parfois insupportable; cette hyperesthésie est permanente, elle existe même quand le malade n'éprouve pas de douleurs spontanées.

Il est à remarquer que les crises gastralgiques surviennent souvent chez des malades pharmacomanes, qui absorbent des médicaments irritants tels que noix vomique, arsenic, etc., et qu'on peut parfois les attribuer légitimement à la gastrite médicamenteuse surajoutée.

L'appétit est toujours irrégulier, capricieux, parfois exagéré momentanément, mais souvent diminué, parfois anéanti.

L'*inanition* est un symptôme grave des états neurasthéniques accentués, aussi devons-nous nous y arrêter quelque peu.

Comment s'installe-t-elle?

Chez beaucoup de neurasthéniques l'anorexie est primitive; les malades mangent peu parce qu'ils n'ont pas faim. Chez d'autres l'insuffisance d'alimentation reconnaît un mécanisme plus complexe. Le malade réduit progressivement son alimentation, par crainte des malaises ou des douleurs qui surviennent au cours de la digestion. Peu à peu cette conception fausse prend racine dans son cerveau et il arrive à ne plus faire que des repas insignifiants.

Certains malades ne s'alimentent pas suffisamment, parce que leur médecin imbu de l'idée qu'ils sont atteints d'une gastrite, d'une maladie de l'estomac, les soumet à un régime restreint, se faisant ainsi leur complice inconscient.

Enfin certains malades croient manger suffisamment, alors qu'en réalité ils mangent trop peu.

D'autres encore sont conduits à l'inanition par la crainte qu'entretiennent les lectures et les conversations, des méfaits de l'alimentation trop azotée, par la crainte de l'arthritisme acquis, de l'artério-sclérose, de l'appendicite, etc.

Quelles que soient les causes qui aient amené le neurasthénique à restreindre son alimentation, l'inanition a des conséquences fort graves, car elle exagère rapidement tous les symptômes d'épuisement nerveux, elle rend tenace et rebelle l'état neurasthénique.

D'ailleurs l'inanition supprime la sensation de faim, souvent remplacée par une sensation douloureuse; privé de l'excitation que provoque l'ingestion des aliments, le malade éprouve un dégoût réel quand il s'agit d'absorber quelque nourriture : ainsi se trouve réalisé un cercle vicieux (nous avons été obligés d'abuser de ce mot), d'autant plus difficile à rompre que l'on est en présence d'un malade qui raisonne, qui oppose aux tentatives faites pour l'amener à se réalimenter des objections que de bonne foi il croit très logiques. C'est dans les cas de ce genre que la psychothérapie est toute puissante, alors que son influence est nulle sur l'anorexie des hystériques et surtout des dégénérés, chez qui elle s'installe non plus à la faveur de conceptions en apparence raisonnables, quoique fausses, mais en vertu de conceptions délirantes.

L'inanition a une répercussion à la fois sur l'état physique et sur l'état psychique. Chez les inanitiés la langue est toujours saburrale. Elle est couverte d'un enduit blanchâtre épais (hypertrophie des papilles, accumulations de débris épithéliaux); de plus, ainsi que Lasègue l'avait remarqué, son pourtour présente une série de dépressions dues à l'empreinte des dents; ce dernier signe n'a d'ailleurs qu'une valeur relative. L'état de la langue peut entraîner de graves erreurs thérapeutiques de la part des médecins qui méconnaissent sa signification; ils peuvent être conduits à admettre qu'il existe un embarras gastrique justiciable de la diète, des évacuants, des vomitifs, etc. Inutile d'insister sur les désastres qu'entraîne pareille thérapeutique. En réalité la langue se nettoie dès que le malade commence à s'alimenter, c'est là une particularité qu'il convient de ne pas oublier.

Du côté des organes digestifs l'inanition entraîne des modifications bien connues aujourd'hui et qu'il ne faut pas confondre avec celles que détermine l'état neurasthénique lui-même, bien que quelques-unes leur soient communes. La sangle musculaire abdominale, déjà peu résistante, perd encore de sa résistance, de sorte qu'il est facile de palper l'abdomen. On constate un clapotage gastrique qui se produit le matin, à jeun, bien au-dessous de l'ombilic, après l'ingestion d'une petite quantité de liquide. Ici encore est une cause d'erreur à signaler. La terreur de la dilatation empêche certains médecins de réalimenter les malades qui présentent cette atonie gastrique excessive; ils craignent d'augmenter la dilatation et ils l'entretiennent, en s'abstenant de toute tentative de réalimentation. En réalité, de même que la langue se nettoie quand les malades recommencent à manger suffisamment, de même la dilatation tend à diminuer progressivement quand on les réalimente. L'atonie est due à l'insuffisance musculaire du viscère; lorsque le tonus musculaire s'améliore, sous l'influence d'une nutrition meilleure, l'estomac ne se laisse plus distendre aussi facilement.

Si la motricité de l'estomac est diminuée par l'inanition, en revanche sa sensibilité est exagérée; la pression du plexus solaire provoque des douleurs plus vives chez les inanitiés que chez les autres malades.

Cette sensibilité provoquée diminue également sous l'influence de la réalimentation.

La constipation est une conséquence naturelle de l'apport insuffisant de matériaux nutritifs; elle devient opiniâtre, rebelle à toute médication, alors qu'elle tend à s'atténuer et à disparaître, sous la seule influence de la réalimentation.

Toujours pour la même raison d'insuffisance de matériaux, de réserves de graisse, le foie s'atrophie, à tel point qu'il peut perdre la moitié de son poids (dans des cas d'inanition expérimentale).

La diminution de la matité hépatique est un signe capital de l'inanition; il n'est pas rare de constater une hauteur de 7 centimètres seulement sur la ligne mamelonnaire ou même des hauteurs moindres.

Les urines sont rares, pauvres en urée, en chlorures, en matériaux normaux d'une façon générale. On a signalé la présence d'acétone ou d'acide diacétique (?).

Il est à peine besoin d'indiquer que le signe objectif le plus constant et le plus apparent, le plus grossier pour ainsi dire, est l'amaigrissement.

Tandis que chez les neurasthéniques qui s'alimentent à peu près suffisamment l'amaigrissement demeure modéré, ne dépasse pas quelques livres, il peut atteindre, chez les inanitiés, 5, 10, 15 kilogrammes, et plus dans le délai de quelques mois.

Nous avons indiqué d'un mot que l'inanition amenait des troubles importants dans la sphère psychique, qu'elle augmentait tous les symptômes de dépression nerveuse. Effectivement sous son influence s'exagèrent la céphalée, les douleurs rachidiennes, la sensation de fatigue au réveil, la dépression mentale. La mémoire s'affaiblit; tout travail intellectuel devient impossible; les malades sont incapables d'énergie, en proie au plus sombre découragement. L'insomnie devient rebelle.

On observe tous les degrés dans l'inanition des neurasthéniques ; il est des formes légères qui guérissent facilement ; il en est de graves, très rebelles, qui s'observent chez des neurasthéniques de vieille date, enracinés dans leur maladie et dont le système nerveux est par suite très déprimé. Chez ces derniers on ne peut espérer obtenir une amélioration qu'après de longs mois d'efforts patients ; encore les résultats ne sont-ils pas toujours complets....

Revenons à l'exposé des malaises qui se produisent pendant la digestion. Aux troubles locaux qui ont été esquissés précédemment s'ajoutent des *réactions nerveuses diverses : bouffées de chaleur, palpitations, pseudo-angor pectoris, dyspnée, vertiges, céphalée* et surtout *torpeur cérébrale, inaptitude à tout travail, tendance au sommeil.* Les malades ne songent qu'à s'allonger après le repas, le décubitus horizontal atténuant la sensation intense de fatigue qu'ils éprouvent ; étendus, ils s'endorment d'un sommeil incomplet, traversé par des rêvasseries et se réveillent congestionnés, la tête lourde.

Les troubles gastriques s'accompagnent de TROUBLES INTESTINAUX du même ordre, parfois prédominants.

Souvent le météorisme abdominal accompagne le météorisme

de l'estomac. Il est rare que la *constipation* fasse défaut ; elle devient en général de plus en plus opiniâtre ; c'est une constipation à la fois atonique et spasmodique, comme l'indique la forme des matières, tantôt réduites en scybales, témoignage d'un séjour prolongé dans l'intestin, tantôt aplaties, rubanées, comme passées à la filière, ce qui est l'indice de la contracture spasmodique. Les matières sont fréquemment accompagnées de *muco-membranes*. La formation de celles-ci est souvent provoquée par l'irritation intestinale que détermine l'abus des laxatifs, des lavages ; mais elles peuvent aussi se produire, indépendamment de ces causes provocatrices, et apparaître brusquement à la suite d'un violent choc moral. N'est-ce pas là une preuve décisive de la nature fonctionnelle de la prétendue entérite muco-membraneuse ? Il existe des points douloureux sur différentes parties de l'abdomen, au niveau des plexus hypogastrique supérieur, aortique, etc. Ces zones d'hyperesthésie traduisent la souffrance, l'excitabilité anormale de tout le sympathique abdominal. La diarrhée peut exister, soit isolée, soit alternant avec la constipation. Souvent le matin à jeun, les malades sont pris d'un besoin impérieux d'évacuer une ou plusieurs selles diarrhéiques ; d'autres ont une selle diarrhéique immédiatement après le repas de midi. Tels sont les symptômes subjectifs essentiels de la dyspepsie neurasthénique.

Les signes objectifs, considérés isolément, n'ont aucun caractère pathognomonique. L'estomac atone se laisse distendre par une très petite quantité d'aliments solides ou liquides, et le matin, à jeun, après ingestion d'eau, on peut provoquer aisément le *clapotage*, ou le bruit du flot par la succession hippocratique. La limite inférieure de l'estomac descend bien au-dessous de l'ombilic. La dilatation est très prononcée chez les inanitiés, ainsi qu'il a été dit plus haut.

L'estomac se vide lentement ; cinq ou six heures après un repas moyen, il contient encore des résidus alimentaires. Le matin à jeun, il est habituellement vide ; cependant parfois il contient du liquide résiduel et l'on peut retirer 50 centimètres cubes ou même davantage de liquide muqueux, tantôt pur, tantôt contenant quelques résidus.

L'examen du suc gastrique donne des résultats variables ; il n'existe pas de « chimisme » stomacal caractéristique de la dyspepsie neurasthénique. Tantôt on constate de l'hypochlorhydrie, tantôt de l'hyperchlorhydrie, la première étant plus fréquente. Le chimisme est souvent influencé par l'abus des médicaments.

Nous avons déjà indiqué l'existence de *l'hyperesthésie du plexus solaire* appréciable par la pression simple ou par l'examen à l'esthésiomètre. Cette sensibilité est d'ailleurs très variable suivant les cas : chez les malades qui souffrent peu, la douleur à la pression est atténuée et ne dépasse pas 2 à 300 grammes (Roux); elle est très prononcée chez ceux qui éprouvent de vives douleurs, à tel point qu'ils peuvent ne pas supporter une pression légère ne dépassant pas 500 grammes à l'esthésiomètre.

Les *ptoses abdominales* sont fréquentes. L'estomac est souvent en état de dislocation verticale ; on constate l'entéroptose, la néphroptose, l'hépatoptose qui peuvent, chacune pour son compte, entraîner des troubles fonctionnels venant compliquer le tableau morbide.

Les TROUBLES GÉNÉRAUX de la neurasthénie ne peuvent être décrits en détail, ce qui nous ferait dépasser le cadre de cet ouvrage. Rappelons en bloc qu'ils consistent en *céphalée gravative, vertiges, insomnie, rachialgie, névralgies diverses, sensation de fatigue continuelle,* surtout accusée le matin au réveil; *troubles sensoriels* divers (asthénopie accommodative, etc.); *impuissance sexuelle* et modifications psychiques telles qu'*irritabilité du caractère, défaut d'attention* et *inaptitude au travail, aboulie,* etc. Les troubles digestifs, quand l'inanition est très prononcée, retentissent à leur tour sur l'état nerveux et sur la nutrition, ainsi que nous l'avons indiqué précédemment.

Il importe de dépister le déséquilibre mental des malades, car ce déséquilibre met sur la piste de l'origine nerveuse des troubles digestifs dans les cas où ceux-ci occupent le premier plan et pourraient détourner l'attention de l'état neurasthénique.

Un interrogatoire bien conduit permet de les déceler, ainsi que nous l'indiquerons à l'occasion du diagnostic. L'état général est surtout subordonné au mode d'alimentation. L'amaigrissement très prononcé n'existe que chez les neurasthéniques inanitiés.

L'ÉVOLUTION des troubles digestifs de la neurasthénie est très variable. On ne peut leur assigner une durée approximative, car cette durée est subordonnée à la gravité des accidents, à leur ancienneté, à l'efficacité du traitement prescrit, enfin à la persistance des causes qu'il n'est pas toujours au pouvoir du médecin de supprimer radicalement ou rapidement.

Chez les neurasthéniques traités dès le début et de façon méthodique, la guérison est aisée à obtenir, dans un bref délai. Elle est plus difficile et plus lente à obtenir chez les neurasthéniques atteints depuis plusieurs années, parvenus à l'inanition et dont l'état mental comme les troubles de nutrition se sont considérablement aggravés; chez ceux traités indûment pour des affections qu'ils n'avaient pas et qui, profondément découragés, se montrent rebelles à toute tentative nouvelle de traitement.

Les troubles digestifs présentent d'ailleurs de nombreuses oscillations dépendant uniquement de celles de l'état nerveux. Bien disposé, remonté temporairement, le neurasthénique s'alimente mieux et éprouve moins de malaises digestifs.

De toutes façons le pronostic, malgré les réserves formulées, est favorable dans les neurasthénies acquises qui viennent d'être étudiées. Les malades finissent par guérir, sous l'influence de la disparition des causes de leur neurasthénie et d'un traitement rationnel. Seulement, ils restent prédisposés aux rechutes si des causes nouvelles de dépression nerveuse viennent agir sur eux, et si leur prédisposition névropathique est accusée.

Le DIAGNOSTIC de la gastro-névrose des neurasthéniques, facile dans certains cas, est très malaisé dans d'autres circonstances; c'est qu'en effet, tantôt les troubles gastriques paraissent isolés, prédominants, laissant au second plan les troubles nerveux; tantôt au contraire les symptômes mentaux se manifestent dès le début de l'interrogatoire et évitent toute méprise.

Si l'on fait abstraction de ces troubles mentaux que nous apprendrons à dépister dans un instant, est-il possible de confondre le syndrome gastrique des neurasthéniques avec d'autres gastropathies? Ce syndrome n'a, considéré isolément, rien de pathognomonique et ni les signes objectifs, ni les symptômes ne permettent de porter à coup sûr le diagnostic de dyspepsie neurasthénique.

La dilatation de l'estomac est très fréquente, pour ainsi dire la règle chez les neurasthéniques; mais elle ne leur est pas exclusive. On peut constater la dilatation atonique à la suite de toute maladie longue, prolongée et déprimante, comme la grippe, la fièvre typhoïde, ou bien au cours d'une maladie chronique cachectisante.

L'insuffisance d'alimentation, l'amaigrissement peuvent s'observer, sans qu'il y ait neurasthénie à proprement parler.

Les mêmes considérations sont applicables à la ptose ; bien que celle-ci soit une conséquence fréquente de l'asthénie nerveuse, elle peut survenir à la suite de la grossesse, d'une maladie détruisant l'équilibre de la statique abdominale, et il ne suffit pas d'en constater les signes objectifs pour pouvoir l'attribuer à la neurasthénie. Les phénomènes douloureux dus aux ptoses sont plus nettement et plus rapidement influencés par le repos au lit que l'hyperesthésie des neurasthéniques. On n'attribuera pas à une sténose la dilatation de l'estomac souvent considérable que l'on constate chez certains neurasthéniques. Sans doute dans certains cas de dilatation atonique très accentuée, on peut retirer de l'estomac à jeun une certaine quantité de liquides résiduels contenant quelques débris alimentaires, mais liquides et débris d'aliments ne sont jamais aussi abondants que dans les cas de sténose ; d'ailleurs on ne retrouvera pas dans les antécédents ni dans l'état actuel les causes habituelles de la sténose : ulcère ou cancer ; les vomissements sont exceptionnels chez les neurasthéniques et les ondulations de l'estomac font défaut.

Chez certains malades très amaigris, présentant un teint jaunâtre, l'hypothèse d'un cancer peut se présenter à l'esprit ; mais la marche de la maladie, l'absence de tumeur, d'hématémèses, de melæna ou d'hémorragies microscopiques décélées par l'épreuve de Weber permettront d'éliminer le diagnostic du cancer.

De même, on ne pourra s'arrêter à celle d'ulcère chez les neurasthéniques qui éprouvent des douleurs ; en effet, chez eux manquent également les vomissements, les gastrorragies, la douleur transfixive, etc.

La sensibilité du plexus solaire habituelle chez les neurasthéniques s'observe également dans l'appendicite chronique, dans la lithiase du cholédoque, mais on provoque également dans ces cas une douleur au niveau de l'organe atteint primitivement.

Si l'examen du malade ne donne pas d'indications précises au sujet de la nature des troubles digestifs, il n'en est pas de même de l'interrogatoire qui permet d'établir le bilan de sa mentalité.

Souvent, dès le premier contact, le médecin expérimenté soupçonne la neurasthénie. Le malade se présente à lui avec un aspect triste, préoccupé, qui ne trompe guère. Pour peu qu'il tire de sa poche le fameux « petit papier » (Charcot) sur lequel, par défiance de sa mémoire, il a consigné la longue liste des questions à poser au médecin et des doléances à lui faire, celui-ci sera fixé sur la nature du mal. Il est utile de laisser parler le malade, avant tout interrogatoire ; le malade loquace, intarissable, qui fait une description interminable de ses misères, apparaît d'emblée comme neurasthénique.

Vient-on à l'interroger, on relève dans ses réponses des contradictions significatives. Questionné sur l'état de son appétit, il répond que cet appétit est capricieux : un jour bon ou même exagéré, un jour mauvais. Mêmes réponses en ce qui concerne les sensations éprouvées pendant la digestion ; le malade reconnaît qu'elles ne sont pas toujours en rapport avec la qualité ou la quantité des aliments ; tel digérera bien un repas copieux ou composé d'aliments réputés peu digestibles, qui aura des malaises à l'occasion d'un repas frugal et de digestibilité facile.

Le malade reconnaît que les causes locales interviennent moins chez lui que les influences morales, psychiques ; que le moindre changement dans ses habitudes, une légère contrariété, l'attente d'un événement aggravent tous ses malaises ; il fait remonter le début de ceux-ci à une époque où il a ressenti de violentes émotions ou a subi un surmenage intensif, etc.

Il s'étend avec complaisance sur les troubles nerveux complexes qu'il éprouve. L'insomnie, la céphalée, les angoisses précordiales, l'émotivité excessive, les alternatives de dépression et d'excitabilité, tous ces troubles que l'interrogatoire permet de déceler et sur lesquels d'ailleurs le malade appelle l'attention, sont la signature de la nature de son mal.

Ajoutons que le neurasthénique est préoccupé à l'excès de sa souffrance, qu'il en parle sans cesse, qu'elle constitue pour lui une véritable obsession ; ajoutons qu'il est sans cesse à la recherche des médicaments nouveaux, qu'il se soumet de préférence aux médications les plus bizarres, adopte avec enthousiasme le régime farineux exclusif pour se rejeter ensuite sur les bouillons de culture; qu'il s'engoue d'un médecin pendant huit jours et le dénigre le neuvième, qu'il est persuadé de l'incurabilité de sa maladie et ne cesse de répéter pendant son interrogatoire, qu'il est inutile de chercher à le guérir, car « il a tout essayé », qu'il sait fort bien qu'il n'y a rien à faire, ce qui est en contradiction avec sa pharmacomanie, sa recherche incessante de médicaments nouveaux.

S'il existe des principes généraux de TRAITEMENT applicables à tous les neurasthéniques, il ne faut pas croire qu'un même traitement convient indistinctement à tous ces malades; les variations doivent être nombreuses, suivant les causes, suivant qu'il existe ou non un état d'inanition ayant aggravé les troubles mentaux et la dépression physique, etc. C'est à la compréhension des indications particulières à chaque cas que se révèle le sens clinique du médecin; c'est de ses qualités d'observateur, de psychologue que dépend le succès du traitement.

Le traitement doit être à la fois physique et psychique. Si la psychothérapie a été trop dédaignée jusqu'ici ou plutôt réduite à des formules trop simplistes, il ne faut pas non plus en faire, à l'exemple d'un certain nombre de médecins, et notamment de Dubois, de Berne, la base unique du traitement de la neurasthénie; ce n'est pas en « remontant » le moral du malade, en lui réitérant l'assurance qu'il est atteint de troubles nerveux fonctionnels curables, que l'on fera disparaître chez lui les sensations de fatigue, l'inaptitude au travail, que l'on abrégera la durée de ses digestions et que l'on supprimera les sensations pénibles ou douloureuses qui accompagnent le travail digestif.

Tous ces symptômes d'asthénie ne pourront disparaître que sous l'influence de moyens hygiéniques et physiques supprimant les causes de fatigue, stimulant le tonus nerveux, etc.

La psychothérapie, dont le rôle est prédominant, voire même exclusif dans le traitement de l'hystérie, est chez le neurasthénique un adjuvant utile, indispensable même, mais ce n'est qu'un adjuvant. Bien maniée, elle permet au malade de comprendre la genèse et le mécanisme des troubles qu'il éprouve, elle lui permet surtout de ne pas dévier de la voie du traitement rationnel ; elle lui évite de chercher dans l'emploi de moyens médicamenteux le soulagement de ses malaises et une guérison qu'il ne pourra trouver que dans l'observation patiente et rigoureuse des principes généraux du traitement qui lui est conseillé ; elle lui inspire la confiance dans l'issue de ce traitement et supprime le découragement qui retentissait à son tour sur l'état physique... ; elle le détourne enfin de l'auto-observation qui a pour effet de grossir les sensations ; elle le guérit de ses phobies....

Traitons d'abord de la *Psychothérapie*, car elle doit être le prélude du traitement, de même que son auxiliaire pendant toute sa durée.

Pour être efficace, elle doit s'inspirer de la connaissance exacte de l'état physique et psychique du malade, de celle des causes de sa neurasthénie ; elle doit se modeler pour ainsi dire suivant la mentalité propre à chaque malade. Elle doit être d'autant plus intensive que cette mentalité est plus anormale....

Avant tout, il faut capter la confiance du neurasthénique, prendre sur lui une autorité absolue ; or, on n'inspirera confiance au malade que si l'on parvient à le convaincre que l'on comprend les causes et la nature de sa maladie et si on lui explique nettement et patiemment comment il est devenu neurasthénique, comment il cessera de l'être. On ne pourra donc prendre possession du malade au moyen de quelques affirmations tranchantes, de suggestions impératives ; il faut s'appliquer à faire sa rééducation mentale et l'on n'y parviendra qu'au prix de longs efforts.

La psychothérapie n'a rien de commun avec la suggestion applicable aux hystériques ; il faut se garder de dire au malade d'un ton brusque ou autoritaire : « Vous êtes un nerveux et vos souffrances sont imaginaires ; vous guérirez parce qu'il n'existe chez vous aucune lésion organique.... » Cette affirmation brutale, sans commentaires, demeurerait inefficace. Il convient au contraire, après avoir laissé le neurasthénique s'étendre avec complaisance sur le récit de sa maladie, après avoir écouté ses doléances avec l'attention la plus soutenue, de le convaincre que l'on croit à la réalité de ses souffrances, qu'il n'y a rien d'exagéré ou d'inexact dans le récit qu'il en fait ; on doit d'ailleurs ajouter immédiatement que l'on en connaît les causes, décomposer en quelque sorte le mécanisme de ses troubles morbides comme le ferait un mécanicien d'un moteur dont il voudrait montrer le fonctionnement ; on doit lui dire enfin que le traitement consistera à lui enseigner peu à peu, méthodiquement, à supprimer les causes et les conséquences de son état neurasthénique.

On lui demandera seulement quelque crédit, lui déclarant que certains de ces troubles disparaîtront rapidement, d'autres plus lentement, mais qu'en définitive le résultat final sera la guérison absolue. « Le névrosé est sur la voie de la guérison aussitôt qu'il a la conviction qu'il va guérir ; il est guéri le jour où il se croit guéri » (Dubois). De cette affirmation trop absolue retenons seulement cet enseignement qu'une condition indispensable de la réussite du traitement est la conviction inspirée au malade qu'il est susceptible de guérir, en s'abandonnant au médecin qui le guidera dans la bonne voie.

L'autorité morale du médecin dépend très souvent de l'impression qu'il aura faite au malade, lors de leur premier entretien. On ne saurait donc apporter trop de précautions oratoires, user de trop de douceur et de patience dans ce premier choc où le malade apporte un scepticisme profondément enraciné, un découragement puisé dans l'insuccès des médications antérieures. Il faut de toute nécessité que du « sauveur » qui s'offre à lui le malade recueille des paroles non encore entendues, qu'il ait la sensation qu'on lui dévoile des horizons nouveaux ; il faut qu'il puisse reconnaître « qu'on ne lui avait jamais dit cela! »

Il ne suffit pas d'avoir fait naître chez le malade la confiance, l'espoir dans la guérison et de lui avoir fait comprendre comment il pourrait guérir ; la psychothérapie n'est efficace qu'à la condition de maintenir cet état d'âme, pendant toute la durée du traitement ; d'aider le malade à supporter avec patience la longueur du traitement. A chaque amélioration partielle, on ne manquera pas de lui faire remarquer qu'il vient de réaliser un progrès dans la voie de la guérison ; par contre, on combattra les accès de découragement que ne manqueront pas d'inspirer les arrêts inévitables dans l'amélioration ou les rechutes si fréquentes avant la guérison définitive.

On recherchera avec lui la cause de ces à-coups et les moyens d'y remédier, etc.... En faisant peser les malades régulièrement, on leur fera constater d'une façon positive les progrès réalisés, toute augmentation de poids constituant une étape de plus dans la marche vers la guérison.

La visite fréquente, parfois journalière, du médecin, est indispensable, tout au moins au début du traitement, car il s'en faut que tous les malades arrivent d'emblée à la conviction nécessaire pour guérir ou plutôt pour suivre scrupuleusement le traitement indiqué; beaucoup exécutent docilement les prescriptions, mais n'ont qu'une confiance relative dans leur efficacité; ils manquent d'entrain.

Dans ces cas, le médecin doit redoubler d'efforts pour arriver à les persuader qu'ils sont dans la bonne voie. Il suffira souvent d'un incident insignifiant, de la disparition d'un malaise sans importance pour que le médecin « s'empare » complètement du malade récalcitrant et lui donne la foi.

Seulement, si l'assistance du médecin doit être soutenue, il ne faut pas qu'elle se traduise par des examens trop multipliés, trop approfondis de l'estomac, sinon on entretient les malades dans l'idée qu'ils sont atteints d'une affection grave de cet organe. Un seul examen complet suffit, celui qui doit être fait au début et qui permet de faire le diagnostic de la nature nerveuse des troubles gastriques.

Il en est des gastro-névroses comme des paralysies hystériques; celles-ci guériraient le plus souvent en quelques jours si l'état morbide n'était entretenu inconsciemment par les médecins qui usent et abusent des traitements locaux....

En somme, la psychothérapie s'adresse à la raison; elle vise à supprimer les causes du trouble mental, à inspirer au malade la confiance dans la guérison et la volonté de guérir, à détourner son attention de l'organe dans lequel il localise son mal. Il y a longtemps que Broussais a constaté l'influence néfaste qu'exerce le cerveau sur un mal physique : « Lorsque l'intelligence s'occupe des idées relatives aux besoins d'un viscère ou aux fonctions d'un sens, les nerfs de ce viscère ou de ce sens sont toujours en action et font parvenir des sensations au centre de relation ». Effectivement le névropathe grossit toujours les sensations qu'il éprouve, par ses craintes, ses préoccupations incessantes.

L'isolement est un complément utile, indispensable parfois, mais non toujours, du traitement psychique. Il constituait l'un des éléments de la cure de Weir Mitchell qui comprend, en outre de l'isolement, le repos au lit, la suralimentation, et accessoirement le massage et l'électricité.

Ce traitement essentiellement physique est encore en honneur à l'époque actuelle et, à juste titre suivant nous, car il est nécessaire dans certains cas de l'employer intégralement ; toutefois, ainsi qu'il a été dit précédemment, il n'existe pas une formule unique du traitement de la neurasthénie ; il y a des neurasthénies et surtout des neurasthéniques. Pas plus que la psychothérapie, la cure physique de Weir Mitchell ne constitue un bloc intangible : il est des cas où la suralimentation est inutile, les malades s'alimentant suffisamment ; d'autres où l'isolement est superflu ; il en est de nombreux où l'on peut se passer du massage, de l'électricité, etc.... Ces réserves faites, il est juste de conserver le nom de cure de Weir Mitchell à l'ensemble des moyens que l'on emploie chez les neurasthéniques, car cet auteur a eu le mérite de mettre en relief l'importance des agents physiques et notamment de la suralimentation, qui était méconnue généralement jusqu'à lui. La Psychothérapie de Dubois ne doit pas faire passer au second plan la cure de Weir Mitchell ; ainsi que nous l'avons déjà indiqué, l'une est le complément de l'autre et nous estimons que Dubois commet une erreur en accordant le premier rôle à la psychothérapie. Il est vrai, ajoute-t-il, qu'elle doit être faite dans des conditions favorables de repos, d'isolement et de suralimentation, ce qui, en somme, met tout le monde d'accord. D'ailleurs, Dubois n'a pas établi, dans ses intéressantes leçons sur les psycho-névroses, la distinction que l'on fait maintenant, à juste titre, entre la neurasthénie acquise, sans hérédité nerveuse très accusée, sans phobies dominantes, et la psychasthénie qui elle, effectivement, est surtout justiciable de la psychothérapie.

Revenons à l'*isolement* pour préciser les circonstances dans lesquelles il est utile d'y avoir recours, puisqu'il n'est pas indispensable dans la majorité des cas.

L'isolement est utile, nécessaire même, lorsque le malade doit être soustrait rigoureusement à ses occupations et qu'il a tendance à s'occuper d'affaires dans son milieu habituel, malgré la défense du médecin; lorsque son milieu, la vue de personnes qui l'entourent entretiennent en lui des préoccupations que l'éloignement peut sinon effacer, du moins amoindrir; lorsque, d'autre part, l'entourage exerce sur lui une influence nuisible, soit en le détournant de suivre les prescriptions du médecin, soit plutôt en entretenant et exagérant en lui l'état psychique anormal, par des questions incessantes relatives à sa santé et inspirés par une sollicitude mal comprises.

Ce qui nécessite encore et surtout l'isolement, c'est l'indocilité, le découragement profond de certains neurasthéniques inanitiés depuis longtemps et qui ont besoin d'un réconfort de tous les instants, de soins assidus et éclairés, que l'on trouve plus facilement dans la maison de santé, où le personnel est expérimenté, que dans le milieu familial.

L'isolement est inutile chez les malades dociles, chez ceux qui sont légèrement atteints et qui peuvent trouver, auprès de leurs proches, une assistance convenable.

L'isolement se pratique dans des cliniques spéciales, dont le nombre se multiplie de jour en jour, en France comme à l'étranger. Si la clinique est située à une certaine altitude, dans un site imposant, l'isolement n'en aura que plus de valeur, bien que ces conditions climatériques et de situation ne soient nullement indispensables.

Si les malades repoussent d'abord l'idée de l'isolement, il faut les conduire à l'accepter, non par une injonction brutale, mais en leur détaillant tous les avantages qu'ils en retireront. « Sans doute, leur dira-t-on, vous pourriez peut-être guérir, sans y avoir recours, mais la durée du traitement sera beaucoup plus longue et vous devez avoir hâte de guérir! »

La durée de l'isolement est nécessairement variable suivant les circonstances; elle ne doit pas être inférieure à six semaines à deux mois dans la moyenne des cas. L'isolement doit être maintenu un certain temps après guérison, afin de ne pas compromettre le résultat acquis par une reprise précoce des occupations.

Pas plus que l'isolement, le *repos au lit* n'est recommandable à tous les neurasthéniques. Utile, indispensable même chez les inanitiés ou chez ceux dont l'asthénie dépend exclusivement de surmenage physique, il est inutile, et peut même être nuisible chez les neurasthéniques dont la maladie est due à des causes morales et qui ont plutôt besoin de distractions, de mouvement, de voyages, etc...., que d'une inactivité qui les oblige à concentrer leurs pensées sur le sujet qui les obsède.

Il est plus facile d'obtenir le repos au lit que l'isolement. Nombre de surmenés aspirent à ce repos et en perçoivent les bons effets dès les premiers jours. On peut permettre aux malades quelques travaux manuels, quelques jeux de patience ou de cartes peu compliqués, mais il faut interdire la lecture à la plupart d'entre eux, tout au moins au début. Sous l'influence du repos, l'appétit reparaît rapidement, les digestions s'améliorent également très vite. Quant à la constipation, elle disparaît également, soit que le repos supprime le spasme intestinal, soit que la réalimentation provoque à nouveau le réveil de la fonction.

Il est inutile d'indiquer à l'avance aux malades la durée approximative du séjour au lit qu'ils devront faire; d'ailleurs, cette durée ne peut guère être précisée et varie suivant les cas.

On parvient à reculer de jour en jour, de semaine en semaine, l'échéance du lever, avec quelques paroles d'encouragement, d'exhortation à la patience.

On fait entrevoir la possibilité de se lever comme une récompense des efforts soutenus à faire pour la réalimentation! La durée du repos au lit peut varier de quinze jours à six semaines.

L'*alimentation* des neurasthéniques a fait couler des flots d'encre, bien à tort suivant nous, car il n'y a pas de régime particulier aux neurasthéniques et, chez ces malades, il faut s'occuper moins de la qualité que de la quantité des aliments.

Il y a lieu d'ailleurs de distinguer les neurasthéniques en deux catégories, suivant qu'ils s'alimentent suffisamment ou qu'ils sont inanitiés.

Chez les neurasthéniques de la première catégorie, les troubles gastriques sont en général bénins; les malades supportent assez bien les malaises qui suivent le repas, puisqu'ils parviennent à absorber une quantité suffisante d'aliments et maintiennent leur poids, à peu de chose près. A ces malades il suffit d'indiquer les aliments qui ont la plus grande valeur nutritive ·

et de défendre ceux dont l'indigestibilité pourrait entretenir ou accentuer l'état dyspeptique.

Les aliments les plus recommandables sont le laitage, le beurre, les viandes rôties ou grillées, le poulet, le maigre de jambon, les cervelles cuites à l'eau, les poissons bouillis, les pâtes, les farines de céréales et les légumineuses en purée, les légumes verts tamisés, le fromage blanc, les fruits cuits, les bananes, les gâteaux de riz, de semoule, etc.... Il est utile de rationner le pain, au moins pendant un certain temps. Quant aux boissons, elles consisteront en infusions chaudes, qui ont l'avantage de favoriser l'évacuation de l'estomac et de calmer l'hyperesthésie de la muqueuse. Le régime sec est nuisible parce qu'il entretient l'amaigrissement.

Les différents sucs de viande (carnine, musculosine, suc vital, etc.) sont d'un appoint précieux pour le relèvement rapide des forces.

Si l'estomac est très dilaté, il est utile de multiplier le nombre des repas pour éviter la surcharge alimentaire, sans toutefois faire manger les malades toutes les deux heures, comme le conseillent certains médecins allemands. On fera faire deux repas principaux et deux collations, l'une au réveil, l'autre au milieu de l'après-midi.

Le premier déjeuner se composera de thé ou café ou chocolat au lait, d'un ou deux œufs, de pain grillé et de beurre, miel ou compote. L'adjonction de substances grasses et sucrées à ce premier déjeuner a pour effet de combattre la constipation.

Chez les inanitiés le médecin doit faire tous ses efforts pour provoquer la réalimentation. Les malades résistent parce qu'ils invoquent l'anorexie ou les souffrances qu'ils éprouvent pendant la phase digestive. C'est alors qu'il faut faire appel à la psychothérapie, persuader les malades que la meilleure médication apéritive est l'alimentation, car « l'appétit revient en mangeant »; que, d'autre part, la plupart des malaises digestifs sont la conséquence de l'inanition et non de l'alimentation.

La psychothérapie rend possible la réalimentation; mais l'amélioration n'est pas la conséquence de la psychothérapie; celle-ci serait impuissante si l'alimentation demeurait insuffisante.

Dès que le poids augmente on peut être assuré que le malade est sur la voie de la guérison, surtout si les troubles nerveux s'amendent corrélativement. Par contre, si l'état mental ne se modifie pas, il faut craindre l'incurabilité de la neurasthénie.

La réalimentation ne doit pas être brusquée en général ; il convient de la faire procéder d'une *cure lactée préparatoire*. Les malades, qui acceptent avec plus ou moins de résignation la réalimentation dont on leur a démontré la nécessité, protestent souvent lorsqu'on veut les soumettre au régime lacté, parce qu'ils s'imaginent que le lait leur est contraire.

Les uns objectent que le lait est rendu dès son ingestion ; les autres, qu'il provoque une flatulence des plus pénibles, le pyrosis, etc.... Parfois cette intolérance est due à l'inobservation des règles usuelles du régime lacté absolu (absorption du lait à doses trop fortes ou trop rapprochées, etc.) ; souvent elle est exclusivement psychique et la meilleure preuve est que ce lait dont les malades annonçaient l'intolérance est parfaitement supporté et assimilé dès le premier jour. Pour obtenir ce résultat, il n'est pas besoin d'avoir recours à différents artifices ; il suffit de convaincre le malade que la tolérance dépend de lui seul ; qu'en l'absence de lésions organiques graves, de sténose, il n'existe pas d'exemples d'intolérance absolue ; qu'il ne devra pas se préoccuper des quelques malaises, tels que renvois, aigreurs, etc. Ici encore la persuasion sera l'arme unique et toute-puissante.

On administre le lait en huit prises quotidiennes, espacées de deux en deux heures et en augmentant chaque jour la dose de lait. Ainsi le premier jour on fera prendre un litre seulement ; le deuxième jour un litre et quart ; le troisième un litre et demi ; le quatrième deux litres et on s'en tiendra à cette quantité pendant trois ou quatre jours.

Au bout de sept à huit jours, on fait faire, sans transition, trois repas solides avec trois prises de lait (de 200 à 300 grammes chacun) dans l'intervalle de ces repas.

A ce moment, les malades, déjà soumis docilement au régime lacté, opposeront de nouvelles résistances. Oubliant les conseils des premiers jours, ils craindront la « surcharge » de l'estomac ; ils redouteront la fameuse constipation, qui est une de leurs obsessions continuelles, etc....

Pas d'autre réponse à leur faire, si ce n'est que l'alimentation insuffisante entretient la constipation et que l'alimentation copieuse est au contraire l'un des plus sûrs moyens de la faire disparaître.

On fera la concession de deux ou trois lavements pendant les premiers jours, pour faciliter l'acceptation de la réalimentation, tout en avertissant le malade que les évacuations devront se faire bientôt spontanément, sans aucune intervention.

Au surplus, les résistances tomberont rapidement ; les malades constatant un relèvement rapide de leurs forces, l'atténuation graduelle de leur état de faiblesse, puisent dans cette sensation de mieux-être un réconfort qui les encourage à persévérer dans la voie de la réalimentation. Leurs craintes multiples se dissipent. Éprouvent-ils encore quelques malaises post-digestifs, on leur répétera que rien n'est plus naturel ; que malades depuis longtemps, depuis plusieurs années, qu'ayant déshabitué leur estomac de recevoir les aliments en quantité suffisante, ils ne peuvent prétendre du jour au lendemain à se suralimenter sans ressentir quelques troubles, mais que leur patience ne sera pas soumise longtemps à l'épreuve.

Un précieux encouragement leur est fourni par la constatation du relèvement de leur poids. Pendant la première semaine de régime lacté, ce poids demeure invariable ou même diminue, sauf chez les malades qui ne prenaient pour ainsi dire aucune nourriture. Mais, à partir de la seconde semaine, le poids augmente et il ne faut pas manquer de communiquer le résultat des pesées ; les augmentations de poids peuvent varier entre 1 et 4 ou 5 kilogrammes, par semaine. Chez les malades dont l'augmentation est insuffisante, quelques paroles rassurantes annonçant une augmentation marquée pour les semaines suivantes, couperont court à toute velléité de découragement.

Le *massage* abdominal favorise l'évacuation de l'estomac et calme les sensations douloureuses (effleurage, vibrations) ; c'est donc un adjuvant utile de la diététique.

Il en est de même de l'*électrothérapie* employée sous forme de courants de haute fréquence, d'électricité statique.

Sans doute, il faut faire la part de l'effet suggestif ; mais on ne peut nier l'effet physique de ces différents modes d'électricité

dont les uns ont une action locale, les autres une influence
générale sur le système nerveux. Les courants continus appliqués au niveau du plexus solaire calment l'hyperesthésie; les
courants galvano-faradiques réveillent la motricité; quant aux
bains statiques, ils ont surtout une action générale sur le système nerveux.

L'*hydrothérapie* exerce également une influence salutaire.
Les neurasthéniques supportent rarement la douche froide; il
faut avoir recours chez eux soit à la douche écossaise, soit à la
douche tiède, particulièrement sédative.

A défaut de douche en jet, on peut employer les enveloppements dans le drap mouillé.

Il ne faut pas négliger non plus les applications locales de
compresses humides, soit froides, soit chaudes.

On peut utiliser, en dernier lieu, l'emploi des toniques
généraux, que l'on administrera de préférence par la voie sous-
cutanée : *cacodylate de soude* ou *de strychnine, strychnine,
sérum physiologique à petites doses* ou *sérum de Chéron*, etc....

B. GASTRO-NÉVROSE PSYCHASTHÉNIQUE

La psychasthénie, longtemps confondue avec la neurasthénie, et isolée de cette dernière par P. Janet, Raymond,
s'en distingue par les stigmates mentaux particuliers du sujet :
obsessions, phobies, angoisses, tics, et par sa nature constitutionnelle.

Ce n'est pas le lieu ici de les décrire en détail; on en trouvera
l'exposé dans le très clair travail de M. F. Raymond (névroses et
psychonévroses, Paris 1907).

Les troubles digestifs que l'on observe chez les psychasthéniques sont caractérisés par la lenteur des digestions, le ballonnement, la constipation habituelle, etc.; ils ne diffèrent pas de
ceux que l'on constate communément chez les neurasthéniques.
Si quelques malades sont en proie à la boulimie, plus souvent
c'est l'anorexie qui dominera. Le psychasthénique voit arriver
l'heure du repas avec angoisse; à ce moment, sa dépression
mentale s'exaspère; la phobie qui a été le prétexte de la réduc-

tion de l'alimentation devient angoissante. Dès que quelques aliments ont été pris, le malade accuse toutes sortes de malaises, a la sensation d'étouffement, de fer rouge, ètc.... Si après beaucoup d'efforts on parvient à relever, par une alimentation suffisante, le taux de la nutrition, de provoquer une augmentation de poids, il n'y a pas amélioration corrélative de l'état mental; les phobies, l'angoisse persistent. Il y a dissociation entre l'état mental et l'état physique.

Il en résulte que le pronostic doit être réservé. Quant au traitement, il ne diffère pas de celui qui convient aux neurasthéniques. Il comporte l'emploi des moyens physiques et celui de la *psychothérapie*, mais celui-ci ne peut être efficace qu'après emploi des premiers moyens qui relèvent les forces, donnent un regain d'activité aux différentes fonctions et de plus ont l'avantage de détourner de ses préocupations l'attention du sujet. L'*isolement*, qui n'est utile qu'exceptionnellement chez les neurasthéniques, est au contraire indispensable chez les psychasthéniques, car l'influence du milieu familial est le plus souvent néfaste.

Les moyens médicamenteux ont une action qu'on ne saurait négliger d'utiliser; les phosphates, l'acide phosphorique, le cacodylate de soude, le sérum marin peuvent être employés.

C. GASTRO-NÉVROSE HYSTÉRIQUE

Contrairement à ce que l'on observe dans la neurasthénie où les troubles gastriques sont multiples et constituent un syndrome complexe, ceux de l'hystérie gastrique sont habituellement isolés; tantôt ce sont des vomissements incoercibles, tantôt une anorexie rebelle qui occuperont exclusivement la scène morbide; un état mental particulier, des stigmates locaux nettement différenciés, la forme monosymptomatique de la détermination gastrique sont les traits caractéristiques essentiels de l'hystérie gastrique.

Celle-ci peut se manifester sous l'influence exclusive d'une cause morale : chagrin, émotion, mais parfois aussi l'hystérie vient compliquer une gastropathie antérieure : dyspepsie simple, ulcère, cancer; ces associations morbides donnent lieu fréquemment à des erreurs de diagnostic.

Quelle que soit la forme symptomatique revêtue par l'hystérie gastrique, on trouve chez le malade les STIGMATES GÉNÉRAUX de l'hystérie : anesthésies, troubles sensoriels, zones hystérogènes dont la constatation n'a qu'une importance relative pour le diagnostic de la nature des troubles gastriques et des STIGMATES LOCAUX qui ont au contraire une grande valeur.

Tout d'abord le *plexus solaire est douloureux à la pression*; même légère, la compression de la région épigastrique détermine à l'état d'ébauche une crise d'hystérie; il existe à ce niveau une zone hystérogène : le malade a la sensation d'étranglement au niveau du cou; sa respiration devient suspirieuse, ses yeux se convulsent, une agitation caractéristique se manifeste.

D'autre part, au niveau de l'abdomen on constate des *modifications de la sensibilité cutanée* : zones d'anesthésie ou d'hyperesthésie, surtout marquées au niveau de la région épigastrique. D'après Gilles de la Tourette, l'anesthésie serait habituelle chez les anorexiques; au contraire, l'hyperesthésie serait de règle chez les malades atteints de gastralgie ou de vomissements incoercibles, mais c'est là une assertion erronée.

Les diverses manifestations gastriques de l'hystérie procèdent toutes d'un trouble mental initial; elles sont créées de toutes pièces par l'auto-suggestion, et la suggestion du médecin peut les faire apparaître ou disparaître. Toutefois les hystériques ne sont pas tous accessibles à la suggestion; il en est qui sont rebelles à l'influence psychothérapique. Il s'agit alors de formes graves d'hystérie qui confinent à l'aliénation.

On peut observer chez les hystériques des troubles de la motilité, de la sensibilité, de la sécrétion, des troubles vaso-moteurs.

Parmi les névroses de la motilité on range la gastroplégie ou paralysie brusque des tuniques de l'estomac, l'aérophagie, le mérycisme, le spasme du cardia, les vomissements.

La GASTROPLÉGIE est rare, elle s'observe à la suite de grands traumatismes ou bien d'une laparotomie.

Il en a été question dans un chapitre précédent, ainsi que de l'AÉROPHAGIE, du MÉRYCISME.

Le SPASME DU CARDIA est fréquent chez les hystériques; l'ingestion des aliments provoque une sensation d'étouffement, d'étranglement, et les aliments sont parfois rejetés immédiatement après l'ingestion.

Les VOMISSEMENTS constituent, avec l'anorexie la principale manifestation de l'hystérie gastrique. Ils peuvent survenir sous la seule influence des causes provocatrices habituelles, c'est-à-dire d'une émotion, de chagrins ou par imitation ; mais parfois ils surviennent, en vertu de la prédisposition névropathique, chez un sujet atteint d'une affection de l'estomac : dyspepsie, ulcère, ou bien de ptose, d'appendicite chronique, ou bien encore chez une femme enceinte.

On a longuement discuté sur l'origine des vomissements de la grossesse, tour à tour rattachés à une auto-intoxication ou à l'hystérie. Quelle que soit la pathogénie, il est permis d'affirmer que le caractère incoercible des vomissements de la grossesse est dû à l'hystérie.

Les vomissements hystériques ont des caractères spéciaux qui permettent de les reconnaître aisément : c'est tout d'abord leur persistance ; une fois installés, ils peuvent se reproduire chaque jour et persister pendant des mois et des années ; par contre, quelle que soit l'ancienneté de ces vomissements, ils peuvent prendre fin brusquement, sous une influence purement psychique : isolement, menace de gavage, etc.

Les vomissements se manifestent en général après chaque repas en vertu de l'entraînement acquis, c'est-à-dire de la répétition à chaque repas de l'auto-suggestion habituelle. Ce sont des vomissements faciles, se produisant sans nausée, sans effort, comme ceux de la méningite.

Une partie seulement des aliments absorbés est rejetée, ce qui explique le maintien pendant fort longtemps d'un bon état général. Le vomissement est immédiat ; il se produit aussitôt après le repas ou même au cours du repas ; mais le malade peut continuer son repas, comme s'il ne s'était rien passé, ce qui distingue le vomissement hystérique de celui qui est lié à la gastrite, à l'ulcère.

Nous venons de signaler la conservation d'un bon état général ; c'est, en effet, l'un des caractères des vomissements nerveux, explicable, nous l'avons indiqué plus haut, par ce fait que les vomissements sont partiels et non par une loi biologique parti-

culière aux hystériques. Toutefois, ce n'est pas une règle
absolue ; il est des cas où tous les aliments sont rejetés sans
exception ; les malades maigrissent alors rapidement et tombent
dans la cachexie.

Chez certains hystériques il existe plutôt des régurgitations
successives d'aliments qu'un vomissement unique ; il y a une
sorte de transition entre le mérycisme et le vomissement proprement dit. Dans quelques circonstances, l'aérophagie précède le
vomissement (Bouveret) ; à la suite de chaque éructation, une
certaine quantité d'aliments est rejetée.

Les névroses de la sensibilité comprennent la gastralgie,
l'anorexie, la boulimie.

La GASTRALGIE purement névropathique est admise par la plupart des neurologistes ; au contraire, les médecins qui traitent
spécialement les affections du tube digestif estiment que la
gastralgie hystérique vient compliquer le plus souvent une gastropathie préexistante, notamment l'ulcère qui coexiste fréquemment avec l'hystérie. « L'accès de gastralgie peut apparaître
chez un malade prédisposé, au cours de toutes les affections de
l'estomac qui déterminent des crises de douleurs vives » (Mathieu
et J. Ch. Roux). On peut objecter que les causes morales se
trouvent souvent à l'origine de l'accès douloureux, mais ne
sait-on pas que dans l'ulcère chronique de l'estomac une émotion
peut réveiller la douleur ainsi que provoquer une hématémèse ?
La gastralgie hystérique se distingue par l'intensité de la douleur ou plutôt de la réaction du sujet qui est en proie à une
agitation excessive, pousse des cris, etc. Parfois d'ailleurs l'accès
douloureux se termine par une crise convulsive ou une crise
de larmes, par une série d'éructations aérophagiques qui sont
l'équivalent de la crise convulsive ou par des vomissements. Il
est, en effet, des cas où la gastralgie est associée aux vomissements
incoercibles.

En résumé, chaque fois que l'on constatera la gastralgie
hystérique on se méfiera de l'ulcère de la région pylorique et,
par prudence, on instituera le régime de l'ulcère.

L'ANOREXIE hystérique a été décrite bien souvent et Lasègue
en a tracé un tableau auquel on ne peut guère apporter de
retouches. Le plus souvent l'anorexie s'observe chez des jeunes
filles ou des jeunes femmes. Le prétexte habituellement invo-

qué par elles pour légitimer la réduction de l'alimentation est un malaise éprouvé pendant la digestion ; dans d'autres circonstances, c'est par coquetterie, pour ne pas grossir ou simplement, parce qu'elle « n'a pas faim » que l'hystérique se rationne. Rapidement, si l'on n'intervient pas ou si l'entourage entoure la malade d'une sollicitude maladroite, l'auto-suggestion s'enracine, le refus d'aliment devient systématique et d'autant plus formel que l'appétit disparaît complètement, à la suite de la prolongation du jeûne, comme d'ailleurs chez tous les nerveux et notamment les neurasthéniques. La volonté est annihilée, la malade ne peut résister à son idée fixe.

L'influence de l'entourage s'exerce dans un sens contraire au but qu'on se propose. « On multiplie les délicatesses de la table dans l'espérance d'éveiller l'appétit ; plus la sollicitude s'accroît, plus l'appétit diminue. La malade goûte dédaigneusement les mets nouveaux et, après avoir ainsi marqué sa bonne volonté, elle se considère comme dégagée de l'obligation de faire plus ; on supplie, on réclame comme une faveur, comme une preuve souveraine d'affection que la malade se résigne d'ajouter une bouchée supplémentaire au repas qu'elle déclare terminé. L'excès d'insistance appelle un excès de résistance.... Une seule concession les ferait passer de l'état de malades à celui d'enfants capricieux, et cette concession, moitié instinct, moitié de parti pris, elles ne le consentiront jamais.

« L'anorexie devient peu à peu l'objectif unique des préoccupations et des conversations ; il se forme ainsi une sorte d'atmosphère autour de la malade, qui l'enveloppe et à laquelle elle n'échappe à aucune heure de la journée. Les amis se joignent aux parents, chacun contribue à l'erreur commune, selon la pente de son caractère ou le degré de son affection ».

Pendant longtemps, comme chez les hystériques atteints de vomissements, l'état général se maintient relativement satisfaisant. Les malades affectent un optimisme surprenant ; un « contentement pathologique » (Lasègue) qui est l'un des stigmates psychiques de l'hystérie en général. Progressivement les malades arrivent à retrancher telle ou telle variété d'aliments : la viande, le pain, les œufs ; il arrive un moment où la ration alimentaire est pour ainsi dire nulle ; alors l'amaigrissement devient extrême ; le pouls s'accélère ; la peau est sèche, rugueuse, les yeux ternes; tout mouvement devient pénible et des syncopes surviennent à chaque instant; les malades restent étendus, incapables du moindre effort. L'optimisme fait place au découragement, à l'inquiétude : les malades se montrent moins rebelles aux conseils, mais les efforts réels qu'ils font pour s'alimenter restent infructueux, tant qu'une volonté puissante ne vient pas en aide à leur volonté défaillante.

La mort peut survenir par inanition ou du fait d'une tuberculose intercurrente. Ajoutons que les cas mortels deviennent exceptionnels parce qu'une thérapeutique rationnelle intervient en général dès le début des accidents et prévient le passage de l'anorexie à l'état chronique.

La BOULIMIE est plus rare que l'anorexie; il ne faut pas la confondre avec la faim douloureuse, perversion de la faim qui s'observe chez certains névropathes et s'accompagne d'angoisse, de vertige....

Les troubles de la sécrétion se traduisent par la SIALORRHÉE qui peut prendre des proportions excessives; certains malades ont la bouche constamment pleine de salive et peuvent en rejeter plus d'un litre par jour. Il en résulte une dépression des forces qui retentit sur l'état général.

L'HÉMATÉMÈSE est un trouble vaso-moteur dont l'existence est discutable, en tant que trouble purement nerveux, car le plus souvent, quand du sang pur est rendu en grande quantité, il s'agit d'un ulcère latent. On peut rattacher à l'hystérie la pituite hémorragique que Nové-Josserand a décrite sous le nom d'hématémèse.

A la suite d'une crise convulsive, d'une émotion, la malade éprouve une sensation d'étouffement et rejette brusquement une petite quantité (40 à 50 centimètres cubes) de liquide sanguinolent, d'aspect de sirop de groseille et revêtant après séjour à l'air la teinte brune de sirop de ratanhia étendu d'eau. Ce liquide est surtout constitué par de la salive teintée de sang dont la provenance est obscure (salivation sanguinolente ou hémorragie œsophagienne).

On a cité des cas où les hématémèses coïncidaient avec des hémorragies multiples de la peau et des muqueuses.

Tandis que les moyens physiques jouent dans le traitement de la dyspepsie neurasthénique un rôle des plus importants que l'on avait trop dédaigné dans ces dernières années, ces moyens ne jouent qu'un rôle effacé dans le traitement de l'hystérie gastrique. Celle-ci, quelle que soit la modalité des accidents : anorexie, vomissements, douleurs, etc., est exclusivement justiciable de la psychothérapie et de l'isolement.

On sait que ces troubles reconnaissent pour origine une auto-suggestion dont le malade a conscience ou non et que leur persistance est due à une aboulie qui ne permet pas au sujet de réagir. Le rôle du médecin consiste essentiellement à détruire cette auto-suggestion et à faire la rééducation de la volonté.

S'il est inutile en général de prescrire une diététique sévère, il convient cependant de ne pas perdre de vue que parfois une dyspepsie préexistante, voire même un ulcère peuvent avoir été le prétexte de la localisation gastrique de l'hystérie. Il n'est donc pas inutile, au début, de soumettre le malade à un régime de repos, c'est-à-dire de lui prescrire une alimentation consistant surtout en laitage, œufs, bouillies, viande pulpée. Ce régime permettra d'ailleurs d'apprécier plus aisément la quantité d'aliments absorbée, de plus il donnera la mesure de la docilité du malade qui opposerait plus de résistance si on lui prescrivait l'alimentation ordinaire.

Le TRAITEMENT PSYCHIQUE diffère quelque peu de celui qui est de mise chez le neurasthénique ; chez ce dernier on s'adresse surtout à la raison ; par de longues conversations on s'efforce de lui démontrer le mécanisme de son mal et en même temps les moyens d'y remédier ; il s'intéresse aux efforts que l'on fait pour le guérir, car il veut guérir. Chez l'hystérique il faut procéder par suggestion, car le raisonnement a plus de prise sur lui ; son aboulie, son indifférence morbide font qu'il se montre rebelle à tout entretien qui s'adresse à la raison pure. Il faut donc procéder différemment et mettre en œuvre, non seulement la suggestion par la parole exclusive, mais celle qui s'appuie sur l'emploi de moyens auxquels on attribue avec autorité une action décisive. La prescription de pilules de mica panis, de taraxacum (racines de pissenlit), etc..., est souvent suivie de succès.... Il en est de même du massage, de l'électricité si l'on a soin d'entourer d'une certaine mise en scène leur mise en pratique, car il est incontestable que leur efficacité est surtout due aux commentaires qui l'accompagnent.

La menace est un moyen qu'il ne faut pas dédaigner dans certains cas; la crainte du gavage, de l'isolement, fait plus pour la guérison, surtout chez les enfants, que tout autre moyen.

Si dans les formes bénignes de l'hystérie la psychothérapie, aidée de quelques médications anodines, médicamenteuses ou physiques, peut suffire, il n'en est pas de même dans les formes graves caractérisées par une anorexie, par des vomissements rebelles. Dans ces formes, il faut, sans hésitation, avoir d'emblée recours à l'*isolement* et convaincre le malade que cet isolement ne prendra fin que le jour où il s'alimentera de façon suffisante, où il cessera de vomir; on implante ainsi dans le cerveau de l'hystérique une idée fixe qui viendra neutraliser les effets de l'auto-suggestion antérieure.

Encore faut-il que la crainte de l'isolement soit réelle pour produire les résultats attendus. Si nombre de malade redoutent l'isolement qu'on leur a dépeint sous de sombres couleurs, quelques-uns l'acceptent avec indifférence, avec un optimisme parfait; chez ces derniers le bénéfice de l'isolement sera aléatoire.

Pour être efficace, l'isolement qui nécessite le séjour dans une maison de santé, doit être absolu. On doit interdire les visites et les lettres pendant un certain temps, supprimer toute relation avec le monde extérieur. Le malade ne recevra d'autre visite que celle du médecin qui devra le convaincre que l'isolement prendra fin seulement lorsque la guérison sera complète et dûment établie: que les rigueurs de cet isolement ne seront atténuées qu'autant qu'il fera effort pour guérir.

Tels sont les principes généraux du traitement de l'hystérie, applicables, nous l'avons dit, à ses diverses manifestations. Il est inutile, par conséquent, d'indiquer un traitement pour chacune d'elles en particulier. Le lavage de l'estomac, le gavage, l'électrothérapie, l'hydrothérapie ne donnent que des résultats inconstants et leurs effets sont surtout suggestifs. Il faut tenir en réserve le *gavage* qui effraie les malades, comme une arme menaçante pour ceux d'entre eux que l'isolement trouve résignés.

Il peut y avoir une certaine utilité à utiliser quelques moyens anodins comme les applications de compresses de Priessnitz, les pulvérisations de chlorure d'éthyle, les lavements de bromure contre la gastralgie ; les inhalations d'oxygène contre les vomissements ; mais il faut se garder de prescrire à l'intérieur les médicaments tels que la morphine, la cocaïne, dont il serait superflu de détailler les inconvénients ; ou d'autres médicaments tels que le fer, l'arsenic qui irriteraient l'estomac et pourraient entretenir la gastralgie en créant la gastrite médicamenteuse. Nous avons indiqué précédemment ce qu'il convenait de faire dans les cas d'aérophagie....

DYSPEPSIES ET ENTÉRITES INFANTILES

A. ÉTIOLOGIE

Bien que cet ouvrage soit exclusivement consacré à l'étude des affections de l'estomac, on ne peut, dans l'exposé des troubles gastriques de l'enfance, faire abstraction des désordres intestinaux qui sont intimement liés à ceux dont l'estomac est le siège; tout essai de dissociation serait purement artificiel, contraire aux enseignements de la clinique. Chez l'adulte, l'intestin peut, pendant un certain temps, ne pas subir le contre-coup des anomalies de fonctionnement de l'estomac; dans la première enfance, la solidarité de l'estomac et de l'intestin s'affirme davantage et l'entérite va de pair avec la dyspepsie. Il est donc nécessaire de comprendre dans la même étude la dyspepsie et les entérites infantiles.

De toutes les affections qui peuvent atteindre le nourrisson, celles de l'appareil digestif sont les plus communes et aussi les plus graves.

Ce sont les plus communes parce que l'estomac et l'intestin, incomplètement développés, doivent cependant faire les frais d'un travail digestif des plus actifs puisque, à la fin de la première année, le poids de l'enfant est le triple du poids à la naissance; parce que, d'autre part, le foie, le pancréas, qui jouent un rôle si important dans la digestion, sont également en état de développement insuffisant, et que certaines glandes à sécrétion interne, comme les glandes thyroïdes, les capsules surrénales dont le rôle est capital comme destructeurs des poisons d'origine intestinale, peuvent ne pas suffire à la tâche qui leur est dévolue....

Ce sont les plus graves également, parce que la résistance du nourrisson aux infections et aux intoxications est faible et que cette résistance peut encore se trouver amoindrie par un développement insuffisant, par les tares que les parents ont transmises.

La vulnérabilité est donc particulièrement grande chez les enfants nés prématurément.

D'autre part, les *enfants débiles* issus de parents tuberculeux, syphilitiques, alcooliques et même neurasthéniques, sont particulièrement exposés à la dyspepsie et à l'infection gastro-intestinale. Enfin, il est des enfants chez qui la tendance à la dyspepsie semble héréditaire.

Mais il est d'autres causes prédisposantes inhérentes soit aux conditions extérieures, soit à des incidents de développement qui diminuent la résistance déjà si précaire de l'enfant. Les infections digestives graves sont surtout des *maladies d'été*, parce que, pendant les chaleurs, les germes se développent dans le lait avec une activité incomparablement plus grande que pendant l'hiver, et que dans l'intestin les fermentations microbiennes sont également plus actives.

Le rôle de la *dentition* qui a peut-être été exagéré n'est cependant pas négligeable.

Il faut encore tenir grand compte des *conditions de milieu* dans lequel l'enfant est élevé, de l'encombrement, de l'hygiène défectueux.

Les *maladies infectieuses*, notamment les fièvres éruptives favorisent le développement de la dyspepsie. Il en est de même des *végétations adénoïdes infectées* qui déversent incessamment dans le tube digestif des produits septiques.

Il faut enfin faire entrer en ligne le *mode d'allaitement* de l'enfant. Si l'enfant nourri au sein n'est pas exempt de troubles digestifs, il n'en est pas moins vrai que ceux-ci sont particulièrement fréquents et graves chez l'enfant nourri au biberon, parce que, à l'influence de la suralimentation, également nocive chez l'un et chez l'autre, s'ajoute chez le dernier celle des altérations du lait, celles de la digestibilité et de l'assimilation particulièrement difficiles du lait de vache. Le lait de la nourrice peut être, il est vrai, altéré par une maladie intercurrente ou par l'apport de produits toxiques, mais ces altérations passagères ne peuvent être assimilées à celles du lait de vache.

Les troubles digestifs de l'enfant nourri au sein et de l'enfant nourri avec le lait de vache ne diffèrent ni dans leur nature, ni dans leur expression clinique; ils sont surtout graves chez le dernier.

La SURALIMENTATION est la cause efficiente essentielle des troubles digestifs chez tous les nourrissons, quel que soit le mode d'allaitement. Par suite de l'apport de lait en excès, le tube digestif assimile imparfaitement les matériaux alimentaires; les résidus d'une digestion défectueuse encombrent l'intestin, y subissent des putréfactions qui se développent aux dépens des substances albuminoïdes et aboutissent à la formation de poisons.

La suralimentation chez le nourrisson est réalisée par la surabondance des tétées, la quantité de lait absorbé avec chacune d'elles étant hors de proportion avec la capacité digestive déterminée par l'âge de l'enfant; elle est encore réalisée par une cause qui s'associe communément à la première, c'est-à-dire par la multiplication des tétées. On sait que beaucoùp de nourrices ont une fâcheuse tendance, en dépit des prescriptions médicales, à rapprocher indûment les tétées, soit pour empêcher l'enfant de crier, soit pour tout autre motif et à donner le sein plusieurs fois dans la nuit, enfreignant ainsi la loi du repos nocturne de l'estomac aussi utile chez l'enfant que chez l'adulte. Il en résulte que du lait est déversé dans l'estomac alors que la digestion du repas précédent n'est pas encore terminée, d'où accumulation de matériaux dans l'estomac qui se dilate, fermentation du lait par suite de son séjour prolongé, enfin continuation des fermentations dans l'intestin particulièrement riche en germes.

Après le sevrage, on doit encore incriminer l'excès d'alimentation en général et, notamment, l'absorption de lait en excès; beaucoup de parents continuent à donner, sous forme de potages et de boissons, une quantité de lait équivalente à celle que l'enfant prenait, alors que le lait constituait son seul aliment; de cette surabondance de lait résultent des troubles digestifs caractérisés par l'anorexie, le tympanisme, la fétidité de l'haleine et des selles avec constipation ou diarrhée, un état anémique, etc.... Des accidents graves d'entérite folliculaire peuvent survenir....

D'autre part, on doit incriminer la nature des aliments, l'administration prématurée des œufs, de la viande... de bouillon provenant de viande avancée, etc.... Les enfants, soumis à l'alimentation carnée précoce, sont sujets à l'eczéma, ont des selles fétides ; l'entérite s'installe bientôt chez eux avec son cortège d'accidents infectieux.

A l'influence de la suralimentation peut s'ajouter celle des ALTÉRATIONS DU LAIT, commune, nous l'avons indiqué, à tous les nourrissons indistinctement, mais incomparablement plus fréquente et plus grave chez l'enfant nourri avec le lait de vache ; enfin celle qui résulte, pour le nourrisson élevé au biberon, de la difficulté d'assimilation du lait de vache et de ce lait stérilisé.

Le lait de la nourrice peut contenir en excès des principes normaux, comme la *graisse*, qui nuisent à sa digestibilité. Le lait contient en moyenne 38 grammes de beurre par litre ; mais certains laits peuvent renfermer une proportion de beurre plus considérable, jusqu'à 45, 50 et même 60 grammes par litre. Cet excès de graisse peut donner lieu à des selles graisseuses, exhalant l'odeur de beurre rance, de couleur gris verdâtre, contenant des grumeaux de beurre non digérés, et striées de mucus glaireux. Ces selles ont une réaction acide très prononcée due aux fermentations butyriques et lactiques.

Le lait peut encore contenir un *excès de caséine* (35 à 45 grammes de principes albumineux au lieu de 15 grammes).

Il peut être adultéré par un certain nombre d'aliments : gibier, charcuterie, huîtres, écrevisses, crabes, choux, et surtout par les boissons alcoolisées. Les enfants allaités par des nourrices qui absorbent une trop grande quantité de vin, de bière, par celles qui boivent de l'alcool en nature, ont de l'agitation, de l'insomnie, parfois même des convulsions et souvent de la diarrhée, des vomissements.

L'*arsenic*, le *fer*, le *mercure*, l'*opium*, le *chloral*, l'*iodure de potassium*, la *quinine*, le *salicylate de soude*, l'*antipyrine*, etc , passent dans le lait et peuvent déterminer des troubles digestifs. Si l'on est obligé d'administrer la quinine, qui peut entraîner des accidents sérieux chez les enfants âgés de moins de cinq à six mois, on pourra éviter ces accidents en ayant soin de vider les seins, trois heures environ après l'administration du médicament à la nourrice. Constatons, incidemment, que l'on ne peut compter sur la transmission de l'iodure de potassium et du mercure par le lait, pour traiter les nourrissons syphilitiques, car ces médicaments s'éliminent par le lait en quantité très variable et nullement proportionnelle à la dose ingérée.

La *menstruation* détermine dans le lait des altérations qui se traduisent fréquemment par l'apparition de troubles digestifs chez le nourrisson.

Le lait ne présentant à ce moment que des modifications insignifiantes dans ses éléments normaux, il est permis de supposer que des toxines s'éliminent par son intermédiaire et qu'elles sont la cause des troubles de la santé de l'enfant. On sait d'ailleurs que, pendant la période cataméniale, la femme éprouve des désordres que l'on rattache aujourd'hui à une auto-intoxication.

Toutes les *maladies infectieuses* ont une répercussion non seulement sur la quantité du lait, mais sur sa qualité. L'altération du lait est également due au passage des toxines, ainsi que l'ont démontré Brieger et Ehrlich, Achard et Bensaude, etc., pour les toxines du tétanos, de la diphtérie, de la fièvre typhoïde.

Bien autrement graves et fréquentes sont les adultérations du lait de vache : les poisons du lait peuvent provenir de l'alimentation, certaines plantes mélangées au fourrage comme la rhubarbe, la gratiole, le colchique, etc..., rendent le lait nocif; de même, est altéré le lait provenant de vaches nourries avec des résidus de mélasse, avec les déchets de brasserie et de distillerie; celui qui est additionné d'acide borique, d'acide salicylique, de formol, etc..., dans le but d'assurer sa conservation, celui qui est coupé frauduleusement d'eau impure; mais le principal danger provient des innombrables *germes et poisons que véhicule le lait non stérilisé*. Le lait contient toujours des germes au moment de la traite, germes provenant du pis souillé de la vache, des mains de ceux qui l'ont recueilli, des récipients malpropres où il est conservé, etc.... Ces germes s'y multiplient d'une façon prodigieuse, variable d'ailleurs, suivant les influences thermiques.

Tous ces germes provoquent la coagulation de la caséine; seulement les uns coagulent le lait en l'acidifiant; ce sont les ferments qui transforment la lactose en acide lactique; les autres le coagulent en sécrétant des diastases analogues à la présure, la réaction du lait restant ou devenant alcaline.

Les ferments qui provoquent la fermentation lactique paraissent être des variétés du coli-bacille; on distingue le bacillus acidi lactici (Hueppe) ou ferment lactique de Pasteur, le bacterium lactis aerogenes, etc.... La fermentation butyrique fait suite à la fermentation lactique; elle est l'œuvre du bacillus butyricus de Pasteur qui transforme l'acide lactique en acide butyrique.

Parmi les ferments protéolytiques, qui coagulent la caséine sans l'acidifier, citons le bacillus subtilis, le bacillus mesenterius vulgatus, les tyrothrix, etc....

Ces ferments ne se bornent pas à peptoniser la caséine; ils lui font subir diverses modifications dont le terme est la production de leucine, de tyrosine, d'urée et de carbonate d'ammoniaque, d'acides de la série grasse (formique, acétique, propionique, butyrique, valérique), d'acide carbonique, d'hydrogène, d'azote, etc....

Les spores des bactéries peptonisantes résistent à des températures supérieures à 100 degrés; la stérilisation à 100 degrés détruit les ferments du sucre de lait, mais laisse intacts ceux de la caséine.

Les germes acidifiants et les germes protéolytiques s'associent dans les conditions ordinaires; la fermentation lactique est la première en date; puis la fermentation des albuminoïdes se produit à son tour.

On ne peut s'étonner de la gravité des accidents dus à l'adultération du lait, si l'on prend en considération le nombre prodigieux de germes qui peuvent s'y développer.

Avant d'indiquer comment, par la stérilisation, on peut parer aux dangers de l'infection par le lait, indiquons d'un mot les différences que l'on constate entre la *flore microbienne* du jeune enfant nourri au sein et celle de l'enfant nourri au biberon. Cet aperçu permettra de comprendre pourquoi ce dernier est beaucoup plus exposé à l'infection que l'enfant nourri au sein.

Des recherches de M. H. Tissier, il résulte que chez l'enfant nourri au sein, le milieu intestinal est aseptique à la naissance; puis, qu'après cette phase aseptique extrêmement courte, d'une durée de quelques heures, apparaît une phase d'infection progressivement croissante. Dès le quatrième jour, on trouve dans l'intestin un anaérobie, le bifidus, auquel viennent bientôt s'associer des aérobies : le coli-bacille, un streptocoque, le bacterium lactis aerogenes, le bacillus acidophilus.

Un certain nombre de ces agents microbiens exerce une action empêchante sur les fermentations putrides.

Chez l'enfant nourri au biberon, après une phase aseptique, apparaissent des espèces microbiennes très variées telles que le bacillus acidophilus, le bacillus exilis, l'entérocoque de Thiercelin, des sarcines, espèces qui favorisent au contraire les fermentations putrides.

A l'état pathologique, chez les nourrissons au sein, on note la diminution et même la disparition du bacillus bifidus et la pullulation d'autres espèces. Deux types bactériologiques peuvent exister, d'après Nobecourt et Rivet. Le premier, réalisé dans les formes aiguës et au plus haut degré dans le choléra infantile, consiste en une diarrhée séreuse, contenant peu de débris alimentaires et où pullulent des microbes aérobies ou anaérobies facultatifs ; le second, plus rare, s'observe dans les formes subaiguës, avec selles demi-liquides, pâteuses, riches en détritus alimentaires, plus ou moins fétides.

En pareil cas on trouve, en plus des coli-bacilles et des streptocoques, des aérobies et des anaérobies qui constituent la majeure partie de la flore : bacillus mesentéricus, bacillus proteus, bacillus perfringens, bacillus exilis, staphylocoques, etc.

Chez les nourrissons allaités artificiellement on observe les mêmes modifications, mais elles sont moins nettement appréciables, à cause de la grande variabilité de la flore dans les conditions normales.

Le régime amène des modifications intéressantes dans la flore bactérienne. Contrairement à ce que pourraient faire supposer les résultats observés en clinique, le régime féculent ne modifie pas sensiblement les états bactériens des fèces ; Nobécourt et Rivet n'ont pas constaté l'apparition du bifidus ; par contre le lait de femme détermine rapidement la réapparition de selles normales avec prédominance du bacillus bifidus ; le babeurre produit les mêmes résultats.

Par contre, le bouillon de culture paralactique du Dr H. Tissier ne paraît pas favoriser la réapparition du bacillus bifidus ; on trouve seulement dans les selles le bacillus acidiparalactici introduit avec ce bouillon....

Retenons, au point de vue pratique, que, de la notion acquise de l'existence de microbes empêchants, est née une thérapeutique séduisante consistant à introduire, sous différentes formes, dans les voies digestives de l'enfant, des espèces empêchantes, très résistantes, telles que le bacille paralactique, le bacillus bifidus, susceptibles de neutraliser l'action des microbes protéolytiques, en produisant, aux dépens des hydrates de carbone, des acides qui rendent le milieu intestinal impropre à la vie de ces microbes protéolytiques.

La stérilisation du lait, dont il va être question, l'alimentation féculente exclusive, le traitement par les cultures de microbes empêchants constituent un trépied prophylactique et thérapeutique de la plus haute importance.

La STÉRILISATION DU LAIT a pour but de détruire les germes qui y sont contenus et d'empêcher la formation de produits toxiques, mais il ne faut pas croire qu'elle confère une immunité absolue. Faite immédiatement après la traite, elle assure la destruction des germes et empêche la formation des toxines, mais, quand la stérilisation a lieu longtemps après la traite, la stérilisation n'empêche pas des accidents graves de se produire, car, entre le moment de la traite et celui de la stérilisation, les germes peuvent pulluler et élaborer des toxines que la chaleur ne détruit pas; il en résulte que la stérilisation tardive donne une sécurité trompeuse. Le choléra infantile a été observé chez des enfants nourris avec du lait stérilisé assez longtemps après avoir été recueilli (treize à seize heures).

Il résulte de ce qui précède que la stérilisation à domicile, par le procédé de Soxhlet, d'un lait recueilli depuis plusieurs heures, peut entraîner de graves mécomptes. On ne peut avoir confiance que dans le lait stérilisé industriellement, qui est soumis à l'action de la chaleur aussitôt après la traite, et porté à une température de 110 degrés, susceptible de détruire les spores qui résistent à la température de 100 degrés.

A côté des avantages inappréciables que présente le lait stérilisé industriellement, il existe des inconvénients inhérents à la stérilisation elle-même.

On reproche, non sans raison, à la stérilisation, de transformer en liquide mort un liquide vivant, qui perd ainsi ses propriétés biologiques essentielles; en effet, les zymases ou ferments solubles dont on admet la présence dans le lait sont détruites par la stérilisation; celle-ci d'ailleurs détermine dans la composition du lait des modifications chimiques importantes : les gaz dissous diminuent; la caséine est altérée (d'où le jaunissement et le goût désagréable du lait stérilisé, Duclaux); elle se dédoublerait en albumine et nucléine, et cette dernière perdrait une partie de son phosphore. Quant à la lécithine, elle s'altère dès 76° et, à la température de 110 degrés, elle brunit et se décompose; une partie de son acide phosphorique est mise en liberté; seule la lactose reste à peu près inaltérée. En somme, tous les composés organiques phosphorés seraient détruits en partie par la chaleur, et leur destruction aurait une importance d'autant plus grande que le lait de vache, si riche en phosphates minéraux, est relativement très pauvre en composés phosphorés organiques; en effet, d'après Siegfried et Witsnach, tandis que, dans le lait de femme, il y aurait 41,5 de composés organiques pour 100 de phosphore total, dans le lait de vache il n'y en aurait que 6 pour 100.

D'autre part, la chaleur modifierait les phosphates minéraux du lait et les rendrait moins facilement assimilables (?). En fait, le lait stérilisé est assez souvent mal supporté, et chez nombre de nourrissons on est contraint de lui substituer le lait simplement bouilli. Il est à remarquer que, si la stérilisation détermine dans le lait les altérations qui viennent d'être signalées, elle paraît cependant accroître la digestibilité du lait; en effet, la chaleur modifie de telle façon la caséine du lait de vache, que celle-ci, sous l'action du suc gastrique, se prend en flocons fins et granuleux, qui se rapprochent sensiblement de ceux que donne le lait de femme.

En tous cas on ne peut mettre sur le compte du lait stérilisé les cas très rares de scorbut infantile que l'on observe en France; cette maladie paraît due presque exclusivement à l'usage des farines de conserve ou bien encore des laits humanisés; c'est pour cette raison qu'elle est plus fréquente en Allemagne, où ces divers produits sont très répandus.

On ne s'est pas borné à stériliser le lait; on a cherché à lui donner une composition à peu près analogue au lait de vache (lait humanisé ou maternisé) et d'autre part à modifier la qua-

DIAGNOSTIC ET TRAITEMENT DES MALADIES DE L'ESTOMAC.

lité de la caséine du lait de façon à la rendre plus facilement
digestible (lait peptonisé).

Si théoriquement les LAITS MATERNISÉS ont une teneur en
caséine, beurre, sucre de lait et sels, sensiblement voisine de celle
du lait de femme, pratiquement leur valeur alibile est discutable.
La soustraction de caséine diminue la proportion du phosphore
organique, la centrifugation désémulsionne les globules de
beurre et en rend la digestion laborieuse. En fait, les laits
humanisés sont mal tolérés habituellement, ils paraissent être la
cause fréquente du scorbut infantile.

Quant aux LAITS PEPTONISÉS, leur usage étant peu répandu, on
n'est guère fixé sur leurs avantages et leurs inconvénients. En
Allemagne le lait de Backhaus paraît avoir donné de bons
résultats chez les enfants nés avant terme et chez des enfants
dyspeptiques, athrepsiques.

L'allaitement par le lait de vache présente de graves inconvénients inhérents à la composition même de ce lait, très différente de celle du lait humain.

Le tableau suivant donne un aperçu des DIFFÉRENCES DE COMPO-
SITION QUE PRÉSENTENT ENTRE EUX LES DIFFÉRENTS LAITS :

Pour 1000.	Lait de femme.	Lait de vache.	Lait de chèvre.	Lait d'ânesse.
Caséine	15	33	40	16
Lactose	63	55	43	60
Beurre.	38	37	47	27
Sels	2,5	6	6	5
Gaz dissous . .	$212 c^3$	$215 c^3$	$370 c^3$	$168 c^3$
Densité à +15°.	1031	1032	1034	1031

Si le lait de vache contient une quantité de graisse sensiblement égale à celle du lait humain, il contient par contre un peu
moins de sucre et deux fois plus de caséine, de telle sorte que
l'enfant nourri avec du lait de vache pur (non coupé) absorbe
un excès d'albumine, d'où les fermentations digestives si fréquentes chez lui et une quantité insuffisante d'aliments hydrocarbonés.

La DIGESTION DU LAIT DE VACHE est plus longue, moins parfaite
que celle du lait humain : si l'on extrait le contenu gastrique
une demi-heure après le repas chez un enfant nourri au sein, on
obtient un chyme presque complètement liquide et filtrant faci-

lement. Chez l'enfant nourri avec du lait de vache on trouve encore des caillots de caséine au bout de trois quarts d'heure. Le lait de vache n'est donc qu'incomplètement digéré.

Ces différences tiennent à ce que ce dernier forme un coagulum volumineux de caséine, riche en graisse et difficilement attaquable par le suc gastrique; au contraire, le coagulum du lait de femme est en flocons très fins, pauvre en graisse et, par conséquent, plus digestible.

Chez l'enfant nourri au sein, l'estomac se vide une heure et demie à deux heures après la tétée; chez celui qui est nourri avec du lait de vache, l'évacuation est plus lente; elle n'a lieu que deux heures et demie à trois heures après le repas.

Le chimisme stomacal normal du nourrisson au sein est le suivant (analyse faite une demi-heure après l'absorption du lait, moment où la digestion gastrique est à son maximum) :

Nourrisson au sein
(une demi-heure après la tétée).

$$
\begin{array}{ll}
\text{T.} & 0{,}136 \\
\text{F.} & 0{,}045 \\
\text{H.} & 0{,}000 \\
\text{C.} & 0{,}091 \\
\text{A.} & 0{,}024 \\
\dfrac{\text{A} - \text{H}}{\text{C}} = \alpha & 0{,}26
\end{array}
$$

L'acidité totale, due à l'acide lactique et à l'acide chlorhydrique combiné, est faible; la valeur F (acide chlorhydrique combiné) est relativement élevée; T, le chlore total, est faible; enfin, au bout d'une demi-heure, le rapport $\frac{T}{F}$ est le même que chez l'adulte au bout d'une heure, c'est-à-dire que $\frac{T}{F} = 3$, ce qui montre bien qu'après une demi-heure la digestion du lait est à peu près aussi avancée que la digestion du repas d'épreuve après une heure. Constatons encore que la valeur H est nulle, c'est-à-dire que le suc gastrique est dépourvu d'acide chlorhydrique libre.

Chez les enfants nourris avec du lait de vache pur, l'acidité totale est plus forte; elle est due non à l'HCl libre, mais à l'acide lactique produit en plus grande abondance et à la valeur de C qui est plus forte également. Le coefficient α est également plus élevé, ce qui indique un excès d'acide de fermentation.

Le chimisme des enfants nourris avec du lait de vache dénote donc un certain degré d'hyperpepsie avec fermentations anormales.

La digestion intestinale de ce lait n'est pas moins laborieuse : dans l'intestin, la caséine non modifiée dans l'estomac, subit l'action de la trypsine du suc pancréatique; celle-ci étant surtout active en milieu alcalin transforme rapidement le chyme, dont l'acidité est faible chez l'enfant nourri au sein, et facilement neutralisée dans le duodénum par le suc des glandes de Brünner et de Lieberkuhn, par le suc pancréatique. Chez l'enfant nourri avec du lait de vache, la transformation de la caséine dans l'estomac est moins avancée, le chyme est plus acide, les caillots de caséine sont plus volumineux; aussi la digestion pancréatique est-elle lente et imparfaite, ce qui favorise les fermentations intestinales.

Ces troubles de la digestion du lait de vache ont leur répercussion sur la nutrition de l'enfant, sur son état général :

Ses selles expulsées avec effort sont volumineuses, fermes, sèches, de la couleur du mastic des vitriers. Leur odeur est légèrement ammoniacale, leur réaction souvent neutre ou faiblement alcaline. Au contraire les selles de l'enfant nourri au sein ont une couleur jaune foncé (bouton d'or), elles ont une consistance demi-molle, sont homogènes, bien liées, et en général dépourvues d'odeur; leur réaction est légèrement acide. La constipation est moins fréquente chez lui; les selles sont au nombre de 3 en moyenne par jour.

La nutrition de l'enfant au biberon diffère notablement de celle de l'enfant nourri au sein.

Souvent le premier n'a que l'apparence de bonne santé; son embonpoint n'est que de la bouffissure; ses chairs sont molles, flasques, son ventre présente un volume anormal; sa peau est couverte d'exanthèmes divers : prurigo, urticaire, eczéma, etc. Enfin son teint est pâle, au lieu d'avoir la fraîcheur, la coloration rosée de l'enfant nourri au sein. Il existe chez lui une anémie spéciale et une réceptivité plus grande pour les maladies infectieuses. Il n'est pas rare d'ailleurs de constater chez lui les signes du petit rachitisme (gonflement de l'extrémité antérieure des côtes et des épiphyses du poignet). La pâleur, la faiblesse persistent parfois jusqu'à la fin de la seconde année.

Sauf exception, le lait de vache pur, non coupé, n'est bien supporté qu'à partir du quatrième ou du cinquième mois.

Nous l'avons indiqué précédemment, les troubles de la digestion et de la nutrition paraissent surtout devoir être mis sur le compte de l'excès de caséine contenu dans le lait de vache, des réactions particulières de cette caséine; ils sont peut-être dus également à la différence de nature des matières grasses; à la teneur différente en lécithine (0 gr. 90 à 1 gr. 13 par litre de lait de vache, alors que le lait humain en contient 1 gr. 70 à 1 gr. 86). Peut-être enfin manque-t-il dans le lait de vache certains ferments solubles (zymases) qui existeraient dans le lait humain; mais ce n'est là qu'une hypothèse.

B. PROPHYLAXIE

L'alimentation avec un lait de qualité irréprochable, exempt de tout germe, et convenablement réglée en ce qui concerne le nombre, le volume des tétées, constitue chez le nourrisson la prophylaxie essentielle des troubles digestifs.

Chez les enfants sevrés l'alimentation mixte doit être également minutieusement réglée, en ce qui concerne la quantité et la nature des aliments.

L'ALLAITEMENT MATERNEL est préférable à l'allaitement par une nourrice mercenaire et, à plus forte raison, à l'élevage au biberon.

Il ne doit être déconseillé que dans les circonstances suivantes : quand la mère est atteinte de tuberculose avérée ou quand ses antécédents héréditaires ou personnels la rendent suspecte de la même maladie; quand elle est atteinte d'une affection organique (cancer, cardiopathie, mal de Bright ancien, troubles digestifs graves, etc.); d'une névrose (hystérie, neurasthénie); quand elle est débilitée à la suite de grossesses multipliées.

En dehors de ces conditions, l'allaitement doit toujours être tenté par la mère qui poursuivra l'essai pendant un temps suffisant, car la montée du lait peut être tardive. De ce qu'une femme n'a pas de lait au bout de vingt-quatre ou quarante-huit heures, on ne peut en conclure qu'elle n'en aura pas. Le motif le plus souvent invoqué par la mère pour excuser le renoncement à l'allaitement, à savoir l'insuffisance de la sécrétion lactée, est en réalité un de ceux qui mettent le plus rarement obstacle à l'allaitement.

La forme des mamelons est parfois un obstacle à l'allaitement ; si les mamelons plats peuvent devenir saillants sous l'influence de succions répétées, par contre, les mamelons ombiliqués ne peuvent être utilisés pour l'allaitement.

Les lotions répétées avec de l'alcool pur faites sur les mamelons, pendant les derniers mois de la grossesse, sont utiles pour prévenir l'apparition des crevasses. On peut également, après lavage, saupoudrer les mamelons avec de la poudre de tanin.

Si, malgré ces soins préventifs, des crevasses se forment, il faut appliquer sur le sein des compresses aseptiques imbibées du mélange suivant :

Glycérine neutre. . . . . } ãã P E.
Liqueur de Van Swieten . . . . }

ou bien faire faire tomber sur la crevasse deux gouttes d'une solution alcoolique saturée d'orthoforme ou bien encore badigeonner avec la mixture suivante :

Eau de roses. . . . . 40 grammes.
Glycérine 20   —
Borate de soude   8   —
Teinture de benjoin 12   —   (Marfan).

L'allaitement ne sera interrompu que s'il survient de la lymphangite ; d'ailleurs, si l'un seulement des seins est atteint de crevasses, on pourra interrompre l'allaitement par le sein pendant quarante-huit heures.

Enfin l'emploi des bouts de sein artificiels ou des téterelles protégera les mamelons, quand la tétée provoquera des douleurs intenses. On peut encore appliquer du stérésol, vernis dans la composition duquel entre la teinture de benjoin.

A défaut de l'allaitement maternel, il faut conseiller l'allaitement par une *nourrice*. Il faut en choisir une exempte des maladies ou des tares précédemment indiquées. En ce qui concerne la tuberculose, on se méfiera « des individualités rousses qui évoquent le souvenir de ces types roux (cheveux dorés ou rouges, peau douce, fine, blanche et lactée, beauté des formes) si chers au pinceau des maîtres de l'école vénitienne » (Landouzy). On éliminera les femmes qui présentent des cicatrices de variole. Il faut éliminer également toute femme qui porte des cicatrices d'adénite.

En ce qui concerne la syphilis, on inspectera les dents, la peau et les muqueuses (syphilide pigmentaire, cicatrices brûnâtres de syphilides ulcéreuses, plaques muqueuses, etc.); on tiendra pour suspectes les alopécies en clairière du cuir chevelu et l'alopécie en coup de hache des sourcils, l'existence de ganglions volumineux, etc.... D'ailleurs, c'est un devoir strict que d'examiner l'enfant de la nourrice, dans tous les cas, et de rechercher s'il ne présente pas de manifestations d'hérédo-syphilis.

On écartera les femmes suspectes d'hystérie et d'épilepsie.

Il ne suffit pas que la nourrice paraisse saine, que son enfant ait des apparences d'une parfaite santé; il faut encore qu'elle réalise certaines conditions pour qu'on puisse lui confier un enfant. Il faut qu'elle n'ait pas d'habitudes alcooliques, que son lait ne soit pas trop ancien. En général, il est préférable de prendre une nourrice accouchée depuis deux ou trois mois environ et depuis moins de six; les multipares, plus expérimentées, conviennent mieux que les primipares.

Les seins doivent être bien détachés de la poitrine, bourrés de nodosités, sillonnés de veines volumineuses; les mamelons doivent être bien sortis, perforés d'orifices multiples et le lait doit en sortir comme d'une pomme d'arrosoir.

L'examen des seins, l'analyse du lait ne donnent pas de renseignements suffisants sur l'abondance et la qualité de la sécrétion lactée. Il n'existe qu'un seul critérium, c'est celui que fournissent la balance et l'examen des selles : si la pesée faite avant et après chaque tétée montre que la quantité de lait absorbée est suffisante; si les pesées faites régulièrement fournissent la preuve que l'augmentation quotidienne de poids est voisine de la

moyenne (25 à 30 grammes par jour, dans les premiers mois);
si les selles, au nombre de 3 ou 4 par jour, sont suffisamment
abondantes, d'une coloration d'un jaune doré; si elles sont bien
homogènes, sans grumeaux, on peut être assuré que la nourrice est bonne. Dans le cas contraire, si l'augmentation de poids
est insignifiante ou nulle, si les selles sont rares ou bien
aqueuses; si elles sont panachées et contiennent des grumeaux,
il faut avoir recours à l'allaitement mixte pour suppléer à l'insuffisance du lait, ou changer la nourrice, après s'être assuré
toutefois que la qualité, l'abondance de son lait ne sont pas
altérées par quelque cause à laquelle il est possible de remédier,
telle que fatigues exagérées, écarts de régime, ou bien que le
retour de la menstruation n'est pas la cause passagère des
modifications du lait.

Le régime de la nourrice doit être surveillé avec soin. Il faut
en éliminer les mets épicés, le gibier, la charcuterie, les crustacés, les conserves, les choux, le cresson, les asperges, les
fromages fermentés.

Les viandes grillées ou rôties, les cervelles, les poissons, les
bouillies, les pâtes, les féculents en purée, les légumes verts en
quantité modérée, les fromages blancs, les fruits cuits doivent
constituer le régime ordinaire de la nourrice; la boisson qui
lui convient le mieux, c'est la bière coupée d'eau. Le lait, quand
il est bien digéré, est également à recommander; il contribuerait à augmenter la sécrétion lactée.

Il faut éviter de gorger de viande des femmes qui vivaient
frugalement dans leur pays d'origine et de les laisser boire à
discrétion du vin ou de la bière. Bien souvent les troubles
digestifs, l'agitation, l'insomnie de l'enfant tiennent uniquement à l'alimentation trop animalisée de la nourrice ou à l'usage
immodéré des boissons alcoolisées.

S'il y a lieu de combattre chez la nourrice la constipation
habituelle, on prescrira l'huile de ricin à petites doses, l'infusion de racines de bourdaine, la poudre de cascara sagrada
($0^{gr},30 - 0^{gr},40$); il faut d'ailleurs être très sobre dans l'emploi
des laxatifs et des purgatifs chez les nourrices, toute purgation
amenant des évacuations diarrhéiques qui diminuent la sécrétion lactée.

On évitera, d'autre part, de faire prendre les médicaments suivants : arsenic, opium, antipyrine, sulfate de quinine, etc....

Le retour des règles ne constitue pas une contre-indication absolue à l'allaitement, non plus que la grossesse (Budin et Pinard); toutefois il est utile de se rappeler que certains enfants présentent des troubles digestifs au moment des règles de la nourrice et diminuent de poids; que le lait peut diminuer à partir de la première menstruation. Les règles déterminent-elles une sorte d'intoxication par l'intermédiaire du lait? Cette hypothèse a été émise; d'autre part, on a prétendu que la composition du lait se modifiait au moment des règles et que sa teneur en beurre augmentait sensiblement, ce qui serait peut-être l'origine des troubles digestifs?

Si la mère ou la nourrice viennent à être atteints d'une maladie fébrile, infectieuse, il faut suspendre immédiatement l'allaitement pour diverses raisons; d'abord, pour soustraire l'enfant à une contagion possible; ensuite, parce que la quantité et l'abondance du lait sont modifiées par la maladie et surtout parce que le lait peut entraîner des micro-organismes ou des toxines dangereux pour l'enfant.

Quand le lait devient de moins en moins abondant, malgré une hygiène générale et alimentaire irréprochable, on ne peut guère compter sur les moyens galactogènes qui ont été proposés; le galega, le plus récemment vanté, n'a qu'une valeur contestable.

L'allaitement doit être soumis à des règles dont l'inobservance entraîne le plus souvent des conséquences fâcheuses. Les *tétées doivent être données à intervalles réguliers*, toutes les deux heures et demie; la première aura lieu vers trois heures du matin et la dernière vers onze heures du soir, ce qui fera 8 tétées par vingt-quatre heures. Il en sera ainsi pendant les trois premiers mois. La suppression de la tétée nocturne a la plus heureuse influence sur les fonctions digestives en évitant la surcharge de l'estomac. Il suffit très souvent de supprimer cette tétée chez les enfants qui présentent quelques troubles digestifs pour assurer la disparition de ceux-ci.

Au bout des trois premiers mois, les tétées doivent être plus espacées et réparties toutes les trois heures dans le jour (soit 7 tétées par vingt-quatre heures).

Avec un peu de patience et de persévérance on parvient toujours à faire prendre à l'enfant ces habitudes de régularité, sans avoir à redouter des cris incessants.

En ce qui concerne la *quantité de lait*, pendant le premier mois, l'enfant au sein absorbe en moyenne à chaque tétée 60 à 80 grammes de lait (soit 480 à 640 grammes en vingt-quatre heures); pendant le deuxième et le troisième mois, 80 à 100 grammes (640-800 grammes); pendant le quatrième et le cinquième, 120 à 130 grammes (740 à 910 grammes); du sixième au neuvième mois, 140 à 150 grammes (980 à 1050 grammes).

M. Barbier évalue à 125 grammes de lait humain et à 108 grammes de lait de vache par kilogramme d'enfant la quantité nécessaire pour sa ration d'entretien et d'accroissement; M. Budin estime que l'enfant doit prendre une quantité journalière de lait égale au dixième de son poids.

La courbe du poids est le principal critérium d'un bon allaitement; il faut également tenir compte de la gaîté, du sommeil, de la couleur du teint, de la fermeté des chairs, de l'appétit, de la nature et de la consistance des selles.

La durée totale d'une tétée est de dix à quinze minutes. Avant et après chaque tétée la nourrice doit avoir soin de laver les bouts de ses seins avec de l'eau boriquée. Il est utile également de nettoyer la bouche de l'enfant après chaque tétée au moyen de tampons d'ouate trempée dans de l'eau boriquée.

Ce lavage empêche les fermentations de se produire aux dépens des grumeaux de lait retenus dans la bouche.

L'ALLAITEMENT MIXTE consiste à donner simultanément à l'enfant le sein et le biberon pour suppléer à l'insuffisance temporaire ou définitive de la sécrétion lactée chez la mère, ou permettre à celle-ci de prendre quelque repos, de se livrer à ses occupations, si elle est obligée de subvenir à son existence. Ce compromis présente des avantages sur l'allaitement artificiel exclusif.

L'allaitement mixte devient nécessaire si le poids de l'enfant, au lieu d'augmenter normalement de 20 à 30 grammes par jour, reste stationnaire ou même tend à s'abaisser. Il va sans dire que l'on devra s'assurer que le défaut d'augmentation ou la perte de poids sont bien dus à l'insuffisance de la quantité de lait et non à une autre cause (lait de mauvaise qualité, maladie du nourrisson). Si le poids augmente, mais d'une façon insuffisante, par exemple de 10 à 15 grammes seulement par jour, on est autorisé à temporiser pendant quelques jours, car souvent on voit la montée laiteuse devenir plus abondante, dans ces conditions, et la courbe des poids reprendre son caractère normal.

Vers l'époque du sevrage l'allaitement mixte est le plus souvent nécessaire; en effet, vers le neuvième ou le dixième mois, le lait de la mère ou de la nourrice peut être notoirement insuffisant comme quantité et qualité, et le poids de l'enfant devient stationnaire.

On peut pratiquer l'allaitement mixte de deux façons : soit en remplaçant une ou plusieurs tétées par une quantité équivalente de lait donné au biberon, soit en complétant chaque tétée par le biberon donné immédiatement après. Cette seconde pratique exige deux pesées, à chaque tétée : elle est donc un peu compliquée, mais préférable cependant à la première, car, en mettant l'enfant au sein, aux intervalles normaux, on stimule mieux la sécrétion lactée. D'après Marfan, il suffit, en général, de donner après chaque tétée un mélange de 30 grammes de lait stérilisé et 20 grammes d'eau bouillie sucrée. Il importe de mettre en garde la mère contre la tendance à faire prédominer peu à peu l'alimentation par le lait stérilisé, au détriment de son lait.

Depuis l'emploi de la stérilisation pour la conservation du lait, les craintes, d'ailleurs si légitimes, qu'inspirait l'ALLAITEMENT ARTIFICIEL, se sont en partie dissipées; et, de fait, la mortalité infantile a diminué notablement. Néanmoins l'allaitement artificiel, surtout dans les grandes villes, exige une surveillance de tous les instants, car la moindre négligence peut avoir les plus fâcheuses conséquences.

Les inconvénients de l'allaitement artificiel tiennent, nous l'avons indiqué, à la différence de composition entre le lait maternel et le lait de vache qui rend celui-ci difficile à digérer, s'il n'est convenablement coupé, et surtout aux altérations du lait, soit qu'il provienne de vaches mal nourries, soit qu'il ait été coupé d'eau impure ou qu'il ait été l'objet de diverses falsifications, soit encore qu'il ait subi déjà des fermentations, s'il a été stérilisé trop longtemps après la traite.

A la campagne l'allaitement artificiel présente moins de périls, parce que l'on peut s'assurer de la provenance du lait, de la façon dont il est recueilli au moment où la traite a eu lieu.

On utilise exclusivement le lait de vache, car le lait de chèvre est indigeste et contient une trop forte proportion de caséine et de graisse ; quant au lait d'ânesse dont la composition se rapproche très sensiblement de celle du lait humain, il conviendrait mieux que tout autre pour l'allaitement artificiel, si son prix trop élevé ne rendait impossible la généralisation de son emploi. Lorsqu'il sera possible, on aura recours temporairement au lait d'ânesse pour l'allaitement des enfants convalescents de troubles digestifs graves.

Il existe deux modes de STÉRILISATION DU LAIT : la stérilisation industrielle qui porte sur de grandes quantités de lait et permet la conservation du lait pendant plusieurs jours et la stérilisation à domicile qui porte sur une quantité de lait limitée à celle qui est nécessaire pour la nourriture quotidienne de l'enfant.

La *stérilisation à domicile* se fait dans un appareil spécial ; les nombreux appareils existants sont tous des variantes de celui qui a été proposé primitivement par Soxhlet. Le lait préalablement coupé d'eau bouillie dans des proportions qui seront indiquées plus loin, et additionné de sucre, est renfermé dans des flacons gradués, lavés à l'eau bouillante, chaque flacon contenant la quantité de lait nécessaire pour une tétée.

Chaque flacon est obturé par un disque en caoutchouc qui permet l'issue de l'air dilaté et de la vapeur pendant le chauffage et s'applique hermétiquement sur le goulot quand le lait se refroidit. Les flacons sont placés sur un support qui plonge dans une bassine close par un couvercle ; quand on veut procéder à la stérilisation, on verse de l'eau dans la bassine, jusqu'à ce que son niveau affleure celui du lait contenu dans les flacons, puis on place la bassine sur le feu et on porte à l'ébullition pendant trois quarts d'heure environ : le lait est ainsi soumis à une température inférieure à 100° (95°-96°). Lorsqu'on veut faire téter l'enfant, on enlève le disque de l'un des flacons et on le remplace par une tétine en caoutchouc. Les anciens biberons munis de tubes et de bouchons à soupape doivent être proscrits de façon absolue, car le lait y fermente et il est très difficile de parvenir à les nettoyer.

Après chaque tétée, biberon et tétine doivent être brossés avec un écouvillon et plongés dans de l'eau additionnée de carbonate de soude, que l'on porte à l'ébullition. Il est nécessaire de remplacer assez fréquemment les tétines, car elles s'usent rapidement ; les trous dont elles sont percées s'élargissent et le lait s'écoule trop rapidement.

Bien que certains nourrissons s'accommodent assez vite de l'administration du lait au verre et puissent ainsi se passer de biberon, il vaut mieux avoir recours à cet instrument, car le nourrisson boit trop vite au verre.

Avant la tétée on plonge le biberon dans de l'eau chaude à 50°, de façon à le porter à 37°, en deux ou trois minutes.

La stérilisation à domicile par la méthode dite de Soxhlet et ses dérivés est le procédé de choix à la campagne, dans les petites villes, toutes les fois que le lait ne passe par aucun intermédiaire, qu'il est consommé peu de temps après la traite ; elle a moins d'influence sur l'homogénéité du lait que la stérilisation industrielle ; elle modifie moins sa teneur en certains principes (la lécithine ne diminue que de 12 pour 100 au lieu de 30 pour 100 dans le lait surchauffé à 110°), mais il faut bien savoir que c'est une stérilisation relative qui ne détruit que les ferments lactiques, laissant intacts les spores des ferments de la caséine ; le lait ainsi stérilisé doit être consommé dans les 24 heures.

Dans les grandes villes où le lait n'arrive le plus souvent que de longues heures après la traite et non sans avoir subi des transvasements multiples, dans des récipients malpropres, il est préférable d'avoir recours au *lait stérilisé industriellement* par surchauffage sous pression ; en effet, la stérilisation industrielle donne un lait stérilisé à une température de 110°, où tous les microbes et les spores sont détruits ; un autre avantage capital de la stérilisation industrielle est que le lait est stérilisé immédiatement après la traite (par la stérilisation discontinue ou tyndallisation, c'est-à-dire en chauffant, puis laissant refroidir le lait à plusieurs reprises, on parvient à supprimer le goût de cuit, la coloration brunâtre et l'odeur de caoutchouc due à la caramélisation du lactose, qui inspirent une si grande répugnance à beaucoup d'enfants).

Quoique stérilisé convenablement, le lait peut s'altérer si la fermeture des bouteilles a été mal faite ; aussi, quand on se sert du lait stérilisé industriellement, faut-il avoir soin, après avoir débouché la bouteille, de vérifier si le lait n'est pas caillé, s'il n'exhale pas une odeur désagréable, s'il n'a pas un goût aigre ou amer.

Même parfaitement stérilisé et ne subissant aucune fermentation après l'embouteillage, le lait subit des modifications d'ordre chimique qui portent principalement sur la matière grasse. Dans le lait non stérilisé les globules du beurre sont suspendus à l'état d'émulsion très fine. L'émulsion persiste, après stérilisation, pendant une semaine environ ; puis, une partie de la graisse perd l'état d'émulsion et surnage à la surface du lait où elle s'agglutine en beurre ; de plus, certains sels se précipitent. Le chauffage au bain-marie à 40° et l'agitation permettent, il est vrai, de faire reprendre à la matière grasse son état primitif d'émulsion, mais seulement pendant les premières semaines. L'état de fine division des matières grasses rendant la digestion du lait beaucoup plus facile, il est donc indiqué de n'employer du lait stérilisé que depuis peu de temps (une semaine environ) ; mais, dans la pratique, il est impossible de connaître la date de la stérilisation du lait.

La *pasteurisation* a été utilisée pour la conservation du lait avant la stérilisation par surchauffage ; on sait qu'elle consiste à porter le lait, pendant quelques minutes, à des températures oscillant entre 75° et 88°, puis à le refroidir brusquement aux environs de 10° ; la pasteurisation ne confère qu'une stérilisation relative, puisque, si les microbes pathogènes et les ferments lactiques sont détruits à 70°, les microbes sporulés, les ferments de la caséine résistent à des températures beaucoup plus élevées. Pour ce motif on avait renoncé complètement aux laits pasteurisés. Récemment on a cherché le moyen de pratiquer la pasteurisation à l'abri de l'air et dans des milieux aseptiques, ce qui supprime les chances de réensemencement que courait le lait pendant qu'il était chauffé, refroidi et mis en bouteille à l'air libre ; effectivement les laits pasteurisés à l'abri de l'air sont pratiquement stériles et il se peut qu'à leur tour ils remplacent les laits surchauffés, car ils présentent des modifications beaucoup moins profondes que ces derniers : ils n'ont pas le goût de cuit, leur coloration n'est pas changée ; la caséine ne subit qu'une légère transformation ; il en est de même des composés phosphorés organiques et des lécithines ; les citrates alcalins ne sont pas transformés en citrates insolubles.

Les avantages manifestes de la stérilisation ne doivent pas faire perdre de vue la supériorité digestive du lait cru, auquel on doit donner la préférence à la campagne, partout où une surveillance attentive permet de donner à l'enfant un lait recueilli récemment et aseptiquement, dans des récipients stérilisés.

La stérilisation, même parfaite, ne suffit pas à préserver les enfants des troubles digestifs ; ceux-ci peuvent être déterminés exclusivement par l'usage de lait de vache de bonne qualité, mais employé pur, c'est-à-dire non coupé. Les enfants nourris pendant les premiers mois, avec du lait pur, ont une constipation plus ou moins opiniâtre, parfois remplacée par de la diarrhée, un gros ventre flasque, des chairs molles, bouffies et pâles ; souvent du prurigo, de l'urticaire, de l'eczéma ; ils présentent des signes de petit rachitisme (chapelet costal), du retard dans l'évolution dentaire, dans la fermeture de la fontanelle, etc. Ce sont là les traits distinctifs de la dyspepsie du lait de vache pur.

Certains médecins prolongent jusqu'à cinq mois l'usage du lait coupé ; d'autres estiment au contraire qu'il est préférable de donner le lait pur au bout de six à huit semaines ; pour ces derniers les troubles digestifs sont aussi fréquents lorsqu'on emploie le lait coupé et ils tiennent le plus souvent à des conditions hygiéniques mauvaises et indépendantes de la qualité du lait. Il est certain, en tous cas, qu'avec le lait coupé on note un retard sensible de la progression du poids.

Pour corriger la composition du lait de vache, on a recours au coupage, c'est-à-dire que l'on emploie le lait coupé d'un tiers d'eau bouillie, additionnée de 10 pour 100 de sucre. Pendant les premiers jours même, le lait sera additionné de parties égales d'eau bouillie et sucrée. Le coupage, fait dans ces proportions, a pour effet de réduire le taux de la caséine ; l'addition de sucre donne au mélange une proportion d'hydrates de carbone équivalente à celle du lait de vache.

Voici d'ailleurs le tableau comparatif de la composition du lait de femme, du lait de vache pur et du lait de vache coupé dans les proportions indiquées.

Pour 1000.	Caséine.	Sucre.	Beurre.	Sels.
Lait de femme.	15	63	30	2,5
Lait de vache	33	55	37	6
Mélange de deux parties de lait de vache et une partie d'eau sucrée à 10 0/0 . . .	22	70	24	4

On a préconisé l'emploi de la lactose ou sucre de lait pour sucrer l'eau destinée au coupage ; mais, la lactose étant d'un prix relativement élevé et n'étant pas toujours chimiquement pure, on peut lui substituer sans inconvénient du sucre de canne.

On ajoute le sucre à l'eau pendant qu'elle bout. Le mélange d'eau bouillie sucrée et de lait se fait avant la stérilisation dans l'appareil de Soxhlet.

On a proposé d'autres procédés de correction du lait de vache. A l'exemple de Gœrtner, on décaséine partiellement le lait de vache et on le stérilise ensuite. Le lait obtenu contient moitié moins de caséine, mais est plus riche en beurre que le lait de femme ; il lui manque quelques grammes de sucre, et l'on obtient la correction en ajoutant 20 à 25 grammes de lactose par litre. Ainsi qu'il a été dit plus haut, les laits *humanisés ou maternisés* ne sont pas recommandables ; les nombreuses manipulations qu'ils subissent en altèrent profondément la nature et ce sont eux principalement qui déterminent la maladie de Barlow pour ainsi dire inconnue jusqu'à ces dernières années.

On a récemment vanté le lait de Backhaus, usité en Allemagne, Belgique et Suisse depuis 1896. Le lait de Backhaus est préparé à l'aide de procédés mécaniques et chimiques. Le lait de vache est traité par la centrifugation, puis on fait agir sur la caséine, le ferment lab et la trypsine ; ce lait est donc à la fois un lait maternisé et un lait *peptonisé*. Thiémich, Biringer le déclarent supérieur au lait maternisé de Gœrtner. Son emploi est cependant passible des mêmes observations que celui du lait de Gœrtner.

Il est de la plus haute importance de proportionner la QUANTITÉ DE LAIT coupé ou pur, donnée à chaque tétée, à l'âge de l'enfant. L'un des plus grands dangers de l'élevage au biberon tient à ce que l'on fait trop souvent boire outre mesure les enfants, à qui l'on donne de pleins biberons, sans se soucier de limiter chaque prise de lait, d'où des vomissements, puis la diarrhée et finalement des accidents infectieux, si l'on persiste dans ces errements.

Les auteurs diffèrent quelque peu sur la question des *doses de lait* : le tableau suivant donne les meilleures indications relativement à la progression que l'on doit suivre dans l'administration de la quantité de lait suivant l'âge :

AGE	NOMBRE DE TÉTÉES PAR 24 HEURES		FRÉQUENCE DES TÉTÉES	VOLUME DE CHAQUE TÉTÉE	VOLUME DE LAIT PAR 24 HEURES	POIDS MOYEN DE L'ENFANT
				c. c	c. c.	kilogr.
1 à 3 jours.	3 ou 4		»	10 à 15	40 à 50	3.000
4 jours.	8	Lait coupé d'un tiers d'eau sucrée bouillie.	Toutes les 2 heures.	35	280	2.800
8 —	8		—	50	400	3.000
15 —	8		—	65	520	3.300
21 —	8		—	70	560	3.600
4 semaines.	7		Toutes les 2 h. 1/2	90	630	3.80
6 —	7	Lait coupé d'un quart.	—	100	700	4.150
2 mois.	7		—	110	770	4.500
3 —	7		—	120	840	5.000
4 —	6		Toutes les 3 heures.	150	900	5.600
5 —	6		—	155	930	6.100
6 —	6	Lait pur.	—	160	960	6.700
8 —	6		—	165	990	7.450
10 —	6		—	170	1020	8.200
12 —	6		—	180	1080	9.000

(Le lait est donné pur à partir de la 8e semaine.)

On peut se guider, d'autre part, non sur l'âge de l'enfant, mais sur son poids, pour régler la quantité de lait (Apert) :

La ration journalière est égale au dixième du poids de l'enfant, augmenté de 200 grammes. La quantité par tétée est égale au poids de l'enfant.

En se conformant à ces indications on obtient le tableau suivant :

POIDS	VOLUME DE LAIT PAR 24 HEURES	VOLUME DE CHAQUE TÉTÉE	NOMBRE DE TÉTÉES PAR 24 HEURES
2.500	450	50	9
3.000	500	60	8 à 9
3.500	550	70	8
4.000	600	80	7 à 8
4.500	650	90	7
5.000	700	100	7
5.500	750	110	7
6.000	800	120	7
6.500	850	130	6 à 7
7.000	900	140	6
7.500	950	150	6
8.000	1.000	160	6
8.500	1.050	170	6
9.000	1.100	180	6
9.500	1.150	190	6
10.000	1.200	200	6

On voit que, pour connaître la quantité de lait par tétée, il suffit de doubler les deux premiers chiffres du poids de l'enfant.

Lorsque le lait est convenablement coupé et donné dans les proportions indiquées ci-dessus, l'enfant présente les mêmes augmentations de poids que l'enfant élevé au sein; ses selles sont homogènes, sans grumeaux. La seule différence que l'on constate, c'est la tendance à la constipation qui est plus marquée chez l'enfant élevé au lait stérilisé. On aura soin de combattre cette constipation par des massages exercés dans le sens du courant des matières, par l'administration pendant quelques jours de l'eau de Vichy donnée à la dose d'une cuillerée à café avant chaque tétée ou par celle d'une pincée de carbonate de magnésie, par l'emploi de la manne, de la magnésie calcinée, de l'huile de ricin (quelques gouttes délayées dans du lait), par des suppositoires glycérinés, les petits lavements donnés avec la poire ou une seringue en verre, etc.

L'allaitement des enfants débiles comporte quelques indications particulières. Par enfants débiles, on désigne les enfants nés avant terme, en état de faiblesse congénitale, entre 6 mois 1/4 et 8 mois de la vie intra-utérine, et dont le poids oscille entre 1000 et 2500 grammes.

Si ces enfants peuvent prendre le sein, on les mettra au sein toutes les heures et demie. Sinon on les fera boire au verre ou avec une gaveuse du lait de femme qu'on aura trait. Lorsque l'enfant a plus de 10 jours on doit lui donner une quantité journalière de lait égale au dixième de son poids multiplié par 2. Un enfant pesant 1000 grammes prendra :

$$190 \times 2 = 380 \text{ grammes.}$$

Chez les enfants débiles l'allaitement artificiel donne des résultats désastreux. Si l'on est obligé d'y avoir recours, on utilisera le lait d'ânesse coupé d'eau et additionné d'un peu de lactose.

De toutes façons, chez ces enfants, il faut éviter les deux écueils : l'insuffisance alimentaire et la suralimentation. La première se traduit par le fléchissement ou l'état stationnaire de la courbe du poids et les accès de cyanose (Budin); lors de ces accès, il faut frictionner l'enfant, le plonger dans un bain sinapisé (à 38 degrés), puis le replacer dans la couveuse. Quant à la suralimentation, elle occasionne bien vite la diarrhée, les vomissements.

On doit entendre par SEVRAGE l'adjonction au lait de femme ou au lait de vache d'autres aliments, notamment de farines; ce mode d'alimentation constitue la première étape dans l'acheminement vers l'alimentation mixte normale.

La période du sevrage est plus facile à traverser par les enfants élevés au lait stérilisé que par ceux qui ont été nourris au sein, ces derniers ayant souvent de la peine à s'habituer au lait que l'on substitue au lait de la mère; aussi, chez eux, convient-il de ne procéder au sevrage que graduellement, en remplaçant peu à peu plusieurs tétées par du lait stérilisé, en quantité équivalente. Le sevrage brusque détermine souvent un refus d'aliment pendant plusieurs jours, refus qui s'accompagne de cris, d'agitation, d'insomnie et qui entraîne une perte de poids rapide.

Le sevrage, a dit Trousseau, ne saurait se faire en consultant l'almanach. Pour les enfants nourris au sein, il faut s'en tenir au lait de la mère, tant que la lactation ne fatigue pas la mère et que celle-ci fournit un lait de quantité et de qualité suffisantes, ce que démontrent les pesées. Si l'enfant ne souffre pas d'insuffisance alimentaire, il est indiqué de prolonger l'allaitement au sein, aussi longtemps que possible.

C'est en général vers le 9ᵉ ou 10ᵉ mois que l'on donne les premières bouillies. Les farines à conseiller en premier lieu sont celles de riz, la fécule de pommes de terre, l'arrow-rot, dont la composition est la suivante :

	Hydrates de carbone.	Albumine.	Graisse.	Sels.
Riz.	74,75	7,80	0,235	0,75
Fécule de pommes de terre	81,90	1,90	0,15	0,44
Arrow-rot.	85,78	1,07	0,50	0,32

Ces farines sont mieux digérées que celle de froment, d'orge, de seigle et que celles d'avoine et de maïs ; ces dernières ont une grande valeur nutritive, mais contiennent beaucoup de graisses (5,9 0/0 et 3,8 0/0). Aussi ne devront-elles figurer que plus tard dans l'alimentation, de même que les farines composées dont il existe de nombreuses variantes, mais qui contiennent toutes du cacao.

En voici quelques formules :

Cacao torréfié . . . .)
Fécule de pommes de terre. . . . . } āā 60 grammes.
Farine de riz . . . .)
Salep   15   —
Sucre   25   —
Vanille . . . .   1 gramme.

Cacao pulvérisé . . . .   100 grammes.
Fécule de pommes de terre   300   —
Phosphate bicalcique   30   —
Sucre pulvérisé   570   —
Vanilline 0ᵍʳ,05

Ces dernières farines sont très appréciées des enfants, mais elles ont l'inconvénient de les dégoûter des autres farines ; de plus les farines au cacao prédisposent à la constipation et sont peut-être nuisibles par la grande quantité d'acide oxalique qu'elles contiennent. Il faut donc être très réservé dans leur emploi et les supprimer chez les enfants constipés.

On prépare la bouillie en versant une cuillerée à café de farine dans 2 cuillerées à soupe d'eau froide; on fait un mélange homogène, puis on verse dans 150 grammes de lait bouillant et on fait cuire pendant 10 minutes environ; on ajoute du sel et du sucre. On commence par une bouillie par jour, puis on en fait prendre deux, chaque bouillie remplaçant une tétée ou un biberon. A 9 mois l'enfant prendra une bouillie et 5 tétées ou biberons; à 11 ou 12 mois deux bouillies et 3 ou 4 biberons; on peut aussi à cet âge donner un jaune d'œuf. Entre l'administration de la bouillie et la première prise de lait on laissera s'écouler un intervalle de près de 4 heures.

La bouillie à la farine lactée se prépare à l'eau, à raison d'une cuillerée à soupe de farine pour 7 à 8 d'eau.

Les panades sont des aliments plus nutritifs, mais de digestion plus difficile que les bouillies; aussi ne conviennent-elles qu'aux enfants âgés d'au moins un an. Elles se préparent en délayant du pain dans de l'eau ou dans le lait, et en faisant bouillir avec un peu de beurre et de sel. On ajoute souvent un jaune d'œuf ou un œuf entier.

On ne doit employer pour les panades que du pain grillé ou des biscottes de Bruxelles (tranches de pain de gruau, additionnées de beurre et d'œuf et torréfiées au four), des grissini.

A la même époque, aux bouillies on peut joindre des potages au bouillon qui est bien digéré, s'il est frais et dégraissé; on l'additionne de semoule, de tapioca, de sagou. Voici, à titre d'indication, comment pourra être réglée l'alimentation de un à deux ans :

8 à 10 mois : une bouillie et cinq tétées ou biberons de 200 grammes de lait.

10 à 15 mois : deux bouillies, quatre prises de lait; un jaune d'œuf dans l'une des bouillies.

15 à 18 mois : au réveil une bouillie; — à 10 heures, 200 grammes de lait; à midi, un œuf et du lait; — ou bien, purée de pommes de terre et lait; — à 4 heures, 200 grammes de lait; — à 7 heures, un potage, bouillie, panade, potage ou bouillon. Pain, biscuits.

18 à 20 mois : à 7 heures, bouillie; — à midi, un œuf, un peu de cervelle, de volaille hachée ou de poisson; purée de pommes de terre, pain, compote : 100-150 grammes de lait;

— à 4 heures, 200 grammes de lait ; — à 7 heures, potage ; 150 grammes de lait.

A 2 ans : bouillie au réveil ; — à midi, œuf ou viande ou poisson ; purée, ou pâtes alimentaires, pain, 150 grammes de lait ; — à 4 heures, 200 grammes de lait ou crème, biscuits secs ; — à 7 heures, potage, légumes verts ou compote ou gelée de fruits, pain, 150 grammes de lait.

L'œuf entier n'est bien digéré qu'à partir du 15e ou 16e mois ; avant cette date on peut incorporer un jaune à la bouillie. La viande ne peut être donnée qu'après le 18e mois et quand l'enfant a au moins douze dents.

On ne l'autorisera qu'à partir de 3 ans chez les enfants de souche arthritique, sujets à l'urticaire, à l'eczéma, prédisposés à l'auto-intoxication.

Comme boisson, jusqu'à quatre ou cinq ans, eau bouillie, exclusivement.

C. DYSPEPSIE INITIALE

A leur degré le plus atténué, les troubles digestifs de la première enfance sont représentés par la dyspepsie gastro-intestinale, c'est-à-dire par un ensemble de troubles qui ne compromettent pas d'une façon immédiate la santé de l'enfant.

Tantôt cette dyspepsie est passagère : des vomissements surviennent, ainsi que des selles liquides, jaunes ou vertes, le plus souvent sans fièvre.

Tantôt, si l'on n'y met ordre immédiatement, les troubles sont plus durables et sont caractérisés soit par des vomissements, soit par des désordres intestinaux ; le plus souvent, troubles gastriques et intestinaux sont associés.

Les vomissements prédominent chez les enfants nourris au biberon, ainsi que la constipation ; souvent, les selles sont blanches, décolorées. Le ventre est ballonné, l'estomac clapote. Parfois le lait est rejeté dès qu'il est absorbé, sous l'influence d'un spasme du pylore.

L'enfant nourri au sein tette moins volontiers ; s'il réclame le sein à tout instant, il le quitte après les premières gorgées ; parfois il le refuse. Il a des régurgitations fréquentes, parfois du hoquet. Les selles, où prédominent d'abord des grumeaux blancs formés par de la graisse non digérée, deviennent ensuite panachées, c'est-à-dire se teintent en jaune brun, en vert, et contiennent du mucus. Elles sont plus ou moins fréquentes. Des gaz sont émis en abondance, l'anus est le siège d'un érythème intense.

Le poids diminue au lieu d'augmenter; des manifestations cutanées telles que l'eczéma, urticaire, etc., surviennent; la nutrition commence à souffrir; l'enfant crie, a de l'insomnie. Entre cette dyspepsie initiale et l'infection gastro-intestinale, il n'y a qu'une question de degré et la démarcation est bien difficile à établir. Mal traitée, la dyspepsie initiale peut aboutir à l'infection caractérisée ou bien à l'athrepsie, au rachitisme.

Au moment du sevrage, l'emploi des œufs, du lait en excès, peut entraîner des troubles digestifs caractérisés par la fétidité de l'haleine, l'état saburral de la langue, par une diarrhée fétide, ou bien par de la constipation avec accompagnement de mucosités ; les éruptions : urticaire, strophantus; les aphtes s'observent fréquemment.

Le traitement de la dyspepsie initiale consiste presque exclusivement dans la *réglementation des tétées chez le nourrisson,* dans la *surveillance de l'alimentation chez l'enfant sevré.*

Il convient tout d'abord de déterminer si l'enfant nourri au sein prend trop de lait : soit par des tétées trop fréquentes, répétées pendant la nuit; soit par des tétées très copieuses; ou bien encore si la qualité du lait de la mère ou de la nourrice est défectueuse.

Il est facile de constater la suralimentation ; il convient surtout de s'enquérir du nombre de tétées données pendant la nuit, et, si l'enfant est allaité par une nourrice mercenaire, de la faire surveiller, pour constater qu'elle ne donne pas le sein deux ou trois fois pendant la nuit, dans le but d'apaiser les cris de l'enfant.

D'autre part, les pesées répétées renseignent sur la quantité de lait prise à chaque tétée.

Si l'on ne constate aucune infraction aux règles de l'alimentation, on doit alors songer à incriminer la qualité du lait; s'enquérir de l'état de santé de la nourrice, du retour des règles, de son mode d'alimentation (choux, charcuterie, alcool), de la composition du lait qui peut être trop riche en graisse, etc....

Les troubles digestifs continuent-ils, malgré une réglementation sévère, il faut en conclure que le lait ne convient pas à l'enfant et changer de nourrice.

En résumé, si la suralimentation est nettement la cause des troubles digestifs, on y remédie, d'une part, en diminuant la durée des tétées, lorsque celles-ci sont trop copieuses ; d'autre part, en veillant strictement à ce que les intervalles normaux entre les tétées soient respectés. On insistera sur la suppression, au moins momentanée, de la tétée nocturne et, dans la journée, si l'enfant vomit, on ne le fera téter que toutes les quatre heures. Dans l'intervalle de ces tétées espacées, on lui donnera quelques cuillerées à café d'eau bouillie.

Si la dyspepsie est due à la qualité du lait de la nourrice, trop riche en graisse, ce que révèle l'aspect spécial des selles, il est indiqué de faire prendre des *alcalins*, sous forme d'eau de Vals ou de Vichy, donnée à raison d'une ou deux cuillerées à café avant chaque tétée, ou bien le *citrate de soude* :

Citrate de soude . . . .   5 grammes.
Eau distillée   300   —

Une cuillerée à soupe avant chaque tétée.

L'addition de citrate de soude favorise la tolérance pour le lait de vache ; en effet, ce sel diminue la coagulabilité du lait en précipitant les sels de chaux ; or la digestion laborieuse du lait de vache est due en partie à ce qu'il forme dans l'estomac un coagulum volumineux.

Avant de prendre le parti de changer la nourrice, il faut bien s'assurer que la qualité du lait seule peut être incriminée. Ce n'est donc que plusieurs jours après avoir réglé l'alimentation de l'enfant que l'on pourra se prononcer en connaissance de cause sur la qualité du lait de la nourrice. Il faut se garder de partager les préjugés des parents qui ont trop souvent tendance à incriminer la qualité du lait de la nourrice ou à supposer que celle-ci « perd son lait ».

Si c'est la mère qui nourrit on reculera le plus longtemps possible avant de lui substituer une nourrice.

Chez l'enfant élevé au biberon, la dyspepsie dépend aussi le plus souvent de la surabondance de l'alimentation et de l'inobservance des intervalles réglementaires entre chaque tétée. Elle peut tenir aussi à la qualité du lait, aux altérations provenant de ce qu'il a été mal stérilisé ; enfin à ce fait qu'il est donné pur prématurément ou bien au contraire coupé d'eau en proportions trop grandes.

Indiquer ces causes, c'est en même temps faire connaître les moyens d'y remédier.

S'il digère mal le lait de vache, s'il continue à maigrir, à avoir des selles fétides, on substituera, si faire se peut, le *lait d'ânesse* au lait de vache. Le *lait écrémé* est parfois utile dans le cas où les selles contiennent un excès de graisse non digérée. Mais le moyen qui s'impose dans les cas rebelles est le lait d'une *nourrice*.

Lorsque la dyspepsie survient chez un enfant sevré, il faut procéder à une enquête minutieuse sur son mode d'alimentation : supprimer les aliments que ne comporte pas son âge : œufs, viande, poisson ; réduire la quantité du lait à un taux normal et ne le faire prendre qu'à titre de complément de l'alimentation, dans l'intervalle des repas, et non comme boisson, ainsi que beaucoup de parents ont coutume de le faire. Il est d'ailleurs souvent utile d'en supprimer temporairement l'usage d'une façon absolue, jusqu'à disparition complète des signes de fermentations. On maintiendra l'enfant pendant un temps suffisant à l'alimentation féculente exclusive, en supprimant les bouillies préparées avec des farines trop riches en matériaux nutritifs (farines d'avoine, de maïs, farines à base de cacao), et prescrivant uniquement les bouillies légères préparées avec la farine lactée, la farine de riz, l'arrow-root ; chez les enfants âgés de quinze à seize mois on prescrit, outre les bouillies, les panades de biscottes, le gâteau de riz, de semoule, les purées de légumineuses, les nouilles sans œufs, etc. A ces moyens essentiels qui sont d'ordre purement hygiénique et constituent le traitement de la cause, on peut joindre l'emploi de quelques moyens qui s'adressent aux principaux symptômes.

Nous avons déjà mentionné l'emploi des alcalins, particulièment indiqués dans les cas de selles graisseuses ou très acides. D'une façon générale, on prescrira l'*eau de chaux* (une cuillerée à café avant chaque tétée), ou bien le *sous-nitrate de bismuth* (une pincée avant chaque tétée) dans les cas où la diarrhée prédomine ; il est indiqué, au contraire, de prescrire le *car-*

bonate de magnésie (mêmes doses), en cas de constipation.

Chez les nourrissons qui paraissent souffrir après la tétée et ont du spasme du pylore, il est utile de prescrire dans de l'eau bouillie sucrée, après la tétée, une pincée d'un mélange à parties égales de *bicarbonate de soude* et de *craie lavée*.

Gallois a prescrit l'*eau oxygénée* administrée à la dose de I à III gouttes avant chaque tétée dans une cuillerée à café de lait; d'autres (Frémont, Hepp) ont recommandé l'emploi du *suc gastrique de chien, de porc* : on fait prendre X à XX gouttes de suc gastrique avant chaque tétée, dans un peu d'eau d'Évian ou bouillie froide sucrée.

Il importe de combattre la constipation très opiniâtre, avec production de scybales. Dans ce but on peut user, d'une part, des *laxatifs* doux : magnésie calcinée à la dose d'une demi-cuillerée à café, huile de ricin à la même dose, sirop de chicorée (une ou deux cuillerées à café), extrait fluide de rhamnus (X à XX gouttes), calomel (5 à 10 centigrammes en une dose, etc.), et des *lavements* administrés à l'aide d'un entonnoir en verre muni d'un tube de caoutchouc à l'extrémité duquel s'adapte une sonde de Nélaton (n° 15 à 25 suivant l'âge de l'enfant).

L'enfant doit être couché sur les genoux; la pression à employer ne doit pas dépasser 20 à 30 centigrammes; on fait passer dans l'intestin un quart à un demi-litre, suivant l'âge, d'eau bouillie tiède.

Les coliques seront calmées par les applications de *cataplasmes* ou *compresses humides chaudes*, recouvertes de gutta-percha laminée.

D. INFECTIONS GASTRO-INTESTINALES AIGUËS

L'infection gastro-intestinale aiguë se distingue de la dyspepsie proprement dite par l'apparition immédiate de phénomènes généraux d'infection et d'intoxication qui occupent le premier plan sur la scène morbide, et, d'autre part, par sa gravité.

Elle peut succéder à la dyspepsie qui prépare le terrain à l'invasion microbienne; elle peut aussi survenir primitivement chez un enfant en apparence bien portant, sous la seule influence de germes apportés du dehors par les aliments, surtout par le lait. Aussi est-elle incomparablement plus fréquente chez les enfants soumis au biberon que chez les enfants nourris au sein, beaucoup plus grave également. Elle survient de préférence en été, parce que la chaleur favorise au plus haut point la pullulation dans le lait des germes nocifs.

Ajoutons que depuis l'emploi du lait stérilisé sa fréquence diminue, tout au moins, la fréquence des formes exceptionnellement graves, de celles qui ont été décrites sous le nom de choléra infantile.

Il n'existe pas de microbes spécifiques; l'infection est due à des associations polymicrobiennes, parmi lesquelles prédominent, suivant les cas, le coli-bacille, les streptocoques et notamment l'entérocoque, le bacille pyocyanique, le tyrothrix, les divers anaérobies, etc.

On peut observer deux formes : l'une pyrétique, l'autre algide ou choléra infantile de Trousseau, cette dernière moins fréquente qu'autrefois.

Fièvre, vomissements, diarrhée constituent les trois symptômes cardinaux de la FORME PYRÉTIQUE. La *fièvre* est plus ou moins élevée suivant l'intensité de l'infection et suivant le terrain ; elle est moins marquée chez les nouveau-nés débiles; chez eux elle fait vite place à l'hypothermie. Il est à remarquer, en effet, que l'hypothermie peut succéder à la fièvre et qu'il n'existe aucune démarcation absolue entre l'une et l'autre forme.

Les *vomissements* ne sont pas constants. Ils ouvrent parfois la scène; ils sont alimentaires ou bilieux et exhalent une odeur d'acides gras.

La *diarrhée*, par contre, est constante. Les selles liquides, vertes au début et mélangées de grumeaux blancs, de mucosités, deviennent de plus en plus aqueuses et mousseuses par la suite; elles peuvent se décolorer. Elles présentent en général une grande fétidité, et leur contact irritant provoque l'érythème fessier. Leur réaction est tantôt acide, tantôt alcaline.

La langue est rouge, parfois sèche, souvent couverte de muguet; le ventre est tendu, ballonné.

L'enfant est très agité, crie sans cesse et est en proie à une soif ardente. Les convulsions ne sont pas rares, non plus que la tétanie, les accidents pseudo-méningitiques; à la fin l'agitation fait place à la stupeur.

La peau est flasque, sèche, parfois couverte d'érythèmes, de pétéchies. Les urines sont rares et souvent albumineuses. Le foie est gros, mais la rate peu développée.

La respiration est accélérée, le pouls très fréquent et irrégulier.

Fréquentes sont les *complications* dues à l'invasion des différents organes par les microbes du tube digestif ou à la toxémie. La broncho-pneumonie est la plus commune; plus rarement surviennent la méningite vraie, la thrombose des sinus, des paralysies, des suppurations cutanées entravant la pyohémie.

Outre la méningite vraie, peuvent éclater des accidents cérébraux, englobés sous le nom de méningisme, et dus vraisemblablement à l'action seule des toxines.

La durée est variable, en moyenne de trois ou quatre jours. Dans les cas favorables, les vomissements cessent, les selles deviennent moins fréquentes et moins abondantes et l'enfant entre en convalescence; mais les rechutes sont à craindre, si l'on reprend l'alimentation sans ménagement. D'autre part, les phénomènes aigus, la fièvre peuvent disparaître, mais la diarrhée et les autres troubles digestifs persistent; l'infection passe à l'état chronique et peut aboutir à l'athrepsie.

Si les accidents infectieux s'aggravent, l'état typhoïde s'accentue, la température demeure très élevée et l'enfant succombe dans le coma, ou bien est emporté par une des complications indiquées précédemment, notamment par une broncho-pneumonie. Parfois l'algidité succède à la fièvre et la mort survient par collapsus.

La FORME ALGIDE, le choléra infantile, est la plus grave des infestions gastro-intestinales aiguës. Elle peut éclater brutalement, en pleine santé, ou bien faire suite à une dyspepsie, à une diarrhée banale, ou bien encore constitue la phase terminale d'une infection aiguë pyrétique.

Les vomissements, la diarrhée sont les symptômes locaux essentiels.

Les *vomissements* sont d'abord alimentaires, puis aqueux, incolores ou légèrement verdâtres. Ils sont provoqués par l'ingestion des liquides, ou bien surviennent spontanément. Ils marquent habituellement le début de la maladie et cessent vers la fin.

Les *selles* ont un caractère spécial. Les évacuations très abondantes souillent les linges à chaque instant, sont d'abord verdâtres, bilieuses, puis ne tardent pas à devenir séreuses, incolores et peu odorantes ou bien d'une odeur ammoniacale accusée ; leur réaction est tantôt alcaline, tantôt acide ; elles ne sont pas riziformes. Leur nombre est très variable ; il oscille habituellement entre 10 et 40 par jour.

En peu d'heures, l'*état général* se modifie : les traits se tirent, le nez se pince, les yeux s'excavent et les cornées deviennent ternes ; la face devient d'une pâleur mate et un cercle de bistre estompe les yeux. La langue est rouge et sèche ; le ventre, d'abord météorisé, ne tarde pas à s'excaver. La peau est plombée, cireuse, les extrémités sont cyanosées. On constate la perte d'élasticité de la peau à ce qu'elle conserve les plis qu'on lui imprime en la pinçant ; parfois elle devient sclérémateuse.

L'enfant tourmenté par une soif inextinguible est en proie à une agitation pénible ; il se couche en chien de fusil.

La température périphérique s'abaisse à 36,35 et même quelquefois à 34 ; mais le plus souvent la température centrale dépasse la normale (38 degrés en moyenne) ; le pouls, d'abord fréquent, se ralentit et devient filiforme. La respiration est irrégulière, dyspnéique.

Les urines de plus en plus rares sont albumineuses et renferment de l'indican, de l'urobiline, parfois du sucre.

La mort survient dans le collapsus algide, avec dilatation pupillaire, rigidité de la nuque et des membres. La maladie évolue en deux ou trois jours au plus.

La guérison, assez fréquente dans la forme pyrétique, est au contraire exceptionnelle dans la forme algide ; néanmoins elle peut être obtenue parfois par un traitement énergique et prompt.

A la phase algide et toxique peut succéder une colite folliculaire avec phénomènes typhoïdes (hyperthermie, langue sèche et fuligineuse, stupeur typhique ; selles fétides, glaireuses, sanguinolentes ou parfois contenant du pus).

Le salut de l'enfant atteint d'infection aiguë dépend de la promptitude des soins qui lui sont donnés. Le même traitement est applicable, avec des variantes peu importantes, aux deux formes, pyrétique et algide, de l'infection aiguë. L'indication essentielle est de tarir l'apport et le développement des germes et des poisons dans le tube digestif; on la remplit en supprimant toute alimentation et en instituant la *diète hydrique* (d'un emploi classique depuis que Luton, de Reims, l'a préconisée, 1880) ; on fait donc prendre exclusivement de l'eau bouillie ou bien une eau minérale légère, comme l'eau d'Alet ou d'Évian. Chez les enfants ayant déjà quelques mois d'existence, on peut remplacer de temps en temps l'eau pure par une infusion légère de thé, additionnée de quelques gouttes de rhum.

L'eau, donnée froide ou même glacée, tant que les vomissements subsistent, doit être offerte à l'enfant, en très petite quantité à la fois et souvent, soit une cuillerée à soupe, un verre à liqueur toutes les demi-heures. Dès que les vomissements cessent, on espace les prises en augmentant la quantité d'eau (100 à 150 grammes toutes les heures), car, si l'enfant supporte bien l'abstinence de lait, il ne pourrait longtemps supporter celle de l'eau ; aussi faut-il remplacer chez lui la quantité de lait qu'on ne donne pas par une quantité équivalente d'eau bouillie (Marfan).

La quantité d'eau peut atteindre un litre chez les enfants âgés d'au moins six mois, à un litre et demi chez les enfants d'un an. On peut autoriser l'addition de sucre au bout de quelques heures.

La diète hydrique doit être maintenue pendant 12 heures au moins, souvent 24; parfois même pendant 36 à 48 heures; le dernier délai ne peut être dépassé en aucun cas. Si, au bout du délai moyen (12 à 24 heures), les vomissements ont disparu, si la diarrhée a diminué dans de notables proportions, si la température est voisine de la normale, on reprend l'alimentation de la façon que nous indiquerons plus loin.

Les vomissements cèdent en général sous la seule influence de la diète hydrique. Cependant il peut être utile de pratiquer le *lavage de l'estomac* soit avec de l'eau bouillie, soit avec de l'eau de Vichy. Un premier lavage est utile pour évacuer rapidement les derniers débris alimentaires. On peut renouveler une ou plusieurs fois les lavages quand les vomissements sont répétés, incessants malgré la diète hydrique. Le lavage se fait avec une sonde urétrale de gros calibre (n° 30 de la filière Charrière), à l'extrémité libre de laquelle on adapte un petit entonnoir en verre d'une capacité de 200 cc., dans lequel on verse 100 à 150 grammes d'eau bouillie tiède ou d'eau de Vichy.

Le *lavage de l'intestin* ou entéroclyse est également utile pour évacuer les matières septiques et aussi pour lutter contre la déshydratation des tissus en faisant absorber une certaine quantité d'eau ; mais il faut se garder d'en abuser, surtout dans le choléra infantile, où Marfan, Baginsky, Escherich, etc., proscrivent maintenant son emploi. Effectivement l'épithélium intestinal est très fragile et le contenu de l'intestin très toxique ; le lavage exerce sur l'épithélium une sorte de traumatisme qui peut aggraver ses lésions. L'eau qui arrive sous pression décolle le mucus et les matières adhérentes aux parois et peut-être dissout-elle aussi certaines toxines, ce qui favorise une absorption massive (Marfan). Le lavage intestinal se pratique avec une sonde souple de Nélaton (n° 19 ou 20), ainsi qu'il a été dit précédemment, et sous faible pression (30 cent. de hauteur). On injecte un demi-litre d'eau bouillie, ou bien de décoction de guimauve, de graine de lin, de son ou bien encore d'eau salée (7 grammes de sel pour 1000). La température de l'eau sera de 26 à 30 degrés si l'enfant a une fièvre élevée ; de 32 à 33 degrés si la fièvre est peu marquée ; de 38 degrés si l'enfant est en proie à l'algidité.

On proscrit les purgatifs pour les mêmes raisons que les lavages intestinaux, surtout dans le choléra infantile. Dans les formes pyrétiques légères, on peut prescrire le *calomel* à petites doses (deux ou trois doses d'un centigramme répétées à une heure d'intervalle).

Les antiseptiques insolubles : benzo-naphtol, bétol, etc., que l'on prescrivait avec une certaine complaisance il y a quelques années, en s'appuyant plutôt sur des données théoriques que sur des résultats pratiques, doivent être laissés de côté. Quant à l'*acide lactique*, si vanté il y a quelques années, il semble un peu délaissé. Cependant ce n'est pas un médicament sans valeur ; il contribue à diminuer la putridité du contenu intestinal. On le fait prendre à la dose de 2 ou 3 grammes par 24 heures :

Acide lactique.	2 grammes.
Eau distillée	100 —
Sirop de coings.	20 —

Une cuillerée à dessert avant six mois, ou à soupe après six mois, toutes les deux heures, entre les prises de lait, ou bien sous forme de limonade, dilué dans un litre d'eau, édulcorée avec du sirop d'orgeat; cette limonade tient lieu de diète hydrique.

La *limonade chlorhydrique faible* (1 gr. 50 d'acide par litre) se prescrit de la même façon avec des résultats moins nets.

En somme, la diète hydrique, sans médication interne, et même sans lavages de l'estomac et de l'intestin, constitue le pivot du traitement; mais il est nécessaire de lui associer un traitement symptomatique, au moyen des *bains* qui suivant les indications fournies par la température seront frais ou chauds, et au moyen des injections de sérum qui combattent la déshydratation des tissus et relèvent les forces.

Si l'enfant a une température élevée (39° ou plus), on donne des bains à 32° que l'on répète deux ou trois fois dans les 24 heures; ou des bains à 35°, si la température est peu élevée. Existe-t-il un état d'algidité, on prescrit le bain chaud à 37 ou 38°, que l'on peut parfois additionner de farine de moutarde. On ajoute à la dernière minute du bain 50 grammes de farine de moutarde. M. Marfan emploie dans presque tous les cas des bains chauds à 35 ou 36 degrés, d'une durée de 5 à 6 minutes, répétés deux à quatre fois par jour. Ces bains conviennent, suivant lui, à la pluralité des cas, le bain frais n'étant indiqué que dans les cas exceptionnels où la température dépasse 40 degrés.

Pour combattre l'hypothermie on frictionne l'enfant au sortir du bain avec de l'eau de Cologne, puis on l'*enveloppe d'ouate* et on place des boules d'eau chaude dans son berceau (avoir soin de les surveiller pour éviter les brûlures).

Comme dans toutes les infections, les bains agissent en régularisant la température, en favorisant la diurèse, en combattant l'infection de centres nerveux (disparition de l'agitation, retour du sommeil).

Les *injections de sérum* sont d'un secours précieux. Luton injectait aux enfants atteints de choléra infantile 5 grammes de son sérum (10 grammes de sulfate de soude et 5 grammes de phosphate de soude pour 100 cc. d'eau stérilisée); on utilise habituellement le sérum de M. Hayem :

Sulfate de soude	10 grammes.
Chlorure de sodium.	5 —
Eau distillée	Un litre.

ou simplement la solution saline physiologique (7 gr. 50 de chlorure de sodium pour 1000). Récemment on a proposé et employé l'eau de mer stérilisée à froid et ramenée au titre isotonique par addition d'eau (10 à 30 cc. par jour).

La *caféine*, associée à petites doses au sérum, est souvent fort utile :

Eau stérilisée.	300 c. c.
Chlorure de sodium.	2^{gr},10
Citrate ou benzoate de caféine.	0^{gr},75

On pratique deux ou trois injections par jour, de 10 à 20 cc., suivant l'âge, de sérum physiologique simple ou caféiné.

Les injections se font sous la peau du ventre ou bien profondément dans les masses musculaires de la fesse ou celles de la région sacro-lombaire. On se sert habituellement de la seringue de Roux, de la capacité de 20 cc.

Les injections de sérum relèvent le pouls, provoquent la diurèse et désintoxiquent l'enfant.

Il importe de ne pas les continuer pendant plus de 5 ou 6 jours, parce qu'elles finissent par provoquer une excitation nerveuse très prononcée et de la bouffissure.

Pour combattre la tendance au collapsus on peut injecter isolément la caféine :

Caféine	1 gramme.
Benzoate de soude	2 grammes.
Eau distillée et stérilisée q. s. pour. . . .	10 —

(injecter **V** à **X** gouttes);

L'huile camphrée au dixième (injecter une demi-seringue).

Habituellement le sérum suffit, il convient de se rappeler que la caféine peut déterminer de violents phénomènes d'excitation chez certains enfants.

Mentionnons, en dernier lieu, quelques petits moyens destinés à compléter l'action de ceux qui viennent d'être mentionnés.

Contre les vomissements, on peut prescrire la *potion de Rivière*, administrée par cuillerées à café; l'*eau chloroformée* associée à l'eau de fleurs d'oranger; les *inhalations d'oxygène*...

On calme les coliques au moyen de cataplasmes ou de *compresses humides chaudes*.

L'écueil redoutable à franchir est la *reprise de l'alimentation* : toute reprise prématurée peut être le signal d'une rechute. Il y a quelques années, à la diète hydrique succédait immédiatement la reprise de l'allaitement. Si l'enfant était nourri au sein, on le faisait téter toutes les quatre heures pendant un temps très court ; s'il était élevé au biberon, on lui donnait toutes les quatre heures 40 grammes de lait stérilisé, associé à parties égales d'eau lactosée à 10 pour 100, ou bien du lait d'ânesse ou du képhir n° 2. Cette reprise de l'alimentation lactée, même prudente, s'accomplissait rarement sans incident ; souvent il y avait réapparition de la fièvre, de la diarrhée, des vomissements.

Aujourd'hui on conseille avec raison de ne pas revenir immédiatement au lait. Après la diète hydrique, on prescrit la *diète féculente*. Effectivement l'enfant ne digère plus le lait ; aliment des enfants bien portants, le lait devient souvent un poison pour les enfants atteints d'entérite et l'intolérance, constante pour le lait de vache, s'étend parfois au lait de femme.

L'emploi systématique des aliments hydrocarbonés a été inspiré par les remarquables travaux de Bienstock, de Winternitz, d'Hirschler, etc. Ce n'est pas uniquement, ainsi qu'on pourrait le supposer *a priori*, en raison de la pauvreté des farines en substances protéiques, que cette alimentation exerce une influence bienfaisante ; c'est parce que les farineux exercent une action empêchante sur les bactéries protéolytiques. Les produits acides de décomposition des hydrocarbones paralysent l'action de ces bactéries. La diminution des fermentations est démontrée par l'abaissement du taux des sulfo-éthers contenu dans l'urine. M. Combe (de Lausanne) a particulièrement insisté sur cette action empêchante et contribué puissamment à vulgariser l'alimentation féculente, non seulement chez les enfants, mais chez l'adulte, dans tous les cas d'auto-intoxication intestinale.

La vulgarisation de la diète féculente a donc réalisé un grand progrès dans le traitement des troubles digestifs de l'enfance ; cette diète est une étape intermédiaire, bienfaisante, entre la diète hydrique et le retour progressif à l'alimentation normale. Ajoutons que l'on pourra cependant brûler cette étape, dans les formes légères d'infection aiguë, et seulement chez les enfants nourris au sein.

La diète féculente n'est pas une nouveauté, puisque depuis

longtemps on prescrivait des décoctions de céréales (eau de riz, eau d'orge); ce qui est nouveau c'est son emploi systématique dans des conditions déterminées, c'est l'usage du bouillon de légumes dont la valeur nutritive est supérieure à celle des décoctions précitées,etc....

Un mot d'abord des décoctions exclusives de céréales : on prépare la décoction d'orge en faisant bouillir une demi-heure deux cuillerées à café d'orge perlé dans un demi-litre d'eau; puis on passe au tamis. Le liquide renferme surtout de l'amidon, de plus du mucilage et une petite quantité de matière azotée. Quant à l'eau de riz, on la prépare en jetant 60 grammes de farine de riz dans un demi-litre d'eau froide, puis en ajoutant un demi-litre d'eau bouillante et en faisant bouillir le mélange que l'on passe ensuite sur une étamine claire. Cette décoction ne renferme guère que de l'amidon.

Heubner, le premier, en 1895, recommanda l'usage des féculents sous forme de bouillie de riz; puis Heubner, Czerny et Keller, Gregor, celui des soupes de malt (Malzsuppe); en 1903, Méry préconisa le bouillon de légumes dont l'emploi s'est généralisé rapidement; enfin on a vanté récemment le babeurre qui est plutôt indiqué dans les cas d'infection chronique.

On a craint pendant longtemps l'usage prématuré des féculents chez les enfants nourrissons âgés de moins de six ou huit mois; on pensait que l'absence de ferment saccharifiant dans le suc pancréatique avant cet âge empêchait la digestion des féculents; l'expérience a montré qu'en dépit des théories les féculents étaient parfaitement tolérés.

Voici de quelle manière on prépare le *bouillon de légumes,* suivant la formule de Méry.

On met pour un litre d'eau :

Carottes. . . . . }	āā 65 grammes.
Pommes de terre. . . . . }	
Navets . . . . }	āā 25 grammes.
Pois ou haricots secs. . . . . . . }	

On fait bouillir pendant 4 heures dans une marmite couverte et on ajoute après la cuisson 5 grammes de sel, après avoir ramené le volume du liquide à un litre. Le bouillon doit être employé frais et par suite préparé tous les jours.

Il sert à préparer des bouillies claires à la farine de riz (une cuillerée à café de farine pour 100 cc. de bouillon ; chez les enfants âgés de moins de six mois, une demi-cuillerée à café seulement). Cette bouillie, prise au biberon, se donne aux mêmes intervalles que le lait, soit toutes les trois heures environ, à raison de 7 par jour.

M. Comby emploie une décoction où céréales et légumineuses sont associées. On fait bouillir pendant trois heures dans trois litres d'eau :

<table>
<tr><td>Blé . . . .</td><td rowspan="6">āā 30 grammes
ou une cuillerée à soupe.</td></tr>
<tr><td>Orge perlé . . . .</td></tr>
<tr><td>Maïs concassé . . . .</td></tr>
<tr><td>Haricots blancs secs . . . .</td></tr>
<tr><td>Pois secs . . . .</td></tr>
<tr><td>Lentilles . . . .</td></tr>
</table>

On passe et on sale avec 20 grammes de sel. Il reste, après décoction, environ un litre avec lequel on prépare des bouillies de la façon indiquée précédemment.

On observe à la suite de l'usage du bouillon de légumes une augmentation de poids rapide et considérable, due à la réhydratation des tissus par le chlorure de sodium ingéré avec le bouillon. Il se produit un œdème interstitiel analogue à celui des brightiques qui présentent de la rétention chlorurée. La rétention peut même déterminer des œdèmes périphériques. Dans ce cas, on peut remplacer le sel par du sucre.

Le régime féculent exclusif peut être poursuivi pendant une semaine environ.

Les *bouillies maltosées* sont d'une préparation plus compliquée et ne paraissent pas donner de résultats supérieurs à ceux du bouillon de légumes. Les résultats obtenus par Keller, Sevestre et Demarque, ont été infidèles, d'après Terrien, car ils faisaient le maltosage à des températures variables et n'arrêtaient pas l'action de la diastase au moment où elle allait être nuisible. M. Terrien a cherché a obtenir la liquéfaction exclusive de la farine, en évitant autant que possible la saccharification par transformation complète de l'amidon au moyen de la diastase. La température optima qui permet d'obtenir la dissociation des propriétés de la diastase varie entre 75 et 80 degrés. Voici le mode de préparation indiqué par Terrien :

On mélange 300 grammes de lait et 600 grammes d'eau; on ajoute au mélange 80 grammes de crème de riz et l'on fait cuire une demi-heure pour obtenir une bouillie épaisse. D'autre part, on fait infuser pendant une demi-heure dans 100 grammes d'eau à 60 degrés (ne pas dépasser cette température) 20 grammes de malt brut, très frais, finement broyé et pulvérisé. On passe ensuite sur un linge.

On réchauffe alors la bouillie et on la maintient à 80 degrés; mais on ajoute l'infusion de malt et on additionne de 50 grammes de sucre ordinaire. La bouillie devra être tenue à la glacière en été et préparée deux fois par jour.

De valeur alimentaire supérieure à celle du bouillon de légumes, la bouillie diastasée peut être donnée pendant plusieurs semaines. On en fait prendre de 6 à 7 par jour, à intervalles espacés de trois en trois heures. Elle est surtout bien tolérée à partir de six ou sept mois; mais on peut la prescrire à partir de quatre mois en commençant par la donner coupée d'un tiers ou d'un quart d'eau.

Le *babeurre* peut être indiqué au moment de la reprise de l'alimentation lactée, si celle-ci est mal tolérée. Le babeurre est la partie liquide que laisse la fabrication du beurre. Utilisé en Frise depuis longtemps, il a été préconisé en 1895 par un médecin hollandais, Ballot; puis, dix ans plus tard, par un autre médecin hollandais, le Dr Jager (de Steens). Heubner, Baginsky, Teixeras de Mattos (de Rotterdam), Salge, Caro, Decherf, etc., ont tenté d'en vulgariser l'emploi.

Le babeurre contient 4 à 7 grammes de graisse par litre, presque tous les matériaux abuminoïdes du lait frais (35 à 38 grammes), de la lactose (10 à 20 grammes), des sels (phosphates, chlorures), de l'acide lactique en quantité variable.

Après avoir laissé le lait aigrir pendant 24 heures à la température de la chambre en hiver, de la cave en été, dans un vase couvert, on prépare le beurre en battant le lait dans une baratte ménagère et on recueille le résidu (on peut favoriser l'acidification du lait en l'ensemençant avec du lait aigre préparé la veille). Le résidu (babeurre) est un liquide jaunâtre tenant en suspension des grumeaux de caséine. Par le refroidissement et le repos, il se sépare en deux couches, l'une inférieure de caséine coagulée, l'autre de petit-lait; il faut donc toujours l'agiter avant de le faire prendre et le réchauffer au bain-marie. D'ailleurs le babeurre ne s'administre pas tel quel; on l'utilise pour préparer des bouillies : dans une petite quantité de babeurre on dilue une cuillerée à soupe environ de farine de froment ou de riz, d'arrow-root, d'orge, de maïs, etc. On ajoute la quantité de babeurre nécessaire pour parfaire un litre et on porte à l'ébullition sur un feu doux en agitant sans cesse. Le chauffage doit être lentement progressif, de façon que l'ébullition ne se produise qu'au bout d'environ 25 minutes. On laisse monter le lait trois fois, puis on ajoute 70 à 80 grammes de sucre, soit 15 à 18 morceaux (se servir d'une casserole émaillée et d'une cuillère en bois).

On se sert du babeurre, soit pour l'alimentation exclusive (un biberon toutes les 3 heures), soit plutôt pour compléter les tétées. On alterne les tétées et les prises de babeurre. Beaucoup de médecins ont vanté le babeurre avec un grand enthousiasme. Baginsky a même écrit que le lait de beurre « s'est montré supérieur à toutes les préparations nutritives connues, de sorte qu'il n'y a aucune exagération à soutenir que son emploi constitue un procédé d'alimentation triomphante dans les formes les plus rebelles de la dyspepsie de l'enfance ». On a constaté des augmentations de poids considérables (500 à 700 gr. par semaine); la régularisation des selles, etc....

On attribue ces bons effets à la division de la caséine qui facilite le travail de l'estomac, à la faible teneur en matières grasses, à la présence d'acide lactique.

On peut résumer ainsi les règles de la diététique à observer dans les cas d'infection gastro-intestinale aiguë.

1° jour	diète hydrique.
2° et 3° jour .	bouillon de légumes.
4° et 5° jour .	bouillies préparées au bouillon de légumes.
6° jour	un tiers de lait, deux tiers d'eau.
7° jour	moitié lait, moitié eau.

A partir de ce moment, on peut, en général, revenir à l'alimentation normale; si l'on ne peut donner une nourrice à l'enfant convalescent élevé au biberon jusqu'alors, solution qui serait de beaucoup la meilleure, on a recours au lait stérilisé coupé. Si ce lait est mal toléré, on lui substituera du lait cru, du lait d'ânesse ou du képhir n° 2 ou encore du babeurre; le képhir donne d'excellents résultats, mais il est difficile de le faire accepter en raison de sa saveur aigrelette.

On peut encore essayer l'usage temporaire du lait peptonisé, dit lait de Backhaus, dont on trouve à Paris notamment de bonnes préparations (utiliser de préférence le n° 1).

De toutes façons, le lait sera donné au début, en très petites quantités à la fois, et à intervalles espacés, de quatre en quatre heures.

Chez l'enfant sevré on reviendra au régime habituel des bouillies au lait, des pâtes, des purées de légumineuses, etc....

E. ENTÉRO-COLITES AIGUËS

Les entéro-colites aiguës constituent une variété d'infection aiguë qui se distingue de la précédente en ce qu'elle survient chez des enfants sevrés, âgés de plus d'un an, et rappelle la dysenterie par ses lésions anatomiques et aussi ses caractères cliniques.

Cette affection, dont la cause unique est la suralimentation, s'observe de préférence chez les enfants de souche neuro-arthritique. Presque tous, avant l'éclosion des accidents aigus d'entérite, présentaient déjà des signes de dyspepsie, des troubles digestifs intermittents, tels qu'indigestions avec vomissements, diarrhée, fièvre. Quelques-uns sont porteurs de végétations enflammées; le pus dégluti, provenant de ces végétations, est susceptible d'infecter l'intestin. Ces entéro-colites sont parfois secondaires à une maladie infectieuse : grippe, rougeole, etc....

Comme dans l'infection gastro-intestinale aiguë, il existe deux ordres de symptômes : les uns locaux, les autres généraux dus à la toxi-infection. Suivant les cas, il y a prédominance des uns ou des autres. Lorsque les phénomènes généraux dominent la scène, la maladie prend le nom de choléra sec.

Le début de la forme ordinaire est le même que celui de l'infection aiguë à forme pyrétique : *vomissement* unique et alimentaire ou vomissements répétés, muqueux ou verdâtres, fièvre. Le vomissement n'est d'ailleurs pas constant. Mais ce qui est constant et pathognomonique, c'est l'apparition d'une *douleur abdominale* parfois fort vive et pouvant faire croire à un début d'appendicite, lorsqu'elle est localisée à la région cæcale. Un second signe caractéristique est la *diarrhée*, constituée d'abord par des débris d'odeur fétide, puis par des selles muqueuses, souvent sanguinolentes et contenant des glaires verdâtres. Les selles sont peu abondantes.

Le ventre est douloureux, empâté, le côlon descendant donne la sensation d'un tube de caoutchouc.

La langue est rouge à la pointe et sur les bords, l'haleine est fétide, la soif vive.

Il existe de l'agitation et divers troubles nerveux.

Sous l'influence du traitement, les selles se modifient et tendent à reprendre l'aspect normal; toutefois elles contiennent du mucus pendant longtemps. La constipation s'installe fréquemment au cours de la convalescence.

En même temps que l'état local, l'état général se modifie dans un sens favorable; mais la guérison est assez longue à obtenir et les rechutes sont fréquentes.

Souvent encore l'entéro-colite passe à l'état chronique.

Dans la forme grave, dite *choléra sec*, les phénomènes généraux sont particulièrement inquiétants : les yeux sont excavés, le nez effilé et froid; la langue est collante, les extrémités sont froides et cyanosées.

Le ventre se déprime et s'excave; les urines sont très rares et souvent contiennent de l'albumine.

Le pouls est petit, dépressible, irrégulier, tantôt ralenti, tantôt accéléré.

La température est également très irrégulière; à la fièvre du début peut succéder l'hypothermie.

L'amaigrissement est très rapide et l'enfant paraît se dessécher.

L'intoxication profonde des centres nerveux se traduit par des convulsions, la tendance au coma.

Enfin, du côté des muqueuses et de la peau, on peut observer des éruptions diverses : aphtes buccales, stomatite diphtéroïde, exanthèmes polymorphes, morbilliformes ou scarlatiniformes, purpura, etc.

Des complications infectieuses diverses peuvent survenir : otites, broncho-pneumonie, pleurésie purulente, néphrite aiguë, etc....

En somme, le tableau rappelle de très près celui du choléra infantile, d'où le nom de choléra sec donné à cette forme.

La guérison, bien que difficile, peut être obtenue, mais le régime exige une surveillance de tous les instants et les rechutes sont fréquentes.

D'ailleurs le rétablissement est lent, les enfants restent maigres, ont la peau sèche, flasque, etc....

Leurs selles contiennent pendant fort longtemps des muco-membranes.

On ne saurait confondre l'entéro-colite aiguë avec la dysenterie. En effet, les selles sont moins fréquentes, moins sanguinolentes; d'ailleurs le ténesme est moins marqué.

Le traitement pathogénique est le même que celui qui a été exposé précédemment. Il faut tarir la source des poisons, et, dans ce but, instituer une diète hydrique rigoureuse, mitigée par la substitution à l'eau pure, de temps à autre, de thé, de grogs légers.

Les lavages intestinaux sont plutôt contre-indiqués dans cette forme, ils provoquent souvent de vives douleurs; cependant quelques médecins en préconisent l'emploi. On peut utiliser pour le lavage, soit la décoction de racine de guimauve, soit l'eau salée (à 7 pour 1000), soit de l'eau additionnée par litre d'une ou deux cuillerées à soupe d'eau oxygénée.

On calmera les douleurs abdominales par les applications de compresses humides chaudes sur l'abdomen.

La *diète hydrique* suffit en général à provoquer la disparition des vomissements; comme médication adjuvante on peut employer le lavage de l'estomac, les inhalations d'oxygène, les applications d'une poche de glace au creux épigastrique.

La limonade chlorhydrique et la limonade lactique ont été préconisées; mais le meilleur moyen de modifier les sécrétions intestinales est d'employer le *sulfate de soude*. Sous l'influence de petites doses, continuées pendant un temps suffisant, on parvient à faire disparaître le sang et les glaires des selles. Le premier jour on peut administrer une dose purgative, soit 10 à 15 grammes; les jours suivants, des doses faibles, variables d'ailleurs, suivant l'âge de l'enfant, soit 2 grammes chez un enfant de 2 ans par exemple; 3 à 4 grammes chez un enfant de 5 à 8 ans. On fait prendre le sulfate de soude dans un verre d'eau sucrée, le matin à jeun, en trois ou quatre fois. L'apparition de selles moulées est une indication à cesser le traitement.

Pour combattre la fièvre et l'agitation, on usera des *bains frais* (33-35 degrés). En cas d'excitation extrême, il peut être indiqué d'administrer du chloral ou du bromure.

Pour combattre la dépression, il faut avoir recours au *sérum*, avec ou sans caféine; à l'*huile camphrée*.

Lorsque les phénomènes aigus s'apaisent, on institue la *diète féculente*, car le lait est toujours mal supporté. On autorise donc les décoctions d'orge, de riz, d'avoine; les bouillies claires à l'eau ou mieux au bouillon de légumes; les panades de biscottes; ultérieurement la purée de pommes de terre, les potages aux pâtes et au bouillon de légumes.

On ne reviendra au lait que prudemment et uniquement sous forme de potages. Il est d'ailleurs préférable de substituer le képhir au lait.

F. DYSPEPSIE ET DIARRHÉES CHRONIQUES; ENTÉRO-COLITE CHRONIQUE

Les troubles digestifs chez l'enfant peuvent revêtir une allure chronique et s'éterniser pendant des mois entiers, malgré une diététique sévère.

S'ils sont moins immédiatement menaçants que les infections à marche aiguë, ils n'en présentent pas moins une certaine gravité puisqu'ils conduisent nombre d'enfants à l'athrepsie.

Il est malaisé d'en donner une description d'ensemble.

Ils surviennent chez les enfants nourris au sein, dont l'alimentation est mal réglée, à qui la mère ou la nourrice ne donnent qu'un lait de mauvaise qualité; à ces causes essentielles s'ajoutent les influences héréditaires qui prédisposent à la dyspepsie.

Les *régurgitations*, les *vomissements* sont fréquents; l'enfant rejette un liquide blanchâtre, fortement acide, contenant des grumeaux. L'haleine est fétide, exhale une odeur de beurre rance. En proie à une soif intense, l'enfant réclame le sein à tout instant, mais le repousse bientôt, car son appétit est nul. L'estomac est manifestement dilaté.

Les *selles* sont habituellement diarrhéiques, constituées par des matières verdâtres, acides, mousseuses, contenant des glaires, des mucosités ; elles exhalent une odeur fétide.

Dans quelques cas, la diarrhée est lientérique ; les selles grisâtres ou blanchâtres contiennent une forte proportion de graisse. Cette lienterie peut être due à l'insuffisance d'action du suc pancréatique ; elle peut être due aussi à l'absorption du lait trop riche en graisse. Il y a émission abondante de gaz par l'anus.

La constipation peut alterner avec la diarrhée ; les selles, au lieu de présenter la coloration bouton d'or habituelle, sont décolorées, d'aspect blanc mastic.

Le ventre est ballonné ; les fesses sont le siège d'un érythème dû à l'irritation causée par le contact avec les matières ; parfois des ulcérations se produisent qui peuvent simuler des syphilides érosives.

Cet état morbide peut s'installer peu à peu, mais il peut aussi succéder à une infection aiguë.

Les désordres locaux sont les mêmes chez le nourrisson élevé au biberon, mais ils sont plus accentués, plus tenaces ; la cachexie survient plus rapidement aussi chez eux. Ce sont surtout les enfants élevés au biberon qui présentent le gros ventre flasque correspondant à l'allongement atonique de l'intestin.

Chez les enfants sevrés prématurément, nourris avec des aliments grossiers, gavés avec de la viande, des œufs, chez ceux à qui l'on donne de la bière, du vin, et chez ceux qui continuent à prendre du lait en grande quantité, en supplément à l'alimentation ordinaire, la diarrhée survient, avec selles mousseuses, glaireuses, fétides. Souvent cette diarrhée succède à une crise aiguë d'entérite folliculaire ; elle peut alterner avec la constipation. Les enfants sont sujets à des mouvements fébriles pendant lesquels la langue est saburrale, l'haleine fetide. Ils présentent de l'abattement, de la céphalalgie. Ils sont pâles, bouffis.

A la suite de la diète, de purgatifs, de lavages intestinaux, la fièvre tombe ; mais, si les errements suivis dans l'alimentation persistent, l'entéro-colite chronique s'installe.

Les *troubles généraux* chez le nourrisson s'accusent par la perte de poids (atrophie infantile), par la maigreur qui contraste avec le développement exagéré de l'abdomen ; la peau est flasque et ridée, les enfants ont l'aspect de petits vieillards.

La peau est le siège d'exanthèmes divers : eczéma, urticaire, de pyodermites, de furoncles. Dans les cas très graves, on observe du pemphigus, du purpura, de l'ecthyma, des ulcérations des malléoles, des talons.

Les ganglions superficiels sont augmentés du volume (polymicroadénite).

Les urines sont rares et contiennent de l'indican, parfois de l'urobiline.

La marche chronique de l'affection est entrecoupée par des par des poussées aiguës, au cours desquelles la fièvre s'allume et les selles deviennent plus abondantes, plus fréquentes et plus fétides. Elles sont suivies d'une perte de poids considérable.

Il est à remarquer que la diarrhée chronique n'est pas toujours due à des troubles digestifs. Certaines diarrhées qui s'éternisent sont dues à la tuberculose, mais le diagnostic différentiel en est des plus malaisés. Parfois l'examen bactériologique des selles permettra le diagnostic.

Comment combattre les troubles digestifs et la diarrhée chronique ?

Avant tout, il importe de *régler l'alimentation*. Chez l'enfant nourri au sein il faut s'assurer que les tétées ne sont pas trop abondantes, qu'elles sont séparées par des intervalles suffisants. Il faut encore s'assurer de la qualité du lait, rechercher s'il est trop aqueux ou trop riche en graisse. Il est inutile de revenir sur ces différents points qui ont déjà été traités.

Chez l'enfant nourri au biberon, le meilleur moyen est de donner une *nourrice*. S'il est impossible d'y avoir recours, on substituera le lait d'ânesse au lait de vache et à défaut de ce lait, qu'il est souvent difficile de se procurer, on utilisera le *képhir*, le *babeurre* ; on donnera à partir de 4 à 5 mois des *bouillies claires préparées avec le bouillon de légumes*.

Chez l'enfant sevré, on supprimera tous les aliments que ne comporte pas son âge. On rationnera le lait donné trop souvent, nous l'avons indiqué précédemment, en quantité surabondante. D'ailleurs chez l'enfant sevré l'alimentation féculente est l'alimentation de choix ; les farines constituent un milieu défavorable au développement des bactéries protéolytiques ; elles exercent une action antiputride, diminuent le travail digestif. C'est par l'alimentation féculente qui modifie le milieu où vivent les bactéries, plutôt que par les antiseptiques intestinaux qui visent ambitieusement à les détruire, qu'on parviendra à combattre l'infection et l'auto-intoxication persistantes. Le *képhir* à petites doses viendra compléter ultérieurement la diète féculente. A sa digestibilité facile, à son action anti-microbienne, il joint peut-être une action sur la sécrétion pancréatique; Pawlow a démontré, en effet, que tout acide excite la sécrétion pancréatique.

Existe-t-il des médications utiles? On en a proposé un grand nombre, mais il faut bien avouer que beaucoup sont empiriques ou employées par tâtonnement.

Chez l'enfant nourri au sein comme chez l'enfant nourri au biberon, les alcalins pris sous forme d'*eau de Vichy* ou de *Vals*, à la dose d'une cuillerée à café avant chaque tétée au biberon, paraissent avoir une action favorable. On peut aussi administrer avant chaque tétée une pincée d'un mélange à parties égales de *bicarbonate de soude et de craie préparée* ou de sous-nitrate de bismuth, à parties égales, ou bien de bicarbonate de soude et de *carbonate de magnésie*, s'il existe de la constipation. Dans ce dernier cas, on peut encore sucrer le lait avec la lactose, ou ajouter une cuillerée à café d'extrait de malt à 100 grammes de lait (Escherich).

On peut encore administrer le *sous-nitrate de bismuth* associé aux amers, suivant la formule de Liebreich :

> Racine de colombo. . . . . 1 gramme.

à faire infuser dans

> Eau. . . . . 75 grammes.

passez et ajoutez

> Sous-nitrate de bismuth . . . . 3 grammes.
> Sirop de fleurs d'orangers 15   —

Une cuillerée à café avant chaque tétée,
ou suivant la formule de Marfan :

> Julep gommeux . . . . 80 grammes.
> Teinture de colombo. 5   —
>   —   de cachou. 10   —
> Sous-nitrate de bismuth 2   —
> Benzo-naphtol . . . . 1 gramme.

Les *limonades lactique, chlorhydrique* (faible 1,50 d'acide par litre), sont fréquemment utilisées : une ou deux cuillerées à café avant les tétées.

On peut encore prescrire la *dyspeptine* (suc gastrique de porc) à la même dose ; l'*eau oxygénée*, à la dose de X à XX gouttes par biberon de 150 grammes.

Le *bouillon de culture lactique* de H. Tissier peut être prescrit par cuillerée à café prise dans de l'eau lactosée. Thiercelin a utilisé la *levure de bière en lavement* :

Après un lavage on introduit dans l'intestin, au moyen d'une sonde à laquelle est adaptée une poire, 50 à 60 grammes d'eau bouillie tiède dans laquelle est délayée une cuillerée à café de levure de bière. Ces lavements sont renouvelés matin et soir.

On a joint à ces lavements l'usage interne de la levure, à la dose de 1 à 2 cuillerées à café, délayée dans un peu d'eau bouillie.

Nous n'avons qu'une médiocre confiance dans les antiseptiques insolubles : *benzo-naphtol*, *bétol*, *salicylate de bismuth*, etc. On peut prescrire :

Benzo-naphtol . . . .
Craie préparée . . . . $\Big\}$ $\bar{a}\bar{a}$ 0^{gr},10

pour un paquet à faire prendre dans de l'eau sucrée ; trois paquets par jour.

Divers composés tanniques ont été préconisés dans ces dernières années : tannigène, tannalbine ; ils ont l'avantage d'être insipides.

Le *tannigène* (tanin acétylé) se prescrit à la dose de 0 gr. 25, trois fois par jour, chez les enfants de 6 mois à un an, et de 1 gr. 20 à 1 gr. 50 par jour, à partir de 15 à 16 mois. On fait prendre le tannigène dans une cuillerée de lait ou d'eau sucrée ; il se dédouble dans l'intestin en acétate de potasse et tanin.

La *tannalbine* se dédouble en albumine et en tanin ; sa teneur en tanin ne dépassant pas 50 pour 100, elle peut être administrée à doses un peu plus fortes que le tannigène. On prescrit des paquets contenant chacun 0 gr. 25 de tannalbine et on en fait prendre deux, trois, quatre ou cinq, suivant l'âge de l'enfant, par vingt-quatre heures. Le médicament est pris dans une cuillerée à café de sirop simple, la poudre étant très légère ne se mêlerait pas facilement au lait.

Les évacuants sont utiles à doses petites et espacées. Le *calomel*, souvent nuisible dans les phases aiguës des infections, peut être prescrit de temps à autre; de même l'huile de ricin (4 à 8 grammes de 6 mois à 2 ans): la magnésie anglaise (une cuillerée à café).

Le *sulfate de soude* est surtout indiqué dans les cas de diarrhée glaireuse, suite d'entéro-colite aiguë.

On peut encore employer, dans ce cas, l'*ipéca* sous forme de sirop de Desessartz, à la dose de deux cuillerées à soupe par jour, chez un enfant de 2 ans.

L'*huile de ricin* à petites doses, la manne, la *magnésie* trouvent leurs indications dans la constipation habituelle.

Lorsque les troubles digestifs se sont améliorés, on peut combattre efficacement l'anémie en prescrivant la *viande crue* de mouton pulpée, à très petites doses (5 à 20 grammes) et le *protoxalate de fer* ou le tartrate ferrico-potassique, à la dose de 5 centigrammes en paquets.

L'ENTÉRO-COLITE CHRONIQUE OU ENTÉRITE MUCO-MEMBRANEUSE est caractérisée par la constipation, le rejet de muco-membranes, des phénomènes généraux d'intoxication gastro-intestinale. Elle succède habituellement à une entérite aiguë à forme muqueuse ou dysentérique ou bien peut revêtir la forme chronique d'emblée chez des enfants habituellement constipés.

On relève comme étiologie des erreurs d'alimentation, notamment l'alimentation carnée ou l'abus du lait et aussi, le plus souvent, une influence héréditaire, le neuro-arthritisme.

En tous cas, il semble bien qu'un élément inflammatoire joue un rôle dans ce syndrome, de sorte que l'entérite muco-membraneuse des jeunes sujets paraît se distinguer à cet égard de l'entéro-névrose des adultes, bien que nombre de médecins admettent aussi la nature inflammatoire de cette dernière.

Quoi qu'il en soit, les selles sont rares, souvent réduites en scybales, ce qui indique un séjour prolongé dans l'intestin; elles sont habituellement accompagnées de glaires, de muco-membranes, de sable intestinal qui peuvent être d'ailleurs expulsés isolément.

La constipation habituelle est entrecoupée par des débâcles

diarrhéiques avec expulsion de glaires en abondance, par des poussées aiguës d'entérite avec fièvre, douleurs abdominales.

Le ventre est habituellement déprimé; on sent les anses intestinales contracturées en forme de corde...; on constate souvent des accumulations de matière dans une partie du côlon.

La langue est blanchâtre, l'appétit capricieux. Les digestions sont lentes, pénibles, suivies des malaises habituels aux dyspeptiques : bouffées de chaleur, somnolence, fatigue.... Le sommeil est troublé par des rêves; des sueurs abondantes surviennent pendant la nuit.

Le foie est habituellement volumineux. Du côté de la peau, on observe des poussées fréquentes d'urticaire, de l'eczéma sec ou suintant.

Les urines sont rares, foncées, riches en substances aromatiques. L'état général est toujours atteint : le teint est jaune, les yeux sont cerclés de noir; la mine est souffreteuse. L'amaigrissement est parfois considérable; la croissance est retardée.

Sons l'influence d'un régime, d'une hygiène générale appropriés. la maladie tend à la guérison vers laquelle elle s'achemine lentement, mais le moindre écart peut être l'occasion d'une rechute.

En tous cas, la nutrition générale reste en souffrance pendant longtemps ; on peut observer des arrêts de développement, des atrophies musculaires, de l'adipose.

Dans les intervalles des poussées aiguës, dont le traitement est le même que celui qui a été indiqué précédemment pour les entéro-colites aiguës, c'est-à-dire *diète hydrique* absolue, puis mitigée, etc..., il faut instituer un régime assurant la désintoxication de l'intestin, c'est-à-dire *l'alimentation féculente exclusive :* potages à l'eau avec farines d'orge, de riz, d'avoine, arrow-root; cacao, racahout, farine lactée ; potages aux biscottes panées. On administre ces potages toutes les quatre heures, puis toutes les trois heures et l'on ne permet pas d'autre aliment. Ultérieurement, on remplace l'un de ces potages par une purée à l'eau (pommes de terre, lentilles, pois), ou par des pâtes (nouilles sans œufs, macaronis). On arrivera ainsi à faire prendre trois potages par jour et à faire absorber deux repas comprenant chacun soit une purée, soit des pâtes.

Il est utile de supprimer toute boisson au cours de ces repas et de faire prendre seulement à distance une infusion chaude.

La viande, le poisson, les œufs, le lait doivent être supprimés d'une façon absolue.

Lorsqu'une amélioration notable s'est produite, c'est-à-dire lorsque le teint s'est modifié, que la langue s'est nettoyée, que les glaires et les mucosités ont à peu près complètement disparu et que la constipation tend à céder, on peut donner quelques potages au lait (lait écrémé de préférence), faire prendre du képhir ou du yohourt; puis quelques jaunes d'œuf; en dernier lieu de la viande de poulet, du poisson de rivière très frais....

Ainsi qu'il a été dit à plusieurs reprises, les féculents sont les aliments de choix parce qu'ils constituent un mauvais milieu de culture pour les microbes protéolytiques de l'intestin et parce que leurs produits de décomposition sont d'une très faible toxicité.

L'antisepsie intestinale par les médicaments ne donne aucun résultat; la meilleure antisepsie consiste dans l'*évacuation de l'intestin* réalisée au moyen de l'huile de ricin, des lavages intestinaux. Il importe seulement de ne pas abuser de ces moyens, c'est-à-dire de ne pas les employer quotidiennement et de ne pas en prolonger indûment l'usage. Après quelques lavages quotidiens, on espacera ceux-ci de façon à ne plus en donner que tous les quatre jours. De même, l'huile de ricin ne sera prescrite que tous les quatre jours en moyenne, en alternant son emploi avec celui des lavages, de telle sorte que tous les deux jours le malade prendra de l'huile (une ou deux cuillerées à café) ou fera un lavage. Dès que sous l'influence de la diététique, de la disparition du spasme intestinal, l'évacuation tendra à se faire spontanément, on essaiera de supprimer complètement les lavages, qui finissent par distendre le gros intestin et provoquer l'atonie.

Si l'antisepsie chimique est illusoire, il ne paraît pas en être de même de l'antisepsie réalisée par l'introduction dans le milieu intestinal de germes qui combattent et neutralisent ceux qui produisent les putréfactions. Le Dr H. Tissier fait prendre des *cultures pures de bacille paralactique*, anaérobie facultatif, et des cultures d'une symbiose de ce bacille avec le bacillus acidi-bifidus, anaérobie strict qui constitue presque à lui seul la flore intestinale du nourrisson au sein. Ces ferments ne se développent qu'en milieu sucré d'où l'indication de faire boire au moment des repas de l'eau lactosée (20 à 50 pour 1000 de lactose).

On fait absorber la culture avant les repas, à raison d'un ou deux verres à bordeaux par jour.

L'action empêchante de ces cultures est due à la quantité des acides produits aux dépens des hydrates de carbone qu'ils attaquent.

Moins efficaces sont les ferments administrés sous forme de comprimés (lacto-bacilline, lactéol, etc...).

Nous avons déjà indiqué que la levure de bière avait été employée par Thiercelin.

Tout en s'adressant à la cause de la maladie, on ne doit pas négliger le *traitement général* par les lotions froides, frictions sèches ou à l'alcool, le séjour au grand air, les préparations phosphatées.

La cure de *Châtel-Guyon* donne souvent des résultats favorables.

G. VOMISSEMENTS AVEC ACÉTONÉMIE

On désigne sous ce nom des crises de vomissements qui se produisent à intervalles variables et s'accompagnent d'une odeur acétonique de l'haleine.

Ces vomissements, qui se manifestent seulement dans la deuxième enfance, surviennent en général sans prodromes ou sont précédés, pendant deux ou trois jours, de diminution de l'appétit, de modifications du caractère.

D'abord alimentaires, puis muqueux, bilieux, ils sont incoercibles; l'enfant ne peut conserver aucun aliment, aucun liquide.

Ainsi qu'il a été dit, l'haleine exhale une odeur de chloroforme mélangée d'un peu d'acide acétique (Marfan) et l'urine contient de l'acétone.

La température est élevée. parfois à 40° ; le pouls accéléré.

Les traits sont tirés, le nez effilé, les yeux cernés. L'enfant se plaint souvent de vives douleurs abdominales, il demeure dans son lit immobile, abattu ; parfois cependant on a noté les convulsions, le délire.

La constipation est la règle. L'examen ne révèle rien de bien spécial, si ce n'est que le foie est généralement volumineux et sensible à la pression.

Au bout de deux ou trois jours en moyenne, les vomissements cessent et l'enfant revient vite à l'état normal.

La cause de ces vomissements n'est pas encore nettement élucidée. Constatons seulement que, pour certains médecins, ils sont dus à une insuffisance hépatique; que, pour d'autres, ce sont des manifestations paroxystiques de l'arthritisme, que, pour d'autres enfin, ils sont sous la dépendance d'une appendicite larvée.

En tous cas, tous les enfants qui présentent ces accidents sont de souche arthritique et tous sont nerveux; en même temps, d'ailleurs, on relève chez eux des troubles digestifs, de la constipation, de telle sorte que l'on est conduit volontiers à considérer les vomissements acétonémiques comme la manifestation de troubles digestifs auxquels s'associe une note nerveuse, accidents comparables en somme à ce que sont l'asthme, la migraine.

Tous les traitements employés pour calmer les vomissements ont échoué. Quoi qu'on fasse, la crise dure toujours à peu près le même temps. La *diète* à peu près absolue s'impose pendant sa durée; on n'autorisera que l'eau glacée prise par très petites quantités, toutes les demi-heures. Les *applications de glace au creux épigastrique*, les *inhalations d'oxygène* pourront être utilisées.

Si la crise se prolonge, il peut être utile d'injecter du *sérum*, à doses variables suivant l'âge. D'autre part, on essaiera de tarir à sa source la toxi-infection en pratiquant des *lavages intestinaux*.

Les *bains chauds* répétés matin et soir provoquent la diurèse et ont une action sédative sur le système nerveux.

Après la cessation des vomissements, on reprend l'alimentation. Il faut instituer la *diète féculente* et ne revenir aux œufs, à la viande, au lait que beaucoup plus tard; en somme, on institue le même régime que celui qui vient d'être indiqué pour l'entérocolite chronique.

On veillera à ce que les enfants ne s'alimentent pas avec excès, car ils sont généralement gloutons. Dans les cas, assez rares d'ailleurs, où l'existence de l'appendicite chronique est indiscutable, l'ablation de l'appendice s'impose ; mais il est à remarquer que l'on a parfois observé le syndrome chez des enfants dont l'appendice avait été réséqué (Thiercelin).

H. ATHREPSIE; ATROPHIE

L'ATHREPSIE n'est pas, comme le croyait Parrot, une maladie spéciale ; ce n'est que l'aboutissant des troubles digestifs qui viennent d'être décrits ; c'est la cachexie gastro-intestinale, comparable à la cachexie cardiaque, à la cachexie brightique, etc..., cachexie atteignant uniquement les jeunes enfants âgés de moins de trois mois, et s'accompagnant d'atrophie. Cette atrophie a pour corollaire des lésions, des troubles fonctionnels, qui sont eux-mêmes sous la dépendance d'une infection toujours menaçante.

Les auteurs allemands réservent le nom d'atrophie infantile au dépérissement qui peut frapper des enfants de plus de trois mois, sans qu'il y ait coïncidence d'infection gastro-intestinale.

L'enfant athrepsique est atteint de *diarrhée* rebelle, de *vomissements* plus ou moins fréquents ; sa muqueuse buccale est couverte de *muguet*; des *ulcérations* se montrent au niveau du frein de la langue, de la lèvre inférieure et des apophyses ptérygoïdes. La peau est le siège d'*érythèmes*, de *papules post-érosives* (Jacquet) ; il existe des ulcérations au pourtour de l'anus, sur le scrotum ou les grandes lèvres, au niveau des talons et des malléoles. Les ganglions périphériques sont volumineux et mous (les ganglions tuberculeux étant au contraire petits et durs).

L'aspect est caractéristique : l'enfant est considérablement *amaigri*, déshydraté; ses *fontanelles sont déprimées*, les os du crâne chevauchent les uns sur les autres. Ses yeux sont excavés, cerclés de bistre, la cornée est terne, les pommettes sont saillantes et l'orifice buccal semble être d'une largeur démesurée. Cet ensemble donne aux petits malades un *aspect de vieillard*. Ils sont plongés dans la torpeur dont ils ne sortent guère que pour pousser des cris plaintifs (cris de détresse de Parrot).

Le pouls tombe à 60 ou 40 par minute et la *température s'abaisse* à 36°, parfois même 34°.

La mort survient et saisit l'enfant dans l'immobilité où il est plongé, quand elle n'est pas déterminée par une broncho-pneumonie, par le pemphigus ou des abcès cutanés.

Le diagnostic est à faire avec la tuberculose qui entraîne elle aussi la diarrhée rebelle, et l'amaigrissement progressif, la polyadénopathie. Dans la tuberculose, les troubles digestifs sont relativement moins marqués; les ganglions, petits et très durs, sont disséminés partout, tandis que dans l'athrepsie les ganglions, mous et volumineux, se rencontrent surtout aux aines, en raison de leur rapport avec les ulcérations des régions anale et fessière.

L'athrepsie est presque fatalement mortelle; cependant il faut lutter jusqu'au bout et parfois on parvient à arracher l'enfant à la mort. Donner une nourrice à l'enfant athrepsique est une nécessité inéluctable; à défaut de *nourrice*, il faut lui procurer du *lait d'ânesse*, le seul que l'estomac puisse tolérer. On peut ajouter à l'alimentation du *bouillon de légumes*, ce qui permet de lutter contre la déshydratation.

Il peut être utile de donner à l'enfant peu et souvent, soit toutes les heures, du lait et du bouillon de légumes, en alternant les prises de l'un et de l'autre.

Si l'estomac devenu inerte, dilaté à l'extrême par la surcharge alimentaire, rejette le lait qu'on y introduit, il faut pratiquer quelques *lavages* dont on cessera l'emploi aussi rapidement que possible.

On peut être conduit également à pratiquer des *lavages intestinaux*.

On sera très sobre dans l'emploi des purgatifs qui affaiblissent l'enfant déjà si débile et aggravent la diarrhée.

On modérera celle-ci au moyen de l'eau de chaux, du sousnitrate de bismuth, de la décoction blanche de Sydenham.

Les *bains chauds*, simples ou sinapisés (250 g. de farine de moutarde par bain), les frictions alcooliques seront utilisés pour ranimer les fonctions cutanées, stimuler le système nerveux. Les *injections de sérum*, indispensables pour réhydrater l'enfant, seront employées quotidiennement pendant 15 jours ou même davantage à petites doses, 10 à 20 grammes suivant l'âge, on peut aussi utiliser les *injections d'eau de mer* ramenée au titre isotonique (30 cc. tous les deux jours), celles d'*huile lécithinée* (0 g. 01 de lécithine), celles de *cacodylate de soude* (0 g. 01). En été, les petits malades seront placés au grand air, à l'abri du soleil; ils seront entourés d'ouate, de bandes chaudes. L'*aération* est un des meilleurs moyens de relever la nutrition de l'enfant.

Le muguet sera combattu par les moyens ordinaires : collutoires boratés, lavage de la bouche avec l'eau de Vichy, l'eau oxygénée diluée.

L'érythème sera prévenu par les lavages fréquents avec l'eau boriquée tiède, notamment après chaque selle et chaque émission d'urine, par le poudrage avec la poudre de talc additionnée de sous-nitrate de bismuth (1 pour 10). Le pemphigus, les ulcérations seront également pansés avec une poudre isolante. Les foyers de suppuration seront incisés.

L'ATROPHIE INFANTILE est représentée par l'arrêt de développement d'un enfant qui ne présente aucun trouble digestif apparent, dont les selles notamment sont bonnes, et qui cependant maigrit progressivement.

Les causes résident dans la nature de l'alimentation qui ne convient pas à l'enfant ou dans la suralimentation.

Si l'enfant est nourri au sein, il faut *régler le nombre et le volume des tétées*, parfois *changer la nourrice* si son lait est trop riche en graisse ou caséine.

Si l'enfant est nourri au biberon, il faut, à défaut de nourrice, employer le *lait d'ânesse* ou, comme pis aller, le *lait peptonisé de Backhaus*. Si l'enfant est âgé de 5 ou 6 mois, on peut introduire dans l'alimentation le *babeurre*, quelques *bouillies au bouillon de légumes*.

Comme chez l'athrepsique, il faut avoir recours aux *frictions à l'alcool*, aux *injections de sérum* ou d'*eau de mer*, d'*huile lécithinée* (0 g. 01).

CINQUIÈME PARTIE

FORMULAIRES

FORMULAIRE MAGISTRAL

ACIDES

Chlorhydrique (acide) (XXI gouttes pèsent 1 gramme) 0gr,50-4 grammes par *gouttes* ou en *solution, limonade*. Enfants, IV-V gouttes par année.

SOLUTIONS

a)   Acide chlorhydrique officinal . . . .   2 grammes.
Alcoolature de citron. . . . .   2 grammes.
Eau distillée . . . . 200 grammes.

1 cuillerée à soupe dans un quart de verre d'eau sucrée après les repas (hypopepsie).

b)   Acide chlorhydrique officinal . . . . . .   6-8 grammes.
Sirop de limons. . . . . 200 grammes.
Eau distillée . . . . 800 grammes.

1 verre à madère au cours du repas (hypopepsie avec diarrhée).

Lactique (acide), 1 à 2 grammes (*enfants*).

POTIONS

a)   Acide lactique. . . . .   2 grammes.
Eau de menthe.. . . . . 20 grammes.
Eau distillée Q. S. pour. . . . . 90 c. c.

1 cuillerée à café toutes les heures (infection gastro-intestinale aigüe chez l'enfant).

b)   Tannigène.. . . . .   0gr,60
Acide lactique. . . . .   2 grammes.
Sirop simple. . . . . 50 grammes.
Eau distillée Q. S. pour. . . . . 90 c. c.

1 cuillerée à café avant chaque tétée.

Phosphorique (acide) (XXXIII gouttes pèsent 1 gramme), X-L gouttes en *solution*.

SOLUTIONS

a)   Acide phosphorique officinal. . . . . . .   C gouttes.
Alcoolature de citron . . . .   2 grammes.
Eau distillée . . . . 150 grammes.

1 cuillerée à soupe à la fin de chaque repas (hypopepsie).

b) Acide phosphorique officinal. . . . . . . 10 grammes.
      Phosphate acide de soude. . . . . 20 grammes.
      Eau distillée. . . . . 200 grammes.

1 cuillerée à café dans le verre d'eau de boisson à chaque repas (hypopepsie chez les nerveux déprimés). .

ALCALINS

Calcium (Carbonate de). Craie préparée, 1 à 10 grammes en *cachets, paquets*.

    Craie préparée. . . . . 0^{gr},25
    Bicarbonate de soude. . . . . 1 gramme.

Pour un cachet à prendre en nombre variable (douleurs tardives).

Calcium (Phosphate tribasique de), 1 à 10 grammes en *cachets, paquets*.

Magnésie, 1 à 3 grammes en *cachets, paquets*.

    Magnésie calcinée. . . . . 1^{gr},50
    Bicarbonate de soude. . . . . 1 gramme.
    Sous-nitrate de bismuth. . . . . ·⎫
    Craie préparée. . . . . ⎬ āā 0^{gr},50
    Codéine . . . . 0^{gr},01

Pour un paquet (douleurs tardives de l'hyperchlorhydrie).

Magnésie (carbonate de), 1 à 10 grammes en *suspension* dans l'eau, *cachets, tablettes* (0^{gr},20 par tablette).

CACHETS

    Carbonate de magnésie. . . . . . . · ⎫
    Craie préparée. . . . . ⎬ āā 0^{gr},50

Pour 1 cachet, 1 d'heure en heure (hyperchlorhydrie).

Magnésie (Hydrate de), 1 à 4 grammes en *cachets*.

Soude (Bicarbonate de), 0^{gr},50 — 10 grammes et plus, en *cachets, comprimés, paquets, solution, tablettes* (0^{gr},25 par tablette).

CACHETS

    Bicarbonate de soude. . . . . 0^{gr},80
       ⎧ Craie préparée. . . . . ⎫
    Ou ⎨ Magnésie calcinée. . . . . ⎬ 0^{gr},20
       ⎩ Sous-nitrate de bismuth. . . . . ⎭

Pour un cachet à prendre au moment des douleurs tardives (en nombre variable).

POUDRE

Bicarbonate de soude. . . . .   4 grammes.
Sous-nitrate de bismuth. . . . .   10 grammes.
Magnésie calcinée. . . . .   5 grammes.

1 cuillerée à café après les repas (hyperchlorhydrie).

Soude (citrate de), 2 à 6 grammes en *comprimés cachets, solution.*

SOLUTION

Citrate de soude. . . . .   5 grammes.
Eau distillée. . . . .   300 grammes.

1 cuillerée à soupe avant chaque tétée (vomissements).

Soude (Phosphate de), 1 à 4 grammes en *solution, paquets.*

PAQUETS

a)   Phosphate de soude anhydre . . . .   10 grammes.
       Bicarbonate de soude. . . . .   5 grammes.
       Sulfate de soude anhydre. . . . .   4 grammes.

Pour 1 paquet à faire dissoudre dans un litre d'eau bouillie et refroidie ou
minérale non gazeuse (Évian). En prendre un verre à bordeaux le matin
à jeun et le soir avant le dîner (hypopepsie avec constipation).

b)   Phosphate de soude. . . . .   10 grammes.
       Bicarbonate de soude. . . . .   5 grammes.

Pour un paquet à faire dissoudre, comme il est indiqué plus haut. Prendre un
verre de la solution le matin à jeun (hypopepsie).

POTION

Phosphate neutre de soude. . . . .   30 grammes.
Bicarbonate de soude. . . . .   15 grammes.
Craie préparée. . . . .   10 grammes.

1 cuillerée à café après les repas (flatulence).

MÉDICATION ALCALINO-SALINE OU DIALYTIQUE

a)   Eau distillée . . : . . . .   1 litre.
       Bicarbonate de soude. . . . .   2^{gr},50
       Sulfate de soude. . . . .   3 grammes.
       Chlorure de sodium. . . . .   1 gramme.

(Hayem).

Faire prendre le matin à jeun, en trois fois, par quantités égales et à intervalles égaux (toutes les vingt minutes), une dose de celte solution chauffée au bain-marie, à 40°.

La dose du premier jour sera de 250 centimètres cubes ; augmenter chaque jour de 50 centimètres cubes jusqu'à ce qu'on atteigne un demi-litre, durée de la cure : 25 jours (hyperpepsie).

b) Bicarbonate de soude. . . . . $\Big\}$ ᾱᾱ 40 grammes.
   Sulfate de soude. . . . .
   Chlorure de sodium. . . . . 20 grammes.
               (Liebermeister.)

Prendre tous les matins à jeun, par petites gorgées, en l'espace de 15 à 30 minutes, un demi-litre d'eau chaude (à 35°-40°), additionnée d'une à trois cuillerées à café du mélange salin (hyperchlorhydrie).

c) Eau distillée. . . . . 1 litre.
   Chlorure de sodium. . . . . 5 grammes.
   Sulfate de soude. . . . . 2 grammes.
                (Hayem).

200 à 250 centimètres cubes le matin à jeun, froide, dans l'hypopepsie légère ; l'hyperpepsie avec sécrétion faible.

d) Eau distillée. . . . . 1 litre.
   Chlorure de sodium. . . . . 5 grammes.
   Phosphate de soude . . . . 5 grammes.

Même mode d'emploi (hypopepsie).

e) Eau distillée. . . . . 1 litre.
   Chlorure de sodium. . . . . 5 grammes.
   Sulfate de soude. . . . . 5 grammes.

300 à 400 centimètres cubes en trois fois ; froide ou chauffée à 40° ; indiquée chez les hyperpeptiques et les hypopeptiques avec atonie intestinale ancienne.   (Hayem).

f) Eau distillée. . . . . 1 litre.
   Chlorure de sodium. . . . . 5 grammes.
   Sulfate de soude. . . . . 10 grammes.

Un demi-verre à un verre le matin à jeun ; mêmes indications (Hayem).

g) Bicarbonate de soude.. . . . . 8 grammes.
   Phosphate de soude anhydre. . . . . . $\Big\}$ ᾱᾱ 4 grammes.
   Sulfate de soude anhydre. . . . . . .

Pour un paquet. Faire dissoudre dans un litre d'eau bouillie et refroidie ou d'eau d'Évian ; prendre 100 grammes par petites gorgées après les repas, tiédie (hyperpepsie).

AMERS : MÉDICATIONS APÉRITIVES

Absinthe. — *Teinture* (au 5ᵉ) 10 à 15 grammes.

Elixir tonique de Gendrin.

Eau distillée de menthe.	250 grammes.
Extrait de cascarille. . . . .)	
Extrait d'absinthe. . . . . } ãã	5 grammes.
Extrait de gentiane. . . . . . . }	
Extrait de myrrhe . . . .)	
Fleurs de camomille.	6 grammes.
Écorces d'oranges amères.	10 grammes.
Sous-carbonate de potasse.	15 grammes.

1 cuillerée à café, dans un demi-verre d'eau avant le repas.

Teinture d'absinthe composée ou Élixir stomachique de Stoughton.

Aloès	5 grammes.
Cascarille.	5 grammes.
Rhubarbe.	15 grammes.
Gentiane.	25 grammes.
Germandrée	25 grammes.
Absinthe.	25 grammes.
Écorces d'oranges amères.	25 grammes.
Alcool à 60°.	1000 grammes.

1 cuillerée à café, dans un demi-verre d'eau avant le repas.

Badiane. — *Poudre*, 1 à 4 grammes.
Teinture, 1 à 20 grammes.

MIXTURE

Teinture de badiane. . . . .)	
Teinture de gentiane. . . . . . . } ãã	5 grammes.
Teinture de noix vomique. . . . . .)	

XX gouttes dans l'eau, une demi-heure avant le repas.

Cascarille. — *Poudre*, 1 gramme en cachets.
Teinture, 1 à 10 grammes.

Centaurée (Petite). — *Infusion*, 10 pour 1000.

Chardon-bénit. — *Infusion*, 15 à 30 pour 1000.
Teinture, 2 à 5 grammes.

MIXTURE

Teinture de chardon-bénit. . . . . . }
Teinture de noix vomique. . . . . . } āā 5 grammes.

VI gouttes avant les repas.

Colombo. — *Poudre*, 0ᵍʳ,50, 4 grammes en cachets, paquets.
Infusé, 10 pour 1000.
Teinture, 5 à 10 grammes.

CACHETS

Poudre de Colombo. 0ᵍʳ,25
Bicarbonate de soude. 0ᵍʳ,75

Pour 1 cachet, à prendre une demi-heure avant les repas.

MIXTURE

Teinture de Colombo. . . . .)
Teinture de gentiane. . . . . } āā 20 grammes.
Écorces d'oranges amères. . . . . .)

Une cuillerée à café dans de l'eau une demi-heure avant le repas.

Condurango. — *Poudre*, 1 à 4 grammes.
Extrait hydro-alcoolique, 0ᵍʳ,20 à 1 gramme.
Extrait fluide, 1 gramme à 4 grammes.
Teinture, 15 à 30 gouttes (LIII gouttes pèsent 1 gramme).
Granulé, 1 cuillerée à café à chaque repas.
Décoction ou mieux *macération*, 15 pour 300 grammes.

POTION

Extrait fluide de Condurango. . . . . . . 2 grammes.
Acide chlorhydrique officinal. . . . . . . XXX gouttes.
Sirop d'écorces d'oranges amères. . . . . 150 grammes.

1 cuillerée à soupe après le repas.

Gentiane. — *Macération*, 5 pour 1000.
Poudre, 0ᵍʳ,50 à 3 grammes en cachets.
Extrait, 0ᵍʳ,20 à 2 grammes en pilules.
Teinture, 2 à 20 grammes.

ÉLIXIR AMER DE PEYRILHE

Racine de gentiane concassée. . . . . . . 10 grammes.
Carbonate de sodium. . . . . 2 grammes.
Alcool à 60°. . . . . 300 grammes.

1 cuillerée à café avant le repas.

MIXTURE

Teinture de gentiane . . . .)
Teinture de quassia. . . . . } āā 20 grammes.
Teinture d'écorces d'oranges amères. . . . 10 grammes.

1 cuillerée à café avant chaque repas, dans de l'eau sucrée.

Persulfate de soude, $0^{gr},10$ à $0^{gr},20$ en solution.

Quassia amara. — *Macération,* 5 pour 1000 (1 verre à bordeaux avant le repas).
Poudre, 1 à 5 grammes en cachets.
Teinture, 2 à 10 grammes.

CACHETS

Poudre de quassia.. . . . . $0^{gr},50$
Poudre de noix vomique. . . . . $0^{gr},03$
Bicarbonate de soude. . . . . $0^{gr},30$

Pour 1 cachet, 1 avant chaque repas.

MACÉRATION

Quassia amara. . . . . 2 grammes.
Gentiane. . . . . 5 grammes.
Écorces d'oranges amères. . . . . 5 grammes.
Eau distillée. . . . . 300 grammes.

Un verre à bordeaux avant chaque repas.

MIXTURE

Teinture de quassia. . . . . ⎱ ãã 10 grammes.
Teinture d'écorces d'oranges amères. . ⎰
Gouttes amères de Baumé. . . . . 4 grammes.

X gouttes au début de chaque repas.

Quassine. — *a)* Amorphe, $0^{gr},02$ à $0^{gr},20$ en *cachets.*

b) Cristallisée, $0^{gr},005$ à $0^{gr},02$ en *granules.*

Quinquina. — *Teinture* (au 1/5 : LIII gouttes pèsent 1 gramme, renfermant $0^{gr},004$ d'alcaloïdes), 5 à 20 gouttes.

MIXTURE

Teinture de quinquina. . . . . ⎱ ãã 30 grammes.
Teinture de gentiane. . . . . ⎰
Teinture de noix vomique. . . . . 3 grammes.

1 cuillerée à café au début de chaque repas.

Rhubarbe. — *Macération,* 10 pour 1000.
Poudre, $0^{gr},10$ à $0^{gr},50$ en *cachets.*
Teinture, 5 à 10 grammes.

CACHETS

Poudre de rhubarbe. . . . . $0^{gr},50$
Poudre de quassia. . . . . $0^{gr},20$
Poudre de noix vomique. . . . . $0^{gr},05$

Pour 1 cachet, 1 à chaque repas.

MACÉRATION

Rhubarbe.	5 grammes.
Badiane.	3 grammes.
Eau distillée.	250 grammes.

2 cuillerées à soupe avant chaque repas.

MIXTURE

Teinture de rhubarbe. . . . .
Teinture de gentiane. . . . . } āā . 5 grammes.
Teinture de badiane. . . . .

XXX gouttes à chaque repas.

Soude (Métavanadate de). — 0^{gr},001 à 0^{gr},005 en solution.

ÉLIXIR

Métavanadate de soude. . . . . 0^{gr},04
Élixir stomachique de Stoughton . . . . 120^{cc}

1 cuillerée à café à chaque repas.   (Soupault et Gourin.)

SOLUTION

Métavanadate de soude. . . . . 0^{gr},03
Eau distillée. . . . . 450 grammes.

1 cuillerée à soupe avant chaque repas.

ANALGÉSIQUES; DÉCONGESTIFS

Aconit. — *Alcoolature de racines* (LIII gouttes pèsent 1 gramme), X à XXX gouttes.

MIXTURE

Alcoolature de racines d'aconit. . . .
Teinture de belladone. . . . . . .
Teinture de coca . . . . } āā 10 grammes.
Teinture de thébaïque. . . . . . .

XX gouttes, 3 à 4 fois par jour, dans de l'eau sucrée.

Belladone. — *Poudre de racines*, 0^{gr},02 à 0^{gr},10 en cachets.
Extrait alcoolique de racines (1 gramme contient 0^{gr},027 d'atropine) 0^{gr},01 à 0^{gr},05.
Teinture de feuilles (LIII gouttes pèsent 1 gramme et contiennent 0^{gr},0002 à 0^{gr},0007 d'atropine), X à XL gouttes.

CACHETS OU PAQUETS

Magnésie calcinée. . . . .
Craie préparée. . . . . } āā 0^{gr},50

> Bicarbonate de soude. 0gr,25
> Poudre de racines de belladone. 0gr,02
> Sucre en poudre. . . . . Q. S.

Pour 1 cachet ou paquet à prendre avant le repas.

POTION

> Extrait de belladone. 0gr,05
> Sirop thébaïque. . . . . 20 grammes.
> Sirop de fleurs d'oranger. . . . . 10 grammes.
> Eau distillée Q.S. pour . . . . 150cc.

Atropine (Sulfate neutre d'), un quart de milligramme à un milligramme (par doses fractionnées).

MIXTURE

> Chlorhydrate de cocaïne. 0gr,10
> Chlorhydrate de morphine. 0gr,10
> Sulfate neutre d'atropine. 0gr,01
> Ergotine Bonjean. . . . . 1 gramme.
> Eau distillée de laurier-cerise. . . . . . 10 grammes.

V à XX gouttes par jour (hyperchlorhydrie avec hypersécrétion. A. Robin).

Bismuth (Sous-nitrate de). — 10 à 20 grammes en une fois, le matin à jeun, en suspension dans un verre d'eau tiédie ou non. (Hyperchlorhydrie, ulcère, cancer, spasme du pylore.)

Bromure de calcium. — 2 à 4 grammes en *potion, solution.*

POTION

> Bromure de calcium. . . . . 10 grammes.
> Codéine. 0gr,20
> Eau de laurier-cerise. . . . . 20 grammes.
> Eau distillée Q. S. pour. . . . . 150cc.

1 cuillerée à soupe avant le repas. (Hyperesthésie gastrique chez les névro-pathes.)

Bromure de potassium. — 1 à 5 grammes en *potion, solution, lavement.*

Bromoformée (Eau). — (Contient 3 grammes à 3gr,50 de bromoforme par litre.) 30 à 60 grammes.

POTION

> Eau bromoformée. . . . . 90 grammes.
> Sirop de codéine. . . . . 50 grammes.

Par cuillerées à soupe.

Carbonique (acide).

PAQUETS

Paquet numéro 1 :

> Acide tartrique pulvérisé. . . . . 1 gramme.

Paquet numéro 2 :

        Bicarbonate de soude. 0ᵍʳ,40
        Carbonate de chaux. 0ᵍʳ,30
        Hydrocarbonate de magnésie. 0ᵍʳ,20

Délayer chacun de ces paquets dans un demi-verre d'eau; au moment des douleurs tardives, prendre successivement une cuillerée à bouche du verre numéro 1 et une cuillerée à bouche du verre numéro 2 ; continuer ainsi toutes les dix minutes jusqu'à cessation de la douleur. (Léon Meunier.)

Chanvre indien. — *Extrait hydro alcoolique, 0ᵍʳ,10 à 0ᵍʳ,50.*
        Extrait gras, 0ᵍʳ,02 à 0ᵍʳ,05.
        Teinture, 2 à 5 grammes.

PILULES

        Extrait alcoolique de chanvre indien. 0ᵍʳ,02
        Codéine. 0ᵍʳ,01

Pour 1 pilule, 2 à 4 par jour.

Chloral (Hydrate de). — 1 à 2 grammes en *potion, sirop, lavement.*

GOUTTES

        Hydrate de chloral. . . . . 1 gramme.
        Eau distillée. . . . . 5 grammes.

IV à VI gouttes dans un demi-verre d'eau, 1 à 2 heures, après le repas, dans le cas de dyspepsie nerveuse.   (Rosenbach).

Chlorate de soude. — 2 à 6 grammes en *cachets, solution* (gastrite hyperpeptique, cancer).

POTION

        Extrait fluide de condurango. . . . . . . 1 gramme.
        Chlorate de soude. . . . . 4 grammes.
        Sirop d'écorces d'oranges amères. . . . . 50 grammes.
        Eau distillée Q. S. pour . . . . 150ᶜᶜ.
                          (Cancer).

Chloroformée (Eau). — (100 grammes renferment 0ᵍʳ,95 de chloroforme, soit LIII gouttes) 20 à 100 grammes.

Coca. — *Extrait alcoolique, 2 à 4 grammes en potion.*
        Extrait fluide, 2 à 5 grammes (XLV gouttes pèsent 1 gramme et contiennent 0,0035 de cocaïne).
        Teinture (au 5ᵉ) 5 à 15 grammes (LIII gouttes pèsent 1 gramme).

MIXTURE

        Teinture de coca. . . . . }
        Teinture de belladone. . . . . } āā 10 grammes.

X gouttes avant chaque repas dans de l'eau sucrée.

Cocaïne (Chlorhydrate de). — 0gr,01 à 0gr,10 en *cachets, pilules, potion, solution.*

POTIONS

a) Chlorhydrate de cocaïne 0gr,05

   Eau chloroformée . . . . } āā 60 grammes.

   Eau de menthe . . . .

Par cuillerées à soupe.

b) Chlorhydrate de cocaïne . . . . } āā 0gr,05

   Codéine . . . .

   Eau de chaux . . . . 160 grammes.

   Eau chloroformée . . . . 40 grammes.

1 cuillerée à dessert après le repas.

Dionine. — 0gr01 à 0gr,02 en *cachets, gouttes, potion, solution.*

CACHETS

   Dionine 0gr,01

   Bicarbonate de soude . . . . } āā 0gr,50

   Craie préparée . . . .

Pour 1 cachet, 2 à 4 par jour.

GOUTTES

   Dionine 0gr,20

   Eau distillée de laurier-cerise . . . . . . 20 grammes.

XX gouttes, 2 à 4 fois par jour.

Ergotine. — Extrait aqueux repris par l'alcool, ou Ergotine Bonjean, 1 à 2 grammes.

   Ergotine Yvon ou extrait fluide 1 à 2 grammes.

MIXTURE

   Teinture de belladone . . . . } āā 4 grammes.

   Teinture d'opium . . . .

   Teinture de badiane . . . . } āā 3 grammes.

   Ergotine Bonjean . . . .

V à X gouttes. 2 ou 3 fois par jour avant le repas (A. Robin).

Jusquiame. — *Teinture,* 1 à 4 grammes.

MIXTURE

   Teinture de jusquiame . . . . } āā 10 grammes.

   Teinture de ciguë . . . .

   Essence d'anis . . . . X gouttes.

X à XXX gouttes avant les repas (G. Sée).

Opium. — *Opium brut* pulvérisé, 0gr,05 à 0gr,10 en cachets.

Extrait. — 0gr,01 à 0gr,10 en pilules, potion.

Sirop thébaïque. 10 à 40 grammes (20 grammes renferment 0gr,04 d'extrait).

Teinture. — (A 1/13 d'extrait). V à XXX gouttes (LIII gouttes pèsent 1 gramme et correspondent à 0gr,0769 d'extrait).

Élixir parégorique. — 2 à 10 grammes par jour (LII gouttes pèsent 1 gramme, X gouttes contiennent 0gr,002 d'extrait et correspondent à I goutte de laudanum).

Poudre de Dover. — 0gr,10 à 0gr,50 (1 gramme renferme 0gr,10 de poudre d'opium).

Gouttes noires anglaises. — (XXXVII gouttes pèsent 1 gramme qui correspond à 0gr,25 d'extrait ; I goutte équivaut donc à 0gr,0062 d'extrait).

Laudanum de Sydenham. — (XXXIII gouttes pèsent 1 gramme qui correspond à 0gr,062 d'extrait) V à XV gouttes, en lavement.

CACHETS

Sous-nitrate de bismuth.	0gr,75
Magnésie hydratée.	0gr,25
Poudre d'opium brut.	0gr,02

Pour 1 cachet, 3 à 6 par jour.

POTIONS

a) Extrait thébaïque. . . . . 0gr,05 à 0gr,20
Eau chloroformée. . . . . } ãã 60 grammes.
Eau de fleurs d'oranger. . . . . . }
Sirop simple. . . . . 30 grammes.

Par cuillerées à soupe.

b) Sirop thébaïque. . . . . } ãã 30 grammes.
Eau de menthe. . . . . }
Eau chloroformée Q. S. pour. 150cc

Par cuillerées à soupe.

POUDRE

Poudre de Dover	4 grammes.
Charbon de bois blanc.	10 grammes.
Magnésie calcinée.	40 grammes.
Sucre vanillé.	1 gramme.

Demi-cuillerée à café à la fin de chaque repas.

Morphine (Chlorhydrate de). — 0gr,005 à 0gr,02 en *cachets, gouttes, potion, sirop* (20 grammes renferment 0gr,01 de morphine).

GOUTTES BLANCHES DE GALLARD

Chlorhydrate de morphine.	0gr,05
Eau de laurier-cerise.	10 grammes.

V à X gouttes, 2 à 4 fois par jour.

POTIONS

a) Chlorhydrate de cocaïne. . . . . $0^{gr},05$
      Sirop de morphine. . . . . 30 grammes.
      Eau chloroformée. . . . . }
      Eau de menthe. . . . . } $\overline{a}\overline{a}$ 60 grammes.

Par cuillerées à soupe.

b) Chlorhydrate de morphine. . . . . $0^{gr},02$
      Eau chloroformée. . . . . }
      Eau de fleurs d'oranger. . . . . . . } $\overline{a}\overline{a}$ 60 grammes.
      Sirop simple. . . . . 30 grammes.

Par cuillerées à soupe.

PAQUETS

Sous-nitrate de bismuth. . . . . $0^{gr},75$
Craie préparée. . . . . $0^{gr},25$
Chlorhydrate de morphine. . . . . $0^{gr},002$

Pour 1 paquet, à prendre avant le repas.

Codéine. — $0^{gr},01$ à $0^{gr},05$ en *pilules, sirop* (20 grammes renferment $0^{gr},04$ de codéine), *solution*.

PAQUETS

Bicarbonate de soude. . . . . }
Craie préparée. . . . . } $\overline{a}\overline{a}$ $0^{gr},25$
Hydrate de magnésie . . . . }
Codéine. . . . . $0^{gr},01$

Pour 1 paquet, 3 à 4 par jour, 2 ou 3 heures après les repas (douleurs tardives).

SOLUTION

Codéine. . . . . $0^{gr},20$
Eau distillée de laurier-cerise. . . . . . . 25 grammes.
Eau distillée. . . . . 75 grammes.

2 à 4 cuillerées à café par jour (Mathieu).

Stovaïne. — $0^{gr},01$ à $0^{gr},05$ en *cachets, potion, solution*.

CACHETS

Magnésie hydratée. . . . . $0^{gr},50$
Craie préparée. . . . . }
Bicarbonate de soude. . . . . } $\overline{a}\overline{a}$ $0^{gr},25$
Stovaïne. . . . . $0^{gr},02$

Pour 1 cachet, à prendre avant le repas.

GOUTTES

Stovaïne. . . . . $0^{gr},30$
Sulfate neutre d'atropine. . . . . $0^{gr},005$
Eau chloroformée. . . . . 10 grammes.

V gouttes, 3 ou 4 fois par jour, avant les repas (hyperesthésie gastrique chez les hyperchlorhydriques).

MÉDICATION ANTIÉMÉTISANTE

Carbonique (Acide).

POTION DE RIVIÈRE

Potion alcaline numéro 1 :

Bicarbonate de potasse.	2 grammes.
Eau.	50 grammes.
Sirop de sucre.	15 grammes.

Potion acide numéro 2 :

Acide citrique.	2 grammes.
Eau.	50 grammes.
Sirop de citron.	15 grammes.

Prendre à la suite l'une de l'autre une cuillerée de la potion numéro 1 et une cuillerée de la potion numéro 2.

Cerium (oxalate de). — $0^{gr},05$ à $0^{gr},10$ en *pilules* (vomissements de la grossesse et de l'hystérie).

Cérium (Valérianate de). —Mêmes indications et posologie.

Cocaïne (Chlorhydrate de).

MIXTURE

Chlorhydrate de cocaïne.	$0^{gr},30$
Chlorhydrate de morphine.	$0^{gr},20$
Teinture de belladone.	5 grammes.
Eau de laurier-cerise.	25 grammes.

X à XV gouttes d'heure en heure (Ewald).

SOLUTION

Chlorhydrate de cocaïne.	$0^{gr},50$
Eau distillée.	15 grammes.

I goutte de cette solution avant chaque tétée (vomissements par spasme du pylore, chez le nourrisson).

Menthol. — $0^{gr},10$ à $0^{gr},50$ en *potion* gommeuse.

Menthol.	$0^{gr},05$ à $0^{gr},20$
Huile d'amandes douces.	10 grammes.
Gomme arabique.	10 grammes.
Eau de fleurs d'oranger.	15 grammes.
Eau distillée Q. S. pour.	150^{cc}

1 cuillerée à soupe d'heure en heure.

Morphine.

Validol. — X à XV gouttes, 2 ou 3 fois par jour, en *potion*.

POTION

Teinture thébaïque. . . . .   2 grammes.
Validol. . . . .   5 grammes.
Sirop vanillé. . . . . 120 grammes.

1 cuillerée à café après le repas. (Bardet).

ANTIFERMENTESCIBLES; ANTISEPTIQUES

Benzonaphtol. — 1 à 2 grammes en *cachets*.

CACHETS

Benzonaphtol. . . . . 0^{gr}50
Magnésie calcinée. . . . . } āā   0^{gr}25
Craie préparée. . . . . }

Pour 1 cachet. 1 cachet après chaque repas.

Bétol. — *Salicylate de naphtol B*, 1 à 2 grammes en *cachets*.

Bismuth (*Sous-nitrate de*). — 0^{gr},50 à 2 grammes en *cachets*, *paquets*.

PAQUET

Sous-nitrate de bismuth. . . . .   1 gramme
Magnésie calcinée. . . . .   0^{gr}50

Pour 1 paquet à prendre après le repas.

Bouillon de culture de B. acidiparalactici (H. Tissier). — Un verre à bordeaux dans de l'eau lactosée avant le repas.
1 cuillerée à café ou à dessert (nourrissons).

Charbon. — 1 à 20 grammes en *cachets*, *tablettes* (0^{gr},50 par tablette).

CACHETS

Charbon pulvérisé. . . . . 0^{gr}50
Magnésie calcinée. . . . . 0^{gr}25
Poudre de noix vomique. . . . . 0^{gr}02

Pour un cachet à prendre avant le repas.

Eau chloroformée. — 20 à 100 grammes.

SOLUTION

Acide chlorhydrique. . . . . 2^{gr}50
Eau chloroformée. . . . . 200 grammes.

Une cuillérée à soupe après le repas, diluée dans de l'eau.

Éther. — 1 à 5 grammes en *solution, en perles* (0^{gr},15 par perle), *potion ;* *sirop* (à 2 pour 100), 20 à 40 grammes.

Liqueur d'Hoffmann (mélange à parties égales d'éther et d'alcool à 90° ; (LXXII gouttes pèsent 1 gramme), 2 à 5 grammes en potion.

MIXTURE

Liqueur d'Hoffmann. . . . . ⎫
Teinture de Colombo . . . . ⎬ āā 6 grammes.
Teinture de badiane. . . . . ⎫
Teinture de noix vomique. . . . . . . ⎬ āā 2 grammes.

XX gouttes avant les repas contre la flatulence (Potain).

Fluorure d'ammonium. — 0^{gr},05 à 0^{gr},10 en *solution.*

SOLUTION

Fluorure d'ammonium. . . . . 1 gramme.
Eau distillée. . . . . 500 grammes.

(Contre les fermentations lactiques, A. Robin).

Magnésium (Peroxyde de). — 0^{gr}25 à 0^{gr}50 en *cachets, comprimés, capsules kératinisées.*

CARMINATIFS

Ammoniaque. — *Liqueur ammoniacale anisée* X à XL gouttes.

MIXTURE

Liqueur ammoniacale anisée. . . . . 10 grammes.
Liqueur d'Hoffmann. . . . . 2 grammes.

XX gouttes, dans une infusion.

Anis vert. — *Poudre,* 1 à 4 grammes.
Essence, I à X gouttes.
Infusion, 10 pour 1000.
Hydrolat, 50 à 100 grammes.
Alcoolat, 1 à 15 grammes.

CACHETS

Poudre de noix vomique. . . . . 0^{gr},10
Poudre d'anis. . . . . 0^{gr},20

Pour 1 cachet. 1 cachet avant chaque repas.

POTION

Essence d'anis. . . . . X gouttes.
Liqueur d'Hoffmann. . . . . 1^{gr},50
Eau de laurier-cerise. . . . . 10 grammes.
Sirop thébaïque.. . . . . 30 grammes.
Eau de tilleul Q. S. pour. . . . . 150^{cc}.

Camomille. — *Infusé*, 10 pour 1000.

Feuilles d'oranger. — *Infusé*, 10 pour 1000.

Menthe poivrée. — *Infusé*, 10 pour 1000.

Tilleul. — *Infusé*, 10 pour 1000.

EXCITO-MOTEURS

Fèves de Saint-Ignace. — *Poudre*, $0^{gr}01$ à $0^{gr},10$ en cachets.
Teinture, VI à XX gouttes.

GOUTTES AMÈRES DE BAUMÉ

Fèves de Saint-Ignace râpées.	50 grammes.
Carbonate de potasse.	$0^{gr},50$
Suie.	$0^{gr},10$
Alcool à 60°.	100 grammes.

V à XX gouttes par jour, avant les repas.

MIXTURES

a) Teinture de badiane. . . . . 8 grammes.
    Teinture de fèves de Saint-Ignace . . . . . 2 grammes

X gouttes à chaque repas.

b) Teinture de fèves de Saint-Ignace. . . . . . 6 grammes.
    Teinture d'ipéca. . . . . 1 gramme.
    Teinture de badiane. . . . . 5 grammes.

VIII gouttes à la fin de chaque repas (A. Robin).

c) Gouttes amères de Baumé. . . . . . . } āā 5 grammes.
    Elixir stomachique de Stoughton. . . }

X gouttes dans de l'eau une demi-heure avant le repas. (Soupault).

Ipéca. — *Poudre*, $0^{gr},02$ à $0^{gr},05$.
Teinture, X à XXX gouttes.
Pastilles ($0^{gr},01$ par pastille).

CACHETS

Sulfate de potasse. . . . . } āā	$0^{gr},03$ à $0^{gr},05$
Azotate de potasse. . . . . }	
Poudre d'ipéca.	$0^{gr},01$.
Quassine amorphe.	$0^{gr}04$
Poudre de noix vomique..	$0^{gr}03$

Pour 1 cachet à prendre après le repas (A. Robin).

MIXTURES

a)   Teinture de noix vomique. . . . . . . ⎫
Teinture de rhubarbe. . . . . ⎬ āā   10 grammes.
Extrait alcoolique d'ipéca. 0ᵍʳ,05

X gouttes, dix minutes avant les repas.

b)   Teinture d'ipéca. . . . . ⎫
Teinture de Colombo. . . . . ⎬ āā   15 grammes.
Teinture de gentiane. . . . . ⎭

XX à XXX gouttes après le repas, en 2 ou 3 fois, à une demi-heure d'intervalle, dans la dilatation atonique. (A. Mathieu).

Noix vomique. — *Poudre* 0ᵍʳ,05 à 0ᵍʳ,10 en *cachets, pilules.*
Extrait alcoolique, 0ᵍʳ,02 à 0ᵍʳ,05 en *pilules.*
Teinture, 0ᵍʳ50 à 1 gramme (LVII gouttes pèsent 1 gramme et renferment 0ᵍʳ,002 d'alcaloïdes).

CACHETS

Bicarbonate de soude. . . . . ⎫
Craie préparée. . . . . ⎬ āā   0ᵍʳ,50
Poudre de noix vomique. 0ᵍʳ,03

Pour 1 cachet, 1 cachet au début de chaque repas (atonie gastrique).

Strychnine (Sulfate neutre de). — 0ᵍʳ,001 à 0ᵍʳ,01 en *solution.*

POTION

Sulfate de strychnine.. . . . .   0ᵍʳ,03
Brucine. 0ᵍʳ,02
Eau distillée de menthe. . . . .   200 grammes.
Sirop de menthe. . . . .   100 grammes.

1 cuillerée à dessert dix minutes avant le repas.

SOLUTION

Sulfate neutre de strychnine. 0ᵍʳ,05
Eau distillée. . . . .   150 grammes.

1 cuillerée à café avant chaque repas (atonie, gastrique).

FERMENTS DIGESTIFS; OPOTHÉRAPIE GASTRIQUE

Gastrique (Extrait). — 0ᵍʳ,10 à 0ᵍʳ,20 en *cachets.*

Gastrique (Suc) de chien (*gastérine*); de porc (*dyspeptine*). — 50 à 200 centimètres cubes; à mélanger à du bouillon, de la bière, du thé, de la citronnade (mais pas au lait, qu'il coagule).
En moyenne 1 à 3 cuillerées à soupe par repas; une seule pour l'usage prolongé.

Chez *l'enfant*, une cuillerée à café avant les tétées.
Indiqué dans l'hypopepsie et l'apepsie; le cancer, l'infection gastro-intesti-
naié chronique infantile.

Maltine. — 0ᵍʳ,10 à 0ᵍʳ,50 en *cachets*.

CACHETS

Maltine. } ãã   0ᵍʳ,50
Bicarbonate de soude. . . . . }

Pour 1 cachet à prendre après le repas.

Pancréatine. — 0ᵍʳ,50 en *cachets, pilules.*

Pepsine. — P. en paillettes amylacées au titre 20, 0ᵍʳ,50 à 1 gramme.
P. en poudre au titre 100, 0ᵍʳ,10 à 0ᵍʳ,50.
P. fluide au titre 100, demi à 1 centimètre cube.

MIXTURE

a)   Pepsine fluide, titre 100. . . . . 100 grammes.
Glycérine pure. . . . . 80 grammes.
Eau distillée de menthe Q. S. pour. . . . 150 grammes.

1 cuillerée à soupe contient 1 gramme de pepsine.

CHLORIDIA

b)   Pepsine extractive, titre 50. . . . . 10 grammes.
Acide chlorhydrique. . . . . 2 grammes.
Chlorhydrate de cocaïne. 0ᵍʳ,90
Eau chloroformée saturée. . . . . 160 grammes.

1 à 2 cuillerées à café par jour, à la fin du repas, dans de l'eau sucrée.

POTION

Pepsine fluide, titre 100. . . . . 1 gramme.
Acide lactique . . . . 2 grammes.
Sirop de limon. . . . . 50 grammes.
Eau distillée, Q. S. pour. 120ᶜᶜ

1 cuillerée à café après les tétées.

POUDRE

Pepsine. . . . .)
Pancréatine. . . . . } ãã   5 grammes.
Maltine. . . . .)
Lactose. 6 grammes.

1 pincée avant les tétées dans de l'eau ou du lait (Hutinel).

MÉDICATION SALINE

Chlorure de sodium. — 0^{gr},25 à 1 gramme en *paquets, solution*.

PAQUETS

Bicarbonate de soude. . . . . ⎫
Chlorure de sodium. . . . . ⎬ ãã   2 grammes.
Sulfate de soude. . . . . 1 gramme.

1 paquet dans un verre d'eau chaude avant les repas (hypopepsie avec atonie gastrique et flatulence).

Sulfate de soude. — 0^{gr},50 à 4 grammes en *poudre, solution*.

SOLUTION

Sulfate de soude. . . . . ⎫
Phosphate de soude. . . . . ⎬ ãã   3 grammes.
Bromure de sodium. . . . . ⎭
Eau distillée. . . . . 300 grammes.

1 cuillerée à soupe avant les repas contre la flatulence (Pron).

(Voyez aussi médication alcalino-saline).

FORMULAIRE DIÉTÉTIQUE

A

RECETTES CULINAIRES

POTAGES ET BOISSONS NUTRITIVES

Bouillon de légumes pour adultes.

Eau	5 litres.
Carottes	5⁰0 grammes.
Navets.	250 grammes.
Poireaux, panais	1 ou 2
Oignon.	1
Chou	1
Sel	Q. S.

Faire bouillir pendant 6 à 7 heures ; ajouter du beurre et du tapioca, ou de la semoule, de la crème d'orge, des pâtes, etc.

Pour enfants.

Eau.	1 litre.
Pommes de terre.	60 grammes.
Carottes.	45 grammes.
Navets	15 grammes.
Haricots secs ⎫ āā	6 grammes.
Pois . . . . ⎬	
Sel.	5 grammes.

Faire bouillir pendant 4 heures ; passer ; à employer pur ou additionné de pâtes, farines (Méry).

Décoctions de céréales et légumineuses.

Froment . . . . ⎫	
Avoine . . . . ⎪	
Seigle . . . . ⎬ āā 1 cuillerée à soupe.	
Orge . . . . ⎪	
Maïs . . . . ⎪	
Son . . . . ⎭	

Eau Q. S. pour obtenir un litre de décoction après 2 heures d'ébullition (environ 4 litres). Saler et passer (Springer).

Blé. . . . .
Orge perlé. . . . .
Maïs concassé. . . . . } āā   50 grammes.
Haricots. . . . .
Lentilles. . . . .
Pois. . . . .

Préparer comme ci-dessus. (Comby).

Bouillies à l'eau ou au lait pour adultes. Délayer dans de l'eau une cuillerée
à soupe de farine; ajouter un verre d'eau bouillante et remuer sur le feu
jusqu'à ébullition. Ensuite laisser cuire à feu doux pendant un quart d'heure
en remuant de temps à autre. Deux minutes avant de servir ajouter du lait
bouillant en quantité égale à celle de l'eau ou compléter simplement avec
de l'eau. Dans ce dernier cas, ajouter environ 15 grammes de beurre frais et
parfois un jaune d'œuf battu. Saler légèrement. On peut préparer de cette
façon les potages à la crème d'orge, de riz. d'avoine; à la farine de pois; à
la semoule (ajouter un peu de sucre pour le dernier).

Bouillie à la farine de riz et cacao :

> 2 cuillerées à soupe de farine de riz;
> 2 cuillerées à café de poudre de cacao;
> 1/2 litre d'eau, ou de lait.

Délayer la farine dans un peu d'eau, puis ajouter le reste du liquide et faire
bouillir pendant 1/4 d'heure en agitant. Ajouter deux morceaux de sucre.

Bouillie au lait pour enfants. Mélanger à froid une cuillerée à café de farine
avec un peu d'eau; ajouter le lait froid (3 cuillerées à soupe) en délayant
bien. Faire chauffer 5 minutes sur le feu, puis 5 minutes sur le four en tournant. Saler ou sucrer.

Bouillie au babeurre pour enfants.

Farine de blé . . . .   10 grammes.
Crème de lait . . . .   2 ou 3 cuillerées.
Babeurre . . . .   250 grammes.

Délayer la farine dans le babeurre avec la crème. ajouter 1 gramme de sel, une
rondelle de citron et 5 grammes de sucre; porter à l'ébullition en agitant
vivement.

Panade. Se prépare avec des biscottes ou du pain (40 à 50 grammes) que l'on
fait cuire dans un demi-litre d'eau additionnée de 10 ou 15 grammes de
beurre; on laisse sur un feu doux pendant 1 heure environ, on passe au
tamis, on replace sur le feu et on sale; au premier bouillon, on retire du feu
et on ajoute un ou deux œufs entiers battus ou seulement les jaunes; on peut
ajouter deux ou trois cuillerées à soupe de jus de viande ou quelques cuillerées de bouillon de bœuf, de jarret de veau ou de volaille. On peut encore
faire cuire un cœur de laitue et des carottes.

Potages aux pâtes et aux légumes et aux pâtes.

a)   Poireaux, carottes, coupés en rondelles. 5 ou 400 grammes.
        Céleri 1

Faire bouillir pendant 5 heures dans trois litres d'eau salée; ajouter au bout d'une heure et demie 50 ou 60 grammes de crème de riz, délayée dans un peu d'eau froide; puis passer le tout à la fin de la cuisson.

b)   Carottes.
        Navets.
        Racines de céleri.
        Poireaux.

Faire revenir dans un peu de beurre et faire bouillir dans deux litres d'eau salée, additionnée d'un morceau de sucre. Un quart d'heure avant de servir ajouter de la laitue hachée et deux cuillerées de petits pois; laisser cuire à feu doux, puis ajouter un peu de lait et un jaune d'œuf.

c)   Pommes de terre. . . . . 500 grammes.
        Poireaux. . . . . 2 grammes.

Faire cuire pendant une heure dans 2 litres d'eau salée; ajouter du cresson qu'on laissera cuire pendant un quart d'heure; passer et faire bouillir à nouveau pendant quelques minutes.

c)   Potages aux tapioca, vermicelle, etc...

Faire bouillir 5 cuillerées à soupe de tapioca ou vermicelle dans un demi-litre d'eau salée, pendant 15 minutes; ajouter un demi-litre de lait ou d'eau, un jaune d'œuf et de beurre.

On prépare le *potage velouté* en laissant tomber en pluie dans de l'eau bouillante, légèrement salée, une cuillerée à soupe de tapioca; remuer et ajouter un jaune d'œuf battu.

Thé de bœuf ou bouillon américain. Hacher ou pulper 500 grammes de viande de bœuf dégraissée; mettre la viande dans une marmite spéciale ou dans une bouteille à large goulot, ajouter 100 grammes de carottes découpées en rondelles; fermer hermétiquement. Poser la bouteille dans une casserole que l'on remplit d'eau jusqu'aux 3/4 de la hauteur de la bouteille. Faire bouillir pendant trois heures à feu doux et passer dans un linge.

Potages à la purée de volaille, à la cervelle. Piler 20 ou 30 grammes de pain rassis (par personne); faire cuire un quart d'heure dans un demi-litre de bouillon de poule.

D'autre part, piler et passer au tamis soit 50 grammes de poule bouillie; soit de la cervelle de veau, cuite au bouillon. Délayer cette purée dans une cuillerée à soupe de crème ou un jaune d'œuf et du bouillon et ajouter le reste du bouillon, sans laisser bouillir.

Cacao à l'avoine.

        Cacao. . . . . . 2 cuillerées à café (10 grammes environ).
        Crème d'avoine. . 1 cuillerée à café.

Délayer avec du sucre en poudre dans de l'eau froide jusqu'à consistance de pâte; ajouter une tasse d'eau ou de lait et faire bouillir, ou mieux préparer à l'eau et ajouter à table du lait chaud ou un peu de crème.

Lait de poule.

Jaune d'œuf.	nᵉ 1
Eau (chaude)	Un verre.
Sucre pulvérisé	1 cuillerée à soupe.
Eau de fleurs d'oranger.	1 cuillerée à soupe.

Battre le jaune d'œuf dans de l'eau froide; y verser peu à peu et en battant sans cesse l'eau chaude, additionnée de sucre en poudre; ensuite aromatiser avec l'eau de fleurs d'oranger.

Punch au lait.

Lait.	1/2 litre.
Sucre.	5 grammes.
Jaunes d'œufs	N° 3.
Rhum.	2 ou 3 cuillerées à soupe.

Battre les jaunes avec le sucre et du lait froid; verser dans le reste du lait bouillant; laisser refroidir et ajouter le rhum (dans lequel on aura laissé macérer, au préalable, de la vanille).

LIAISONS ET SAUCES

Liaison. Délayer deux jaunes d'œufs dans du lait, de la crème, du jus de citron ou un peu de beurre frais; ajouter peu à peu le liquide à lier en tournant.

Sauce mousseline. Délayer de la farine et faire cuire en tournant; ajouter du lait crémeux, bien délayer à nouveau et faire cuire en tournant toujours; casser un œuf, ajouter et mêler le jaune, remettre un peu au feu, saler.

Sauce au jaune d'œuf durci et écrasé dans du bouillon. Sert comme la précédente à accommoder le poisson.

Sauce au lait, à la fécule et au beurre.

Lait.	Un demi-litre.
Fécule.	30 grammes.
Beurre.	40-50 grammes.

On délaye la fécule dans du lait froid et on verse le mélange, en remuant, dans du lait bouillant. On laisse cuire quelques minutes et on sale.
Sert à accommoder les légumes, les viandes blanches bouillies, le poisson.

Sauce au beurre et au citron. Triturer 50 grammes de beurre frais; ajouter en tournant le jus d'un citron et un peu de sel. Sert pour accommoder le poisson et les viandes.

Sauce aux tomates. Faire cuire, pendant une demi-heure, une livre de tomates avec un bouquet de persil et un oignon. Passer, ajouter une cuillerée à soupe de farine délayée dans de l'eau; faire bouillir et ajouter 15 grammes de beurre au moment de servir.

ŒUFS

Œufs au bouillon. Battre deux œufs crus dans une tasse pendant 5 minutes; ajouter, en continuant à battre, 2 à 3 cuillerées à soupe de jus de viande ainsi qn'une tasse à thé de bouillon chaud ou de tapioca au bouillon; placer ensuite la tasse dans un récipient d'eau très chaude.

Œufs à la crème et au jus de viande. Battre deux jaunes pour un blanc; ajouter un verre de crème; verser dans un plat allant au four; remuer et ajouter du jus de viande en retirant du four.

Œufs brouillés à la crème. Casser des œufs sur de la crème, (2 cuillerées à soupe), additionner de sel; ajouter 1 cuillerée à café de sucre en poudre, un peu de jus de citron; mettre le plat sur un feu doux; remuer; retirer avant la prise des blancs.

Œufs en cocotte. Casser un œuf dans une cocotte de porcelaïne, ajouter du sel et du poivre; placer les œufs sur un récipient contenant une petite quantité d'eau et cuire au four jusqu'à ce que l'œuf soit saisi. Ajouter *ad libitum*, avant de servir, une cuillerée de crème fraiche ou de jus de viande.

Œufs en cocotte à la purée de viande. Piler 50 grammes de viande de veau ou de bœuf; la passer au tamis, la mélanger dans un bol avec du jus de viande, ajouter deux jaunes d'œuf et chauffer au bain-marie dans une cocotte.

Omelette au lait. Battre les œufs avec de la crème ou du lait sucré et aromatisé, dans lequel on aura délayé un peu de fécule.

Omelette soufflée. Battre 3 jaunes d'œufs avec 3 cuillerées de crème, ajouter du sel et du poivre et mélanger avec les blancs. Battre en neige. Faire fondre un morceau de beurre dans la poêle; y verser le mélange ci-dessus, laisser cuire quelques instants sur le fourneau, puis mettre au four pendant quelques minutes.

POISSONS

Poissons au court-bouillon. Le court-bouillon se prépare avec de l'eau, du sel, du poivre, un oignon, une carotte émincée, du persil et un verre de vinaigre rouge. Pour le turbot et la barbue, on prépare un court-bouillon d'eau, de lait et de sel. Servir les poissons avec des pommes de terre cuites à l'eau ou une sauce mousseline, ou une sauce au jaune d'œuf écrasé dans le bouillon....

Poissons grillés. Se servent sans sauce, avec du jus de citron (maquereau, rouget, etc...), ou encore avec une sauce composée de deux jaunes d'œufs, une pincée de sel, 100 grammes de bouillon (fouetter au bain-marie).

Poissons frits. Se servir uniquement de friture à l'huile (éperlans, sole, etc...) Les poissons froids peuvent être servis avec une gelée de poisson.

VIANDES

Bifteck grillé; tournedos (biftecks coupés dans la queue du filet) **sauté à la poêle.**

Bœuf bouilli. Faire cuire la viande avec les légumes dans une marmite en terre contenant une très petite quantité d'eau et fermée hermétiquement; laisser au bain-marie pendant 10 à 12 heures.

Bœuf sauté. Découper en dés 150 grammes de bifteck et saler légèrement. Faire fondre une très petite quantité de beurre dans la poêle et faire cuire pendant 5 minutes, sur un feu très vif, en agitant la poêle.

Veau (ou toute autre viande) à la Béchamel (Combe). Couper la viande en dés, la faire cuire dans du bouillon. Une fois cuite, égoutter et lier avec une sauce Béchamel.
Pour préparer cette sauce faire fondre du beurre, ajouter de la farine et laisser blondir légèrement. Mouiller avec du bouillon et laisser cuire pendant 30 minutes. A la fin ajouter une cuillerée de crème double et une noisette de beurre frais.

Hachis de veau. Hacher finement 200 grammes de veau cuit, bien dégraisser et faire chauffer au bain-marie dans une sauteuse, avec un décilitre de bouillon, pendant une demi-heure. Ajouter à la fin 15 à 20 grammes de beurre frais (on peut lier auparavant avec deux jaunes d'œufs).

Escalopes de veau. Enduire de farine, puis d'un mélange de jaune d'œuf, de sel, poivre, jus de citron; paner avec de la chapelure et cuire vivement à la poêle. Servir avec une garniture de purée de légumes.

Côtelettes de veau grillées.

Langue de veau braisée. Faire cuire avec quelques cuillerées de bouillon et un peu de jus de citron.

Ris de veau. Faire cuire quelques minutes à l'eau salée; puis dans le bouillon.

Cervelle de veau. Faire bouillir dans du bouillon.

Gigot de mouton rôti ou bouilli.

Côtelettes de mouton grillées.

Côtelettes, gigot, épaule d'agneau grillées; rôties....

Poulet rôti; grillé; bouilli, au riz.

Grenouilles. Les parer, les mettre dans une sauteuse avec une pincée de sel, du thym, du laurier, 10 grammes de beurre et 2 cuillerées d'eau. Faire cuire 8 à 10 minutes à couvert.

LÉGUMES FARINEUX ET PÀTES

Pommes de terre cuites à l'eau, à la vapeur, au four, sous la cendre; mangées avec du beurre très frais ajouté sur l'assiette.

En neige : Cuire à l'eau des pommes de terre très farineuses; dès que l'eau est évaporée les passer au tamis, et les servir, sans apprêt, dans un légumier chauffé.

A la maître d'hôtel : Faire cuire des pommes de terre à la vapeur; les découper en rondelles après refroidissement et les laisser mijoter (sans ébullition) pendant un quart d'heure dans du lait chaud. Puis les retirer, en égouttant, les recouvrir d'une petite quantité de beurre fondu et exprimer quelques gouttes de citron.

En purée (au lait avec beurre).

En tranches : à la sauce blanche (beurre, farine, lait ; un filet de jus de citron).

En croquettes : aux pommes de terre pelées incorporer deux jaunes d'œufs, une cuillerée de crème ou de lait, une pincée de sel. Laisser refroidir la pâte et faire des croquettes que l'on fait frire au beurre.

Duchesse : Faire cuire les pommes de terre à la vapeur, les passer et y mélanger du beurre, des œufs battus, une pincée de sel. Avec la pâte on fait des boules de la grosseur d'un œuf où l'on introduit de la purée d'épinards. On fait cuire au four, sur feu doux, pendant 1/4 d'heure, avec une sauce blanche au lait.

Riz. Mettre 150 grammes de riz dans une casserole émaillée et ajouter un quart de litre de lait; saler légèrement. Placer la casserole au bain-marie pendant une heure et demie environ (ébullition douce). Si le lait est contre-indiqué le remplacer par de l'eau.

Haricots, lentilles, pois, marrons, passés au tamis et accommodés avec de la crème ou du bouillon; on peut ajouter un jaune d'œuf. On peut utiliser les légumes décortiqués qui cuisent plus vite et sont plus facilement réduits en purée.

Les farines de légumineuses, maltées ou non (les premières épaississent moins à la cuisson) se préparent comme les bouillies de céréales.

Mode général de préparation des pâtes (macaroni, spaghettis, coquilles, vermicelle, nouilles, etc...)

Jeter 60 grammes de pâte dans deux tiers de litre d'eau bouillante légèrement salée ou de bouillon de légumes, laisser cuire pendant une demi-heure, puis laisser égoutter dans une passoire, remettre dans la casserole, couvrir cette dernière et faire sécher 6 à 8 minutes à l'entrée du four. Ajouter après cuisson 15 à 30 grammes de beurre frais (on peut mélanger aux pâtes de la purée de carottes ou de lentilles)-

Lorsqu'on utilise pour les nouilles une pâte préparée au moment de l'usage ;
une cuisson de courte durée (10 à 15 minutes) suffit.
Les nouilles peuvent être servies avec une sauce tomate.

Gnioquis à la semoule. Faire bouillir 200 grammes de lait légèrement salé ;
quand il bout y verser en pluie 5 cuillerées de semoule, laisser cuire 20 minutes, puis étaler la pâte sur une plaque. Quand elle est refroidie la découper
en carrés et la faire gratiner au four. Ajouter du beurre frais sur l'assiette.
Les gnioquis à la romaine diffèrent des précédents par l'addition de deux jaunes
d'œufs à la pâte, lorsqu'elle est cuite.

LÉGUMES AQUEUX

Mode général de préparation. Faire cuire à la vapeur, dans une passoire à
pied ; accommoder avec du jus, du bouillon, ou de la crème ou lier avec des
œufs.

Petits pois. Faire cuire à l'étuvée, sur un feu doux, avec très peu d'eau, pendant 1/2 heure environ, après avoir ajouté un cœur de laitue, une pincée de
sel, une cuillerée de sucre. On peut lier avec un jaune d'œuf et une cuillerée de crème ou de lait.
Les petits pois à l'anglaise sont cuits dans l'eau salée et additionnés de beurre
frais dans le légumier.

Carottes, céleris-raves, navets, en purée.

Crosnes. Faire cuire dans l'eau salée ; ajouter du beurre sur l'assiette.

Chou-fleur en purée ou avec une sauce mousseline.

Asperges. Faire cuire 20 minutes à l'eau salée ; les manger chaudes avec une
sauce mousseline.

Epinards. Faire cuire dans l'eau bouillante pendant dix minutes ; égoutter,
hacher et passer au tamis. Ensuite remettre au feu en ajoutant un quart de
litre de lait, un jaune d'œuf et une cuillerée de farine

Laitues. Les faire cuire entières pendant dix minutes dans l'eau bouillante,
les égoutter ; puis les fendre et enlever le « cœur » ; saler légèrement et faire
cuire dans du bouillon.

Salades cuites : escarolle, chicorée, laitue, pissenlit, etc.. Faire bouillir dans
l'eau pendant une heure et demie, égoutter ; puis dans une casserole ajouter
du beurre, une cuillerée à soupe de farine et ajouter au jus des salades un
demi-verre de lait ; faire cuire le mélange pendant quelques minutes, puis
lier avec des jaunes d'œufs délayés dans du lait ou de la crème.

Artichauts. Faire revenir les fonds dans du beurre, assaisonner avec quelques
grains de sel et de poivre, ajouter une cuillerée de farine, mouiller avec

du lait bouillant, en tournant sur le feu. Puis passer au tamis et chauffer avec un peu de beurre frais.

On peut encore faire cuire l'artichaut entier dans de l'eau bouillante salée, pendant une demi-heure ; égoutter, puis faire une sauce blanche en additionnant l'eau de cuisson de partie égale de lait.

Tomates. Peuvent être accommodées farcies avec du riz que l'on additionne d'une sauce au lait, avec jaune d'œuf et jus de citron. Recouvrir les tomates de beurre et de chapelure. D'autre part, faire cuire ce que l'on a retiré des tomates, passer et ajouter un verre de lait. Cette sauce, ainsi que les tomates, sera placée dans un plat à gratin que l'on mettra au four pendant une heure.

Oseille. En faire un pâté dans un moule avec partie égale de purée de pommes de terre au lait ; ajouter un peu de beurre et cuire le mélange au four.....

SALADES

On peut assaisonner les salades avec un mélange d'un jaune d'œuf, de deux cuillerées à soupe de lait ou de crème, d'une cuillerée à soupe de jus de citron, d'une cuillerée à café de sel.

FRUITS

Compotes. Faire cuire les fruits à l'eau bouillante sucrée : les arroser de l'eau de cuisson après réduction. Quand on utilise des fruits secs, les faire tremper pendant 24 heures et faire cuire dans l'eau qui a servi à les faire tremper, après l'avoir additionnée de sucre. On prépare les myrtilles fraîches, soupoudrées de sucre, en les faisant cuire pendant quelques minutes, dans un poëlon, sans eau.

Marmelades. Ne diffèrent des compotes qu'en ce qu'elles cuisent plus longtemps et sont passées au tamis.

Bananes. Les faire cuire au four pendant un quart d'heure.

Fruits rafraîchis. Mélange de fruits entiers ou coupés que l'on arrose d'un sirop et de quelques gouttes de champagne ou de liqueur ; entourer la coupe de glace pilée.

Fruits à la Condé (pommes, poires, pêches, abricots). Faire cuire à feu doux pendant une heure, une demi-livre de riz dans un litre de lait, aromatisé avec de la vanille ou du zeste de citron. Sucrer avec 100 grammes de sucre et ajouter du beurre et deux jaunes d'œufs. Étaler en couronne sur un plat et enduire de marmelade d'abricots. Au milieu on placera les fruits (pommes ou autres), cuits à l'avance, entiers ou réduits en compote.

Charlotte aux fruits. Beurrer un moule et le garnir de biscuits (fond et pourtour) : verser dans le moule une compote de pommes ou d'abricots et faire cuire au four pendant 20 minutes.

Pommes aux beurre. Peler, fendre et enlever le cœur d'une pomme ; la placer dans un plat beurré, soupoudrer de sucre ; ajouter un peu de beurre sur la pomme, une quantité d'eau dans le plat et cuire au four.

Pommes triple alliance. Remplir un plat de compote de pommes ; recouvrir la compote de blancs d'œufs battus en neige et de sucre en poudre. Faire cuire au four pendant quelques minutes. Entourer de gelée de groseille et de biscuits.

Sauces aux fruits (Cerises, fraises, prunes, pêches). Faire étuver les fruits dans de l'eau avec 250 grammes de sucre ; passer au tamis et ajouter une cuillerée de farine délayée dans de l'eau froide. Faire étuver pendant dix minutes.

On peut préparer la sauce aux fruits avec des fruits de conserves ou de la confiture, et de la gelée que l'on étend d'eau. Ces sauces servent à relever les puddings de riz, de semoule....

On prépare la sauce à l'orange et au citron en faisant chauffer du beurre avec du sucre en poudre (2 cuillerées à soupe) ; on ajoute le jus de deux oranges et d'un citron.

On lie avec une cuillerée à café de fécule et on porte au feu jusqu'au premier bouillon.

ENTREMETS, DESSERTS

Pudding. Faire bouillir 500 centilitres de lait pur ou coupé d'un tiers à moitié d'eau ; ajouter en pluie, soit du riz (50-60 grammes), soit trois cuillerées à soupe de semoule ou de tapioca. Remuer jusqu'à cuisson complète, ajouter deux jaunes d'œufs, deux cuillerées de sucre, faire cuire au four pendant une demi-heure. A servir accompagné d'une compote de myrtille (Combe).

Gâteau de riz. Faire cuire à feu doux, sans remuer, 5 cuillerées à soupe de riz délayé dans nn demi-litre de lait froid. Lorsque le lait a été absorbé, ajouter du beurre (30 à 40 grammes), trois cuillerées à soupe de sucre en poudre et laisser tiédir. Puis mélanger au riz trois jaunes d'œufs, les blancs battus en neige, du zeste de citron rapé et verser dans un moule beurré ; on enduit de caramel et laisse au four pendant trois quarts d'heure.

Riz aux pruneaux. Faire cuire du riz dans du lait et, d'autre part, dans de l'eau, des pruneaux que l'on passe et que l'on sucre. Dans un moule beurré mettre alternativement une couche de riz, une couche de compote de pruneaux, un peu de beurre sur la dernière couche de riz ; faire cuire une demi-heure au four et servir avec l'eau de cuisson des pruneaux.

Soufflés. Délayer et faire cuire à feu doux jusqu'à consistance de bouillie une cuillerée à soupe de fécule, ou mieux d'arrow-root, deux cuillerées de sucre en poudre, une pincée de sel, un demi-verre d'eau et aromatiser avec du sucre vanillé, ou du jus de citron, de l'eau de fleurs d'oranger.

Ajouter 5 jaunes d'œufs et 5 blancs battus en neige (plus de blancs que de jaunes) et verser dans une timbale spéciale que l'on porte au four, sur un plat contenant un peu d'eau. Lorsque la surface du soufflé se dore, retirer du four et saupoudrer de sucre. On peut préparer des soufflés avec de la semoule, de la crème de riz, avec du chocolat, des marrons (au lait).

Œufs à la neige. Faire bouillir un demi-litre de lait avec 100 grammes de sucre, un peu de vanille ou de fleur d'oranger. Battre six blancs d'œuf et faire tomber par cuillerées dans le lait bouillant, retourner chaque fois, puis retirer avec une écumoire.

Lorsque les blancs sont cuits, battre les jaunes avec un peu de fécule, les mêler avec le lait, aromatisé au préalable avec du zeste de citron et remettre sur le feu.

Faire chauffer sans bouillir, jusqu'à ce que la crème soit épaisse, et la verser sur les blancs dressés en pyramide dans un plat.

Œufs à l'orange. —Battre deux ou trois œufs avec un peu de sel et une cuillerée à soupe de sucre en poudre ; ajouter le jus d'une orange. Faire fondre du beurre dans un poêlon, ajouter le jus d'une autre orange et une cuillerée à café de jus de citron ; verser les œufs battus et tourner.

Omelette mousseline. Battre en mousse trois jaunes d'œuf avec du sucre en poudre ; ajouter du zeste de citron râpé et le jus du citron ; mélanger ensuite les blancs battus en neige et faire cuire quelques minutes à la poêle ; saupoudrer de sucre fin au moment de servir.

Crème liquide. Faire bouillir du lait et le sucrer ; ajouter une cuillerée à café de crème de riz pour épaissir. Laisser cuire trois minutes. Verser sur deux jaunes d'œuf en remuant et servir froid.

On peut aromatiser avec de la vanille, du cacao, du citron, de l'orange, etc. Pour préparer la crème au chocolat, l'on fait dissoudre une tablette dans un peu d'eau, on ajoute une tasse de lait et on fait cuire pendant dix minutes ; on fait épaissir également avec une cuillerée à café de crème de riz délayée à l'eau froide et on laisse cuire le mélange pendant trois minutes. Verser alors le chocolat sur deux jaunes d'œuf en remuant et servir froid.

Crème cuite. Battre cinq jaunes d'œuf pendant deux minutes et 100 grammes de sucre en poudre ; ajouter une cuillerée à soupe de fécule délayée dans du lait froid et mélanger le tout à un demi-litre de lait bouillant. Verser dans des petits pots et mettre à cuire au bain-marie. Au lieu de lait et de fécule, on peut se servir de crème (deux verres).

On peut aromatiser la crème avec du sucre vanillé, avec une cuillerée à café de zeste de citron, avec deux cuillerées à bouche de jus de citron, avec du chocolat fondu dans de l'eau, avec du sucre caramélisé, etc....

Meringue. Battre en neige des blancs d'œuf auxquels on ajoute une cuillerée de sucre en poudre par blanc et de la vanille.

Donner à la neige une forme quelconque et porter au four (à feu doux) pendant quelques minutes.

Glace aux fruits. Passer des fruits cuits au tamis de crin et mélanger avec un sirop (une livre de sucre cuit pendant deux minutes dans un demi-litre d'eau par livre de purée de fruits). On peut ajouter du jus de citron. Glacer.

Gâteau mousseline. Battre trois jaunes d'œuf ; ajouter poids égal de sucre en poudre en continuant à battre, puis de la fécule. Quand on a obtenu une pâte homogène, ajouter les blancs battus en neige. Verser dans un moule beurré et faire cuire au four pendant une demi-heure. Servir froid avec une compote de fruits.

B

MENUS

I. MENU POUR DYSPEPSIE GRAVE, DU TYPE HYPERCHLORHYDRIQUE, AVEC DOULEURS TARDIVES INTENSES ET DILATATION DE L'ESTOMAC

1er déjeuner. Lait chaud (un tiers de litre) additionné d'un peu de thé ou de café, ou potage léger au tapioca, à la semoule.

2e déjeuner : Deux œufs à la coque ou œufs battus dans du bouillon, additionnés de jus de viande après cuisson.

Goûter. Lait : un demi-litre; ou cacao au lait, potage au lait et au tapioca, à la crème d'orge, etc.

Dîner : Deux œufs (comme au premier déjeuner).
A 10 heures. Lait : 1/3 de litre.
Au bout de quelques jours, ajouter à midi 30 à 40 grammes de viande crue pulpée, qui sera prise dans une ou deux cuillerées de bouillon dégraissé; augmenter la dose de 10 à 15 grammes chaque jour, jusqu'à 150 grammes.
Puis, tous les deux jours, remplacer la viande crue, à midi, par 150 grammes de viande grillée, ou de volaille, ou de poisson cuit au court-bouillon....

II. MENU POUR DYSPEPSIE A TYPE HYPERCHLORHYDRIQUE, LÉGÉRE, SANS DILATATION, OU POUR SUCCÉDER AU PRÉCÉDENT, APRÈS AMÉLIORATION

1er déjeuner. Lait pur (1/3 de litre) ou cacao, thé, café au lait avec gâteaux secs.

2e déjeuner : a) Deux œufs à la coque ou brouillés à la crème fraîche ou au jus, ou 150 grammes de filet grillé nature ou rôti; ou bien de gigot, rôti ou cuit à l'étuvée... ou poulet rôti; ou ris de veau, ou barbue, turbot, cuits au court-bouillon...) accommodés avec une sauce mousseline.
b) Pommes de terre bouillies ou au four; ou pâtes (nouilles, macaroni, etc...).
c) Pudding à l'arrow-root ou à la semoule.
50 grammes de pain grillé ou rassis; ou biscottes.
Un verre d'eau d'Evian. Infusion de feuilles d'oranger après le repas.

Goûter : Un tiers de litre de lait.

Dîner : a) Potage au riz, au tapioca, à la semoule, aux pommes de terre passées (Parmentier).
b) Deux œufs.
c) Soufflé ou gâteau de riz, etc....
d) Gelée de fruits.
50 grammes de pain ou biscottes.
Un verre d'eau d'Evian. Infusion....

III. MENU POUR DYSPEPSIE DU TYPE HYPOPEPTIQUE

1ᵉʳ déjeuner. Lait ou cacao au lait ou potage au lait, ou yohourt.
A 10 heures 1/4 de litre de képhir n° 2.

2ᵉ déjeuner : *a*) Maigre de jambon ou hachis de viande, ou poisson, cuit au court bouillon, additionné de jus de citron.
b) Pâtes ou purée de légumineuses (lentilles, pois, etc...).
c) Fromage blanc.
d) Compote.
  Biscottes.
  1/4 de litre de képhir n° 2.

Goûter : Cacao au lait ou crème cuite, ou képhir....

Diner : *a*) Potage au lait ou aux légumes passés, ou au bouillon dégraissé, additionné de pâtes.
b) Deux œufs.
c) Purée de légumes frais.
d) Pudding, soufflé, ou riz avec compote de fruits.
  Biscottes.
  1/4 de litre de képhir n° 2.

IV. MENU POUR LES DYSPEPTIQUES EN VOIE DE GUÉRISON, QUEL QUE SOIT LE TYPE CHIMIQUE ET L'ÉTIOLOGIE

1ᵉʳ déjeuner : Thé, café, cacao au lait ou potage.

2ᵉ déjeuner : *a*) Viande (150 grammes) grillée, rôtie, braisée ; ou volaille, ou poisson grillé, bouilli, frit, ou deux œufs à la coque, sur le plat, brouillés, à la crème.
b) Purée de pommes de terre ou de légumes, ou pâtes.
c) Fromage blanc.
d) Compote.
  100 grammes de pain très cuit.
  Un verre et demi à deux verres de boisson (un tiers de vin rouge vieux par verre).

Goûter : Thé léger au lait avec biscuits secs.

Diner : *a*) Potage au lait, au bouillon et aux pâtes, farines, légumes passés.
b) Viande ou poisson.
c) Purée de légumes frais.
d) Entremets : pudding, soufflés, œufs à la neige, etc....
e) Compote ou pêches, raisin bien murs.
  100 grammes de pain très cuit.
  Un verre et demi à deux verres de boisson (un tiers de vin rouge vieux par verre).

Nota : 1) Il est souvent utile de supprimer le soir les aliments carnés chez les malades neuro-arthritiques, chez ceux qui ont encore des malaises nocturnes, un sommeil agité, etc....
2) Ce menu est un menu type que l'on peut varier avec toutes les préparations culinaires indiquées plus haut.

V. MENU POUR MALADE ATTEINT DE DYSPEPSIE NERVEUSE, NÉCESSITANT LA RÉALIMENTATION PROGRESSIVE

1ᵉʳ Déjeuner :
a) Deux œufs ou un œuf et une tranche de maigre de jambon.
b) Thé ou café au lait.
c) Pain grillé, avec 30 grammes de beurre frais, ou du miel, de la compote.

2ᵉ Déjeuner :
a) Viande grillée, rôtie ou poisson.
b) Deux œufs.
c) Pâtes ; ou purée de légumes frais et, en plus, pommes de terre.
d) Fromage et beurre.
e) Compote.
   100 grammes de pain.
   Vin coupé, café.

Goûter : Crème cuite ou cacao au lait.

Dîner : *a*) Potage farineux.
b) Viande ou ris de veau, cervelle, ou poisson....
c) Légumes frais en purée.
d) Entremets farineux (pudding, etc...).
e) Compote.
   100 grammes de pain.
   Vin coupé.

Nota : 1) Ce menu ne diffère du précédent que par la composition du premier déjeuner, relativement copieux ; par la part importante donnée aux matières grasses et sucrées (agents d'engraissement), aux œufs, aliments particulièrement reconstituants pour le système nerveux.
2) Au début du traitement, pour ne pas donner trop vite les aliments carnés, on peut se borner à prescrire les œufs et faire prendre au milieu du repas deux cuillerées à soupe d'une préparation de suc de viande (carnine, etc...).

VI. MENU POUR CANCÉREUX

1ᵉʳ Déjeuner : Potage au lait.
   A 10 heures, képhir.

2ᵉ Déjeuner : *a*) Jaunes d'œuf battus dans du lait, ou pochés dans du bouillon.
b) 100 grammes de viande crue pulpée ou viande gélatineuse (pied de veau) ou poisson froid.
c) Pâtes, pommes de terre.
d) Fromage blanc.
e) Pudding.
f) Képhir

Goûter : Lait ou képhir.

Dîner : *a*) Potage farineux.
b) Pâtes
c) Gelée de fruits ou compote.
d) Képhir.

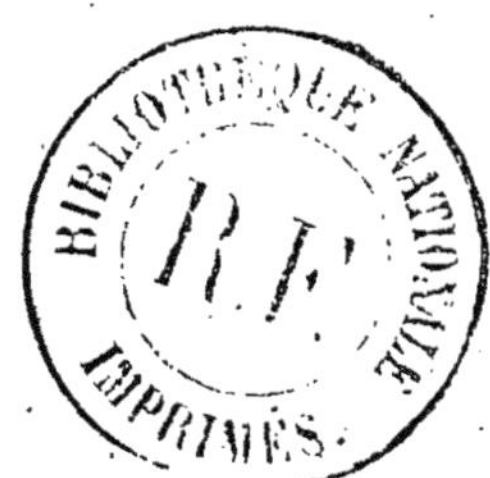
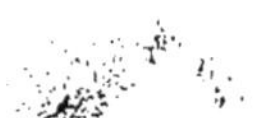

TABLE DES MATIÈRES

PREMIÈRE PARTIE
PROLÉGOMÈNES

DEUXIÈME PARTIE
SÉMÉIOLOGIE

TROISIÈME PARTIE
THÉRAPEUTIQUE GÉNÉRALE

QUATRIÈME PARTIE

DIAGNOSTIC ET TRAITEMENT DES MALADIES DE L'ESTOMAC
EN PARTICULIER

CINQUIÈME PARTIE

FORMULAIRES